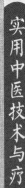

实用中医技术与疗法丛书

总主编◎苏惠萍 倪磊

# 外用膏方疗法

主 编◎施 怡 赵铁葆

中国健康传媒集团

中国医药科技出版社

# 内 容 提 要

　　本书共分为基础篇、技法篇、临床篇三部分，基础篇主要介绍了外用膏方的概念与特点、作用机理与适用范围、常用药物与组方原则；技法篇主要介绍了外用膏方的制备工艺、应用方法及操作注意事项；临床篇按照中医辨证论治原则介绍了内科各系统疾病及外科、骨科、皮肤科、妇科、儿科常见疾病外用膏方治疗的理、法、方、药。本书可供临床医师、在校学生、中医爱好者参考使用。

**图书在版编目（CIP）数据**

外用膏方疗法 / 施怡，赵铁葆主编 . — 北京：中国医药科技出版社，2024.1
（实用中医技术与疗法丛书）

ISBN 978-7-5214-3358-6

Ⅰ.①外…　Ⅱ.①施…②赵…　Ⅲ.①膏剂 – 方书 – 中国　Ⅳ.① R289.6

中国版本图书馆 CIP 数据核字（2022）第 153350 号

**美术编辑**　陈君杞
**版式设计**　南博文化

出版　**中国健康传媒集团** | 中国医药科技出版社
地址　北京市海淀区文慧园北路甲 22 号
邮编　100082
电话　发行：010-62227427　邮购：010-62236938
网址　www.cmstp.com
规格　710×1000mm $^1/_{16}$
印张　26 $^1/_4$
字数　497 千字
版次　2024 年 1 月第 1 版
印次　2024 年 1 月第 1 次印刷
印刷　河北环京美印刷有限公司
经销　全国各地新华书店
书号　ISBN 978-7-5214-3358-6
定价　78.00 元

获取新书信息、投稿、为图书纠错，请扫码联系我们。

## 丛书编委会

## 编委会

　　实用中医技术与疗法通常是指安全有效、成本低廉、简便易学的中医药技术。人类从出现开始，就在不断和疾病抗衡，寻找和探索战胜疾病的方法和手段。我国的中医学承载着中国古代人民同疾病作斗争的实践经验，无论是神农尝百草，还是砭石疗法、针灸罐疗，都充分体现着古代先贤在维护健康、战胜疾病过程中的不懈努力和探索精神。长沙马王堆汉墓出土的《五十二病方》记载的有敷药、药浴、熏蒸、按摩、熨、砭、灸等外治法术，以及《黄帝内经》等古代经典著作中不断发展完善的针灸、按摩、刮痧、熨贴、敷药、膏方、药酒等中医药疗法，均为后世的实用中医技术与疗法奠定了扎实的理论和实践基础。

　　实用中医技术与疗法是中医药学的重要组成部分，包括中医理论指导下的多种防病治病的特色手段及方法，突出中医学简便效廉的特点，以患者依从性高、疗效好的中医外治疗法或非药物疗法为主，同时包括患者易于接受、安全有效的内服中药特色剂型等，内容丰富，适宜于各级医疗机构及健康保健机构推广应用。

　　本套丛书定位于中医药实用技术临床应用的推广及普及，以满足相关医疗机构及中医药工作者不断提升医疗服务水平、快速拓展业务范围，以及提升业务能力的学习需求。本丛书注重实用性、专业性及可读性，编写组在前期工作中，首先进行了较深入的调研，优选出相对应用广泛、技术成熟、大众容易接受、易于推广的临床实用技术。本丛书包括《内服膏方疗法》《外用膏方疗法》《穴位贴敷疗法》《外洗湿敷疗法》《中药茶饮疗法》《耳穴诊疗法》《小儿推拿疗法》《常见疼痛的诊断与针刀治疗》《摸骨正脊术》《直肠给药疗法》。本丛书既可作为指导中医药工作者临床实践的常备书籍，也可作为业务培训老师的参考教材，有着广泛的应用范围。

本丛书由北京中医药大学东直门医院苏惠萍教授、倪磊教授组织编写及审定，各分册主编均为各专业领域具有一定影响力的专家学者。在编写过程中，为使本丛书充分体现传承与创新、理论与实践的有机结合，大家反复推敲，修改完善，力求达到应有的水平。在此衷心感谢编写组的每一位成员艰辛的努力和付出。也希望这部丛书的出版，能为中医药事业的发展及中医药技术的推广应用做出积极的贡献。

由于编写时间较为仓促，书中难免存在不足之处，我们真诚希望广大读者在使用过程中多提宝贵意见和建议，以便今后修订完善。

丛书编委会

2023 年 11 月

　　"膏"是中医常用八大剂型（丸、散、膏、丹、汤、酒、露、锭）之一，是中医方剂的重要组成部分。膏剂最早起源于外用，早在《山海经》中就有用羊脂外搽皮肤治疗皮肤皲裂的记载。魏晋时期，黑膏药开始出现；至唐宋时，黑膏药的制备逐渐完善。虽然至唐以后，内服膏方疗法逐渐成熟兴盛，但外用膏方疗法也依然在内、外、妇、儿各科疾病的治疗中具有不可替代的作用。至明清时，膏方疗法临床应用更加广泛。因外用膏方疗法便捷易用、不良反应小，民间对外用膏方治疗跌打损伤、风湿痹痛、痈疽发背、无名肿毒、诸般疼痛、哮吼喘嗽、瘰疬痰核、月经不调等各种病证具有极高的认可度。这从我国经典文学名著《红楼梦》中就可见一斑。《红楼梦》第八十回中写道：贾宝玉坐车到西城门外天齐庙烧香还愿后，当家的老王道士来陪他说话儿。这老道士专在江湖上卖药，弄些海上方治病射利，庙外现挂着招牌，丸散膏药，色色具备。王道士自吹道："若问我的膏药，说来话长，其中细理，一言难尽，共药一百二十味，君臣相济，温凉兼用。内则调元补气，养荣卫，开胃口，宁神定魄，去寒去暑，化食化痰；外则和血脉，舒筋络，去死生新，去风散毒。其效如神，贴过便知。"从这段描述中我们可以看到，清朝外用膏方组方复杂、适应证多且受众广泛。明清以前，有关外用膏方治疗的理法方药只散在各家典籍中，而明清后则多单列外用膏方条目专门阐述，乃至清朝时期吴尚先出版了外用膏方外治的专门著作。

　　新中国建立后，在传承发展传统中医膏方理论的基础上，中医界同仁们推陈出新，研发出诸多外用膏方的新方药、新技术，在临床上收到了良好的疗效。近些年，在"守正创新"思想的指引下，专家学者们进一步深入挖掘外用膏方疗法的临床价值，大大提高了其在临床上的实用性、易用性、有效性。

　　有鉴于外用膏方疗法是独具特色且行之有效的中医适宜技术，我们查阅古今几十部中医典籍著作，从大量的经典膏方中去芜存菁，选录经典，编纂成册。在辨证论治的原则下介绍内科、外科、骨科、皮科、妇科、儿科等各科疾病的传统外用膏方。同时，因外用膏方疗法在现代临床应用广泛，治疗技术日新月异，我们参考核心期刊文献，挑选近10年临床效验膏方，单列成目，供临床医师、在校学生、中医爱好者参阅。

编　者

2023年11月

# 基础篇

**第一章 外用膏方的概念与特点** ………………………………………… 2

第一节 外用膏方的历史源流 ……………………………………… 2

一、外用膏方应用历史沿革 ……………………………… 2

二、外用膏方名称考证 ……………………………………… 4

第二节 外用膏方的概念与分类 ……………………………… 6

一、外用膏方的概念 ……………………………………… 6

二、外用膏方的分类 ……………………………………… 6

**第二章 外用膏方的作用机理与适用范围** ……………………………10

第一节 外用膏方的作用机理 ………………………………10

一、透皮吸收及影响因素 ……………………………… 10

二、外用膏方局部作用机理 ……………………………… 15

三、外用膏方全身作用机理 ……………………………… 15

第二节 外用膏方疗法的应用范围与优势 ………………………16

一、外用膏方的优势 ……………………………………… 16

二、外用膏方的作用功效 ……………………………………… 17

三、外用膏方的适应证 ……………………………………… 18

**第三章　外用膏方的常用药物与组方原则**·················19

　第一节　外用膏方的常用制备药物·················19

　　一、外用膏方基质·················19

　　二、外用膏方常用活性药物·················23

　第二节　外用膏方的组方用药原则·················25

　　一、外用膏方的组方原则·················25

　　二、外用膏方的用药特点·················26

# 技法篇

**第四章　外用膏方的制备工艺**·················28

　第一节　软膏制作流程·················28

　　一、软膏剂质量要求·················28

　　二、软膏的制法·················28

　第二节　硬膏制作流程·················30

　　一、黑膏药的制作·················31

　　二、白膏药的制作·················37

　　三、松香膏的制作·················37

　　四、橡皮膏的制作·················38

　　五、巴布膏的制作·················39

**第五章　外用膏方的应用方法**·················41

　第一节　外用膏方常用贴敷部位·················41

　　一、针对局部性病灶·················41

　　二、针对全身性疾病·················41

　第二节　外用膏方常用配合疗法·················42

　　一、外用膏方同时配合膏摩手法·················42

　　二、重视外用膏方应用中的穴位选取·················43

　　三、膏贴配合艾灸·················44

## 第六章 外用膏方的操作注意事项 ················46

### 第一节 外用膏方应用前评估与操作流程 ·········46
一、操作前评估 ·······················46
二、确定用药方案 ·····················46
三、操作流程 ·······················46
四、操作后评估 ·······················47
五、完善相关用药及操作记录 ·············48

### 第二节 膏贴用药注意事项与禁忌证 ···········48
一、膏贴的禁忌证 ·····················48
二、膏贴的注意事项 ···················49

### 第三节 膏贴不良反应及应对措施 ···········50
一、不良反应主要临床表现 ·············50
二、应对措施 ·······················50

# 临床篇

## 第七章 内科疾病 ························54

### 第一节 肺系疾病 ······················54
**感冒** ·······························54
一、概述 ·························54
二、病因病机 ·····················54
三、辨证论治 ·····················54
四、现代研究 ·····················56
**咳嗽** ···························57
一、概述 ·························57
二、病因病机 ·····················57
三、辨证论治 ·····················58
四、现代研究 ·····················60
**肺痈** ···························61
一、概述 ·························61

二、病因病机 …………………………………………………………… 61

三、辨证论治 …………………………………………………………… 61

四、现代研究 …………………………………………………………… 63

**哮病** …………………………………………………………………… 63

一、概述 ………………………………………………………………… 63

二、病因病机 …………………………………………………………… 64

三、辨证论治 …………………………………………………………… 64

四、现代研究 …………………………………………………………… 67

**喘证** …………………………………………………………………… 67

一、概述 ………………………………………………………………… 67

二、病因病机 …………………………………………………………… 67

三、辨证论治 …………………………………………………………… 68

四、现代研究 …………………………………………………………… 70

**肺胀** …………………………………………………………………… 71

一、概述 ………………………………………………………………… 71

二、病因病机 …………………………………………………………… 71

三、辨证论治 …………………………………………………………… 72

四、现代研究 …………………………………………………………… 74

第二节 脾胃系疾病 ……………………………………………………… 75

**泄泻** …………………………………………………………………… 75

一、概述 ………………………………………………………………… 75

二、病因病机 …………………………………………………………… 75

三、辨证论治 …………………………………………………………… 75

四、现代研究 …………………………………………………………… 76

**痢疾** …………………………………………………………………… 77

一、概述 ………………………………………………………………… 77

二、病因病机 …………………………………………………………… 77

三、辨证论治 …………………………………………………………… 77

四、现代研究 …………………………………………………………… 78

**腹痛** …………………………………………………………………… 79

一、概述 ………………………………………………………………… 79

二、病因病机 …………………………………………………………… 79

三、辨证论治 …………………………………………………………… 79

四、现代研究 ……………………………………………… 80

**便秘** ……………………………………………………… 81

一、概述 …………………………………………………… 81

二、病因病机 ……………………………………………… 81

三、辨证论治 ……………………………………………… 81

四、现代研究 ……………………………………………… 83

第三节 肝胆系疾病 ………………………………………… 85

**眩晕** ……………………………………………………… 85

一、概述 …………………………………………………… 85

二、病因病机 ……………………………………………… 85

三、辨证论治 ……………………………………………… 86

四、现代研究 ……………………………………………… 87

**中风** ……………………………………………………… 89

一、概述 …………………………………………………… 89

二、病因病机 ……………………………………………… 89

三、辨证论治 ……………………………………………… 89

四、现代研究 ……………………………………………… 91

**胁痛** ……………………………………………………… 92

一、概述 …………………………………………………… 92

二、病因病机 ……………………………………………… 92

三、辨证论治 ……………………………………………… 93

四、现代研究 ……………………………………………… 95

**黄疸** ……………………………………………………… 96

一、概述 …………………………………………………… 96

二、病因病机 ……………………………………………… 96

三、辨证论治 ……………………………………………… 97

四、现代研究 ……………………………………………… 98

**积聚** ……………………………………………………… 99

一、概述 …………………………………………………… 99

二、病因病机 ……………………………………………… 99

三、辨证论治 ……………………………………………… 100

四、现代研究 ……………………………………………… 102

鼓胀 …………………………………………………… 103
　一、概述 …………………………………………… 103
　二、病因病机 ……………………………………… 104
　三、辨证论治 ……………………………………… 104
　四、现代研究 ……………………………………… 106

第四节　肾系疾病 …………………………………… 107
水肿 ……………………………………………… 107
　一、概述 …………………………………………… 107
　二、病因病机 ……………………………………… 107
　三、辨证论治 ……………………………………… 107
　四、现代研究 ……………………………………… 109
淋证 ……………………………………………… 111
　一、概述 …………………………………………… 111
　二、病因病机 ……………………………………… 111
　三、辨证论治 ……………………………………… 111
　四、现代研究 ……………………………………… 113
癃闭 ……………………………………………… 114
　一、概述 …………………………………………… 114
　二、病因病机 ……………………………………… 114
　三、辨证论治 ……………………………………… 115
　四、现代研究 ……………………………………… 116
遗精 ……………………………………………… 117
　一、概述 …………………………………………… 117
　二、病因病机 ……………………………………… 117
　三、辨证论治 ……………………………………… 117
　四、现代研究 ……………………………………… 119
耳鸣耳聋 ………………………………………… 120
　一、概述 …………………………………………… 120
　二、病因病机 ……………………………………… 120
　三、辨证论治 ……………………………………… 120
　四、现代研究 ……………………………………… 122

第五节　气血津液病 ………………………………… 123

痰饮 ……………………………………………………………… 123
一、概述 …………………………………………………………… 123
二、病因病机 ……………………………………………………… 124
三、辨证论治 ……………………………………………………… 124
四、现代研究 ……………………………………………………… 124

自汗盗汗 …………………………………………………………… 125
一、概述 …………………………………………………………… 125
二、病因病机 ……………………………………………………… 125
三、辨证论治 ……………………………………………………… 125
四、现代研究 ……………………………………………………… 126

第六节　肢体经络病 ……………………………………………… 126

腰痛 ………………………………………………………………… 126
一、概述 …………………………………………………………… 126
二、病因病机 ……………………………………………………… 127
三、辨证论治 ……………………………………………………… 127
四、现代研究 ……………………………………………………… 128

痹证 ………………………………………………………………… 130
一、概述 …………………………………………………………… 130
二、病因病机 ……………………………………………………… 130
三、辨证论治 ……………………………………………………… 130
四、现代研究 ……………………………………………………… 132

痿证 ………………………………………………………………… 134
一、概述 …………………………………………………………… 134
二、病因病机 ……………………………………………………… 134
三、辨证论治 ……………………………………………………… 134
四、现代研究 ……………………………………………………… 135

痉证 ………………………………………………………………… 137
一、概述 …………………………………………………………… 137
二、病因病机 ……………………………………………………… 137
三、辨证论治 ……………………………………………………… 137
四、现代研究 ……………………………………………………… 139

第七节　其他内科疾病 …………………………………………… 140

疟疾 …………………………………………………… 140
　一、概述 ……………………………………………… 140
　二、病因病机 ………………………………………… 140
　三、辨证论治 ………………………………………… 140

# 第八章　外科疾病 ……………………………………… 144

## 第一节　疖、疔、痈 …………………………………… 144
　一、概述 ……………………………………………… 144
　二、病因病机 ………………………………………… 144
　三、辨证论治 ………………………………………… 144
　四、现代研究 ………………………………………… 146

## 第二节　丹毒 …………………………………………… 147
　一、概述 ……………………………………………… 147
　二、病因病机 ………………………………………… 148
　三、辨证论治 ………………………………………… 148
　四、现代研究 ………………………………………… 149

## 第三节　瘰疬 …………………………………………… 151
　一、概述 ……………………………………………… 151
　二、病因病机 ………………………………………… 151
　三、辨证论治 ………………………………………… 151
　四、现代研究 ………………………………………… 153

## 第四节　压疮 …………………………………………… 155
　一、概述 ……………………………………………… 155
　二、病因病机 ………………………………………… 155
　三、辨证论治 ………………………………………… 156
　四、现代研究 ………………………………………… 157

## 第五节　乳痈 …………………………………………… 159
　一、概述 ……………………………………………… 159
　二、病因病机 ………………………………………… 159
　三、辨证论治 ………………………………………… 160
　四、现代研究 ………………………………………… 161

第六节 乳癖······163
　　一、概述······163
　　二、病因病机······164
　　三、辨证论治······164
　　四、现代研究······165

第七节 乳核······167
　　一、概述······167
　　二、病因病机······167
　　三、辨证论治······167
　　四、现代研究······168

第八节 肉瘿······170
　　一、概述······170
　　二、病因病机······170
　　三、辨证论治······170
　　四、现代研究······171

第九节 肉瘤······172
　　一、概述······172
　　二、病因病机······172
　　三、辨证论治······173
　　四、现代研究······173

第十节 痔疮······174
　　一、概述······174
　　二、病因病机······174
　　三、辨证论治······175
　　四、现代研究······177

第十一节 精癃······178
　　一、概述······178
　　二、病因病机······179
　　三、辨证论治······179
　　四、现代研究······183

第十二节 臁疮······184

一、概述 ……………………………………………………… 184

二、病因病机 ………………………………………………… 184

三、辨证论治 ………………………………………………… 184

四、现代研究 ………………………………………………… 186

### 第十三节　冻疮 …………………………………………… 188

一、概述 ……………………………………………………… 188

二、病因病机 ………………………………………………… 188

三、辨证论治 ………………………………………………… 189

四、现代研究 ………………………………………………… 190

### 第十四节　水火烫伤 ……………………………………… 192

一、概述 ……………………………………………………… 192

二、病因病机 ………………………………………………… 192

三、辨证论治 ………………………………………………… 192

四、现代研究 ………………………………………………… 193

## 第九章　骨科疾病 ………………………………………… 197

### 第一节　骨折 ……………………………………………… 197

一、概述 ……………………………………………………… 197

二、病因病机 ………………………………………………… 197

三、辨证论治 ………………………………………………… 197

四、现代临床研究 …………………………………………… 200

### 第二节　项痹病 …………………………………………… 201

一、概述 ……………………………………………………… 201

二、病因病机 ………………………………………………… 201

三、辨证论治 ………………………………………………… 201

四、现代临床报道 …………………………………………… 203

### 第三节　膝痹病 …………………………………………… 204

一、概述 ……………………………………………………… 204

二、病因病机 ………………………………………………… 204

三、辨证论治 ………………………………………………… 204

四、现代临床报道 …………………………………………… 207

第四节  腰痛 ………………………………………………… 208

　　一、概述 …………………………………………………… 208

　　二、病因病机 ……………………………………………… 209

　　三、辨证论治 ……………………………………………… 209

　　四、现代临床报道 ………………………………………… 211

第五节  跟痛症 ……………………………………………… 212

　　一、概述 …………………………………………………… 212

　　二、病因病机 ……………………………………………… 212

　　三、辨证论治 ……………………………………………… 213

　　四、现代临床报道 ………………………………………… 214

第十章  皮肤科疾病 ………………………………… 216

第一节  湿疮（湿疹） ……………………………………… 216

　　一、概述 …………………………………………………… 216

　　二、病因病机 ……………………………………………… 216

　　三、辨证论治及处方 ……………………………………… 216

　　四、古代文献选录 ………………………………………… 218

　　五、现代研究 ……………………………………………… 218

第二节  癣（头癣、手足癣、体癣） ……………………… 219

　　一、概述 …………………………………………………… 219

　　二、病因病机 ……………………………………………… 220

　　三、辨证论治及处方 ……………………………………… 220

　　四、现代研究 ……………………………………………… 222

第三节  粉刺（痤疮） ……………………………………… 224

　　一、概述 …………………………………………………… 224

　　二、病因病机 ……………………………………………… 224

　　三、辨证论治及处方 ……………………………………… 224

　　四、古代文献选录 ………………………………………… 226

　　五、现代研究 ……………………………………………… 226

第四节  虫咬皮炎 …………………………………………… 227

　　一、概述 …………………………………………………… 227

二、病因病机 …………………………………………………… 227

三、辨证论治及处方 …………………………………………… 227

四、现代研究 …………………………………………………… 228

第五节 蛇串疮（带状疱疹） ………………………………… 229

一、概述 ………………………………………………………… 229

二、病因病机 …………………………………………………… 229

三、辨证论治及处方 …………………………………………… 229

四、古代文献选录 ……………………………………………… 231

五、现代临床报道 ……………………………………………… 231

第六节 黧黑斑（黄褐斑） …………………………………… 232

一、概述 ………………………………………………………… 232

二、病因病机 …………………………………………………… 232

三、辨证论治及处方 …………………………………………… 232

四、古代文献选录 ……………………………………………… 233

五、现代研究 …………………………………………………… 233

第七节 瘾疹（荨麻疹） ……………………………………… 234

一、概述 ………………………………………………………… 234

二、病因病机 …………………………………………………… 234

三、辨证论治及处方 …………………………………………… 235

四、古代文献选录 ……………………………………………… 236

第八节 风瘙痒（皮肤瘙痒症） ……………………………… 236

一、概述 ………………………………………………………… 236

二、病因病机 …………………………………………………… 237

三、辨证论治及处方 …………………………………………… 237

四、古代文献选录 ……………………………………………… 238

五、现代研究 …………………………………………………… 238

第九节 油风（斑秃） ………………………………………… 239

一、概述 ………………………………………………………… 239

二、病因病机 …………………………………………………… 239

三、辨证论治及处方 …………………………………………… 239

四、古代文献选录 ……………………………………………… 240

五、现代研究 ……………………………………………… 240

# 第十一章 妇科疾病 ……………………………………… 242

## 第一节 月经病 ………………………………………… 242

### 月经不调 ……………………………………… 242
一、概述 ………………………………………… 242
二、病因病机 …………………………………… 242
三、辨证论治 …………………………………… 242
四、现代研究 …………………………………… 248

### 闭经 …………………………………………… 249
一、概述 ………………………………………… 249
二、病因病机 …………………………………… 249
三、辨证论治 …………………………………… 249
四、现代研究 …………………………………… 253

### 崩漏 …………………………………………… 255
一、概述 ………………………………………… 255
二、病因病机 …………………………………… 256
三、辨证论治 …………………………………… 256
四、现代研究 …………………………………… 258

### 痛经 …………………………………………… 259
一、概述 ………………………………………… 259
二、病因病机 …………………………………… 259
三、辨证论治 …………………………………… 259
四、现代研究 …………………………………… 264

### 附：子宫内膜异位症 ………………………… 267
一、概述 ………………………………………… 267
二、病因病机 …………………………………… 267
三、辨证论治 …………………………………… 267
四、现代研究 …………………………………… 270

### 月经乳房胀痛 ………………………………… 272
一、概述 ………………………………………… 272
二、病因病机 …………………………………… 273

三、辨证论治 …………………………………………… 273

四、现代研究 …………………………………………… 274

**经断前后诸证** ………………………………………… 276

一、概述 …………………………………………… 276

二、病因病机 …………………………………………… 276

三、辨证论治 …………………………………………… 277

四、现代研究 …………………………………………… 278

第二节 带下病 ………………………………………… 281

一、概述 …………………………………………… 281

二、病因病机 …………………………………………… 281

三、辨证论治 …………………………………………… 282

四、现代研究 …………………………………………… 286

第三节 妊娠病 ………………………………………… 287

**妊娠恶阻** ……………………………………………… 287

一、概述 …………………………………………… 287

二、病因病机 …………………………………………… 287

三、辨证论治 …………………………………………… 288

四、现代研究 …………………………………………… 291

**妊娠腹痛** ……………………………………………… 293

一、概述 …………………………………………… 293

二、病因病机 …………………………………………… 293

三、辨证论治 …………………………………………… 293

四、现代研究 …………………………………………… 294

**胎漏** …………………………………………………… 295

一、概述 …………………………………………… 295

二、病因病机 …………………………………………… 296

三、辨证论治 …………………………………………… 296

四、现代研究 …………………………………………… 299

**难产** …………………………………………………… 302

一、概述 …………………………………………… 302

二、病因病机 …………………………………………… 302

三、辨证论治 …………………………………………… 302

四、现代研究 …………………………………………………………… 305

第四节 产后病…………………………………………………………… 305

产后大便难 ………………………………………………… 305
一、概述 …………………………………………………………… 305
二、病因病机 ……………………………………………………… 305
三、辨证论治 ……………………………………………………… 305
四、现代研究 ……………………………………………………… 307

产后恶露不绝 ……………………………………………… 309
一、概述 …………………………………………………………… 309
二、病因病机 ……………………………………………………… 310
三、辨证论治 ……………………………………………………… 310
四、现代研究 ……………………………………………………… 312

产后发热 …………………………………………………… 313
一、概述 …………………………………………………………… 313
二、病因病机 ……………………………………………………… 313
三、辨证论治 ……………………………………………………… 314

产后腹痛 …………………………………………………… 316
一、概述 …………………………………………………………… 316
二、病因病机 ……………………………………………………… 316
三、辨证论治 ……………………………………………………… 317
四、现代研究 ……………………………………………………… 319

第五节 妇科杂病………………………………………………………… 321

不孕症 ……………………………………………………… 321
一、概述 …………………………………………………………… 321
二、病因病机 ……………………………………………………… 321
三、辨证论治 ……………………………………………………… 322
四、现代研究 ……………………………………………………… 327

阴挺 ………………………………………………………… 329
一、概述 …………………………………………………………… 329
二、病因病机 ……………………………………………………… 330
三、辨证论治 ……………………………………………………… 330
四、现代研究 ……………………………………………………… 331

# 第十二章　儿科疾病 …… 333

## 第一节　肺系疾病 …… 333

### 感冒 …… 333
一、概述 …… 333
二、病因病机 …… 333
三、辨证论治 …… 333
四、现代研究 …… 336

### 咳嗽 …… 337
一、概述 …… 337
二、病因病机 …… 337
三、辨证论治 …… 338
四、现代研究 …… 341

### 哮喘 …… 342
一、概述 …… 342
二、病因病机 …… 342
三、辨证论治 …… 343
四、现代研究 …… 347

## 第二节　脾胃系疾病 …… 349

### 口疮 …… 349
一、概述 …… 349
二、病因病机 …… 349
三、辨证论治 …… 349
四、现代研究 …… 351

### 泄泻 …… 352
一、概述 …… 352
二、病因病机 …… 352
三、辨证论治 …… 352
四、现代研究 …… 356

### 厌食 …… 357
一、概述 …… 357
二、病因病机 …… 357
三、辨证论治 …… 358

四、现代研究 ……………………………………… 360

**积滞** ………………………………………………… 361

一、概述 …………………………………………… 361

二、病因病机 ……………………………………… 361

三、辨证论治 ……………………………………… 361

四、现代研究 ……………………………………… 366

**疳证** ………………………………………………… 366

一、概述 …………………………………………… 366

二、病因病机 ……………………………………… 367

三、辨证论治 ……………………………………… 367

**腹痛** ………………………………………………… 370

一、概述 …………………………………………… 370

二、病因病机 ……………………………………… 370

三、辨证论治 ……………………………………… 371

四、现代研究 ……………………………………… 372

第三节　心肝系疾病 ………………………………… 373

**夜啼** ………………………………………………… 373

一、概述 …………………………………………… 373

二、病因病机 ……………………………………… 373

三、辨证论治 ……………………………………… 373

四、现代研究 ……………………………………… 375

**急惊风** ……………………………………………… 376

一、概述 …………………………………………… 376

二、病因病机 ……………………………………… 377

三、辨证论治 ……………………………………… 377

**慢惊风** ……………………………………………… 380

一、概述 …………………………………………… 380

二、病因病机 ……………………………………… 380

三、辨证论治 ……………………………………… 381

**癫痫** ………………………………………………… 383

一、概述 …………………………………………… 383

二、病因病机 ……………………………………… 383

三、辨证论治 ………………………………………… 384

第四节　肾系疾病 …………………………………… 386

　　　　遗尿 ……………………………………………… 386

一、概述 ……………………………………………… 386

二、病因病机 ……………………………………… 387

三、辨证论治 ……………………………………… 387

四、现代研究 ……………………………………… 389

第五节　传染病 ……………………………………… 390

　　　　水痘 ……………………………………………… 390

一、概述 ……………………………………………… 390

二、病因病机 ……………………………………… 390

三、辨证论治 ……………………………………… 390

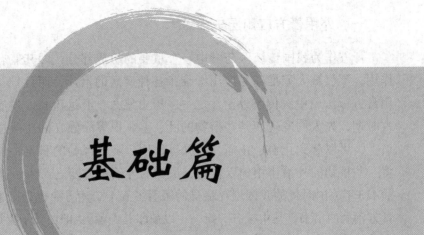

基础篇

# 第一章　外用膏方的概念与特点

## 第一节　外用膏方的历史源流

### 一、外用膏方应用历史沿革

膏方作为我国传统医药学中一个重要的组成部分，因其兼有外治和内治的作用，不仅被大家推广并应用于临床各种疾病的治疗，而且日益受到重视。外用膏方疗法属中医传统外治法之一，历史悠久，源远流长，发展至今。早在上古时期，先人们发现用某些植物的叶、茎、根等涂敷在因斗争过程中造成的伤口上，可以起到止血、止痛、消肿等作用。随着经验的积累，先人们有意识的将一些植物的外治作用加以应用，最初的外治单方随之产生了[1]。成书于公元前413年战国时代的我国现存最早的医著《五十二病方》也是医书中最早记载用膏方治病的帛书，其中载有"蚖……以蔺印其中颠"，即白芥子捣烂外敷于头顶百会穴，使局部皮肤发泡，治疗毒蛇咬伤，此为最早的敷法的记载。先秦古籍《山海经》中就记载了一种羊脂类药物，用于涂擦皮肤防治皲裂，这可以说是早期外用膏方的雏形[2]。

《黄帝内经》中已有大量关于外用膏方的记载。如《灵枢·痈疽篇》中的豕膏，对米疽"治之以砭石，欲细而长，疏砭之，涂以豕膏，六日已，勿裹之"，《灵枢·经筋篇》中提到的马膏，对筋脉纵弛"治之以马膏，其急者，以白酒和桂以涂其缓者"，从文中可以看出豕膏、马膏可能还是单纯的动物脂肪，并不含药，被后世誉为外用膏方之始，之后的甘肃武威县汉滩坡汉墓发掘《武威汉代医简》是最早以"膏药"命名的外用膏方，书中有相对完整组方的3个膏方，即：百病膏药方、千金膏药方、妇人膏药方。该简牍中不仅记载了用外用膏方治疗疾病，还记载有外用膏方的配伍、重量以及制法，为我国外用膏方起源的考证提供了确凿的证据。

外科鼻祖华佗的记载《后汉书方术传》中有"若疾发结于内，针药所不能及者，乃令先以酒服麻沸散，既醉无所觉，因刳破腹背，抽割积聚。若在肠胃，则断截湔洗，除去疾秽，既可缝合，傅以神膏，四五日创愈，一月间皆平复。""夫伤寒，始得一日，破，曾当膏摩火灸之，即愈"。东汉末年医学家张仲景所著《金匮要略》中说："四肢才觉重滞，而导引、吐纳、针灸、膏摩，勿令九窍闭塞"，并且有"猪膏发煎"治"诸黄"与"阴吹"的方法。可见汉代外用膏方在治疗内外诸疾方面的使用已进了一步。

晋代葛洪的《肘后备急方》（约公元315年），书中对黑膏药制法、条件、用具均有详细记载，指出用清麻油、黄丹熬炼黑膏药，但是没有具体的膏药品种[3]。东晋末年刘涓子撰写的《刘涓子鬼遗方》是我国现存的最早一部外科专著，大量记载了外用膏方的处方，其中膏方部分的外用膏，是中药外用膏的经典部分，全书收方79张，软膏约占95%以上，主要用以治疗痈、疽、疮、疖等病，书中还详细叙述了外用膏的制备工艺和用法[4-6]。

在唐、宋时期，医药学曾出现了新的局面，王焘所著的《外台秘要》中记载有乌膏方。孙思邈著《备急千金要方》，收集了许多猪脂膏方和其他软、硬膏方，在当时由国家出版的《太平圣惠方》，收外用膏百余方，是历代外用膏方记载最多的一部著作。唐代孙思邈（约公元581~681年）所著的《备急千金要方》中首次收载了乌麻膏一个黑膏药剂型，书中对乌麻膏的功能主治、用法用量和制备工艺进行了描述[7]。宋朝时期黑膏药得到极大发展，广泛应用于各种疾病的治疗。

沿用至今的暖脐膏首创于宋代，宋代《太平惠民和剂局方》已有可用于局部治疗或透皮吸收的外用膏方。金元时期出现了万应膏，明清时外用膏方已经成为普遍的用药之一，李时珍的《本草纲目》中详细记载了外用膏方的方剂和用法[8]。

明朝外用膏方应用更为普遍，陈实功的《外科正宗》中载有"加味太乙膏"、"乾坤一气膏"、"阿魏化痞膏"等多种外用膏方的制法和用途。李时珍在《本草纲目》亦有外用膏方制法和用法的记载。

至清代，外用膏已发展成为普遍的民间医药，是常用外治措施之一。在《医宗金鉴》《外科全生集》等都有叙述。清代的外科专家吴尚先，博采前人外用膏方的精粹论述，结合自己的临床经验，撰写了我国第一部较完善的以外用膏方为主的中药外治专书《理瀹骈文》记载："膏药能治病，无殊汤药，用之得法，其响立应"，以及"外治之理即内治之理，外治之药亦即内治之药，所以异者，法耳，医理药性无二，而法则神奇变幻"，"外治必如内治者，先求其本，……虽治在外，无殊治在内也。所以与内治并行，而能补内治之不及者，此也"。其中下卷专载外用膏方158方，详细论述了外用膏方的制备方法和治疗机理，介绍了外用膏方的治病机理和治疗特点，把外用膏方初步系统化，对外用膏方的发展起着承前启后作用，其科学论断对后人研制和应用外用膏方起了借鉴作用。清代名医徐大椿所著《医学源流论》中称："今所用之膏药，古人谓之薄贴，其用大端有二：一以治表，一以治里。治表者，如呼脓去腐，止痛生肌，并摭风护肉之类……，治里者，或驱风寒，或和气血，或消痰癖，或壮筋骨"；同时指出："汤药不足尽病，人之疾病，由外入内，其流行于经络脏腑，必服药乃驱之，若其病既有定所，在皮肤筋骨之间可按而得者，用膏药贴之，闭塞其气，使药性从毛孔而入其腠理，通经贯络，或提而出之，或攻而散之，较之服药尤有力，此至妙之法"。

建国后，各医药院校所编教材药剂学中，设专章讨论外用膏方，为挖掘祖国医药遗产起到一定作用。国家药典也收录了中药外用膏方中几个精华处方。此外，还有根据某一地区临床需要自制的各种中药外用膏。

## 二、外用膏方名称考证

外用膏方种类繁多、制法各异，考察古今文献，指代外用膏方的名称颇多。建国以前，文献中多以"膏"、"薄贴"、"膏药"称呼外用膏方，建国后随着外用膏方的发展，剂型更加丰富，逐渐出现"膏贴"、"膏敷"、"膏剂"、"膏方"等名称。

上海市名中医胡建华教授，是建国后较早探索、研究、论著膏方的知名中医专家，曾编写全国中医院校教材《中医内科学》《中国医学百科全书·中医内科学》等，著有《中医膏方经验选》、主编《进补与养生》等。胡建华教授在《中医膏方经验选》一书前言中自我介绍，"我在青壮年时代，曾经从事膏方（膏滋方）的理论和临床探索。后因十年动乱中断。"在本书概论中，胡建华教授写明，"膏方亦称膏剂……外敷膏剂，不仅能治某些疮疡、皮肤等外科疾患，而且可以广泛应用于内、外、妇、儿等临床各科。由于使用方便，疗效显著，深受广大病员的欢迎。"并在"膏的种类"中明确，"膏方可分为外用和内服两类。外用膏方主要有黑膏药、软膏药两种。外用膏方，虽多用以治疗疮疡、皮肤等外科疾病为主，但亦可以通过内病外治，用以治疗各种内科疾病。例如现今对哮喘、腹水、肿瘤、关节炎等病症，亦常用膏方贴敷进行治疗，以达到平喘、利水、软坚、止痛等效果。"[9]

陈可冀教授长期从事中西医结合心血管病及老年医学研究，1991年当选为中国科学院学部委员（院士）。陈可冀院士在《清宫膏方精华》序言中写明："临床应用膏方内服或外用防治疾病，已有久远的历史……"、"雍正皇帝内服过琼玉膏，外用过保应膏……"。在中医膏方的历史源流中写明："值得注意的是，清宫中使用的补益膏方中，外用膏方与内服膏方基本上一样多。……能明确出自清代内府的外用膏方是益寿膏。"[10]

周端教授，上海中医药大学附属龙华医院主任医师、博士生导师，中华中医药学会膏方分会第一届委员会名誉主任委员，曾主编全国中医药行业高等教育"十三五"创新教材《中医膏方学》。周端教授主编的《中医膏方学》中写明，"膏方，又名膏剂，……历代的膏剂有外用和内服两种。"周端教授在近期上海中医药报刊载的《清宫膏方的启示》一文中写明，"清宫外用膏方与内服膏方一样种类很多。外用膏方的含义不仅是用于治疗疮疡疖肿等外科病……这些以外通内的膏方以温阳补肾居多……这些膏方一般贴于脐眼、放置腰部、固于涌泉穴等"。[11]

纵观建国后期刊文献与论文，"膏敷"、"膏贴"、"膏药"等名称多专指某一类型的外用膏方，而在统称时则应用"外用膏方"名称[12~15]。诸多教材、专著，尤其是外用膏方分类介绍全面的专业论著，也均应用"外用膏方"这一名称[16~18]。由此可见，"外用膏方"这一名称具有更广泛的专家共识。

[参考文献]

[1]华浩明. 中医外治方剂发展简史[J]. 中医外治杂志，1996（1）：3-4.

[2]李具双. 唐以前的膏方文献及其特点[J]. 中医文献杂志，2008（1）：16-18.

[3]李具双. "膏药"考[J]. 中医文献杂志，2002（2）：21-22.

[4]高学山：高注金匮要略，上海人民卫生出版社，1956年.

[5]葛洪：葛洪肘后备急方，商务印书馆，1955年.

[6]龚庆宣：刘涓子鬼遗方，人民卫生出版社，1956年.

[7]张浩，韩建伟. 黑膏药剂型发明及应用年代探讨[J]. 湖北中医杂志，2008，30（7）：56-57.

[8]张哲良. 黑膏药浅论[J]. 中药通报，1985，11（10）：24-26.

[9]胡建华. 中医膏方经验选[M]. 北京：人民卫生出版社，1990.

[10]陈可冀. 清宫膏方精华[M]. 北京：科学出版社，2015.

[11]周端，邱伯雍，魏易洪. 清宫膏方的启示（上）[N]. 上海中医药报，2020-10-23（007）.

[12]童宏选. 中国膏方源流浅述[J]. 内蒙古中医药，2012，75（4）：135-136.

[13]高曦，李琛，娄宏君. 骨科外用膏方配合红光治疗肝肾亏虚型膝痹病临

床观察［J］. 辽宁中医药大学学报，2018，20（9）：12-14.

　　［14］杨佳楠，陆航，程佳莉等. 敦煌遗书外用美容方探微［J］. 中华中医药杂志，2020，35（5）：2483-2486.

　　［15］闫俊丽. 基于数据挖掘秦伯未膏方的用药规律研究［D］. 山西：山西中医药大学，2020.

　　［16］艾进伟，杨军. 中医膏方辞典［M］. 山西：山西科学技术出版社，2014.

　　［17］王绪前. 中医膏方大全［M］. 北京：中国医药科技出版社，2016.

　　［18］周德生，吴兵兵. 中医膏方全书［M］. 湖南：湖南科学技术出版社，2018.

# 第二节　外用膏方的概念与分类

## 一、外用膏方的概念

外用膏方疗法是将药物提取物或生药细末，与各种不同的基质一起加工制成膏糊状制剂，敷贴于皮肤、孔窍、穴位来治疗疾病的方法。外用膏方作为中医传统外治法之一，与内治法一样，均是以中医的整体观念和辨证论治思想为指导，以整体观念、经络学说、腧穴的特殊作用、辨证论治四个方面为中医基本理论，以五脏为中心，通过经络系统，把人体全身组织器官联系成为一个有机整体，运用各种不同的方法将药物施于皮肤、孔窍、腧穴等部位，使失去平衡的脏腑阴阳得以重新调整和改善，从而达到防病、治病的目的。该法属中医外治之法，又区别于外科直接疗法，既可统治外症，又可内病外治。

## 二、外用膏方的分类

### （一）按功用分类

明清以前，外用膏方的记载多散在诸医家著作中，并未单独列出章节，更未曾单独成书，自然谈不上分类。明朝朱橚等所辑《普济方》曾附膏药一节，所列各方则以痈疮肿疡、瘵病头癣、折伤金创、消肿止痛等外治为主，初示分类轮廓。清朝徐大椿在其所著《医学源流论》里论薄贴谓："其用大端有二，一以治表，一以治里。"大概将外用膏方分为治表治里两类。清朝吴尚先著《理瀹骈文》，首创外用膏方外治一门，亦言古无专书，重在立法，提出外用膏方有两大功用："一是拔，一是截。凡病所结聚之外，拔之则病自出，无深入内陷之患；病所经由之处，截之则邪自断，无妄行传变之虞。"以下列举几类常见的外用膏方：

### 1. 消肿止痛类

主治：跌打损伤、瘀血肿痛。

外用膏方：此类外用膏方中多应用活血祛瘀、定痛消肿类药物。如：活血消肿膏、消肿膏、菱根软膏（摩痛膏）、太乙膏、柏药散（金疮白药）、金丝万应膏等。

### 2. 阳毒内生类

主治：痈疽发背、疔疮疖毒。

外用膏方：此类外用膏方中多应用拔毒消肿，外散瘀热药物。如：拔毒膏、神异膏、太乙膏、千锤膏、万应膏、万安膏、万金膏等。

### 3. 祛腐生肌类

主治：痈溃不合、疮疡难愈。

外用膏方：此类外用膏方中多应用去腐排脓、生肌收敛的药物。如：生肌膏、玄清膏、玉红膏、玉露膏、生肌太乙膏等。

### 4. 接骨续筋类

主治：骨折筋断。

外用膏方：此类外用膏方中多应用接骨续筋、补肾壮骨药物。如大黑虎膏（清·串雅内编）、全体神膏（清·辨证奇闻）、抵圣膏（宋·圣惠方）等。

### 5. 温经散寒类

主治：阴寒内生、风寒侵袭。

外用膏方：此类外用膏方中多应用温经行血、防风散寒的药物。如散阴膏（清·理瀹骈文）、通经膏（清·理瀹骈文）、天竺膏（清·经验良方）、金不换神仙膏（清·仙拈集）等。

### 6. 消痰除湿类

主治：痰湿流注。

外用膏方：此类外用膏方中多应用益气健脾、化痰燥湿的药物。如行水膏（清·理瀹骈文）、健脾膏（清·理瀹骈文）、乾坤一气膏（清·外科正宗）等。

### （二）按剂型分类

根据《五十二病方》中记载"以膏已煎煮膏之，即以猪脂涂之"；缪希雍《炮炙大法》说："膏者，熬成稠膏也"；龚云林《寿世保元》："膏者胶也"，都反映了膏方的形态。外用膏方是一类固体或近似固体的剂型，主要是指将药物与适宜的基质混合作用于机体，从而在疾病治疗中发挥重要的作用。外用膏方种类繁多，因制法与形状的差异大致分硬膏、软膏和敷膏（糊剂）三大类。

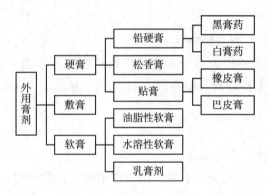

图1-1　外用膏剂常见类型

### 1. 硬膏

硬膏多由特殊工艺制作而成的近似固体的剂型，使用时需加热软化后摊在干净的厚布、牛皮纸或熟制后的狗皮上，贴于患处或穴位。此类硬膏具有局部或全身的治疗作用。其制作过程比较复杂，需要将药物放入植物油内浸泡多日后，加热煎炸，过滤，药油再加热煎熬至滴水成珠，加相关基质收膏，使用时需加热软化后摊在干净的厚布、牛皮纸或熟制后的狗皮上，贴于患处或穴位。硬膏易于保存且作用持久，用法简便。

硬膏种类繁多，多根据基质、摊涂材料和制作工艺不同分类。根据基质的不同分类：以油与黄丹为基质，经高热炼制的为黑膏药；以油与宫粉为基质，植物油熬炼后待凉到100℃左右，徐徐加入铅粉的为白膏药；以松香等为基质的为松香膏药。根据摊涂材料可以分为布膏、牛皮膏、狗皮膏等。

现代硬膏制作工艺不断推陈出新，根据现代制作工艺硬膏还包括橡皮膏、巴布膏剂等。①现代橡胶膏：以氧化锌，羊毛脂，乙醇提留成膏。制作可分为药物乙醇提留、基质收膏、滩涂、裁切等步骤。②巴布剂膏：以热溶胶，水溶胶融化加入原料药滩涂而成。制作可分为下料、融化、下药、滩涂、裁切等步骤。

### 2. 软膏

也称为"药膏"或"油膏"，是以植物油、蜂蜡、凡士林或动物脂肪等作为基质，与药物细粉或药物提取物混合制成的半固体外用膏方。软膏对皮肤具有保护、湿润、润滑作用。有些软膏中多添加芳香走窜的药物促进具有治疗作用的活性成分透皮吸收而发挥全身作用。这种剂型特色突出，疗效肯定，患者乐意使用，一般的药店均有出售。

按照基质的不同，软膏剂可分为油脂性软膏、水溶性软膏和乳剂基质软膏，其中用乳剂基质制成的软膏又称为乳膏剂，按照油水比例又可以分为水包油型乳膏（O/W）和油包水型乳膏（W/O）。

按照药物在基质中分散状态不同，可分为溶液型软膏剂和混悬型软膏剂。溶液型软膏剂为药物溶解（或共熔）于基质或基质组分中制成的软膏剂；混悬型软膏剂为药物细粉均匀分散于基质中制成的软膏剂。

### 3. 敷膏（糊剂）

药物粉末含量在25%以上的软膏剂称敷膏，又称糊剂、类软膏剂。敷膏是将动植物药原物捣碎研烂或将配制好的中药粉，用各种液体调成糊状或软膏状，摊在纱布上贴敷患处或一定的部位。其基质多选用水、酒、醋等溶液。这类剂型制作较简单，可在医生的指导下对证调配使用，在现代临床外治法中广为应用。

# 第二章 外用膏方的作用机理与适用范围

## 第一节 外用膏方的作用机理

膏方通过外敷而对机体起到治疗作用的机理不外乎局部作用和整体作用两个方面。在局部，外用膏方中所含的药物经皮肤吸收直达病所进而发挥其药理作用或对病变局部组织具有直接治疗作用。而在中医整体观基础理论指导下，外用膏方一方面从通过药物对局部穴位刺激，使药物循经络传至相应脏腑，扶正祛邪，从而治疗疾病；另一方面，根据药物归经属性，辨证用药，使药物能更好地调节气血阴阳，驱邪外出，从而达到外用膏方整体治疗的目的。其中，药物有效成分被人体充分吸收是药物起到治疗作用的首要步骤。有别于内服膏方中药物有效成分经胃肠系统吸收入人体，外用膏方中药物有效成分主要通过皮肤进入人体，因此外用膏方的透皮吸收率是决定其临床疗效的关键因素。

### 一、透皮吸收及影响因素

#### 1.传统中医对外用膏方透皮吸收作用的认识

传统中医学认为：外用药物贴近皮肤，通彻于肌肉纹理之中，将药物的气味透达过皮肤以至肌肉纹理直达经络，传入脏腑，以调节脏腑气血阴阳，扶正祛邪，从而治愈疾病。清代名医徐大椿曾对外用膏方的作用机理作出解释："用膏贴之，闭塞其气，使药性从毛孔而入其腠理，通络贯络，或提而出之，或攻而散之，较之服药尤有力，此至妙之法也。"由此段论述可以看出，传统中医已经认识到了药物可以经由皮肤毛孔直接进入体内，并通过全身作用和局部作用两个方面达到治疗目的。

外用膏方在病变部位应用，令药物直达病所，这是外用膏方的局部作用。传统中医认为外用膏方具有"拔"、"截"、"提"、"攻"之功效，作用于病变局部，可以起到消肿、拔毒、止痛、生肌、收口等治疗作用。清代吴尚先所著《理瀹骈文》对外用膏方的作用机理用"截"、"拔"二字加以概括："凡病所集聚之处，拔之则病自出，无深入内陷之患：病所经由之处，截之则邪自断，无妄行传变之真。"如阳性疮疖疗多半集聚于皮下，使用"拔毒膏"即可拔脓又可散瘀，使病邪自去。

外用膏方不仅能透过皮、毛、孔、窍达到局部治疗作用，还可以起到祛风散寒、调和气血、消痰痞、壮筋骨、通经络、祛风湿等全身治疗作用，这种功效主要通过经络传导实现。《灵枢·海论篇》中提出"十二经脉者，内属于府藏，外络于支节"。外用膏方的透皮吸收过程中，经络的传导作用起到了很大的促进作用，使药物能够加速透过皮肤并作用于全身各脏腑经脉。

**2. 现代医学对外用膏方透皮吸收的研究**

现代研究认为外用膏方经皮渗透吸收具有以下优势：①绕过肝脏的首过效应；②避免药物受胃肠pH或酶的破坏；③避免刺激性大的药物对胃黏膜的刺激；④释药速度缓慢，延长作用时间，维持稳定持久的血药浓度，减少用药次数；⑤降低药物毒性和不良反应。

外用膏方透皮吸收及其发挥作用的过程分三个步骤：①释放，指药物从基质中释放出来扩散到皮肤或黏膜上；②穿透，指药物透过表皮进入真皮层及皮下组织，起到局部治疗作用；③吸收，指药物透入皮肤或与黏膜接触后经血管、淋巴管进入体循环而产生全身作用。

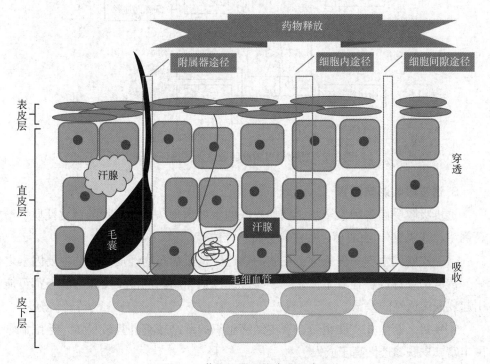

**图2-1　药物经皮吸收步骤示意图**

药物渗透通过皮肤吸收进入体循环的途径主要有两条，即表皮途径和附属器途径。①表皮途径是指药物透过表皮角质层进入活性表皮，扩散至真皮，被毛细血管吸收进入体循环的途径，它是药物经皮吸收的主要途径。表皮途径又可分为跨细胞途径和细胞间途径，前者药物穿过角质层细胞到达活性表皮，后者药物通过跨细胞途径时需经多次亲水/亲脂环境的分配过程，所以跨细胞途径在表皮途径中只占极小的一部分。药物分子主要通过细胞间途径进入活性表皮，继而被吸收进入体循环。②药物通过皮肤的另一条途径是通过皮肤附属器吸收，即通过毛囊、皮脂腺和汗腺吸收。药物通过皮肤附属器的穿透速度要比表皮途径快，但皮肤附属器在皮肤表面所占的面积只有0.1%左右，因此不是药物经皮吸收的主要途径。当药物开始渗透时，药物首先通过皮肤附属器途径被吸收，当药物通过表皮途径到达血液循环后，药物经皮渗透达稳态，则附属器途径的作用可被忽略。但对于一些离子型药物及水溶性的大分子，由于难以通过富含类脂的角质层，表皮途径的渗透速率很低，因此附属器途径吸收是很重要的[1]。

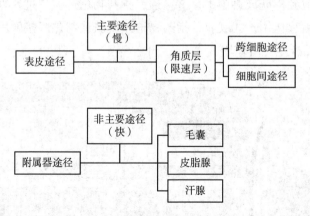

图2-2 药物通过皮肤吸收进入体循环途径

### 3. 透皮吸收影响因素

透皮吸收受诸多因素影响，例如皮肤的生理病理条件、药物的理化性质、给药剂型、基质成分与pH值、中医膏方特色疗法等[1]。

（1）皮肤的生理病理条件：皮肤的渗透性是影响药物经皮吸收的主要因素之一，皮肤的渗透性存在着个体差异，年龄、性别、用药部位及皮肤的状态都可能引起皮肤渗透性的差异。

①年龄。新生儿皮肤很薄，真皮结缔组织的纤维较细并且较稀疏，毛细血管网丰富，皮肤渗透性高于成人。

②部位差异。身体的不同部位角质层细胞层数、真皮厚度、皮肤附属器密度、

皮肤生化成分均不同，因此其对药物的渗透性也不同。一般渗透性的大小为：阴囊>耳后>腋窝区>头皮>手臂>腿部>胸部。

③物种差异。不同人种皮肤角质层厚度、单位面积汗腺数量与毛孔数量、皮肤血流灌注情况等均不一样。有研究发现白色人种皮肤对刺激物的反应较黑色人种强，即白色人种的皮肤的渗透性大。

④病理因素。由于机械、物理、化学、创伤等损伤，破坏了皮肤结构，不同程度地损伤了角质层的屏障作用，致使吸收的途径敞开，药物的透皮率明显增加。如烫伤会破坏皮肤角质层使皮肤通透性增高，患有牛皮癣、湿疹等疾病也会使皮肤对药物的渗透性增加。

⑤角质层水合程度。皮肤的角质细胞和水分结合后使细胞体积膨大，角质层肿胀疏松，皮肤的渗透性变大。

⑥皮肤温度。药物在角质层中的扩散属于被动扩散，温度的改变能明显影响药物的渗透系数。人体表温度不稳定，各部位之间的差异也较大，且受到皮肤内血流和外界气温的影响。据测试，皮肤的温度上升10℃，药物的经皮渗透速率提高1.4~3.0倍，吸收时滞也明显减小。通透性的提高有三方面的原因：其一是温度升高，皮肤内的血管舒张，血液流量增加，经表皮扩散进入真皮的药物很快被血流带走，皮肤表层和深层之间的药物浓度差变大，药物的透皮速率提高；其二是药物在皮肤中转运的活化能下降而溶解度增加；其三是温度的升高，使得脂质通道的流动性提高，脂溶性药物的经皮渗透系数可大大提高。因此，若在皮肤表面加上一个合适的温度场，即可有效地改善皮肤的通透性。

（2）外用膏方中药物活性成分的理化性质：药物的理化性质包括药物分子大小和形状、熔点、溶解度与油水分配系数、分子形式等。分子量小、线性分子结构、低熔点的药物透皮吸收率更高。药物与油水分配系数呈抛物线关系，即渗透系数开始随油水分配系数的增大而增大，但油水分配系数大到一定程度渗透系数反而下降。很多药物是有机弱酸或有机弱碱，它们以分子型存在时有较大的透皮性能，而离子型药物难以透过皮肤。当溶液中同时存在分子型与离子型两种形式的药物时，这两种形式的药物以不同的速度通过皮肤，总的透皮速率与它们各自的经皮渗透系数及浓度有关[1]。理想的经皮吸收药物应符合以下特征：①药物相对分子质量小于500；②药物的油水分配系数对数值在1~4之间；③在液状石蜡和水中的溶解度都大于1mg/ml。

（3）基质组成与性质：基质类型、对药物亲和力、pH值、对皮肤的水合作用等对其透皮吸收率具有影响。①外用膏方的不同基质类型具有不同的吸收率，一般基质中药物吸收速度为以下顺序：水包油型（O/W型）>油包水型（W/O型）>

动物油、羊毛脂>植物油>烃类基质（凡士林、液体石蜡等）>水溶性基质。②基质对药物亲和力越大，药物越难从基质向皮肤释放转移，不利于吸收。水溶性基质释放药物活性成分最快，但较难被皮肤吸收。③基质的pH值会影响药物解离速率，离子型药物一般不易透过角质层，非离子型药物具有较高的渗透性。④皮肤的水合作用对药物透皮率具有影响，一般基质对皮肤水合作用影响为以下顺序：油脂性基质>油包水型（W/O型）>水包油型（O/W型）>水溶性基质。由此可见，综合考虑基质对药物解离、药物穿透皮肤、对皮肤水合作用等方面的影响，才能选择适宜的基质。

（4）中医外用膏方疗法对透皮吸收的促进作用：外用膏方的经皮吸收率与其药材本身所含成分相关，也与组方配伍有关。传统外用膏方中经常添加促进有效成分透皮吸收率药物。清代吴尚先曾就此阐述："膏中所用药味，必得通经走络，开窍透骨，拔病外出之品为引，如姜、葱、韭、蒜、白芥、花椒……轻粉、穿山甲之类，要不可少，不独冰麝也。""膏中用药味，必得气味俱厚者方能得力。"强调膏中用药总要猛药、生药、香药，率领群药，开结行滞，直达病所。现代研究表明，吴尚先以上论述中提到的药物为外用膏方中提高药物有效成分透皮吸收率的主要影响因素。①芳香类药物。即吴氏所说的引药及气味俱厚之品，在膏药中几乎每方必用，对膏药的透皮吸收起着极其重要的作用，它们能使机体充分地吸收利用膏方中的有效成分，提高治疗效果。现代研究表明，在外用膏方中高频应用的冰片、麝香、沉香、石菖蒲、川椒、肉桂等芳香类药物敷于局部，可使皮质类固醇透皮能力提高8~10倍。可见，先贤多取芳香类药物为主进行外治，是有其深刻道理的。②表面活性剂类药物。膏药中所含的铅皂是一种表面活性剂，可促进药物的吸收，增加表皮类脂膜对药物的透过率。③促进局部血液循环药物。姜、葱、蒜等类药物能够改善皮肤局部血液循环、提升新陈代谢率，促进药物吸收。

从外用膏方施治部位来看，可分非穴位用药和穴位用药两种。非穴位用药大多视病之所在，直接贴敷患处；穴位用药则需贴在一定的穴位上，按照中医辨证分型原则分经取穴。①非穴位药物外治透皮吸收率主要由药物组方成分、皮肤生理病理条件决定。此外，采用膏方外用具有"形附丽而不离"、"气闭藏而不泄"的功效，使皮肤局部形成一种汗水难以蒸发扩散的密闭状态。正常皮肤角质层含水量在5%~15%左右，经外用膏方产生水合作用后，角质层的含水量增至50%，可膨胀成多孔状态，易于药物穿透。药物的透皮速率可因此而增加4~5倍。同时还能使皮温从32℃增至37℃，加速血液循环，促进药物吸收。②经穴外敷给药是中医外治的特色。现代研究表明，当药物作用人体穴位后，使该穴位的组织结构、皮肤、神经、血管、淋巴均发生一定的变化，某些中药能刺激穴位使局部的温度增高，毛细血管扩张，有利于药物成分通过皮肤穿过毛孔不断地进入淋巴液、血液，从而发挥其药理作用。现代研究表明，经穴对药物具有外敏感性和放大效应，药物对穴位的刺激能促进药物的透皮吸收率。

传统膏方外用治疗中，还配合应用膏摩、局部温热等疗法以促进药物的透皮吸收率。如吴尚先治疗阴寒症，用炮姜、附子、肉桂、麝香、吴茱萸末等包裹放入脐内，上盖生姜片、葱根，并用熨斗或烙铁进行加热以"逼药气入肚"。现代所用的中药电离子导入法、中药透皮法、中药电热熨法、电热药物温熅法等都脱胎于这种传统提高药物透皮吸收率的外治法。

## 二、外用膏方局部作用机理

局部作用是指药物对病变局部的治疗作用。如疔、疮、疖、痈，外敷如意金黄膏以清热解毒、消痈散结；跌打损伤外敷云南白药以活血通络、消肿止痛等均是以药物对病灶局部作用的体现。

现代对外敷药祛腐作用的研究发现，"生肌"作用对伤口修复过程的影响主要有三个方面：①促进细胞的增生分化与肉芽组织的增长速度，在一定程度上可加快伤口的愈合速度。②促进巨噬细胞的游出，伤口内的巨噬细胞除具有吞噬细菌、异物和坏死组织碎片，提高局部的抗感染能力外，还能分泌促成纤维细胞增殖的物质，并有调节胶原代谢的作用，对伤口愈合有重要意义。外用生肌药物能减少瘢痕形成。③改善创面血液循环，增加局部血、氧供给加速新陈代谢，促进创面愈合[3]。

## 三、外用膏方全身作用机理

整体作用是指在某一特殊部位施以贴敷外治，通过药物的吸收或局部刺激所引起的整体药理效应或全身调节作用。

外用膏方全身作用机理与中医经络学说关系密切。外用膏方贴敷于穴位，经穴对药物具有外敏感性和放大效应，能使药物理化作用较长时间地停留在腧穴或释放到全身而产生整体调节作用，这不仅是穴位刺激和药物吸收两者功效的简单叠加，而是相互作用，可以取得单纯用药或针灸所不能达到的治疗效果，产生一加一大于二的效应[2]。外用膏方贴敷于某些特定的穴位，直接作用于人体经络系统，通过腧穴的吸收、透入和经络的传导、转输，从而激发调节经络之气和脏腑功能，疏通经络气血，纠正阴阳的偏盛偏衰，达到祛除病邪和防病治病的目的。如"虎骨追风膏"通过贴敷在机体患病部位或经络穴位，透过表皮后借经络的走向发挥药物的疗效，从而起到祛风散寒、通络止痛的作用。

现代研究也证实，药物对体表某一部位的刺激，可通过反馈原理将刺激信息传入体内相应的部位，而起到生理或治疗效应。如耳压对耳穴的机械刺激可通过末梢神经传入大脑皮层的相应区域，从而抑制或减弱了原有的病理兴奋灶，使大脑皮层的兴奋与抑制趋于平衡，以获得疾病的痊愈或好转[3]。

**[ 参考文献 ]**

[1]朱庆文.中华膏药处方与制备［M］.北京：化学工业出版社，2019.

[2]谢洋，余学庆.试述穴位贴敷的作用机理及其临床运用［J］.中国医药指南，2008，24（6）：320-322.

[3]李元，李佩文.中药外用透皮吸收研究进展［J］.医学理论与实践，1999，12（6）：367-370.

# 第二节　外用膏方疗法的应用范围与优势

外用膏方是运用中药归经原则，运用药物互相协调为用的效能，组成多味药物的大复方，以发挥药物的良好效果。由于外用膏方用于肌表薄贴，所以外用膏方中取气味俱厚的药物，并加以引药率领群药，开结行滞直达病所。因此可透入皮肤产生消炎，止痛，活血化瘀，通经走络，开窍透骨，祛风散寒等功效。贴于体表的外用膏方刺激神经末梢，通过反射，扩张血管，促进局部血液循环，改善周围组织营养，达到消肿，消炎和镇痛的目的。同时药物在患处通过皮肤渗透达皮下组织，在局部产生高药物浓度的相对优势，从而发挥较强的药理作用。此外，因外用膏方中有些刺激性强的药物，强刺激通过神经反射，可以调节肌体功能促进抗体形成，提高人体免疫力。药物穿通皮肤及黏膜后，经过血管或淋巴管进入体循环，也可产生全身性药物作用。

## 一、外用膏方的优势

### 1. 疗效显著，见效迅速

外用膏方疗法施于局部，局部组织内的药物显著高于血液浓度，所以发挥作用充分，迅速，局部疗效明显优于口服用药，非常适合不便服药者或不愿服药者使用。

### 2. 适应证广，使用方便

临床适应证广泛，可用于内、外、妇、儿等各科疾病，且患者可以了解常用外用膏方的作用及适用证、禁忌证，并在医生的指导下便捷应用。

### 3. 使用安全，无毒副作用

外用膏方疗法是针对患者的患病部位局部施药的，对人体的整体影响小，从而避免了药物对肝脏及其他器官的毒副作用，因此相对安全可靠。

## 二、外用膏方的作用功效

### 1. 散寒除痹

"风寒湿三气杂至，合而为痹也。"风邪数变、寒邪凝滞、湿邪重着，三邪合而侵犯人体，拔除艰难。而痹证病在经脉肌表，贴敷治疗可借热力由表入络，逼邪外出，方取效速捷。同时，借辛香之气药或气味俱厚之生猛药物，走经窜络，活血利气，搜邪逐痹，更兼肌表用药，直达病所，又能作用于穴位、皮部，激发经气，鼓舞卫阳，以消阴翳，气血畅达，则痹证能除，常用于各种风湿、寒湿痹证。

### 2. 解表疏风

外用膏方可借助药力的作用，温煦体表卫阳、宣通肺卫之气、疏通皮部及其脉络，从而振奋卫阳之气，疏风散寒，祛邪外出。可治疗外感风寒、发热、头痛、咳喘等病症。

### 3. 清热解毒

痈脓热毒炽盛，易内陷肝与心包，并生痉、厥等变证。外用膏方可以其寒凉之剂，贴于百会、大椎、内关、胁下、神阙等处，直达经脉，调理脏腑，清热解毒以消邪热，调和营卫。是治疗各种热证、急症的一种临床有效方法。

### 4. 消积开郁

七情郁结、饮食内伤，导致气机郁滞，肝脾受损、瘀血内停、痰湿交阻，从而发为积聚、食滞、痞气等证。外用膏方能行气散结、疏肝健脾、活血行气、软坚散结，共同调整脏腑功能，从而积消滞散，开郁解结。故此法可用于治疗积聚、痞气、食滞、痰核、瘰病等疾病。

### 5. 振奋阳气

《素问·至真要大论》中提出，"益火之源，以消阴翳"。外用膏方中药物多为辛香温通之品，以其温热之性，直达经脉，温暖脏腑，使阳气振奋而消阴翳、驱散阴寒，可温肾养阳、回阳救逆。用于治疗各种寒证、厥证及下焦虚冷等证。

### 6. 通阳行水

阳气不足，则三焦气化不利，人体水液的输布、排泄障碍，会发为水肿，或小便不利。水湿代谢异常也易导致痰湿内生。外用膏方可温煦下焦元阳以温助肾阳、通阳启闭，化气行水。临床可用于小便不利、水湿停聚等诸多病症。

### 7. 化瘀止痛

气血调畅则百病不生，气滞血瘀、脉络痹阻、则病痛由生。应用贴敷疗法能使经脉气血得行，行气开瘀，达到活血化瘀、行气止痛的目的。常用于各种痛证，如头痛、胁痛、腰痛、面痛、腹痛等。

### 8. 滋阴养肾

张介宾认为"善补阴者必阳中求阴，则阴得阳升而源泉不竭"，外用膏方中多有补气行血、温阳通脉之品，正可使阴得阳助，生化无穷。且养阴清热凉血之品，药多滋腻寒凉，外用贴敷治疗无碍胃之嫌。

## 三、外用膏方的适应证

贴敷疗法的应用范围非常广泛，不但可以治疗体表的病证，也可以治疗脏腑的病证，既可以治疗某些慢性病，又可以治疗一些急性病。贴敷疗法，适应于内、外、妇、儿诸科疾病，但必须在中医的理论指导下辨证施治。其常见的适应范围有：

### 1. 内科

感冒、哮喘、咳嗽、中风、高血压、痹证、失眠、胃痛、呕吐、呃逆、咯血等。

### 2. 妇科

痛经、乳腺增生、慢性盆腔炎、习惯性流产等。

### 3. 儿科

小儿泄泻、小儿疳积、小儿厌食症、小儿支气管炎等。

### 4. 五官科

口腔溃疡、过敏性鼻炎、近视、副鼻窦炎、急性扁桃体炎等。

### 5. 外科

颈淋巴结核、前列腺炎、尿潴留等。

### 6. 骨科

骨折、腰椎间盘突出症等。

# 第三章　外用膏方的常用药物与组方原则

## 第一节　外用膏方的常用制备药物

外用膏方一般包括起主要治疗作用的活性药物与基质两个部分。外用膏方的透皮吸收率与选用的基质关系密切。外用膏方可以分为软膏剂、硬膏剂、糊剂三大类。软膏剂是药物细粉或药物提取物与基质混合制成的半固体外用膏方，硬膏剂是药物与粘性基质制成膏料摊涂于裱褙材料上制成的外用硬膏[1]。糊剂则一般是药物粉末与水性基质混合制成。不同剂型的外用膏方基质有所区别。药的部分则按照中医辨证论治、整体观等理论，病、证的不同而异。

### 一、外用膏方基质

#### （一）软膏剂基质

应依据不同的治疗目的选择不同类型的软膏剂，再选择适宜的基质。软膏剂可分为以下类型：①按照基质的不同，软膏剂可分为油脂性软膏、水溶性软膏和乳剂基质软膏，其中用乳剂基质制成的软膏又称为乳膏剂，按照油水比例又可以分为水包油型乳膏（O/W）和油包水型乳膏（W/O）。②因药物在基质中分散状态不同，有溶液型软膏剂和混悬型软膏剂之分。溶液型软膏剂为药物溶解（或共熔）于基质或基质组分中制成的软膏剂；混悬型软膏剂为药物细粉均匀分散于基质中制成的软膏剂[2]。药物粉末含量在25%以上的软膏剂称糊剂。

#### 1. 油脂性基质

油脂性基质的优点是润滑，刺激性小；对皮肤的保护和软化作用比其他基质强；减慢皮肤水分蒸发，促进皮肤水合作用；能与较多的药物配伍而不发生配伍禁忌[2]。缺点是疏水性较大，与水性液体、分泌液不易混合；油腻性大，不易洗除；药物释放、穿透作用较差。该类基质包括油脂类、类脂类、烃类等，主要适用于遇水不稳定的药物软膏的制备，不宜用于急性且有多量渗出液的皮肤疾病，也不宜用于脂溢性皮炎、粉刺、溃疡、湿疹等病灶。此类基质一般不单独使用，为克服其强疏水性，常加入表面活性剂等，或制成乳剂型基质。

（1）油脂类：主要指高级脂肪酸甘油酯及其混合物，包括动物油、植物油、氢化植物油。

①动物油：包括猪油、羊油、牛油，熔点36℃~42℃，因含有胆固醇可吸收15%的水。此类基质易腐败，常加入油溶性抗氧剂（如2%的安息香和6%的干燥亚硫酸钠）防止酸败。

②植物油：包括麻油、花生油、棉籽油。此类油脂常温下多为液体，因此常与蜂蜡加热熔合成单软膏，并加入抗氧剂防止腐败。

③氢化植物油：植物油经氢化反应后可得到饱和脂肪酸甘油酯，这类基质主要指完全氢化的植物油，油脂呈蜡状，不易腐败，熔点较高。不完全氢化的植物油呈半固体状，较植物油、动物油稳定，但仍能被氧化而变质酸败。

（2）类脂类：多指由高级脂肪酸与高级一元醇化合而成的酯类，其性质与油脂类相似，但化学性质更稳定。由于具有一定的表面活性而具有一定的吸水性能，常与油脂类基质合用。

①羊毛脂：属于蜡类，又称无水羊毛脂，为淡棕黄色半固体，熔点与猪油类似，主要成分为胆甾醇（胆固醇）类及其酯类。此基质因含胆甾醇而具有良好的吸水性，可吸收本身重量150%左右的水、140%左右的甘油、40%左右的乙醇（浓度70%），可形成W/O型乳剂。而且其组成成分与皮脂分泌物接近，有利于药物的透皮吸收。但因其过于黏稠不宜单独使用，常与凡士林合用，以改善凡士林的吸水性和渗透性。

②蜂蜡：又称黄蜡，白蜡系由黄蜡漂白精制而成。主要成分为棕榈酸蜂蜡醇酯，因含有少量的游离高级醇而有乳化作用，皂化后的生成物亲油性大，有较弱的吸水性，能制成W/O型乳剂，可作为辅助乳化剂。也可以添加在O/W型乳剂基质中起增加稳定的作用。其性质稳定，不易酸败，常用于调节基质的稠度。

（3）烃类：多指石油分馏得到的多种高级烃的混合物。其特点是：性质稳定，很少与主药发生作用，不会酸败，不易被皮肤吸收，适用于保护性软膏；不溶于水及醇，但在多数的脂肪油或挥发油中能溶解。

①凡士林：有黄、白两种，白凡士林是黄凡士林漂白而得。熔点38℃~60℃，化学性质稳定，不易酸败，能与大多数药物配伍，特别适用于遇水不稳定的药物。吸水性较低（约吸收5%水分），故不宜用于有多量渗出液的伤患处。本基质释药性、穿透性差，常用于皮肤表面病变。加入适量的羊毛脂或胆甾醇，可增加其吸水性；加入适量的聚山梨酯类等表面活性剂可改善药物的释放与穿透。

②固体石蜡与液状石蜡：前者为各种固体烃的混合物；后者为各种液体烃的混合物，分为轻质和重质两种。可用液状石蜡研磨药物细粉成糊状，以利于与基质混合均匀。两者主要用于调节软膏稠度。

（4）硅酮类：俗称硅油，系有机硅氧化物的聚合物，常用二甲聚硅与甲苯聚硅，为无色无味的透明油状液体，黏度随分子量增大而增加。本品性质稳定，对皮肤无刺激性，润滑性好，易于涂布，且不污染衣物，也不妨碍皮肤的正常功能。可与油脂性基质相互混合制成防护性软膏；也可作为乳剂型基质，用于乳膏剂。对眼有刺激性，不宜作眼膏基质。

**2. 水溶性基质**

水溶性基质系由天然或合成高分子水溶性物质制成，因不含油溶性成分，又称无脂物。其特点是无油腻性，易洗除，能与水性液体混合（包括分泌物），药物自基质中释放较快。但润滑性差，易霉败，水分易蒸发，常需加入保湿剂与防腐剂。此类基质常用于湿润、糜烂的创面，有利于分泌物排泄，也常用于腔道黏膜。常用的水溶性基质有PEG类、纤维素类等。

①聚乙二醇（PEG）类：为乙二醇的高分子聚合物，平均分子量200~700为液体，1000~1500为半固体，2000以上为固体。将不同分子量的聚乙二醇按适当比例混合可以得到稠度适宜基质，例如聚乙二醇1500与聚乙二醇300等量的融合物、聚乙二醇4000与聚乙二醇400等量的融合物。不宜用于制备遇水不稳定的药物软膏。

②纤维素衍生物：常用甲基纤维素（MC）、羧甲基纤维素钠（CMC-Na）等。甲基纤维素能与冷水形成复合物而胶溶。羧甲基纤维素钠在冷、热水中均溶解，浓度较高时呈凝胶状。呈中性，性质稳定，不易腐败，一般不需要加入防腐剂。

③卡波普尔（Cb）：系丙烯酸与丙烯基蔗糖交联的高分子聚合物，又称聚丙烯酸，为白色疏松粉末，引湿性强，水溶液黏度低，呈酸性，加碱中和后呈稠厚凝胶。无毒、无刺激性，以它作基质做成的软膏涂用舒适，尤适于脂溢性皮炎的治疗，还具有透皮促进作用。

④甘油明胶：为甘油与明胶的混合基质，此类基质与药物的比例一般为明胶30%、甘油25%、活性药物10%、水35%。

⑤其他：药汁、酒、醋等，这类基质多用于糊剂的制作。

**3. 乳剂型基质**

乳剂型基质是指油相、水相物质借乳化剂的作用而制成的乳状半固体基质，由油相物质、水相物质、乳化剂、保湿剂、防腐剂等组成，主要有W/O型和O/W型两种。油相基质一般为硬脂酸、石蜡、蜂蜡、高级脂肪醇酸、液状石蜡等；水相一般为蒸馏水、药物水溶液；乳化剂一般为皂类、月桂醇硫酸钠、多元醇脂肪酸酯、吐温类等。防腐剂常用尼泊金类、氯甲酚、三氯叔丁醇；保湿剂常用甘油、丙二醇、山梨醇。

乳剂型基质对油、水都有一定亲和力，活性药物的释放与穿透性好，可与创面上的渗出液或分泌物混合，不影响皮肤正常功能。易涂布、清洗。通常用于亚急性、慢性、无渗出的皮肤损伤或皮肤瘙痒症。遇水不稳定的药物不宜选用。

①包油型（O/W）乳剂基质：外观形态似雪花膏状，与水混合，可用水或其他药物水溶液稀释后使用。易洗涤，不污染衣物，能吸收一定量的渗出液。在贮存过程中易发生霉变；当外相失水后，其结构易被破坏，使软膏变硬，常需加入保湿剂、防腐剂。润滑性较差，久用易粘于创面，易致有大量渗出液的糜烂疮面产生炎症而使病情恶化，故应根据临床适应证灵活选用。常用的乳剂基质有一价皂类、高级脂肪醇硫酸酯、非离子表面活性剂吐温类等。

②油包水型（W/O）乳剂基质：又称冷霜或乳膏，外观形态似油膏状。涂展性能好，能吸收少量水分，不能与水混合。在软膏制备中应用较少。不易清洗，常用作润肤剂。常用乳化剂为多价皂（如镁皂、钙皂）、非离子表面活性剂司盘类、蜂蜡、胆固醇、硬脂醇等。

## （二）硬膏剂基质

硬膏剂是药物与粘性基质制成膏料摊涂于裱褙材料上制成的外用膏方。按照基质不同，硬膏剂可以分为铅膏药、松香膏、橡胶贴膏（原橡胶贴膏）、巴布剂贴膏（凝胶贴膏）等多种类型。

### 1. 铅膏药基质

铅膏药分为黑膏药与白膏药，前者以食用植物油、红丹为基质，后者以食用植物油、宫粉为基质[3]。

（1）植物油：应选用质地纯净、沸点低、熬炼时泡沫少、制成品软化点及黏着力适当的植物油。以麻油最好，棉籽油、豆油、菜油、花生油等亦可应用，但炼制时易产生泡沫。

（2）红丹：又称章丹、铅丹、黄丹、东丹、陶丹，为橘红色非结晶性粉末，主要成分为四氧化三铅（$Pb_3O_4$），含量要求在95%以上。使用前应炒去水分，并过筛使成松散细粉，以免聚结成颗粒，下丹时沉于锅底，不易与油充分反应。

### 2. 松香膏基质

松香膏药为传统铅膏药改良制法，以植物油与松香作为基质。植物油一般选用麻油。松香又称松脂、松膏等，为油松、马尾松分泌的树脂，含松香酸酐及松香酸约80%、树脂烃约5%~6%、挥发油约0.5%、微量苦味物质[4]。

### 3. 橡胶贴膏基质

指活性药物与橡胶等基质混匀后涂布于背衬材料上制成的贴膏剂。其基质一般包括生橡胶、增粘剂、软化剂、填充剂。

（1）生橡胶：未经硫化的生橡胶是橡胶贴膏基质的主要原料，不透气，不透水，传热性能差。也可用合成橡胶代替。

（2）增粘剂：以往常用松香（软化点70℃~75℃，酸价170~175），现多采用具有抗氧化、耐光、耐老化和抗过敏等性能的甘油松香酯、氢化松香、β-蒎烯等新型材料代替。可用来增加膏体的黏性，提高橡胶贴膏的稳定性。

（3）软化剂：常用凡士林、羊毛脂、植物油、液状石蜡、邻苯二甲酸二丁酯、邻苯二甲酸二辛酯等，含中药挥发性成分（如樟脑、冰片、薄荷油等）药物。用于软化生橡胶、增加膏剂的可塑性、改善粘性、耐寒性。

（4）填充剂：常用氧化锌、锌钡白。可增加膏料粘性、减少贴膏对皮肤刺激、增加胶料的硬度。

### 4. 巴布剂贴膏基质

指活性药物与适宜的亲水性基质混匀后涂布于背衬材料上制成的贴膏剂，又称凝胶贴膏。

（1）黏合剂：多为天然、半合成和合成高分子聚合物，如聚丙烯酸钠、羧甲纤维素钠、明胶、甘油和微粉硅胶等。

（2）保湿剂：常用甘油、丙二醇、聚乙二醇、山梨醇等。

（3）填充剂：常用微粉碳酸钙、氧化锌粉、硅胶、白陶土等。④渗透促进剂：常用氮酮、二甲基亚砜及中药挥发性成分如薄荷油、桉叶油、冰片等。

## 二、外用膏方常用活性药物

外用膏方处方用药是根据一般中药归经原则，运用药物互相协调为用的效能，组成多味药物的复方，以发挥药物的良好效果[5]。外用膏方一般用药数广而多，形成大的复方，以适用复杂的病理变化。由于外用膏方需要经肌表、孔窍、毛发吸收，所以一般都取气味具厚的药物，并加以引药率领群药，开结行滞直达病所。因此可透入皮肤产生消炎，止痛，去腐，生肌，收敛，活血化瘀，通经走络，开窍透骨，祛风散寒等作用。起主要治疗作用的活性药物可分为一般粗料与细料两类。粗料为一般性的中药根茎叶等，细料为贵重药与芳香药。粗料按处方取好，并进行适当的粉碎，为熬枯去渣作准备。细料如麝香等研成细粉备用，摊涂时撒在外用膏方表面；可溶性或挥发性的细料如冰片、樟脑、没药、乳香等可先研为细粉备用（细粉过120目筛），在摊涂前投入熔化的外用膏方中混匀。

### （一）粗料

#### 1. 清热药

黄连、白蔹、生地、大黄、黄柏、升麻、苦参、蛇床子。

#### 2. 消肿药

黄芩、川芎、当归、大黄、白蔹、芍药、白芷、细辛、防风、麝香。

#### 3. 止痛药

芍药、乳香、没药、延胡索、防风、细辛、白蜡、白芷、川芎。

#### 4. 止血药

云母、白蔹、五倍子、白松香、乌贼骨、明矾、铅粉、儿茶、炉甘石。

#### 5. 化腐药

雄黄、雌黄、丁香、巴豆、白矾、轻粉、朱砂、硼砂、冰片。

#### 6. 排脓药

天花粉、黄芪、松脂、轻粉、朱砂、雄黄、冰片。

#### 7. 生肌药

白芷、猪脂、龙骨、薤白、生地、当归、芍药、黄芪、朱砂、珍珠、琥珀、血竭、冰片、炉甘石。

#### 8. 收敛药

血竭、秦艽、五倍子、白矾、黄柏。

#### 9. 化痞药

透骨草、阿魏、牡蛎、三棱、莪术、昆布、海藻。

#### 10. 续筋药

菖蒲根、枫香。

#### 11. 接骨药

土鳖、自然铜、续断、骨碎补、白及。

### （二）细药

处方中贵重、用量少、需要单独精细处理的药物称为细料药。外用膏方中常用的细料有麝香、冰片、沉香、人参等药物。其中麝香、冰片在外用膏方中用药频次很高，此类药物芳香走窜，可促进药物透皮吸收[5]。此类药物易挥发，通常提前磨成细粉，过120目筛，在膏药熬制完冷却到一定程度时再加入。

#### 1. 麝香

麝香为鹿科动物林麝、马麝或原麝成熟雄体香囊中的干燥分泌物。味辛，性温；归心、脾经。具有开窍醒神，活血通经，消肿止痛的功效。主治闭证神昏，疮疡肿毒，瘰疬痰核，咽喉肿痛，血瘀经闭，癥瘕，心腹暴痛，头痛，跌打损伤，风寒湿痹，难产，死胎，胞衣不下。《本草纲目》中记载此药："通诸窍，开经络，透肌骨"。本品辛香走窜，现代实验证明，可使皮质类固醇透皮率提高6~8倍，调高药物透皮吸收率。此外本品还具有抗炎、抑制肉芽组织增生、抑制金黄色葡萄球菌生长的作用。

### 2. 冰片

冰片，又名片脑、桔片、艾片、龙脑香、梅花冰片、羯布罗香、梅花脑、冰片脑、梅冰等，是由菊科艾纳香茎叶或樟科植物龙脑樟枝叶经水蒸汽蒸馏并重结晶而得。味辛苦、凉；入心、脾、肺经。本品清香宣散，性走而不守，具有开窍醒神，清热散毒，明目退翳的功效，主治热病高热神昏，中风痰厥惊痫，暑湿蒙蔽清窍，喉痹耳聋，口疮齿肿，疮痈疖痔，目赤肿痛，翳膜遮睛。《本草求真》中记载："冰片辛香走窜，无往不达，能治一切风湿，不留内在，引火热之气，自外而出，然必风病在骨髓者宜之。"本品开窍通络，易通过黏膜、皮下组织吸收，且能增加膏剂的粘性，因此也是常用的外用膏方细料。

### [参考文献]

［1］田从豁，彭冬青. 中国贴敷治疗学［M］. 北京：中国中医药出版社，2010.

［2］吴杰. 中药制剂技术［M］. 北京：中国中医药出版社，2018.

［3］王绪前. 中医膏方大全［M］. 北京：中国医药科技出版社，2016.

［4］朱庆文. 中华膏药处方与制备［M］. 北京：化学工业出版社，2019.

［5］张奇文. 中国膏敷疗法（第二版）［M］. 北京：中国医药科技出版社，2018.

# 第二节 外用膏方的组方用药原则

## 一、外用膏方的组方原则

### 1. 遵循中医辨证论治及中药的功效、主治与归经的原则

外用膏方组方或选择应用何种膏方时，应遵循中医辨证论治的基本原则。在遣方用药时既要考虑君、臣、佐、使的配伍原则，又要考虑药物的寒热温凉与药味归经。

### 2. 根据治疗疾病的不同选择药物

外用膏方与内服中药吸收途径不同，其所擅长治疗的疾病及其作用机理也有

差异。外用膏方直接敷贴于体表，需要透过皮肤进入血液循环而达到治疗目的。因此制作膏方的药物大多气味较浓，再加入辛香走窜极强的引经药物，开结行滞直达病所。清代名医徐大椿曾总结外用膏方选药组方原则："今所用之膏药，古人谓之薄贴，其用大端有二：一以治表，一以治里。治表者，如呼脓去腐，止痛生肌，并撮风护肉之类，其膏宜轻薄而日换，此理人所易知；如里者，或驱风寒，或和气血，或消痰癖，或壮筋骨，其方甚多，药亦随病加减，其膏宜厚而久贴，此理人所难知，何也？"他又解释说："用膏贴之，闭塞其气，使药性从毛孔而入其腠理，通络贯络，或提而出之，或攻而散之，较之服药尤有力，此至妙之法也。"

## 二、外用膏方的用药特点

清代《理瀹骈文》中对于外用膏方用药特点进行了相关论述，总结如下：

1. 通经走络，开窍透骨，拔病外出之品为引。如使用姜、葱、韭、蒜、白芥子、花椒及槐、柳、桑、桃、蓖麻子、凤仙草、轻粉、山甲之类。

2. 发挥补益作用的药物多选用血肉有情之品。如羊肉汤、猪肾丸、乌骨杂丸、鳖甲煎、鲫鱼膏之类可以仿加。若紫河车则断不可用。或用牛胞衣代之其力尤大。

3. 使用相关效果较好但有毒性的药物。有毒药物在使用过程中加入相关制备工艺可减轻毒性。虽苍术、半夏之燥，入油则润；甘遂、牵牛、巴豆、南星、木鳖之毒，入油则化，并无碍。又炒用蒸用皆不如生用。

（1）必有辛窜开窍、通经活络之品，即含有多种挥发油、刺激性较强的一些药物，如冰片、麝香、丁香、薄荷、细辛、花椒、白芥子、姜、葱、蒜、韭、皂角、山甲之类。

（2）多用厚味力猛、有毒之品，且多生用，如生南星、生半夏、乌头、甘遂、巴豆、斑蝥、砒霜、轻粉等。

（3）补药多用血肉之物，如动物之内脏，羊肝、猪肾以及乌鸡骨、鳖甲、鲫鱼等。

技法篇

# 第四章  外用膏方的制备工艺

## 第一节  软膏制作流程

软膏剂系指药材提取物、药材细粉与适宜基质均匀混合制成的容易涂布于皮肤、黏膜或创面的半固体外用制剂。软膏一般要求应具有一定的黏稠性，将软膏涂布在皮损部位上，通过体温使其逐渐软化，软膏中药物的有效成分将逐渐得以释放发挥疗效。

### 一、软膏剂质量要求

①软膏剂型要求膏体均匀、细腻，涂布在皮肤上无粗糙感。②软膏基质应有一定黏稠性，易涂擦在皮损上且不易融化。③软膏的膏体应性质稳定，无腐败变质现象，能保持药物的固有疗效。④软膏用于皮损及疮面上时无不良刺激。⑤制作软膏时，应采用无菌操作。还应注意防止二次污染的包装。⑥软膏长期使用不易致敏，不应有其他副作用。

### 二、软膏的制法

软膏剂制备一般是将活性药物粉碎，或者提取活性药物挥发油、制备药物水煎液后与适宜的基质通过一定的方法混合制取而成。

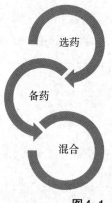

选药 ·按治疗需要选择主药与基质

备药 ·基质处理
　　·油脂性基质、水溶性基质
·活性药物处理
　　·磨粉、水煎提取、挥发油提取

混合 ·研合法
·熔合法
·乳化法

**图4-1　软膏剂制备流程图**

### （一）基质处理

#### 1. 油脂性基质

应先加热熔融，趁热过滤，除去杂质，然后采用干热灭菌、热压灭菌，即加热到150℃约1小时灭菌并除去水分，灭菌时忌用直火。基质熔融后应趁热过滤，应通过多层织物滤材或120目筛，保证基质的均匀细腻。基质灭菌若采用蒸汽加热时，一般蒸汽压力要达到441~490kPa，锅内温度才能达150℃。

#### 2. 水溶性基质

高分子水溶性基质应溶胀制成溶液或胶冻。

### （二）活性药物处理

#### 1. 固体活性药物

不溶于基质的固体药物应先用方法磨成最细粉或极细粉，过九号筛，然后加入半固体基质或熔融的基质中，在加入时必须不断搅拌至冷凝。

可在基质中溶解的药物，则用熔化的基质将药物溶解，制成溶液型软膏。

在某种溶剂中可溶解的固体活性药物，可根据溶解性质，选择合适的溶剂溶解，加入溶剂的量要尽量的少，调成糊状再与基质混合。如水溶性药物可先用少量水溶解，以羊毛脂吸收后，再与油脂性基质混合；当水溶性药物与水溶性基质混合时，则可直接将药物的水溶液加入混合；油溶性药物可先用少量有机溶剂溶解，再与脂溶性基质混合。对乳剂型基质而言，制备时可根据药物的溶解性直接将药物溶于水相或油相中。

#### 2. 活性药物水煎提取液

中药提取液含水量较大，应先浓缩至稠膏状，有时根据需要可加入一定量的吸水剂、防腐剂、增溶剂等，然后再与基质混合。

#### 3. 活性药物挥发油

挥发性或易升华的药物或遇热易结块的树脂类药物，应使基质降温至40℃左右后再与药物混合；若组分中有药物能形成低共熔，应先使之形成低共熔。

### （三）活性药物与基质混合

根据活性药物及基质性质不同和生产量的不同，可以采用以下三种方法制备。

#### 1. 研合法

（1）适用范围：当软膏基质稠度适中或活性药物不宜加热，且在常温下通过研磨即能均匀混合时，可采用研和法制备。

（2）制作工具：研和法通常用软膏刀在软膏板或玻璃板上调匀，亦可在乳钵中研匀，大生产时多用电动研钵。

（3）操作方法：将活性药物细粉用少量基质研匀或用适宜液体研磨成细糊状，再递加其余基质研匀。

**2. 熔和法**

（1）适用范围：①软膏中含有不同熔点的基质，在常温下不能均匀混合；②活性药物可溶于基质；③需用熔融基质提取药材有效成分时。

（2）制作工具：常用三棍研磨机生产，使其均匀，无颗粒感。

（3）操作方法：将基质先加热熔化，再将药物分次逐渐加入，边加边搅拌，直至冷凝。

（4）注意事项：①生产时熔点较高的基质，如蜂蜡、石蜡等应先加热熔融；熔点较低的基质，如凡士林、羊毛脂等随后加入熔化。②挥发性药物或遇热分解药物宜低温加入。③不溶性药物细粉加入熔融或软化的基质中，应搅拌至冷凝，以免活性药物与基质密度不同而分层。凝固后则停止搅拌以免搅入空气而影响质量。

**3. 乳化法**

（1）制备工具：大量生产时，在两相搅拌混合温度降至约30℃时，再通过乳匀机或胶体磨，使产品更均匀细腻。

（2）操作方法：将油溶性组分（油相）混合加热熔融；另将水溶性组分（水相）加热至与油相相同温度（约80℃）时，两相等温混合，不断搅拌，直至冷凝。乳化法中油、水两相的混合有三种方法：①分散相加到连续相中，适合于含小体积分散相的乳膏剂；②连续相加到分散相中，适用于多数乳膏剂，在混合过程中引起乳剂的转型，从而产生更为细小的分散相粒子；③两相同时掺和，适用于连续的或大批量的操作，需要一定设备，通过真空均质制膏机或胶体磨，使其更细腻、均匀。

（3）注意事项：①搅拌乳化时应向着同一方向，搅速适宜而充分。②冷凝后切勿搅拌，以免破乳或带入气泡。②注意添加适宜适量的防腐剂、保湿剂、抗氧剂等。

# 第二节　硬膏制作流程

硬膏剂是药物与黏性基质制成膏料摊涂于裱褙材料上制成的外用膏方。硬膏包括铅硬膏、松香膏、橡胶硬膏、巴布膏、贴膏等多种外用剂型[1]。以高级脂肪酸铅盐为基质的铅硬膏又称膏药，应用历史悠久，是独具传统中医特色的外用膏方，本节重点介绍铅硬膏的制作。

## 一、黑膏药的制作

### 1. 熬制膏药相关器材

表4-1　熬制膏药相关器材名称、数量、作用

| 器材 | 数量 | 作用 |
|---|---|---|
| 天平 | 1 | 称药配料 |
| 温度计（最大计量450°） | 1 | 测量油温 |
| 铁勺 | 1 | 打油、下药 |
| 铁铲 | 1 | 铲膏 |
| 过滤器、细钢丝筛子、铁漏勺 | 各1 | 过滤药渣、药油，打捞油渣 |
| 消毒纱布 | 若干 | 过滤药渣 |
| 炉灶（可放两个锅） | 1 | 煎药油、熬膏药 |
| 铁锅（带盖） | 2 | 一个锅煎药油，一个锅熬膏药 |
| 细瓷盆 | 1 | 盛药油 |
| 水缸 | 1 | 浸膏药 |
| 磨碎机（或药碾子及药碾槽） | 1 | 磨切药物及细料药物 |
| 大鬃刷子 | 1 | |
| 桑枝、柳枝、槐枝（90cm左右） | 若干 | 搅拌膏药 |
| 燃料（煤炭、木柴、桑木、槐木） | 若干 | 熬药 |

### 2. 熬制膏药的流程

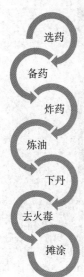

选药　　·按治疗需要选择主药与基质

备药　　·饮片粉碎备用；细料磨细粉备用

炸药　　·粉碎后饮片顺序加入油中炸；油温200~220°；20~30分钟。
　　　　·去药渣，过滤沉淀药油

炼油　　·过滤、沉淀后的药油入锅内炼油；油温320~330°；5~6小时。

下丹　　·在上述炼成的药油中加入红丹，反应、搅拌后成膏；油温270°；5~10分钟。

去火毒　·倒入冷水中浸泡去除对皮肤有刺激性的火毒；3~7天

摊涂　　·加热浸泡后的膏药团块，兑入细料，搅匀摊涂与背料上。

图4-2　黑膏药制作流程图

**2. 熬制膏药的具体操作方法**

（1）活性药物与基质的选择与准备：按照治疗需要选择质量合格的药物与基质，主要活性药物多选用药物饮片。选药后将饮片适当粉碎，以备下一步药料提取。贵重细料药物、挥发性药材及矿物药等，如乳香、没药、麝香、樟脑、冰片、雄黄、朱砂等，则粉碎成细粉，以备摊涂时直接加入到膏料中混匀或在摊涂时撒布于膏药表面[2]。将广丹放于干净的铁锅内，文火炒至丹中水气尽逸备用。

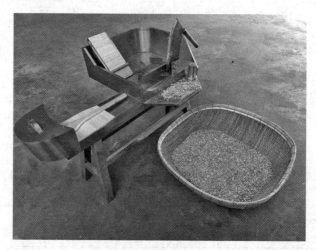

图4-3 切药

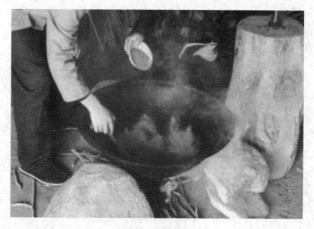

图4-4 炒丹

（2）药料提取（炸药）：将油按配料量（一般一料用油7500ml），入锅内加热熬至40℃~80℃后，按处方要求将处理后的药物陆续下锅。药物经过适当处理后，依据性质的不同分为先炸和后炸。先将新鲜药材、质地肥厚的或坚硬的药材（根、茎、骨肉、坚果之类）放入油中，次下枝、梗、种子等，最后下细小籽种、花叶之类。有些树脂和松香、乳香、没药等因在高温下易着火燃烧，所以常在膏药将成时，熄火等油微凉时才下锅，以免发生意外[3，4]。

操作时，一般油与药物同时加入，以免飞溅，开始时火力可稍大，待油液沸腾后则使用文火，控制油温为200℃~220℃。下药后，如有漂浮在油面的药物，需用漏勺压沉，数分钟后将诸药翻搅一次再压沉，如此后反复数次，即三上三下使诸药均能煎透以达到更好地提取药物有效成分。药物炸到需要的程度后用细钢丝筛子滤除药渣，去渣后即得药油。

这一操作一般约用20~30分钟，熬至诸药外表深褐色、内部焦黄色即可（不可枯而变炭）。用漏勺或细钢丝筛子滤除药渣，把药渣与药油分离净尽。将熬成的药油倾入瓷盆内，等沉淀后再进行过滤，以保证膏药质量柔细。

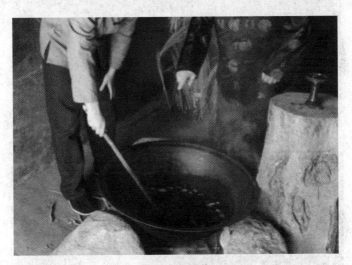

图4-5 炸药

（3）炼油：将反复过滤、沉淀的药油复入锅内，以先小火后大火的火力，继续加热至320℃~330℃，使其在高温条件下发生氧化、聚合、增稠，以适应下丹的需要。此过程中需要不停地搅动。用时约5~6小时。这一操作是熬制膏药的关键，熬油适中与否决定膏药的质量。如油熬得不到火候则膏药质软松，贴后受热流动不能固着患部；如熬油太过，则出膏少、膏药质硬，粘着力小，容易脱落或者造成废品。

判断炼油火候可以根据三个方面判断：①看油烟，油熬至沸，冒青色烟，但烟很淡，当青烟由淡变浓并发灰白色时再熬，则烟又渐渐由青烟变白色并带有清香药味，此时表示油快要炼成，这个时间很短，约1~2分钟，所以必须细心操作，并不断搅动，以免油在高温时燃烧，如有着火时，应立即将铁锅盖盖上将火压灭；②看油花，一般情况下沸腾开始时，油花多在锅壁周边附近，以油花向锅中央集聚时为度；③看滴水成珠，取少许油液滴入冷水中成珠状，吹之不散或散而复聚，色黑亮为准。

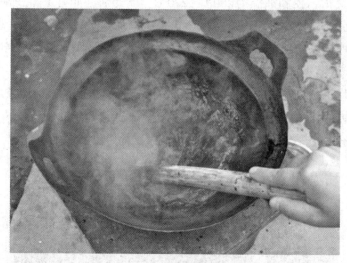

图4-6　炼油

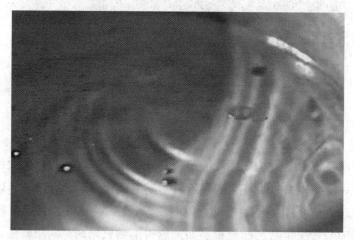

图4-7　滴水成珠

（4）下丹：是指在炼成的油液中加入红丹，使反应生成高级脂肪酸铅盐，并促进油脂进一步氧化、聚合、增稠而成膏状的过程。即在270℃以上的高温下，缓缓加红丹于炼油中，边加边搅，使油、丹充分化合成为黑褐色的稠厚液体。下丹时间，一般约5~10分钟。用丹的标准，因膏药种类、季节不同而不同。油丹用量比一般为500：150~500：210（冬少夏多），夏季每500ml油用漳丹240克，冬季用120克，秋春两季用210克为宜。丹质不纯，用量宜酌增。

　　下丹时将丹置在细筛内，一人持筛缓缓弹动，使丹均匀撒在油中，一人用木棍迅速搅拌，使丹与药油充分产生作用，勿使丹浮油面或结粒沉于锅底。油、丹皂化为放热反应，温度高达300℃以上，应控制好下丹速度，并注意通风、防火。丹与油发生化学变化，使油由黄褐色稀浆变成黑褐色的稠膏，并逐渐变成黑亮的膏药，在这一系列的变化中，放出大量具有刺激性的浓烟（青烟）。此时应迅速搅动，让烟与热尽可能飞散，不然会发火燃烧，使膏药变质。当烟由青色变成白色时，并有膏药的香味散出，表示膏药已成。

　　膏药的老、嫩判断，可取少量滴于水中，随即做出判断：膏粘手，表示太嫩，应继续加热，或补加铅丹后加热；膏不粘手，且稠度适当，表示合格；膏发脆，表示过老，可添加适量炼油或掺入适量较嫩膏药肉调整。除经验指标外，测定软化点也是控制膏药老嫩程度的重要方法。

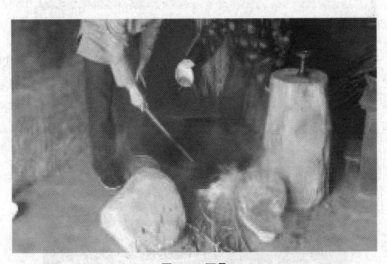

图4-8　下丹

　　（5）去"火毒"：以上制成的膏药若直接应用，会对皮肤局部产生一定的刺激性，引起瘙痒、红斑，严重的可能会导致发疱、溃疡，这些刺激性产生的因素俗称"火毒"。产生的原因是油在高温条件下氧化分解的有刺激性的低级分解产物如醛、酮、低级脂肪酸等，这些分解产物对机体具有损害性。这种化合物具有水溶性、挥发性、不稳定性，用水浸泡或长期置于阴凉处即可除去。膏药熬成后以细流状倒入备好的冷水盆中，倾倒时将水朝一个方向搅转，使膏药倾入后，集聚成整团，边倒边搅，使成带状，待膏药冷凝后即取出反复捏压成团块，在冷水中浸泡3~7天，注意每天换水或使用长流水。"火毒"去净后，挤净膏药内部水分，即可加热摊涂。

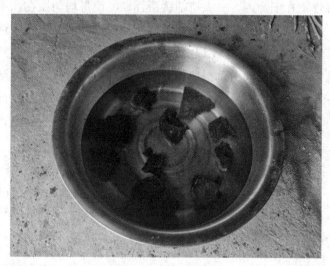

图4-9 去"火毒"

（6）摊涂：取膏药团块置于适宜容器中，文火或水浴加热熔化，于60℃~70℃保温，兑入香窜药及珍贵细料（如麝香、冰片、珍珠、藏红花），搅拌均匀，按规定量摊涂于纸、布或兽皮等裱褙材料上，圆形者摊涂约1/3，长方形者摊涂约3/5，膏面上覆盖衬纸，折叠，包装，置阴凉处贮藏。

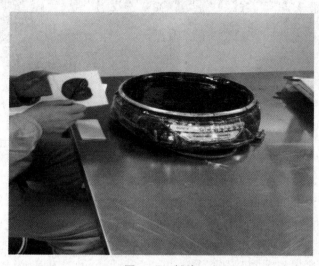

图4-10 摊涂

## 二、白膏药的制作

白膏药是以食用植物与宫粉（化学组成为碱式碳酸铅）为基质的铅硬膏。用油炸药料、去渣后，与宫粉反应则成另一种白膏药。

白膏药的制法与黑膏药略同，但下丹时需将油冷至100℃左右，缓缓递加宫粉，宫粉的氧化作用不如铅丹剧烈，有少部分过量的宫粉未能皂化或分解。宫粉的用量较铅丹为多，它与油的比例为1:1或1.5:1。加入宫粉后须搅拌，视其在将要变黑时迅速投入冷水中，成品为黄白色，制成小纸型膏药即得。

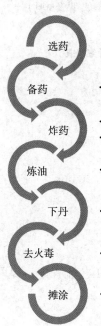

选药　·按治疗需要选择主药与基质

备药　·饮片粉碎备用；细料磨细粉备用

炸药　·粉碎后饮片顺序加入油中炸；油温200~220°；20~30分钟。
　　　·去药渣，过滤沉淀药油

炼油　·过滤、沉淀后的药油入锅内炼油；油温320~330°；5~6小时

下丹　·在上述炼成的药油中加入宫粉，反应、搅拌后成膏；油温100°；5~10分钟

去火毒　·倒入冷水中浸泡去除对皮肤有刺激性的火毒；3~7天

摊涂　·加热浸泡后的膏药团块，兑入细料，搅匀摊涂与背料上

图4-11　白膏药制作流程图

## 三、松香膏的制作

松香膏药是以食用植物油与松香为主要基质的外用膏方，相对铅硬膏具有以下优点：①制备工艺较为简单；②低油温加工，生产事故发生率低；③中药饮片在低温加工条件下可保留成分较全，可应用药物较广。

松香膏基质用油一般为麻油，除了松香，基质中还可以根据需要添加凡士林、蜂蜡等。制作时先用以上基质熬制膏油，再添加活性药物成分进行混合[5]。活性药物可以经乙醇、水煎提取，也可以直接打细粉加入膏油中搅匀熬制。

以下为松香膏药制作流程。

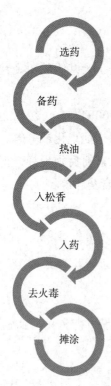

选药 ·按治疗需要选择主药与基质

备药 ·饮片粉碎备用；细料磨细粉备用（过120目筛）

热油 ·文火加热麻油；油温40℃~80℃

入松香 ·加入松香（按需另加黄蜡、凡士林等），搅拌至熬成松膏油
·判断火候方法同黑膏药熬制（滴水成珠、老嫩试验、贴药试验）

入药 ·文火加热膏油，加入活性药物成分搅匀熬制
·活性药物成分可以为乙醇浸泡液、水煎液、饮片细粉末

去火毒 ·倒入冷水中浸泡去除对皮肤有刺激性的火毒；3~7天

摊涂 ·加热浸泡后的膏药团块，兑入细料，搅匀摊涂于背料上

**图4-12　松香膏制作流程图**

## 四、橡皮膏的制作

橡胶贴膏常用的生产方法有溶剂法和热压法两种，生产工艺流程为：提取药料→制备胶浆→涂布膏料→回收溶剂→切割→加衬→包装。

### 1. 溶剂法

将生橡胶洗净，50℃~60℃加热干燥或晾干，切成适宜大小的条块，在炼胶机中压成网状，消除静电18~24小时后，浸入适量汽油中，浸泡至充分溶胀或成凝胶状，再移入打胶机中搅匀，依次加入增黏剂、软化剂、填充剂等制成均匀的混合物，再加入药物或药材提取物，不断继续搅拌制成均匀膏浆，过七号筛，即得膏料[6, 7]。将膏料涂于细白布上，回收汽油，盖衬，切割，包装，即得。

### 2. 热压法

制网状胶片的方法与溶剂法相同，胶片制好后加入油脂性药物浸泡，待充分溶胀后再加入其他药物和增黏剂、软化剂、填充剂等，炼压均匀，涂膏，切割，盖衬，包装，即得。本法不需用汽油，但成品光滑性差。

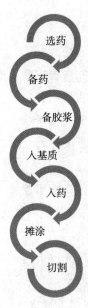

**选药** ·按治疗需要选择主药与基质

**备药** ·饮片粉碎为细末、乙醇浸泡提取、水煎提取，备用
·细料磨细粉备用（过120目筛）

**备胶浆** ·生橡胶洗净、加热干燥、切块，在炼胶机中压成网状并消除静电
·浸入汽油或油脂性药物中溶胀成胶状，再用打浆机搅匀制成胶浆

**入基质** ·依次加入增粘剂、软化剂、填充剂
·用打浆机搅拌均匀

**入药** ·加入备药或药材提取物
·不断搅拌制成均匀膏浆，过120目筛，得到膏料

**摊涂** ·将膏料均匀涂在背料上
·如果是用汽油浸泡橡胶制备的，则需涂膏后回收汽油

**切割** ·切割、盖衬、包装

图4-13 橡皮膏的制作流程图

## 五、巴布膏的制作

由于中药大多用的是复方，成分复杂，而基质所用的种类和规格繁多，与不同的药物配伍配比不一样，致使巴布贴膏的制备工艺至今尚难统一。目前，凝胶贴膏的制备工艺流程为：基质原料粉碎过筛→混合或分别加水溶胀→加温搅拌软化或溶解→加入药物→搅拌分散、混合均匀→涂布于背衬→加盖衬→切割、分剂量→成品。

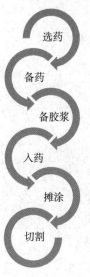

**选药** ·按治疗需要选择主药与基质

**备药** ·饮片粉碎为细末、乙醇浸泡提取、水煎提取，备用
·细料磨细粉备用（过120目筛）

**备胶浆** ·基质原料粉碎过120目筛
·混合或分别加水溶胀
·加温搅拌软化或溶解制成基质胶浆

**入药** ·加入备药或药材提取物
·不断搅拌制成均匀膏浆，过120目筛，得到膏料

**摊涂** ·将膏料均匀涂在背料上

**切割** ·切割、盖衬、包装

图4-14 巴布膏的制作流程

## [参考文献]

[1] 窦志芳. 2011. 中医膏方学 [M]. 太原：山西科学技术出版社.

[2] 田从豁，彭冬青. 2010. 中国贴敷治疗学 [M]. 北京：中国中医药出版社.

[3] 吴杰. 2018. 中药制剂技术 [M]. 北京：中国中医药出版社.

[4] 王绪前. 2016. 中医膏方大全 [M]. 北京：中国医药科技出版社.

[5] 谢洋，余学庆. 2008. 试述穴位贴敷的作用机理及其临床运用 [J]. 中国医药指南，24（6）：320–322.

[6] 朱庆文. 2019. 中华膏药处方与制备 [M]. 北京：化学工业出版社.

[7] 张奇文. 2018. 中国膏敷疗法（第二版）[M]. 北京：中国医药科技出版社.

# 第五章　外用膏方的应用方法

## 第一节　外用膏方常用贴敷部位

外用膏方的贴用部位依据治疗目的一般分为两类，即局部起效与全身起效。

### 一、针对局部性病灶

药物在局部通过皮肤渗透达皮下组织，在局部产生药物浓度的相对优势，从而发挥较强的药理作用。此类外用膏方一般具有软坚散结、祛瘀、消肿、清热解毒等功效；现代研究也多证实其具有防腐、消炎、止痛等局部作用；可用于痈疽疔疮、肿疡、溃疡、风湿关节痛、肌肉痛、颈椎腰腿痛、跌打损伤、烧烫伤等治疗[1]。

### 二、针对全身性疾病

此类外用膏方一般按照药物归经原则调配组方，并根据中医传统理论循经取穴，通过经络的传导作用与药物对其归经脏腑的特殊作用作用于全身，纠正气血阴阳的偏胜偏衰。现代研究证实，此类药物对局部的刺激通过神经反射，可以传导至特定部位而起调节作用，促进抗体形成，提高人体免疫力；同时，药物穿透皮肤及黏膜后，经过血管或淋巴管进入体循环，可产生全身性药物作用，达到治疗全身性疾病的目的。此类膏方常用于呼吸道疾病、消化道疾病及皮肤病等的治疗，如慢性皮肤病、疮疡、痔疮、小儿腹泻、肺炎、肠痉挛、乳腺增生、哮喘、高血压、心绞痛等。

常用贴敷部位取用原则为：病在外者贴敷局部，病在内者贴敷要穴[2]。古代医学家认为：清上焦，贴心口（膻中穴）、肺俞、劳宫、内关。清中焦，贴神阙。清下焦，贴涌泉、劳宫。温上焦，贴丹田、关元。补五脏各取其背腧；泻六腑，亦可取其背腧。欲求阳者，贴关元、气海[3]。正如吴师机云：其脏腑病，则视其病在，上贴心口、中贴脐眼、下贴心俞与心口对，命门与脐眼对，足心与丹田对。若病在经，循其经而取之。

[ 参考文献 ]

[1]田从豁，彭冬青. 2010. 中国贴敷治疗学［M］. 北京：中国中医药出版社.

[2]王绪前. 2016. 中医膏方大全［M］. 北京：中国医药科技出版社.

[3]张奇文. 2018. 中国膏敷疗法（第二版）［M］. 北京：中国医药科技出版社.

# 第二节　外用膏方常用配合疗法

外用膏方在我国的应用历史悠久，古医言曰："膏药能治病，无殊汤药，用之得法，其响立应。"外用膏方之优劣，疗效是根本。为提升外用膏方的疗效，从古至今医家多同时配合应用按摩、温灸、针法等手法。

## 一、外用膏方同时配合膏摩手法

膏，即膏剂，是一种推拿介质；摩，指推拿诸多手法中的摩法或摩擦类手法。膏摩是推拿手法与药物配合运用的一种形式，就是以药物配制的药膏为介质，在施术前涂以药膏，然后再施以按摩手法。这种配合运用，一方面可以防止按摩对皮肤的损伤，起到保护和润滑皮肤的作用；另一方面，在按摩的作用下，药物的有效成分被皮肤充分吸收进入血液，参与循环，充分发挥药物的治疗作用，提高治疗效果，使手法和药物相得益彰。现代医学认为，摩擦类手法是一种柔和的温热刺激，可提高局部体温，扩张血管，加速血液循环。施用介质药物主要是以油脂和水类基质为主，符合渗透扩散条件，当药物被手法作用于体表时，最大效率地增加了药物的体表接触面积，增加了药物释放率，又由于温热效应促进了药物分子的释放，手法作用于体表后，使局部体温升高，促使皮脂黏度降低，有利于药物在表皮的渗透，扩张血管，加速血液循环则加速了药物的吸收过程。由此可见，摩法对于药物透皮吸收、释放、穿透进入血液循环的3个阶段都起到了促进作用[1]。

《圣济总录》在理论上对膏摩进行了总结。认为按摩手法中的摩法有"兼于按"和"资之药"之分，又说："摩之别法，必与药俱"；还认为膏摩的治疗作用是"盖欲浃于肌肤，而其势骎利。"《圣济总录》明确把膏摩列为治疗"磋跌"的常规方法之一，并且载有治"骨出臼磋跌"的"当归膏摩方"，言其用后可"不复疼痛"。《圣济总录》首次出现在穴位上进行膏摩的记载，还出现了以"熨铁斗子"进行膏摩，这是"手向火炙之摩之"的发展，也是《太平圣惠方》用"铁匙"摩之的发展[2]。

《理瀹骈文》是我国第一部外治疗法专著，其中记载膏药以"摩贴"为主，部分被用作膏摩。如"下焦之病有摩腰法"，以膏"或摩于巅"。吴尚先认为："膏摩何减于燔针"。例如他认为中风者可应用膏摩之法通络："中风邪在经络未入脏腑者，亦当遵《金匮》导引、吐纳、针灸、膏摩之法，不可补益，使九窍闭塞"；在治疗"疠风天刑"这种麻风病中，可运用《千金方》中"大白膏摩方"和"大黑膏摩方"进行膏摩[3]。

近年来应用外用膏方配合膏摩手法进行治疗的临床研究逐渐增多。刘陨君等[3]采用健脾消积膏摩法治疗小儿便秘。方法是将72例患者随机分为研究组和对照组，每组36例。在予2组患儿相同基础调理的基础上，研究组采用健脾消积小儿推拿膏摩法进行治疗，对照组采用口服药物培菲康治疗。观察2组患儿的临床疗效和自拟积分量表变化情况。结果研究组总有效率为91.7%，优于对照组的72.2%（P<0.05）。2组治疗后自拟积分量表积分均降低（P<0.01），且研究组治疗后积分明显低于对照组（P<0.05）。结果显示健脾消积膏摩法治疗小儿便秘具有较好的临床疗效。仇秀宇等[4]将60例急性腰扭伤患者随机分为两组，观察组患者予膏摩治疗，对照组患者予传统推拿方法治疗，结果发现，治疗后观察组患者的腰痛、棘突旁压痛、下肢放射痛症状得分低于对照组，差异有统计学意义（P<0.05）。

## 二、重视外用膏方应用中的穴位选取

穴位贴敷是一种较为古老的给药方式，最早见于《素问》，是指将外用膏方贴敷于穴位，通过经络的传导作用，加强治疗效果的一种中医外治疗法。外用膏方配合循经取穴贴敷可提高药物的生物利用度[5]。

《理瀹骈文》记载了外用膏方的取穴方法："如经治热病五十九刺，头上五行，行五者以越诸阳之热逆也。头中行（督脉）上星、囟会、前顶、百会、后项五穴也。两傍承光、通天、脑盖、玉枕、天枢十穴也。又两傍临泣、目胆、正营、承灵、脑空十穴也。天柱、膺命（即中府穴）、缺盆、背俞（即风门穴）八者泻胸中之热。气冲、三里、巨虚、上下廉八者，泻胃中之热。云门、髃骨（即肩穴）、委中（即腿湾穴）、髓穴（即腰俞穴）八者，泻四肢之热。五脏俞傍五十者，泻五脏之热。……治太阳经外感，初起以膏贴两太阳（头痛本穴）、风池、风门（疏通来路）、膻中穴（于心取汗），更用药敷天庭，熏头面、腿湾，擦前胸、后背、两手心、两足心（皆取汗）分杀其势，即从刺法推出。诸经可仿此推（疟疾、血症均有截法）。若脏腑，则视病所在，上贴心口，中贴脐眼，下贴丹田，或兼贴心俞与心口对，命门与脐眼对，足心与丹田应。外症除贴患处外，用一膏贴心口以护其心，或用开胃膏使进饮食，以助其力。"

现代临床研究中也多见外用膏方循经选穴贴敷治疗文献。毛娜[6]采用加味葛根芩连汤（葛根、黄芩各10g，黄连、甘草各6g）贴敷治疗小儿湿热泻。将中药加适量黄酒制成药饼，贴敷于患儿神阙以及双侧脾俞穴。治疗结束后评价患儿的治疗效果：应用药物贴敷的观察组患儿的治疗总有效率（87.3%），显著高于未用穴位贴敷的对照组（70.9%），差异具有统计学意义（$P<0.05$）。常青等[7]将穴位贴敷应用于脑梗死患者恢复期护理过程中。对照组常规护理，试验组则加用穴位贴敷，比较两组康复效果、日常生活能力以及神经功能情况。结果显示试验组总有效率高于对照组（$P<0.05$）；护理后两组患者的Barthel指数、NIHSS评分均较护理前改善（$P<0.05$），且试验组护理后的Barthel指数、NIHSS评分优于对照组（$P<0.05$）。研究观察表明当脑梗死患者处于恢复期时，此时在护理过程中加入穴位贴敷治疗，可以增强患者康复效果，改善患者神经功能，使其恢复应有的日常生活能力。黄磊等[8]采用溃结宁膏（炮附子、细辛、丁香、白芥子、延胡索、赤芍、生姜等药物组成）治疗脾肾阳虚型溃疡性结肠炎，溃结宁膏制成2cm×2cm×0.2cm大小的贴膏，贴于命门、天枢、上巨虚、足三里、关元等穴，每次贴敷4h，隔日1次，疗程60d，联合口服柳氮磺胺吡啶。治疗结束后，与单独服用柳氮磺胺吡啶或使用溃结宁膏患者相比，联合组患者的血清IFN-γ水平较低，IL-4水平较高，患者的临床治疗有效率为95%，与其他两组相比（85%，75%）较高，差异有统计学意义。

### 三、膏贴配合艾灸

艾灸疗法简称灸法，是运用艾绒或其他药物在体表的穴位上烧灼、温熨，借灸火的热力以及药物的作用，通过经络的传导，以起到温通气血、扶正祛邪，达到防治疾病的一种治法。外用膏方配合艾灸可以增加药物的透皮吸收率，改善微循环，让药物快速起效于局部病灶；并且通过艾灸温通经络的作用，能更好地促进药物循经传导，调整脏腑气血阴阳的偏胜偏衰，作用于全身。

张菊[9]采用丁姜和胃膏贴敷神阙穴配合艾灸内关穴治疗妊娠恶阻，对照组采用常规纠正电解质紊乱以及静脉补液治疗，观察组采用丁姜和胃膏贴敷神阙穴配合艾灸内关穴治疗。治疗后对照组患者总疗效显著低于观察组患者（$P<0.05$）；治疗后对照组患者症状总发生率明显高于观察组患者（$P<0.05$）。研究表明临床采用丁姜和胃膏贴敷神阙穴配合艾灸内关穴治疗妊娠恶阻，治疗效果显著。罗莹[10]采用中药硬膏贴敷配合艾灸治疗慢性咽炎100例，观察组52人在常规治疗（雾化吸入）的基础上予以中药硬膏贴敷配合艾灸治疗，对照组48人仅予以常规治疗

（雾化吸入），连续治疗三个疗程（每个疗程10天），观察两组治疗前后的疗效。治疗后结果显示，观察组总有效率为92.3%，对照组有效率为72.9%，两者之间差异有统计学意义。研究表明在常规治疗的同时使用中药硬膏配合艾灸治疗慢性咽炎能提高疗效。

**［参考文献］**

［1］纪清．膏摩疗法在治疗软组织损伤中的作用［J］．中医药学刊，2003，21（13）：1947.

［2］李智，李静．古代膏摩发展简史［J］．山东中医药大学学报，2011，35（02）：161-163.

［3］刘陨君，宋玉，付玉娜，张玉国，姚銮，张欣．健脾消积膏摩法治疗小儿便秘［J］．长春中医药大学学报，2019，35（06）：1104-1106.

［4］仇秀宇，李同军，许家佗，等．膏摩疗法治疗急性腰扭伤的临床疗效观察［J］．针灸临床杂志，2017，33（10）：49-51.

［5］路漫漫，鞠宝兆．中医外治法在泄泻治疗中应用探讨［J］．辽宁中医药大学学报，2017，01：95-97.

［6］毛娜，郭凯，陈艳霞，王红娟，肖和印．加味葛根芩连汤贴敷治疗小儿湿热泻的疗效观察［J］．中国中西医结合儿科学，2015，7（04）：376-377.

［7］常青，冯美平，赖清清．穴位贴敷对脑梗死患者恢复的护理效果观察［J］．按摩与康复医学，2020，11（18）：79-80.

［8］黄磊，蔡植，朱莹，万虎．溃结宁膏穴位贴敷治疗脾肾阳虚型溃疡性结肠炎：随机对照研究［J］．中国针灸，2013，33（07）：577-581.

［9］张菊．丁姜和胃膏贴敷神阙穴配合艾灸内关穴治疗妊娠恶阻疗效观察［J］．智慧健康，2019，5（26）：163-164.

［10］罗莹．中药硬膏贴敷配合艾灸治疗慢性咽炎的疗效观察［J］．中西医结合心血管病电子杂志，2017，5（28）：163-166.

# 第六章　外用膏方的操作注意事项

## 第一节　外用膏方应用前评估与操作流程

### 一、操作前评估

记录患者性别、年龄、家庭住址、不适症状、局部皮肤状况等信息，详细询问患者既往史、药物过敏史，对存在过敏史及过敏体质者避免使用或慎用易引起过敏反应的药物，同时密切注意其心理社会问题等[1]。

### 二、确定用药方案

根据患者不同的症状表现，四诊合参，辨证分析用药，确定患者具体用药方法、用药剂量、用药时间。

### 三、操作流程

#### （一）用药方法

首先用温水擦洗，然后用75%乙醇进行消毒；或用生姜片擦拭；如果给药局部皮肤有破损伤口，可以先使用稀释后的高锰酸钾溶液，将脓血洗净并待伤口干燥后，再外敷膏方。如需要，也可在膏方表面撒上药粉，并使药粉混入其间，然后外敷。

#### （二）用药部位

外用膏方治疗前应根据患者的综合情况选择正确的贴药部位。并用热毛巾将患处或穴位处的皮肤洗净擦干。若患处有较长的毛发，需先剃去，以免影响粘贴牢度，或更换药物时毛发被牵拉而疼痛[2]。

##### 1. 阿是穴

如跌打损伤、各种皮肤病等。

**2. 邻近穴位**

如偏头痛贴太阳穴；慢性支气管炎贴肺俞、天突穴等[3]。

**3. 体表特定穴位**

如治疗小儿寒积腹痛的小儿暖脐膏必须贴于肚脐上；用其治疗胃痛时贴于脾俞、胃俞、上脘或中脘等。

**4. 远处取穴**

如头痛、眩晕、失眠等疾病选用涌泉穴贴敷[4]。

## （三）用药时间

肌肉或关节韧带扭伤、挫伤时，一般在伤后12~24小时使用为宜。骨折患者在使用跌打伤痛膏前，需复位后才能使用。外用膏方一般每12~24小时更换1次，连用1~3周为1个疗程。

## （四）用药剂量

根据具体用药剂型、治疗病证确定剂量。以软膏举例：11cm×11cm面积的皮肤大约使用1g左右的软膏，面部和手部的单次用药剂量通常为2g，手臂（单只）或胸前或背后用药量约为3g（单次），腿部（单条）单次用药量约为4g，全身的单次用药量一般约为20~30g。

## （五）换药

换药时需要将外用膏方小心取下，用少量生理盐水清洗用药局部。如敷药部位分泌物太多或有腐败组织，可用消毒棉签将分泌物及腐败组织尽量擦拭祛除，然后局部消毒。

## 四、操作后评估

1. 相关症状如红肿、热痛、瘙痒是否得到改善，改善所用的时间、药物用量等。

2. 是否有不良反应，不良反应的程度。

3. 应用过程是否有其他影响疾病恢复的操作发生。应用时的操作是否正规。

### 五、完善相关用药及操作记录

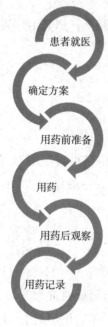

患者就医
- 询问年龄、性别、地区、症状
- 详细询问过敏史，避免致敏药物

确定方案
- 根据病情，辨证组方
- 用药剂量、时间、疗程

用药前准备
- 温水清洗用药局部，再用75%酒精消毒
- 有伤口可用稀高锰酸钾溶液洗净后拭干

用药
- 某些硬膏用前加热烘软
- 某些药膏中撒上药粉
- 配合选穴、膏摩、温灸

用药后观察
- 疗效评估
- 观察用药局部皮肤是否发痒、灼热、刺痛
  - 不出现
  - 出现，立即停用，严重时在医生指导下治疗

用药记录

**图6-1 外用膏方疗法操作流程图**

［参考文献］

［1］中药外用膏剂临床应用技术规范（草案）［J］. 中国现代应用药学，2019，36（24）：3108-3111.

［2］田从豁，彭冬青. 2010. 中国贴敷治疗学［M］. 北京：中国中医药出版社.

［3］王绪前. 2016. 中医膏方大全［M］. 北京：中国医药科技出版社.

［4］张奇文. 2018. 中国膏敷疗法（第二版）［M］. 北京：中国医药科技出版社.

## 第二节 膏贴用药注意事项与禁忌证

### 一、膏贴的禁忌证

1. 对基质成分及相关药物过敏者禁用。

2. 外用膏贴后禁止抓挠局部皮肤，可轻轻拍打局部止痒。

3. 忌食生冷、鱼、虾及刺激性食物。

4. 忌频繁清洗、水温过高、搓擦过度、用碱性过强的肥皂。

5. 忌接触刺激性洗涤剂、化工产品等其他易致敏物。

6. 体弱久病以及严重心肝肾疾病患者慎用；

7. 急症、危重患者需与其他治疗综合配合应用。

8. 皮肤表面有外伤或有糜烂感染，局部有破损者，不宜将膏药直接贴在破损处，以免发生化脓性感染。部分疾病（如黄褐斑）在用药期间应注意避光，减少化妆品的使用[1]。

9. 孕妇、幼儿应避免使用刺激性强，毒性大的药物。凡是含有麝香、乳香、没药、等活血化瘀成分的膏药，孕妇均应慎用[2]。尤其孕妇的腰、腹部（特别是下腹部气海、关元穴处）、肚脐以及下肢三阴交等穴位处，不能贴敷，以防发生流产等意外。儿童贴敷时，用量和贴敷时间都应适当减少和缩短。

## 二、膏贴的注意事项

1. 贴前先将患处用温水擦净，或用生姜切片擦洗皮肤，或患部用酒精消毒，待皮肤干燥后再贴。皮肤有汗或有水汽时要将局部皮肤擦干再进行贴敷，以免药物移动或脱落。若气候寒冷粘贴不紧，可在膏药贴上后再热敷一下。

2. 制作好的贴敷药粉要保持干燥，防止受潮，应放置在能密封的玻璃或瓷瓶内，减少挥发。不可暴晒或受热，防止药物变质。

3. 熟悉所应用药物成分，避免不良原因，预防交叉过敏、光过敏等。

4. 使用黑膏药时，可先将膏药熨烤化开，待膏药温度不再烫皮肤时，贴于给药局部，注意防止烫伤。

5. 关节扭伤应先冷敷，不应马上贴膏药。因为用于扭伤的膏药具有活血散瘀的作用，如伤后马上就贴膏药，不但达不到消肿止痛的目的，反而会使局部软组织充血肿胀、疼痛加重。

6. 如果贴膏药后局部皮肤出现丘疹、水疱，自觉瘙痒剧烈，说明对此膏药过敏，应立即停止贴敷，可让水疱自行消退。如果水疱容易破裂，应请专业人士挑破并进行涂药；且不要移动水疱外层的皮肤，并应用消毒、无菌纱布敷好，待其自愈，必要时进行抗过敏治疗。

7. 外敷膏剂时应尽量避免洗澡，或将用药局部长时间泡在水中。

8. 贴膏药应避开毛发较多处，否则一是粘不住，二是撕揭时带起毛发引起疼痛。在头面部特别是近眼处、口鼻处等附近也不宜贴。

9. 外用乳膏剂期间应注意涂药剂量及时间，避免涂药厚薄、时间影响皮肤的呼吸以及疗效。

10. 口腔外用膏药前应用生理盐水漱口，涂药后勿立即进食。

11. 不可将膏药在煤炉上烘烤贴敷，因为煤炉燃烧时产生的致癌物质及有害气体会被膏药基质及水分所吸收，并经皮肤渗入人体，危害健康。

12. 注意膏贴使用时间。避免贴敷膏药时间过长，气味浓厚的膏药成分（如铅化物）易刺激皮肤。一般一张膏药的药效可维持1~2天，黑膏药的药效较长，一般可连续贴用1周以上再揭下。

13. 膏药撕揭时注意动作轻柔，防止撕裂皮肤。对粘在皮肤上的部分药膏，可用纱布蘸汽油擦净，然后再用酒精消毒[3]。

[参考文献]

[1] 田从豁，彭冬青. 2010. 中国贴敷治疗学［M］. 北京：中国中医药出版社.
[2] 王绪前. 2016. 中医膏方大全［M］. 北京：中国医药科技出版社.
[3] 张奇文. 2018. 中国膏敷疗法（第二版）［M］. 北京：中国医药科技出版社.

# 第三节　膏贴不良反应及应对措施

## 一、不良反应主要临床表现

轻则局部皮肤（多为药物敷贴处）红肿、瘙痒、水泡，重则可出现全身性的风团、斑疹等，多伴瘙痒、自觉发热，甚者可伴烦躁、心慌、胸闷、气短。部分患者还可出现敷贴部位的色素沉着，水疱溃破渗出甚至感染等[1]。

## 二、应对措施

### （一）严重过敏反应

在敷贴过程中出现较为严重的过敏反应的患者，应及时去除药物，停止敷贴，嘱患者放松情绪，并进行对症处理，密切观察患者病情变化，必要时予抗过敏治疗。

### （二）轻微局部反应

对于不良反应较轻，去除药物后红肿、斑疹、瘙痒等可自行较快消失者，嘱患者留心观察，不可抓挠敷贴部位，如有不适，及时就诊。再次敷贴时可酌情减少药量，并密切观察。若不良反应由敷料引起，应及时更换。贴敷部位皮肤出现潮红、轻微灼热、轻痒、隐痛等，敷药后皮肤在一段时间内出现色素沉着，均属正常现象，可不予处理，需跟患者沟通解释，以免患者紧张误会[2]。

（三）水疱、破溃

对于出现皮肤起水疱、破溃等局部不良反应者，可采取以下方式进行处理：①水疱较小者可不予特殊处理，待其自然吸收，当避免水疱摩擦破溃而感染；②若水疱较大者，可用无菌注射器抽出水疱内液体，或用无菌针具挑破水疱基底部使液体排尽，消毒后以无菌纱布覆盖，保持伤口洁净；③皮肤破溃者，需消毒后以无菌纱布保护创面，避免抓挠和洗浴，预防感染，可涂搽抗感染膏药等[3, 4]。

［参考文献］

［1］中药外用膏剂临床应用技术规范（草案）［J］. 中国现代应用药学，2019，36（24）：3108-3111.

［2］田从豁，彭冬青. 2010. 中国贴敷治疗学［M］. 北京：中国中医药出版社.

［3］王绪前. 2016. 中医膏方大全［M］. 北京：中国医药科技出版社.

［4］张奇文. 2018. 中国膏敷疗法（第二版）［M］. 北京：中国医药科技出版社.

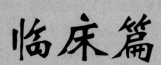

临床篇

# 第七章 内科疾病

## 第一节 肺系疾病

### 感 冒

#### 一、概述

感冒是感受触冒风邪而导致的常见外感疾病，病情轻者多为感受当令之气，称为伤风、冒风、冒寒；病情重者多为感受非时之邪，称为重伤风。在一个时期内广泛流行、证候相类似者，称为时行感冒。临床表现为鼻塞、流涕、喷嚏、咳嗽、头痛、恶寒、发热、全身不适、脉浮为其特征。

西医上凡普通感冒、流行性感冒及其他上呼吸道感染而表现感冒证候者，皆可参照本篇内容进行辨证论治。

#### 二、病因病机

感冒的常见病因主要为六淫之邪、时行疫毒侵入人体，但以风邪为主，可兼寒热暑湿等，与体质不强，或生活起居不当等有关。感冒的病位在肺卫，基本病机为六淫入侵，卫表不和，肺气失宣，病理性质属表实证，但有寒热之分，病程中可见寒与热的转化或错杂。

#### 三、辨证论治

本病邪在肺卫，辨证属表实证，但应根据证情，区别风寒、风热和暑湿兼夹之证。感冒的治疗原则为解表达邪，风寒证治以辛温发汗；风热证治以辛凉解表，暑湿夹杂者当清暑祛湿解表。

##### 1. 风寒束表

主要证候：恶寒重，发热轻，无汗，头痛，肢节酸疼，鼻塞，时流清涕，咳嗽，咳吐稀薄白痰，口不渴或渴喜热饮，舌苔薄白而润，脉浮或浮紧。

证机概要：风寒束表，卫阳被郁，腠理闭塞，肺气不宣。

治疗原则：辛温解表。

## 代表方药

（1）胡椒膏

【组成】胡椒、丁香各7粒，葱白20g。

【制法】上药共捣烂如泥状。

【用法】和涂两手心，合掌握定，夹于大腿内侧，温覆取汗则愈。

来源：（明）李时珍．本草纲目．北京：人民卫生出版社，2004.

（2）芥子发汗法

【组成】芥子适量。

【制法】芥子研末备用。

【用法】每取适量（1~2g左右），以水调为糊状填脐内，以热物隔衣熨之，取汗出为佳。

来源：（明）李时珍．本草纲目．北京：人民卫生出版社，2004.

### 2. 风热犯表

主要证候：身热较著，微恶风，汗泄不畅，头胀痛，面赤，咳嗽，痰黏或黄，咽燥或咽痛，鼻塞，流黄浊涕，口干欲饮，舌苔薄白微黄，舌边尖红，脉浮数。

证机概要：风热犯表，热郁肌腠，卫表失和，肺失清肃。

治疗原则：辛凉解表。

## 代表方药

（1）麻黄石葱散

【组成】生麻黄、生石膏各30g，葱白适量。

【制法】将生麻黄、生石膏共研成粉末，筛过贮入瓶中，密封备用。

【用法】临用时取药末15~30g同葱白适量，共捣烂成膏状。取药膏贴于脐中，外用纱布覆盖，加胶布固定。每日换药1次。

来源：蒋希林．中华脐疗大全．北京：中国中医药出版社，2020.

（2）风热散

【组成】淡豆豉30g，连翘15g，薄荷9g。

【制法】上药共研细末备用。

【用法】每次取药粉20g，加入葱白适量，捣烂如膏，敷风池、大椎穴上，再用药粉15g，冷水调为糊，填脐上，外用纱布、胶布固定，3~8小时去药，每日1次。

来源：艾进伟，杨军．中医膏方辞典．山西：山西科学技术出版社，2014.

### 3. 暑湿伤表

主要证候：身热，微恶风，汗少，肢体酸重或疼痛，头昏重胀痛，咳嗽痰黏，鼻流浊涕，心烦口渴，或口中黏腻，渴不多饮，胸闷脘痞，腹胀，大便或溏，小便短赤，舌苔薄黄而腻，脉濡数。

证机概要：暑湿遏表，湿热伤中，卫表不和，肺气不清。

治疗原则：清暑祛湿解表。

### 代表方药

藿香正气散

【组成】藿香3g，白芷3g，苏叶3g，陈皮1.5g，白术1.5g，厚朴5g，半夏曲1.5g，大腹皮1.5g，茯苓1.5g，生姜3片，大枣3枚，甘草1g，桔梗1g。

【制法】上药共研为散备用。

【用法】将药粉水调敷于脐中，每日一换。

来源：（宋）王怀隐. 太平圣惠方. 北京：人民卫生出版社，2016.

### 4. 气虚感冒

主要证候：恶寒较甚，发热，无汗，头痛身楚，咳嗽，痰白，咳痰无力，平素神疲体弱，气短懒言，反复易感，舌淡苔白，脉浮无力。

证机概要：素体气虚，卫外不固，风邪乘袭。

治疗原则：益气解表。

### 代表方药

实表膏

【组成】羌活、防风、川芎、白芷、白术、黄芪、桂枝、白芍、甘草、柴胡、黄芩、半夏各等份。

【制法】将上药研为粗末，用麻油熬，入黄丹收膏。

【用法】取药膏适量，做成小饼，贴于心口上，外用纱布盖上，胶布固定。每日换药1次。

来源：（清）吴师机. 理瀹骈文. 北京：人民卫生出版社，1984.

## 四、现代研究

**刘汉涛等用麝香追风膏外敷涌泉穴治疗感冒35例**[1]

【药物组成】金银花、芦根、连翘、荆芥、淡豆豉、淡竹叶、牛蒡子、桔梗、甘草各等份。

【制备方法】上药共研为散备用。

【操作方法】取适量药加入葱白适量，捣烂如膏，敷涌泉穴，纱布覆盖，胶带固定，并服用1杯热开水入睡。

【疗效总结】经治疗痊愈19例，占54.29%；好转11例，占31.43%；无效5例，占14.28%。总有效率为85.72%。

[参考文献]

［1］刘汉涛，易友珍. 外敷涌泉穴治疗感冒35例［J］. 中医外治杂志，2000，（01）：53.

# 咳　嗽

## 一、概述

咳嗽是指外感或内伤等因素，导致肺失宣肃，肺气上逆，冲击气道，发出咳声或伴咯痰为临床特征的一种病证。历代将有声无痰称为咳，有痰无声称为嗽，有痰有声谓之咳嗽。临床上多为痰声并见，很难截然分开，故以咳嗽并称。

咳嗽是内科中最为常见的病证之一，发病率甚高，据统计慢性咳嗽的发病率为3%~5%，在老年人中的发病率可达10%~15%，尤以寒冷地区发病率更高。中医中药治疗咳嗽有较大优势，积累了丰富的治疗经验。

## 二、病因病机

咳嗽分外感咳嗽与内伤咳嗽，外感咳嗽病因为外感六淫之邪；内伤咳嗽为饮食、情志等内伤因素致脏腑功能失调，内生病邪。外感咳嗽与内伤咳嗽，均是病邪引起肺气不清，失于宣肃，迫气上逆而致。

### 1. 外感病因

由于气候突变或调摄失宜，外感六淫从口鼻或皮毛侵入，使肺气被束，肺失肃降，《河间六书·咳嗽论》谓："寒、暑、湿、燥、风、火六气，皆令人咳"即是此意。由于四时之气不同，因而人体所感受的致病外邪亦有区别。风为六淫之首，其他外邪多随风邪侵袭人体，所以外感咳嗽常以风为先导，或挟寒，或挟热，或挟燥，其中尤以风邪挟寒者居多。《景岳全书·咳嗽》说："外感之嗽，必因风寒。"

### 2. 内伤病因

包括饮食、情志及肺脏自病。饮食不当，嗜烟好酒，内生火热，熏灼肺胃，灼津生痰；或生冷不节，肥甘厚味，损伤脾胃，致痰浊内生，上干于肺，阻塞气道，致肺气上逆而作咳。情志刺激，肝失调达，气郁化火，气火循经上逆犯肺，致肺失肃降而作咳。肺脏自病者，常由肺系疾病日久，迁延不愈，耗气伤阴，肺不能主气，肃降无权而肺气上逆作咳；或肺气虚不能布津而成痰，肺阴虚而虚火灼津为痰，痰浊阻滞，肺气不降而上逆作咳。

## 三、辨证论治

### 1. 风寒袭肺

主要证候：咳嗽声重，气急，咽痒，咯痰稀薄色白，或见鼻塞，流清涕，头痛，肢体酸楚，恶寒发热，无汗等表证，舌苔薄白，脉浮或浮紧。

证机概要：风寒袭肺，肺气失宣。

治疗原则：疏风散寒，宣肺止咳。

**代表方药**

（1）麻杏甘葱散

【组成】麻黄3g，杏仁3g，甘草1g，葱白头3根。

【制法】麻黄、杏仁、甘草各等份，碾成细末，加入葱白头3根，捣烂如泥。

【用法】贴敷脐孔，盖上不透水的油纸或塑料薄膜，胶布固定，半日取下。

来源：胡献国. 中国膏药配方配制全书. 沈阳：辽宁科学技术出版社，2014.

### 2. 风热犯肺

主要证候：咳嗽频剧，气粗或咳声嘶哑，喉燥咽痛，咳痰不爽，痰黄或黏稠，咳时汗出，鼻流黄涕，口渴，头痛，身楚，或见恶风，身热等表证，舌苔薄白微黄，舌边尖红，脉浮数或浮滑。

证机概要：风热犯肺，肺失清肃。

治疗原则：疏风清热，宣肺止咳。

**代表方药**

（1）花翘膏

【组成】金银花12g，连翘12g，甘草12g，荆芥穗12g，桔梗9g，淡豆豉9g，薄荷9g，牛蒡子6g，淡竹叶8g。

【制法】以麻油150ml熬药去渣入黄丹150g收膏。

【用法】贴锁骨切迹上方和咽喉区（会厌上方两侧）。

来源：王光清. 中国膏药学. 陕西：陕西科学技术出版社，1981.

### 3. 痰湿蕴肺

主要证候：咳嗽反复发作，咳声重浊，痰多，痰黏腻或稠厚成块，色白或带灰色，尤以晨起咳甚，进甘甜油腻食物加重，胸闷脘痞，食少，体倦，大便时溏，舌苔白腻，脉濡滑。

证机概要：脾湿生痰，上渍于肺，壅遏肺气。

治疗原则：燥湿化痰，理气止咳。

**代表方药**

（1）九味慢支寒饮膏

【组成】附子60g，白芥子、地龙、细辛各30g，延胡索、甘遂各20g，冰片、樟脑各10g，麝香1g，生姜适量。

【制法】上药共研细末，以生姜汁调成膏糊状，装瓶备用。

【用法】取药膏2g，用橡皮膏贴于肺俞、心俞、膈俞、璇玑、膻中穴上，24小时后取下。

**来源：**宋兴.中医膏丹丸散大典.四川：四川科学技术出版社，2007.

**4. 痰热郁肺**

主要证候：咳嗽气促，或喉中有痰声，痰多质黏稠或为黄痰，咳吐不爽，或有热腥味，或咳吐血痰，胸胁胀满，或咳引胸痛，面赤，或有身热，口干欲饮，舌质红，苔薄黄腻，脉滑数。

证机概要：痰热壅肺，肺失清肃。

治疗原则：清热肃肺，豁痰止咳。

**代表方药**

（1）九味慢支痰热膏

【组成】天竺黄60g，白芥子、地龙、细辛各30g，延胡索、甘遂各20g，冰片、樟脑各10g，麝香1g，生姜适量。

【制法】上药共研细末，以生姜汁调成膏糊状，装瓶备用。

【用法】取药膏2g，用橡皮膏贴于肺俞、心俞、膈俞、璇玑、膻中穴上，24小时后取下。若局部皮肤感疼痛或痒甚可提前取下。

**来源：**宋兴.中医膏丹丸散大典.四川：四川科学技术出版社，2007.

**5. 肺阴亏耗**

主要证候：干咳，咳声短促，痰少黏白，痰中或带血丝，或声音逐渐嘶哑，口干咽燥，常伴午后潮热，颧红，盗汗，手足心热，神疲乏力，舌质红，少苔，脉细数。

证机概要：肺阴亏虚，虚热内灼，肺失润降。

治疗原则：滋阴润肺，化痰止咳。

**代表方药**

（1）肺热咳血膏

【组成】六味地黄药料加紫菀、黄芪、白芍、甘草、人参、麦冬、当归、五味子。

【制法】上药熬制成膏。

【用法】贴于膻中。

来源：宋兴. 中医膏丹丸散大典. 四川：四川科学技术出版社，2007.

## 四、现代研究

### 1. 三拗汤纳米贴膏联合西药治疗小儿支气管肺炎咳嗽随机平行对照研究[1]

【药物组成】麻黄，杏仁，桔梗，甘草。

【制备方法】上药制为纳米贴膏。

【操作方法】取膻中、肺俞、定喘穴贴敷，10~12h/次。

【疗效总结】治疗组痊愈26例，显效30例，有效17例，总有效率89.02%；对照组痊愈17例，显效23例，有效15例，无效18例，总有效率75.34%。

### 2. 安肺贴膏治疗小儿急性支气管炎（热在肺卫证）50例[2]

【药物组成】黄柏，大黄，黄芩，乳香，没药，生南星，天花粉，白芷。

【制备方法】麻油熬制成膏药，摊膏备用。

【操作方法】贴敷胸背，总疗程5天。

【疗效总结】治疗组痊愈11例（22%），显效24例（48%），有效13例（26%），无效2例（4%），总有效率96.0%；对照组痊愈6例（12.5%），显效9例（18.75%），有效13例（27.1%），无效20例（41.7%），总有效率58.3%。

### 3. 咳喘膏外敷治疗慢性支气管炎66例[3]

【药物组成】麻黄，细辛，射干，白芥子，杏仁，大戟等。

【制备方法】上药共研为末，姜汁调为糊状。

【操作方法】将咳喘膏做成2cm×2cm大小圆饼，用粘贴巾固定在膻中、肺俞（双侧）、脾俞（双侧）等穴位上，24h后去除，隔日一换，7d为1个疗程，2~3个疗程结束治疗。

【疗效总结】经治疗两疗程后，治疗组43例，临床控制15例，显效12例，有效12例，无效3例，总有效率93.0%；对照组23例，临床控制4例，显效6例，有效9例，无效4例，总有效率82.6%。

[参考文献]

[1]孙真真. 贴敷联合西药治疗小儿支气管肺炎咳嗽随机平行对照研究[J]. 实用中医内科杂志，2014，28（9）：98-99.

[2]吕小红. 安肺贴膏治疗小儿急性支气管炎（热在肺卫证）50例[J]. 中国

社区医师（医学专业），2011，13（26）：175.

[3] 王家琳，陈社新，朱先华，李秀，余启梅，戴夫，张颖，冯翠华. 咳喘膏外敷治疗慢性支气管炎临床研究 [J]. 山东中医杂志，1999，（06）：3-5.

# 肺　痈

## 一、概述

肺痈是肺叶生疮，形成脓疡的一种病证，属内痈之一。临床以咳嗽、胸痛、发热咯吐腥臭浊痰，甚则脓血相兼为主要特征。

根据肺痈的临床表现，与西医学所称肺脓肿基本相同。如化脓性肺炎、肺坏疽及支气管扩张、支气管囊肿、肺结核空洞等伴化脓感染而表现肺痈证候者，亦可参考本篇辨证施治。

## 二、病因病机

导致肺痈的常见病因，外因主要为感受风热，或风寒袭肺，内郁化热；内因包括嗜酒太过或恣食辛辣煎炸厚味，痰热素盛。如宿有痰热蕴肺，复加外感风热，内外合邪，则更易引发本病。基本病机为邪热蕴肺，热壅血瘀成痈，血败肉腐而化脓，病理性质主要表现为邪盛的实热证候。

## 三、辨证论治

### 1. 初期

主要证候：恶寒发热，咳嗽，咯白色黏痰，痰量日渐增多，胸痛，咳则痛甚，呼吸不利，口干鼻燥，舌苔薄黄，脉浮数而滑。

证机概要：风热犯肺卫，肺失清肃。

治疗原则：疏风散热，清肺化痰

**代表方药**

（1）叶胡膏

【组成】苏叶12g，前胡12g，枳壳12g，半夏12g，广皮12g，桔梗12g，云苓12g，葛根12g，木香12g，甘草12g，瓜元12g，党参12g。

【制法】以麻油150ml熬药去渣入黄丹150g收膏。

【用法】摊贴支气管区和锁骨切迹上方。

**来源**：王光清. 中国膏药学. 陕西：陕西科学技术出版社，1981.

### 2. 成痈期

主要证候：身热转甚，时时振寒，继则壮热，汗出烦躁，咳嗽气急，胸满作痛，转侧不利。咳吐浊痰，呈黄绿色，自觉喉间有腥味，口干咽燥，舌苔黄腻，脉滑数。

证机概要：热壅血瘀，肺失清肃。

治疗原则：清肺解毒，化瘀消痈。

## 代表方药

（1）贴脐方

【组成】鱼腥草15g，青黛、浙贝母各10g，桔梗3g，葱白2茎，冰片0.3g。

【制法】先将前4味药共研细末，入冰片同研匀备用。

【用法】取葱白捣烂，入药末15~20g同捣如泥状，填入脐孔内，外以纱布盖上，胶布固定。每日换药1次，10天为1个疗程。

来源：艾进伟，杨军. 中医膏方辞典. 山西：山西科学技术出版社，2014.

### 3. 溃脓期

主要证候：咳吐大量脓痰，或如米粥，或痰血相兼，腥臭异常，有时咯血，胸中烦满而痛，甚则气喘不能卧，身热面赤，烦渴喜饮，舌苔黄腻，舌质红，脉滑数或数实。

证机概要：血败肉腐，壅遏肺气。

治疗原则：排脓解毒。

## 代表方药

（1）贴敷膏

【组成】吴茱萸、川牛膝、白及各等份

【制法】上药碾压成细末，加入醋和蜂蜜调成膏剂

【用法】贴敷涌泉穴、孔最穴，固定，3小时/次，每天1次，1周为一个疗程。

来源：艾进伟，杨军. 中医膏方辞典. 山西：山西川科学技术出版社，2014.

### 4. 恢复期

主要证候：身热渐退，咳嗽减轻，咯吐脓痰渐少，臭味亦淡，痰液转为清稀，精神渐振，食纳好转。或有胸胁隐痛，难以平卧，气短，自汗盗汗，低热，午后潮热，心烦，口燥咽干，面色无华，形体消瘦，精神萎靡，舌质红或淡红，苔薄，脉细或细数无力。或见咳嗽，咯吐脓血痰日久不净，或痰液一度清稀而复转臭浊，病情时轻时重，迁延不愈。

证机概要：气阴耗伤，肺失润降。

治疗原则：清养补肺。

**代表方药**

（1）五倍子粉

【**组成**】五倍子

【**制法**】研磨成粉，少量食醋调和成糊状。

【**用法**】贴敷于肺腧穴、复溜穴。

**来源**：王光清. 中国膏药学. 陕西：陕西科学技术出版社，1981.

## 四、现代研究

**1. 章进采用外治验方咯血贴治疗支气管扩张咯血56例**[3]

【**药物组成**】肉桂3g，冰片3g，硫黄6g，大蒜9g

【**制备方法**】研末备用。

【**操作方法**】贴涌泉穴。

【**疗效总结**】治愈37例（66.07%），好转14例（25%），无效5例（8.93%），总有效率为91.07%。

[**参考文献**]

［1］温晖，陈建建. 中药穴位贴敷治疗支气管扩张伴咯血的临床观察［J］. 基层医学论坛，2020，24（13）：1893-1894.

［2］郑云. 五倍子粉穴位贴敷治疗肺气阴不足型汗症50例临床观察［J］. 浙江中医杂志，2013，48（7）：511.

［3］章进. 咯血贴外敷涌泉穴治疗支气管扩张咯血56例［J］. 中国针灸，2001（07）：25.

# 哮 病

## 一、概述

哮病是由于宿痰伏肺，遇诱因或感邪引触，以致痰阻气道，肺失肃降，痰气搏击所引起的发作性痰鸣气喘疾患。发作时喉中哮鸣有声，呼吸气促困难，甚至喘息不能平卧为主要表现。

哮病是内科常见病证之一，在我国北方更为多见，一般认为本病发病率约占人口的2%左右。中医药对本病积累了丰富的治疗经验，方法多样，疗效显著，它不仅可以缓解发作时的症状，而且通过扶正治疗，达到祛除夙根，控制复发的目的。

## 二、病因病机

哮病的发生，为宿痰内伏于肺，每因外感、饮食、情志、劳倦等诱因而引触，以致痰阻气道，肺失肃降，肺气上逆，痰气搏击而发出痰鸣气喘声。

### 1. 外邪侵袭

外感风寒或风热之邪，失于表散，邪蕴于肺，壅阻肺气，气不布津，聚液生痰。《临证指南医案·哮》说："宿哮……沉痼之病，……寒入背腧，内合肺系，宿邪阻气阻痰。"他如吸入风媒花粉、烟尘、异味气体等，影响肺气的宣发，以致津液凝痰，亦为哮病的常见病因。

### 2. 饮食不当

具有特异体质的人，常因饮食不当，误食自己不能食的食物，如海膻鱼蟹虾等发物，而致脾失健运，饮食不归正化，痰浊内生而病哮，故古有"食哮"、"鱼腥哮"、"卤哮"、"糖哮"、"醋哮"等名。

3. 体虚及病后体质不强，有因家族禀赋而病哮者，如《临证指南医案·哮》指出有"幼稚天哮"。部分哮病患者因幼年患麻疹、顿咳，或反复感冒，咳嗽日久等病，以致肺气亏虚，气不化津，痰饮内生；或病后阴虚火旺，热蒸液聚，痰热胶固而病哮。体质不强多以肾虚为主，而病后所致者多以肺脾虚为主。

## 三、辨证论治

### （一）发作期

#### 1. 寒哮

主要证候：呼吸急促，喉中哮鸣有声，胸膈满闷如窒，咳不甚，痰少咳吐不爽，白色黏痰，口不渴，或渴喜热饮，天冷或遇寒而发，形寒怕冷，或有恶寒，喷嚏，流涕等表寒证，舌苔白滑，脉弦紧或浮紧。

证机概要：寒痰伏肺，遇感触发，痰升气阻，肺失宣畅。

治疗原则：温肺散寒，化痰平喘。

**代表方药**

（1）三建膏

【组成】天雄、附子、川乌各一枚，桂心100g，官桂100g，桂枝100g，细辛100g，干姜150g，蜀椒100g。

【制法】上切为片，麻油1000ml浸，春五、夏三、秋七、冬十日，煎熬去渣，滤净再熬，徐下黄丹6kg，不住手搅，滴水不散为度。

【用法】先以葱汤洗净患处，将药摊成，加摩香少许，贴肺俞、华盖及膻中。

**来源：**［清］张璐. 张氏医通. 北京：人民卫生出版社，2007.

（2）哮喘膏

【组成】生麻黄、白苏子、紫菀各9g，南星、半夏、桔梗、川贝、细辛、杏仁各15g，甘草15g，生姜50g。

【制法】如法以麻油熬，黄丹收。

【用法】穴位贴敷。

**来源：**（清）吴师机. 理瀹骈文. 北京：人民卫生出版社，1984.

**2. 热哮**

主要证候：气粗息涌，喉中痰鸣如吼，胸高胁胀，张口抬肩，咳呛阵作，咯痰色黄或白，黏浊稠厚，排吐不利，烦闷不安，汗出，面赤，口苦，口渴喜饮，舌质红，苔黄腻，脉弦数或滑数。

证机概要：痰热蕴肺，壅阻气道，肺失清肃。

治疗原则：清热宣肺，化痰定喘。

**代表方药**

（1）清肺膏

【组成】黄芩150g，薄荷、桑白皮、地骨皮、知母、贝母、天冬、麦冬、连翘、苏子、天花粉、葶苈子、芫花各100g，桔梗、橘红、郁金、香附、荆芥、枳壳、牛蒡、山豆根、栝楼、旋覆花、杏仁、川芎、白芷、马兜铃、前胡、蒲黄、防风、苏梗、青皮、胆星、防己、射干、白前、槟榔、白丑头、款冬花、五倍子、元参、生地、生甘草、忍冬藤、当归尾、白芍、赤芍、丹皮、木通、车前子、枳实、川连、川柏、黑栀、白及、大黄、芒硝、木鳖、蓖麻仁、穿山甲各100g。

【制法】用油10kg分熬丹收。再入生石膏200g，青黛、海石、蛤粉、硼砂、明矾、轻粉各100g，牛胶200g，酒蒸化如常下法。

【用法】贴胸背或肺俞穴。

**来源：**（清）吴师机. 理瀹骈文. 北京：人民卫生出版社，1984.

**3. 风痰哮**

主要证候：喉中痰涎壅盛，声如拽锯，或鸣声如吹哨笛，喘急胸满，但坐不得卧，咳痰黏腻难出，或为白色泡沫痰液，无明显寒热倾向，面色青黯。舌苔厚浊，脉滑实。

证机概要：痰浊伏肺，风邪引触，肺气郁闭，升降失司。

治疗原则：涤痰利窍，降气平喘。

**代表方药**

（1）风寒咳喘膏

【组成】麻黄去根节，杏仁去皮尖，桂枝、苏叶、陈皮、薄荷、桑白皮、大腹皮、甘草、桔梗、款冬花、荆芥（炒）、百部（炒）、白前（炒）、半夏、贝母、知母、南星各100g，柴胡、黄芩、枳壳、葶苈子（均炒）、天冬、麦冬、旋覆花、马兜铃各15g，五味子、乌梅、木香、皂角、干姜各12g，川椒、轻粉各9g。

【制法】麻油熬，黄丹收。

【用法】牛胶50g搅匀、摊贴。

来源：（清）吴师机.理瀹骈文.北京：人民卫生出版社，1984.

### （二）缓解期

#### 1.肺脾气虚

主要证候：气短声低，动则尤甚，喉中时有轻度哮鸣声，咳痰清稀色白，面色㿠白，常自汗畏风，易感冒，倦怠，食少便溏，舌淡苔白，脉细弱。

证机概要：哮病日久，肺虚不能主气，脾虚健运无权，气不化津，痰饮蕴肺，肺气上逆。

治疗原则：健脾益气，补土生金。

**代表方药**

（1）劳感调荣养胃膏

【组成】党参、黄芪、生地黄、当归、川芎、柴胡、陈皮、羌活、白术、防风各10g，细辛、甘草各8g，生姜、葱白、大枣适量。

【制法】上方共研粗末，麻油熬，黄丹收。

【用法】取药膏适量，贴于膻中穴上，外用纱布盖上，胶布固定。每日或隔日换药1次。

来源：（清）吴师机.理瀹骈文.北京：人民卫生出版社，1984.

#### 2.肺肾两虚

主要证候：短气息促，动则尤甚，吸气不利，咯痰质黏起沫，腰膝酸软，脑转耳鸣，或畏寒肢冷，面色苍白，舌淡苔白，质胖嫩，脉象沉细；或颧红，烦热，汗出粘手，舌红苔少，脉细数。

证机概要：哮病久发，痰气瘀阻，肺肾两虚，摄纳失常。

治疗原则：补肺益肾。

**代表方药**

（1）茸桂膏（保肺膏）

【组成】鹿茸60g，上肉桂12g，防风90g，生绵黄芪90g，党参90g，炮姜18g，炒黄芪18g，苏叶12g，母丁香18g，明附片60g，白术30g。

【制法】肉桂、丁香研末，余药用消水280ml浸一宿，次日入锅中煎，至水干之后，再将药倾入菜油2000ml同煎至药枯，筛去渣，再煎沸，入黄丹610g，然后将肉桂、丁香末加入和匀，收膏摊布上。

【用法】贴背部第四、五胸椎体交界处两侧。

**来源：**王光清. 中国膏药学［M］. 陕西：陕西科学技术出版社，1981.

## 四、现代研究

**1. 郭小青等用复方斑蝥膏穴位贴敷治疗支气管哮喘55例**

【药物组成】以斑蝥为主，配以芳香走窜类中药。

【制备方法】上药共研细末，以一定比例加入少量甘油调和而成，分做成1cm×1cm×0.2cm大小的药饼。

【操作方法】于每年夏季头伏期间的任何一日贴敷于所取穴位，外用胶布固定。

【疗效总结】附方斑蝥组总有效率优于传统天灸组（P<0.05）。

**2. 温肺平喘颗粒联合固本温肺膏贴治疗支气管哮喘30例疗效观察**

【药物组成】麻黄，广地龙，五味子，紫苏等。

【制备方法】上药共研细末，以生姜汁调成膏糊状，装瓶备用。

【操作方法】贴敷双定喘、双风门。

【疗效总结】温肺平喘颗粒联合固本温肺膏贴治疗支气管哮喘达到与控制哮喘一线用药等同疗效。

# 喘 证

## 一、概述

喘证是指由于外感或内伤，导致肺失宣降，肺气上逆或气无所主，肾失摄纳，以致呼吸困难，甚则张口抬肩，鼻翼煽动，不能平卧等为主要临床特征的一种病证。严重者可由喘致脱，出现喘脱之危重证候。喘证古代文献也称"鼻息""肩息""上气""逆气""喘促"等。

喘证是一种常见病证，也可见于多种急、慢性疾病过程中，中医对喘证有系统的理论，积累了丰富的治疗经验。

## 二、病因病机

喘证的病因很复杂，外邪侵袭、饮食不当、情志失调、劳欲久病等均可成为喘证的病因，引起肺失宣降，肺气上逆或气无所主，肾失摄纳便成为喘证。

1. 外邪侵袭外感风寒或风热之邪，未能及时表散，邪蕴于肺，壅阻肺气，肺气不得宣降，因而上逆作喘。

2. 饮食不当恣食生冷、肥甘，或嗜酒伤中，脾失健运，痰浊内生；或急慢性疾患影响于肺，致肺气受阻，气津失布，津凝痰生，痰浊内蕴，上阻肺气，肃降失常，发为喘促。

3. 情志失调，忧思气结，肝失调达，气失疏泄，肺气痹阻，或郁怒伤肝，肝气上逆于肺，肺气不得肃降，升多降少，气逆而喘。

4. 劳欲久病，咳伤肺气，或久病脾气虚弱，肺失充养，肺之气阴不足，以致气失所主而喘促。若久病迁延，由肺及肾，或劳欲伤肾，精气内夺，肺之气阴亏耗，不能下荫于肾，肾之真元伤损，根本不固，则气失摄纳，上出于肺，出多入少，逆气上奔为喘。

## 三、辨证论治

### 1. 风寒闭肺

主要证候：喘息，呼吸气促，胸部胀闷，咳嗽，痰多稀薄色白，兼有头痛、鼻塞，无汗，恶寒，或伴发热，口不渴，舌苔薄白而滑，脉浮紧。

证机概要：风寒上受，内舍于肺，邪实气壅，肺气不宣。

治疗原则：散寒宣肺。

**代表方药**

（1）风寒咳喘膏

【组成】麻黄去根节、杏仁去皮尖、桂枝、苏叶、陈皮、薄荷、桑白皮、大腹皮、甘草、桔梗、款冬花、炒荆芥、炒百部、炒白前、半夏、贝母、知母、南星各50g，柴胡、黄芩、枳壳、葶苈均炒，天冬、麦冬、旋覆花、马兜铃各15g，五味子、乌梅、木香、皂角、干姜各12g，川椒、轻粉各9g。

【制法】麻油熬，黄丹收。

【用法】牛胶50g搅匀、摊贴，取天突、肺俞、膻中、气海等。

来源：（清）吴师机. 理瀹骈文. 北京：人民卫生出版社，1984.

### 2. 痰热遏肺

主要证候：喘咳气涌，胸部胀痛，痰多黏稠色黄，或夹血色，伴胸中烦热，面红身热，汗出口渴喜冷饮，咽干，尿赤，或大便秘结，苔黄或腻，脉滑数。

证机概要：邪热蕴肺，蒸液成痰，痰热塞滞，肺失清肃。

治疗原则：清泄痰热。

**代表方药**

（1）清热化痰膏

【组成】党参、半夏（制）、白术（麸炒）、陈皮、茯苓、甘草、胆南星、香附、黄芩、黄连、麦冬、枳壳、石菖蒲、生姜、竹茹各等份。

【制法】麻油熬，黄丹收。

【用法】每取适量，贴肺俞穴，外盖纱布，胶布固定。

**来源**：（清）吴师机.理瀹骈文.北京：人民卫生出版社，1984.

**3. 痰浊阻肺**

主要证候：喘而胸满闷窒，甚则胸盈仰息，咳嗽痰多黏腻色白，咯吐不利，兼有呕恶纳呆，口黏不渴，苔厚腻色白，脉滑。

证机概要：中阳不运，积湿生痰，痰浊壅肺，肺失肃降。

治疗原则：化痰降逆。

**代表方药**

（1）归皮膏

【组成】当归12g，青皮12g，五味子12g，桑皮12g，甘草12g，川贝12g，半夏12g，茯苓12g，杏仁12g，乳香6g，没药6g，丁香3g。

【制法】用香油150ml将九味药熬枯去渣，再将乳香、没药、丁香掺入后加黄丹120g收膏。

【用法】贴背部第四、五胸椎体处两侧。

**来源**：王光清.中国膏药学.陕西：陕西科学技术出版社，1981.

（2）贝红膏

【组成】川贝9g，橘红9g，冬花9g，党参9g，麻黄10g，前胡10g，杏仁6g，五味子6g，马兜铃6g。

【制法】上药用香油150ml炸枯去渣用黄丹收膏。

【用法】摊贴支气管区。

**来源**：王光清.中国膏药学.陕西：陕西科学技术出版社，1981.

**4. 饮凌心肺**

主要证候：喘咳气逆，倚息难以平卧，咯痰稀白，心悸，面目肢体浮肿，小便量少，怯寒肢冷，面唇青紫，舌胖黯，苔白滑，脉沉细。

证机概要：肾阳虚衰，水邪泛滥，凌射心肺。

治疗原则：温阳利水，泻肺平喘。

**代表方药**

（1）温肺膏

【组成】生半夏姜汁炒，杏仁、苏子、桑白皮、五味子各150g。

【制法】共为末，姜汁白蜜和匀为饼。

【用法】贴心口。

来源：（清）吴师机. 理瀹骈文. 北京：人民卫生出版社，1984.

### 5. 肾气虚

主要证候：喘促日久，气息短促，呼多吸少，动则喘甚，气不得续，小便常因咳甚而失禁，或尿后余沥，形瘦神疲，面青肢冷，或有跗肿，舌淡苔薄，脉微细或沉弱。

证机概要：肺肾俱虚，气失摄纳。

治疗原则：补肾纳气。

### 代表方药

（1）海龙膏（涌泉膏）

【组成】大海龙一对（雄黑雌黄，尺余佳，如无用海马亦可），大生附子一个（重45g切去芦头）、甘草（水浸一日）、凌云香、大穿山甲（要大片）、锁阳各9g，切碎。

【制法】用香油600ml浸，然后用木炭火熬至药枯，去净渣，将油再熬沸，称准份量，每500ml油，加飞净黄丹195g，用小火热沸，用槐枝不住手搅，再下制阳起石末，麝香末各15g，冬虫夏草末、高丽参末、川椒末、母丁香末各9g，搅匀，埋土内七日去火毒。

【用法】每用膏0.9g摊如铜钱大，贴两足心，十日一换。

来源：（清）邹存淦. 外治寿世方. 北京：中国中医药出版社，2009.

（2）温肾纳气膏

【组成】附子20g，肉桂12g，熟地黄30g，山茱萸20g，山药30g，牡丹皮24g，茯苓24g，泽泻20g，人参20g，胡桃肉30g，蛤蚧、五味子、补骨脂、脐带各20g。辅药：生姜、葱白、干姜、薤白、韭白、艾叶、侧柏叶各6g，石菖蒲、白芥子、莱菔子、花椒、大枣、乌梅各8g，发团9g，桃枝24g。

【制法】用麻油1300g，将以上药物熬枯去渣，熬油成下丹搅匀，再入铅粉30g，金陀僧、松香各12g，赤石脂、木香、砂仁、官桂、丁香、檀香、雄黄、明矾、轻粉、降香、乳香、没药各3g，龟胶、鹿胶各6g（酒蒸化），搅匀收膏。

【用法】将膏药化开，摊贴于肾俞、俞府、复溜穴上。

来源：乐依士. 实用中医内科大膏药手册. 上海：上海科学技术出版社，1994.

## 四、现代研究

### 1. 麝香定喘膏外治喘息型支气管炎108例

【药物组成】白芥子、玄胡等。

【**制备方法**】研末，提取有效成分，精制成膏剂。

【**操作方法**】贴肾俞。

【**疗效总结**】痊愈5例（4.63%），临控10例（9.26%），显效29例（26.85%），总有效率90.74%，显效率40.74%。

[**参考文献**]

[1] 许济群，刘隆棣，戴明生，蒋南珍. 麝香定喘膏外治哮喘的临床观察 [J]. 中国医药学报，1989（01）：41–42.

# 肺　胀

## 一、概述

肺胀是指多种慢性肺系疾病反复发作，迁延不愈，肺脾肾三脏虚损，从而导致肺管不利，气道不畅，肺气壅滞，胸膺胀满为病理改变，以喘息气促，咳嗽咯痰，胸部膨满，胸闷如塞，或唇甲紫绀、心悸、浮肿，甚至出现昏迷，喘脱为临床特征的病证。

肺胀是内科常见病、多发病，严重地威胁患者的健康与生命，寻求防治本病的有效方法是目前国内外医学界亟待解决的课题。中医药治疗本病有着广阔的前景，并积累了较为丰富的经验，有待进一步发掘与提高。

## 二、病因病机

本病的发生，多因久病肺虚，痰瘀潴留，每因复感外邪诱使本病发作加剧。

### 1. 肺病迁延

肺胀多见于内伤久咳、久喘、久哮、肺痨等肺系慢性疾患，迁延失治，逐步发展所致，是慢性肺系疾患的一种归宿。因此，慢性肺系疾患也就成为肺胀的基本病因。

### 2. 六淫乘袭

六淫既可导致久咳、久喘、久哮、支饮等病证的发生，又可诱发加重这些病证，反复乘袭，使它们反复迁延难愈，导致病机的转化，逐渐演化成肺胀。故感受外邪应为肺胀的病因。

### 3. 年老体虚

肺胀患者虽可见于青少年，但终归少数，而以年老患者为多。年老体虚，肺肾俱不足，体虚不能卫外是六淫反复乘袭的基础，感邪后正不胜邪而病益重，反复罹病而正更虚，如是循环不已，促使肺胀形成。

## 三、辨证论治

### 1. 痰浊壅肺

主要证候：胸膺满闷，短气喘息，稍劳即著，咳嗽痰多，色白黏腻或呈泡沫，畏风易汗，脘痞纳少，倦怠乏力，舌黯，苔薄腻或浊腻，脉滑。

证机概要：肺脾虚弱，痰浊内生，上逆干肺，肺失宣降。

治疗原则：化痰降气，健脾益肺。

**代表方药**

（1）温肺膏

【组成】生半夏姜汁炒150g，杏仁、苏子、桑白皮、五味子、麻黄、细辛、干姜、陈皮、官桂、葶苈子、白蒺藜各100g，党参、白术、苍术、黄芪、炙草、川芎、白芷、荆芥、独活、防风、百部、南星、当归、赤芍、桔梗、枳壳、青皮、威灵仙、砂仁、沙蒺藜、旋覆花、香附、乌药、大腹皮、巴戟、大茴、破故纸、吴萸、荜茇、高良姜、款冬花、芫花、紫菀、川朴、黑丑、泽泻、车前子、白附子、巴豆仁、诃子肉、川乌、白及、白蔹、皂角、木瓜、木鳖仁、蓖麻仁、炮山甲各100g；又生姜、葱白、槐枝、柳枝、桑枝各200g，凤仙草100g，白芥子、川椒、胡椒、核桃仁、石菖蒲、白果仁、大枣、乌梅、粟壳各100g。

【制法】两药共用油8kg分热，丹收。

【用法】每取适量，贴肺俞穴，外盖纱布，胶布固定。

来源：（清）吴师机.理瀹骈文.北京：人民卫生出版社，1984.

### 2. 痰热郁肺

主要证候：咳逆，喘息气粗，胸满，目胀睛突，痰黄或白，黏稠难咯，或伴身热，微恶寒，有汗不多，口渴欲饮，尿黄，便干，舌边尖红，苔黄或黄腻，脉数或滑数。

证机概要：痰浊内蕴，郁而化热，痰热蕴肺，清肃失司。

治疗原则：清肺化痰，降逆平喘。

**代表方药**

（1）清热化痰膏

【组成】党参、半夏（制）、白术（麸炒）、陈皮、茯苓、甘草、胆南星、香附、黄芩、黄连、麦冬、枳壳、石菖蒲、生姜、竹茹各等份。

【制法】麻油熬，黄丹收。

【用法】每取适量，贴肺俞穴，外盖纱布，胶布固定。

来源：（清）吴师机. 理瀹骈文. 北京：人民卫生出版社，1984.

（2）清肺膏

【组成】黄芩150g，薄荷、桑白皮、地骨皮、知母、贝母、天冬、麦冬、连翘、苏子、天花粉、葶苈子、芫花各100g，桔梗、橘红、郁金、香附、荆芥、枳壳、牛蒡子、山豆根、栝楼、旋覆花、杏仁、川芎、白芷、马兜铃、前胡、蒲黄、防风、苏梗、青皮、胆星、防己、射干、白前、槟榔、白丑头、款冬花、五倍子、元参、生地、生甘草、忍冬藤、当归尾、白芍、赤芍、丹皮、木通、车前子、枳实、川连、川柏、黑栀、白及、大黄、芒硝、木鳖、蓖麻仁、山甲各100g；又生姜连皮、葱白各100g，桑叶、白菊花连根、槐枝、柳枝、桑枝各40g，枇杷叶200g，竹叶、柏叶、橘叶各100g，凤仙全株、百合、莱菔子各50g，花椒、乌梅各15g。

【制法】麻油熬，黄丹收。

【用法】每取适量，贴胸背或肺俞穴，外盖纱布，胶布固定。

来源：（清）吴师机. 理瀹骈文. 北京：人民卫生出版社，1984.

### 3. 痰蒙神窍

主要证候：神志恍惚，表情淡漠，谵妄，烦躁不安，撮空理线，嗜睡，昏迷，肢体瞤动、抽搐，咳逆喘促，咯痰不爽，舌质暗红或淡紫或紫绛，苔白腻或黄腻，脉细滑数。

证机概要：痰蒙神窍，引动肝风。

治疗原则：涤痰、开窍、熄风。

**代表方药**

（1）清心化痰膏

【组成】胆南星150g，连翘、郁金、黄连、麦冬、生大黄、枳实、化橘红、苦葶苈、黄芩、朴硝各100g，大生地、元参、丹参、苦参、川芎、当归、生白芍、生蒲黄、杏仁、丹皮、苦桔梗、前胡、知母、贝母、瓜蒌、半夏、槟榔、枳壳、大戟、青皮、天麻、黑山栀、甘遂、黄柏、独活、防风、细辛、旋覆花、芫花醋炒、木通、泽泻、车前子、生甘草、木鳖仁、蓖麻仁、皂角、山甲、干地龙、瓦楞子、羚羊角、犀角镑、僵蚕、全蝎各100g，滑石200g。生姜、竹茹、南薄荷、九节菖蒲各100g，柳枝、竹叶、桑枝、槐枝各400g，凤仙草全株，紫苏子、莱菔子各50g，白芥子15g。

【制法】共用油8kg，分熬丹收。再下生石膏400g，青礞石硝煅、金陀僧各200g，青黛、雄黄、明矾各100g，硼砂、朱砂、轻粉各50g，加牛黄清心丸1粒，滚痰丸9g，抱胆丸15g。

【用法】每取适量，贴胸背或肺俞穴。

来源：（清）吴师机. 理瀹骈文. 北京：人民卫生出版社，1984.

### 4. 肺肾气虚

主要证候：呼吸浅短难续，声低气怯，甚则张口抬肩，不能平卧，咳嗽，痰白如沫，咯吐不利，胸闷心悸，形寒汗出，腰膝酸软，小便清长，或尿有余沥，舌淡或黯紫，脉沉细无力，或结、代。

证机概要：肺肾两虚，气失摄纳。

治疗原则：补肺摄纳，降气平喘。

### 代表方药

（1）茸桂膏（保肺膏）

【组成】鹿茸60g，上肉桂12g，防风90g，生绵黄芪90g，党参90g，炮姜18g，酒炒黄芪18g，苏叶12g，母丁香18g，明附片60g，白术30g。

【制法】肉桂、丁香研末，余药用清水280ml浸一宿，次日入锅中煎，至水干之后，再将药倾入菜油2000ml同煎至药枯，筛去渣，再煎沸，入黄丹610g，然后将肉桂、丁香末加入和匀，收膏摊布上。

【用法】贴背部第四、五胸椎体交界处两侧。

来源：王光清. 中国膏药学. 陕西：陕西科学技术出版社，1981.

## 四、现代研究

#### 1. 基于冬病夏治理论采用穴位贴敷疗法防治肺肾虚寒性肺胀临床观察

【药物组成】细辛、白芷、艾叶、麻黄、白芥子等。

【制备方法】研成细末，姜汁调成糊状。

【操作方法】贴敷肺俞（双）、定喘（双）、膈俞（双）、肾俞（双）以及大椎（单）等穴位，胶布固定。根据患者的耐受程度，一般穴位贴敷的时间为2~4h，穴位贴敷后24h内，避风寒、忌辛辣，以及避免洗澡等。

【疗效总结】本组干预前比较，2组干预后的症状积分均较干预前下降（P<0.05）；与对照组干预后比较，观察组怕冷、气喘、胸闷、咳嗽痰多等症状积分干预后下降的更明显（P<0.05），观察组优于对照组。

［参考文献］

［1］任观秀. 基于冬病夏治理论采用穴位贴敷疗法防治肺肾虚寒型肺胀临床观察［J］. 中国中医药现代远程教育，2020，18（4）：后插54-后插56.

# 第二节　脾胃系疾病

## 泄　泻

### 一、概述

泄泻是以排便次数增多，粪便稀溏，甚至泻出如水样为主症的病证，多由脾胃运化功能失职，湿邪内盛所致。

西医学中急性肠炎、慢性肠炎、胃肠功能紊乱、腹泻型肠易激综合征、肠结核等肠道疾病，以腹泻为主要表现者，均可参照本病辨证论治。

### 二、病因病机

泄泻病因虽然复杂，但其基本病机为脾胃受损，湿困脾土，肠道功能失司。泄泻的主要病变部位在脾胃与大小肠，病变主脏在脾，脾失健运是关键，同时与肝、肾密切相关。

### 三、辨证论治

#### 1.脾肾阳虚证型

主要证候：畏寒肢冷，腰膝酸软，乏力，纳呆，大便溏薄，舌淡体胖大，脉沉细。

证机概要：肝郁气滞，血行不畅，冲任经脉受阻，胞中经血壅滞，不通则痛。

治疗原则：理气活血、化瘀止痛。

**代表方药**

【组成】吴茱萸50g、花椒50g。

【制法】倒入锅中加粗盐200g以文火翻炒，包装药袋。再次使用时，将中药包微波炉中加热3min，以大毛巾裹好备用。

【用法】操作前明确患者药物过敏史及腹部皮肤情况，确定治疗后告知操作目的、作用及可能出现的不良事件。嘱患者平卧，以棉签涂抹凡士林于下腹部，将中药包置于患者腹部，询问温度是否适宜，指导患者来回往返推熨药包，直至患者感觉舒适时，每次30min，2次/d。热熨后，嘱患者30min在房间散步或坐卧，避风寒，适当饮温开水，2组均以28d为1疗程。

**来源：**合肥市卫生局编. 合肥中药成方选辑［M］. 合肥：安徽人民出版社，1945.

### 2. 寒邪阻滞型

主要证候：即大便清稀或如水样，腹痛肠鸣，喜热熨腹部，食少，苔白腻，脉濡缓。

证机概要：肝郁气滞，血行不畅，冲任经脉受阻，胞中经血壅滞，不通则痛。

治疗原则：理气活血、化瘀止痛。

**代表方药**

【组成】丁香10g，肉桂30g，苍术30g，五倍子15g。

【制法】上药粉碎过80目筛，装瓷缸备用。临用取药末10g，用藿香正气水2小瓶调膏，摊于6cm见方的塑料薄膜或敷料上。

【用法】贴敷方法：先将脐及脐周用75%酒精棉球擦一遍，将配好的药膏贴上，胶布固定，1日换药一次，间隔半日后再贴下一次，连贴5次为1个疗程，1个疗程后停药观察。

**来源：**济南市卫生局编. 济南市中药成方选辑. 济南：山东人民出版社，1959.

## 四、现代研究

穴位贴敷是传统医学"未病先防"的学术理论在临床上的具体体现。例如在三伏天气温最高、人体的阳气最盛之时，以应"天人合一"的理论来扶助人体的阳气，穴位贴敷能治疗脾肾阳虚泄泻。

### 1. 张亚菊等应用扶阳灸穴贴法治疗中老年脾肾阳虚证泄泻[1]

【药物组成】吴茱萸，附子，防风，白术，延胡索。

【制备方法】上述药物共研细末，加黄酒、饴糖制成膏剂。

【操作方法】取神阙、中脘、脾俞、肾俞等穴进行治疗，然后将药饼贴于上述穴位上，用穴位贴片固定，贴敷时间4小时，每周治疗2次。

【疗效总结】经2周期的临床观察，疗效肯定，能明显改善临床症状，泄泻症状明显改善，疗效明显优于对照组（P<0.05）。

### 2. 苗毅勒应用涩肠止泻膏穴贴治疗泄泻[2]

【药物组成】豆浸膏粉4份，肉叩粉3份，五倍子粉3份。

【制备方法】上述药物共研细末，凡士林调和制成膏剂。

【操作方法】取神阙、中脘、脾俞、肾俞等穴进行治疗，取牛皮纸2cm×2cm大小一块，取药青黄豆粒般大小涂于纸上，照穴贴之，胶布固定。神厥穴药量可适当多点，急性者可取前3穴，婴儿只取前两穴（实则药片大点，一药盖3穴）。每天换药1次，泻止为度。慢性者以15天为1疗程，统计疗效。治疗前做肠镜检查，排除特殊疾病。

【疗效总结】经3周期的临床观察，疗效肯定，能明显改善临床症状，泄泻症状明显改善，疗效明显优于对照组（P<0.05）。

[参考文献]

[1] 张亚菊，李佳明. 扶阳灸穴贴法治疗中老年脾肾阳虚证泄泻 [J]. 吉林省，长春中医药大学学报，2013，29（5）：882-883.

[2] 苗毅勒. 涩肠止泻膏穴贴治疗泄泻疗效观察 [J]. 中医药研究，1992（05）：25+29.

# 痢 疾

## 一、概述

由于邪蕴肠腑，气血凝滞，大肠脂膜血络损伤，传导失司，以腹痛、里急后重、下痢赤白脓血为主症的病证称为痢疾。是一类或具有传染性的疾病。多发于夏秋季节。

西医学的细菌性痢疾、阿米巴痢疾及一些结肠病变如溃疡性结肠炎等，可参照本病辨证论治。

## 二、病因病机

痢疾的基本病机为邪蕴肠腑，气血凝滞，传导失司，脂膜血络受伤而成痢。本病的病位在肠，与脾胃关系密切，可涉及肾。痢疾基本病变在肠，因肠与胃密切相连，肠病及胃，故常曰病在肠胃。

## 三、辨证论治

脾气虚弱证

主要证候：腹痛，里急后重，大便夹有脓血，倦怠怯冷，食少，嗜卧，舌淡苔腻，脉濡软或虚数。

证机概要：病久正伤，正虚邪恋，脾阳不振，邪滞肠腑。

治疗原则：温中清肠、调气化滞。

### 代表方药

【组成】党参、黄芪、酒制大黄、白芍各等份。

【制法】研为细末，装瓶备用。

【用法】使用时取药末适量，用蜂蜜调为糊状，填入脐中，盖上塑料纸，以胶布固定，以免药物流失而影响疗效，每天换药1次。14天1个疗程，观察2个疗程。敷药前应先75%酒精将脐部擦拭干净，脐病或有感染者禁用。一旦个别患者对药物出现过敏现象，如局部红肿、痛等，立即揩去药物，对症处理。

**来源：** 济南中药成方选辑［M］．济南：安徽人民出版社，1923.

## 四、现代研究

穴贴治疗痢疾具有用药途径简便，疗效确切的优势。欧阳军等[1]总结近十年治疗痢疾的中药穴贴认为脐部给药是治疗痢疾的常用部位，其他贴敷部位还有关元、中极、气海、肾俞、足三里、三阴交等。其中，脐部屏障作用较差，脐下无脂肪组织，含丰富的血管，渗透性强，吸收快，有利于药物穿透吸收，通过脐部给药，尤其是加入能温经散寒通络的有效成分，可以使药物弥散穿透进入血液循环产生全身效应，从而达到临床防治目的。因而，脐部给药治疗痢疾将有很大的发展趋势，值得推广。

脾肾阳虚型虚寒痢[2]

【药物组成】炮姜20g，肉桂20g，当归10g，乌药10g，川椒10g，吴茱萸10g，补骨脂10g，五倍子10g，乳香10g，没药10g。

【制备方法】上述药物共研细末，加黄酒、饴糖为膏，搓成药丸，压成直径约3cm，厚度约3cm的圆形药饼。

【操作方法】取神阙、关元、中极、大赫、命门、腰阳关等穴进行治疗，将药饼贴于上述穴位上，用穴位贴片固定，贴敷时间4小时。

【疗效总结】经2个周期的临床观察，疗效肯定，能明显改善临床症状，疗效明显优于对照组（P<0.05）。

［参考文献］

［1］欧阳军．菌痢的中医治疗［J］．上海中医药报，2017，9（04）：22.

［2］赵朝坤，赵磊，钟清云．蒲及粉治疗溃疡性结肠炎［J］．中国肛肠病，1997，17（1）：59.

# 腹　痛

## 一、概述

腹痛，是指因感受外邪、饮食所伤、情志失调及素体阳虚等脏腑气机阻滞、气血运行不畅，经脉闭阻，或脏腑经脉失养导致的，以胃脘以下、耻骨毛际以上部位发生疼痛为主症的病证。西医学急性胰腺炎、肠易激综合征、消化不良、胃肠痉挛等以腹痛为主要表现者可参照本病辨证论治。

## 二、病因病机

腹痛发病涉及脏腑与经脉较多，基本病机为脏腑气机阻滞，气血运行不畅，经脉痹阻，不通则痛，或脏腑经脉失养，不荣而痛。

## 三、辨证论治

### 1. 脾胃虚寒

主要证候：腹痛隐隐，喜温喜按，空腹时痛甚，劳累或吃凉东西后发作或加重，泛吐清水，疲倦，大便溏薄，舌淡红苔白，脉虚弱。

证机概要：中阳不振，气血不足，失于温养。

治疗原则：温中补虚，缓急止痛。

穴位选择：足三里（双）、脾俞（双）、中脘、关元。

【制法】用适量制附子、生姜汁和蜂蜜将药物调制成糊状，制成1cm×1cm药块，将胶布剪成5cm×5cm方块。

【用法】药放在胶布中央，贴在穴位上，每次敷贴时间为3h。1次/d，6次为1个治疗量，两个治疗量间隔1d，4个治疗量为1个疗程，1疗程后统计疗效。

来源：冯蕊. 180例脾胃虚寒型胃脘痛患者运用穴位贴剂临床治疗的体会［J］. 世界最新医学信息文摘，2017，17（A0）：170–171.

### 2. 寒邪内阻

主要证候：以腹痛为主，起病缓慢，腹痛得温痛减，遇冷更甚，按之则舒，口不渴，大便或溏，苔白腻，脉沉紧。或兼有手足不温，小便清长。

证机概要：寒邪凝滞，中阳被遏，脉络痹阻。

治疗原则：温里散寒，理气止痛。

中药外治穴位贴敷。

【组成】肉桂15g，制吴茱萸15g，炒蒺藜10g，干姜15g，丁香10g。

【制法】上述药物共研细末，和匀调成糊状，制成膏药。

【用法】敷于天枢（双侧）、关元、中脘穴位，2小时后自行取下，14天1个疗程，观察疗效。

**来源：** 武文静，唐艳萍. 中药外治取穴治疗寒邪内阻型胃脘痛疗效观察［J］. 光明中医，2017，32（06）：805-806.

## 四、现代研究

穴位贴敷疗法是中医治疗疾病的一种外治方法，历史悠久，最早见于《素问》。清代名医徐灵胎云："用膏贴之，闭塞其气，使药性从毛孔而入其腠理，通经贯络，或提而出之，或攻而散之，较之服药尤有力，此至妙之法也。"从中医角度来讲，该法是以中医理论为基础，以整体观念和辨证论治为基本原则，根据经络学说，根据相应疾病辨证选取腧穴，选用适当的药物制成药饼或膏状等剂型直接贴敷于穴位，利用穴位与药物相互作用而达到治疗疾病的目的。

**1. 王莉等应用中药贴敷于神阙治疗抗生素相关性腹泻引起的肠痉挛性腹痛**[1]

【药物组成】肉桂、高良姜、小茴香、白芍、木香各等份。

【制备方法】研磨由醋调制，搓成药丸，压成直径约3cm，厚度约3cm的圆形药饼。

【操作方法】敷于神阙穴，每次4~6h，配合热水袋保暖；对照组给予654-2肌注。

【疗效总结】结果显示2组10min均可缓解腹部疼痛，作用相当，疗效无显著性差异（P>0.05）。

**2. 李小艳**[2]**用温里散外敷神阙穴治疗小儿肠系膜淋巴结炎**

【药物组成】陈皮、白芍、延胡索、丁香、莱菔子各等份。

【制备方法】研磨由醋调制，搓成药丸，压成直径约2cm，厚度约2cm的圆形药饼。

【操作方法】敷于神阙穴，对照组给予四磨汤口服液。

【疗效总结】3d后观察结果。以痊愈、显效、有效、无效为疗效评价标准。结果：治疗组总有效率96.67%，效果优于对照组。疗效明显优于对照组（P<0.05）。

［参考文献］

［1］王莉. 中药穴位贴敷治疗小儿腹痛40例临床疗效观察［J］. 内蒙古中医药，

2015，34（7）：98.

［2］李小艳. 温里散穴位贴敷治疗小儿肠系膜淋巴结炎60例临床观察［J］. 中医临床研究，2012，4（17）：85-86.

# 便　秘

## 一、概述

便秘，是指因大肠传化失职，粪便在肠腑内秘结停留，腑气不畅，临床以排便困难和（或）排便次数减少为主要症状的一类常见消化系统疾病[1]。《黄帝内经》最早有相关记载，称"后不利"。东汉张仲景《伤寒杂病论》主张便秘当从阴阳辨治，有"阳结""阴结""不更衣""不大便""燥屎"等记载。清代沈金鳌《杂病源流犀烛》首提"便秘"一名，沿用至今。其发病率与年龄呈正相关，近年来，年轻人中的发病率也逐年上升，其既可作为功能性疾病独立存在，亦可作为症状兼见于多种器质性疾病，临床应注意鉴别诊断但无论是药物治疗或是手术治疗（出口梗阻型便秘），临床治疗效果欠佳，其远期疗效更是不能确定，而有些患者长期选用刺激性泻药缓解症状，终致结肠黑变病，进一步加重便秘临床症状。

## 二、病因病机

便秘可由很多种原因引起，大致可归为由年老体虚、感受外邪、饮食不节、情志失调所致等。李延教授认为病机主要可归纳为热结，气滞，痰凝，气血阴阳亏虚四类。便秘的病位在大肠，与肺、肝、脾、胃、肾等脏腑密切相关，当多个脏腑功能失调时都可能会导致大肠传导功能失常。青少年或急性病多属热秘、气秘证型，老年人和慢性病患者多属虚秘、冷秘证型。在古代《内经》和《伤寒论》中便秘分别被描述为"后不利""大便难"和"不更衣""阴结""阳结"等。"便秘"这一名词第一次被提出是在清代沈金鳌所著的《杂病源流犀烛》中。便秘的病因病机归结为胃肠积热之热秘，气滞痰阻之气秘，阳虚寒凝之冷秘，气血津液不足之虚秘，对应于清热润肠、疏肝理气、温补泻下、益气养血等治法治则以通便。

## 三、辨证论治

### 1. 胃肠燥热型

主要证候：排便时间延长，两天以上1次，粪便干燥坚硬，重者大便艰难，干燥如粟。腹中胀满或痛，口干口臭，心烦不寐，小便短赤。舌苔：舌红苔黄燥。脉象：脉滑数。

证机概要：肠腑燥热，津伤便结。

治疗原则：泻热导滞，润肠通便。

**代表方药**

黄龙膏

【组成】大黄100g。

【制法】将大黄密封保存，用时取适量用水或凡士林调成稠糊状敷于敷贴上备用。

【用法】每天晨起7时左右患者取仰卧位，充分暴露施贴部位，清洁皮肤，将备好的穴位敷贴贴于神阙穴上，于次日7时许取下，温水擦浴神阙穴更换穴位贴敷。

**来源：**济南市卫生局编.济南市中药成方选辑.济南：山东人民出版社，1959.

2. **气血虚弱型**

主要证候：大便干或不干，虽有便意，但排出困难，用力努挣则汗出短气，便后乏力，面白神疲，肢倦懒言，舌淡苔白，脉弱。

证机概要：肺脾气虚，传送无力。

治疗原则：补脾益肺，润肠通便。

**代表方药**

便秘理肠膏

【组成】黄芪、当归、白芍、肉苁蓉、厚朴、威灵仙、酒制大黄、银花、白术、何首乌各等份。

【制法】用时取适量用水或凡士林调成稠糊状敷于敷贴上备用。

【用法】将药物粉细末后过筛（目数80目），装袋备用，每包10g，每次用1包，加适量黄酒、蜂蜜调制成糊状，用前以75%酒精消毒脐部，然后将调制好的药物敷于脐上，用无菌纱布覆盖，固定即可，每天换1次药。7天为1个疗程，连用2个疗程。

**来源：**济南市卫生局编.济南市中药成方选辑.济南：山东人民出版社，1959.

3. **脾肾阳虚型**

主要证候：腹胀喜按，精神倦怠，少气懒言，腰膝酸软，形寒肢冷，小便清长，纳差；次症：舌质淡胖、有齿痕，苔白，脉虚无力。

证机概要：肺脾气虚，传送无力。

治疗原则：补脾益肺，润肠通便。

### 代表方药

中药硬膏贴

【组成】白术30g，白芍20g，酒苁蓉30g，锁阳15g，韭菜子12g，女贞子12g，决明子12g，陈皮12g，瓜蒌子12g，菟丝子12g，甘草6g。

【制法】按配比打散，1g散剂中加入陈醋2ml调匀即得），微波炉加热至45℃。

【用法】贴敷于关元，每次8h（8：00~16：00），每日1次。7天为1个疗程，连用2个疗程。

**来源**：济南市卫生局编. 济南市中药成方选辑. 济南：山东人民出版社，1959.

## 四、现代研究

中药贴脐法治疗便秘，是中医内病外治的一个组成部分。早在《金匮要略》、《本草纲目》等历代医学书籍中均有大量的疾病通过脐部外治，达到治愈的记载。吴尚先在《理瀹骈文》中说："外治之理，即内治之理"。祖国医学认为：脐为先天之结蒂，又为后天之气舍，介于中下焦之间。神阙穴位于脐中，该穴为任脉之主穴，与十二经脉相连，也与脏腑和全身相通，故为通调周身经点。脐之深部直接与大肠相接。《幼科大全·论脐》曰："脐之窍属大肠"。神阙穴为后天固元培本、开窍复苏之要穴，具有温通元阳，苏厥固脱，运肠胃气机，化寒湿积滞等功效[2]。现代医学则认为：脐在胚胎发育中是腹壁最后封闭的一个穴位。从解剖学上看，其表皮角质层最薄，且无胆固醇堆积，屏障弱，渗透性强，脐下有丰富的静脉网和腹下动脉分支，有利于对药物渗透和吸收。药物经脐部皮肤吸收后，直接作用于下腹部，经腹下动静脉分支而进入体循环，很少进入肝脏，可使药物不被肝脏的解毒功能所分解，从而提高药物疗效[3]。同时药物敷脐，接近病处，药走捷径，直达病所，比内服药更能起到直接治疗的功效，所以脐部用药可以治疗各种证型的便秘，尤其是对结肠慢传输型便秘疗效更明显。

### 1.穴位贴敷疗法

在中医学整体观念的指导下，穴位贴敷疗法能够使药物从皮肤黏膜吸收，刺激体内经络，使脏腑之气通畅，调节脏腑阴阳平衡，从而达到治疗效果[4]。因神阙穴为治疗消化系统疾病的要穴，是调节机体上焦、中焦、下焦气机的关键枢纽，可运行气血，故常采用神阙穴贴敷疗法治疗便秘。同时，对于三天及以上未解大便的患者，加取双侧足三里进行穴位贴敷。因为足三里穴是"足阳明胃经"的主要穴位之一，它具有调理脾胃功能，可使胃肠蠕动有力而规律，并能提高多种消化酶的活力，增进食欲，帮助消化[5]。中药穴位贴敷，敷贴药物：芒硝20g、番泻叶15g、广木香12g、槟榔15g、枳实15g、生大黄15g。

制作方法：各类药物混合后将之研磨为细末并妥善保存，需要治疗时用食醋或石蜡油、蜂蜜调至为糊状，并放在穴位贴上，贴敷于对应的穴位。用法：选择患者的神阙穴、足三里将药物敷贴并妥善固定，每次进行4~6小时的贴敷，每天治疗1次。

### 2. 穴位按揉

常采用腹部气海、关元、天枢以及足三里等穴位进行按揉。患者取舒适体位，并方便操作者操作，操作者将拇指指腹放于患者的穴位上，压力由轻到重，使患者产生酸、麻、胀、痛"得气"的感觉。3次/d，10min/次，连续按压4d为1个疗程[6]。

### 3. 耳穴埋豆疗法

耳穴埋豆疗法是利用王不留行籽对准耳穴压痛点以及对应的穴位放置并加以固定，通常采用的穴位为直肠、大肠、胃、脾、肾、三焦等，利用合适的按摩手法，使患者产生酸、麻、胀、痛等刺激感觉，通过经络传导刺激，调节胃肠道活动，改善胃肠道的功能[7]，以达到治疗疾病的目的。督促患者每天按压2~3次，每次3~5min，按压力度以出现有酸、胀、热或放射感为宜，睡前1h暂停按压。3d更换1次耳贴，两耳交替，4次为1个疗程[8]。

### 4. 中医定向透药疗法

中医定向透药疗法指的是利用非对称的中频电流，同时保留一定能量的负向脉冲，使皮肤电阻下降，对药物离子产生定向的推动力，使药物离子透入人体穴位或患部，促进气血运行，从而起到促进肠蠕动，达到通便效果的作用。取穴：神阙穴。刺激该穴位，能通过脐部的经络循行速达病所，起到疏通经络、调节脏腑、泻热通便的作用。时间为30min，每天1次，4次为1个疗程，连续治疗7个疗程。

### 5. 精神心理疗法

忧思伤脾，若脾虚无力运化，则导致气滞、肠燥失润、传导失常，发生便秘因此在护理过程中，我们要多与患者沟通交流，减少不必要的思虑。我们可以采用说理开导法、释疑解惑法、宣泄解郁法等方法，让患者说出自己心中的思虑，但在开导过程中，一定要真诚体贴，因人施护。

［参考文献］

［1］中华医学会消化病学分会胃肠动力学组，中华医学会外科学分会结直肠肛门外科学组.中国慢性便秘诊治指南（2013，武汉）［J］.胃肠病学，2013，18（10）：605–612.

［2］艳静，卞红磊，赵发．便秘的国内流行病学研究进展［J］．疾病控制杂志，2004，8（5）：449-451.

［3］杨润，吕楚，冯培民．功能性便秘的中医治疗［J］．黑龙江医学，2014，38（1）：109-110.

［4］刘东．中医康抚护理对腹腔镜术后腹胀及疼痛的影响，西部中医药，2017，30（4）：133-135.

［5］张洁，马慧等．耳穴贴压联合穴位按摩预防妇科腹腔镜术后腹胀的效果观察［J］．中医保健营养，2019，29（10）：300-301.

［6］孟玉等．便秘的中医药治疗进展［J］．中医研究，2018，12（31）：69-73.

［7］皮桂芳，张月娟，陈燕．耳穴压豆联合中医定向透药疗法护理脑卒中患者便秘的临床观察［J］．包头医学，2015，39（2）：81-83.

［8］张晓玉，王风彩．中医定向透药疗法治疗长期卧床患者便秘的临床效果观察［J］．世界临床医学，2015，9（12）：206-207.

# 第三节 肝胆系疾病

## 眩 晕

### 一、概述

眩晕是由阴虚风动、痰浊及瘀血等引起的清窍失养、脑髓不充，临证以头晕、眼花为主症的一类病证。轻者闭目即止，重者如坐车船，旋转不定，不能站立，或伴恶心、呕吐、汗出、面色苍白等，甚则突然昏倒。眩指眼花，晕指头晕，两者常同时并见，故合称为"眩晕"。在古典医籍的记载中，眩晕尚有"眩"、"眩运"、"头眩"、"头风眩"等别名。外感六淫，内伤七情，皆可致眩。

西医学中的耳性眩晕，如梅尼埃综合征、晕动病等；脑性眩晕，如脑动脉粥样硬化、椎基底动脉供血不足、颅脑占位性疾病等以及其他原因如高血压、低血压、中毒、神经症、眼部疾患及外伤所致眩晕，凡以头昏眼花为主要表现者，均可参考本篇有关内容辨证论治。

### 二、病因病机

本病的发生，以虚者居多，阴虚则肝风内动，血少则清空失养，精亏则髓海不足，均可导致眩晕。其次，痰浊中阻，或瘀血阻窍，亦可发生眩晕。可归纳为如下方面。素体阳盛，肝阳偏亢，化火生风，风升火动，上扰清空，发为眩晕；长期忧郁恼怒，肝气郁结，气郁化火，君相火旺，循经上冲，头目清窍不利亦作眩；若肝阴暗耗而致阴虚阳亢，风火相煽，则眩晕加剧。思虑劳倦，饮食不节，损伤脾胃；先天禀赋不足或年老阳气虚衰，脾胃虚弱，化源不足；久病不愈，耗伤气血；失血过多，虚而未复均可导致气血两虚，气虚则清阳不展，血虚则脑失所养，从而发为眩晕。

肾为先天之本，藏精生髓。先天禀赋不足，肾精不充；年老肾亏，精虑髓减；久病伤肾，肾精虚少；纵欲过度，肾失封藏，以至肾精亏耗，不能生髓充脑，脑失所养，发为眩晕。嗜酒肥甘，饥饱无常，或思虑劳倦，伤及于脾，脾失健运，水谷不能化为精微，聚湿生痰，痰浊中阻，清阳不升，浊阴不降，蒙蔽清窍，发为眩晕。若痰浊郁而化火，痰火上犯清窍，可致眩晕加重。

## 三、辨证论治

### 1. 肝阳上亢

主要证候：证候特点：眩晕耳鸣，头胀且痛，每因疲惫或恼怒而头晕、头痛加剧，面时潮红，急躁易怒，少寐多梦，口苦，舌质红，苔黄，脉弦。

证机概要：肝阳上亢，上冒清空，故头晕头痛。

治疗原则：平肝潜阳，滋养肝肾。

**代表方药**

摩顶油方

【组成】莲子草、栀子叶、生麦门冬、生地黄、吴蓝，五味药并捣取汁各1500g，连翘50g，秦艽50g，甘草50g，防风50g，细辛50g，地骨皮50g，大青50g，紫草茸50g，紫苏叶50g。

【制法】一十四味，除前五味汁外，粗捣筛，用绢袋盛，同五味汁煎减半去滓，澄清后，入麻油500g和匀，重煎又减半，收入瓶内14日，细研马牙硝200g搅匀。

【用法】取适量摩于头顶上。

**来源**：孟宪武.中国膏药药膏掺药全书.沈阳：辽宁科学技术出版社，1998.

### 2. 气血亏虚

主要证候：眩晕动则加剧，劳累即发，面色㿠白，唇甲不华，发色不泽，心悸少寐，神疲懒言，饮食减少，舌质淡，脉细弱。

证机概要：虚则清阳不展，血虚则脑失所养，故头晕且遇劳加重。

治疗原则：补养气血。

**代表方药**

摩顶细辛膏方

【组成】细辛150g，当归150g，桂心100g，天雄100g，白芷75g，芎䓖50g，干姜50g，乌头100g，松柏叶各200g，生地黄2500g，朱砂50g细研，猪肪1kg。

【制法】右件药九味，捣筛如麻子大，以地黄汁浸一宿，先煎猪肪，销去筋膜，下火停冷，下地黄汁并浸诸药同煎，令白芷黄色去滓，入朱砂末，用柳木篦不住手搅令凝，收于瓷盒内。

【用法】摩于头顶上。

**来源：**孟宪武.中国膏药药膏糁药全书［M］.沈阳：辽宁科学技术出版社，1998.

**3. 痰浊中阻**

主要证候：眩晕而见头重如蒙，胸闷恶心，食少多寐，苔白腻，脉濡滑。

证机概要：痰浊蒙蔽清阳，则头晕头重如蒙。

治疗原则：燥湿祛痰，通络止眩。

**代表方药**

青莲摩顶膏方

【组成】生油500g，真酥150g，莲子草汁500g，吴蓝50g，大青50g，葳蕤50g，槐子仁50g，山栀子仁50g，淡竹叶50g，长理石50g，盐花100g，曾青50g，川朴硝100g。

【制法】先取油、酥、莲子汁三味，于铜锅中以慢火熬令如鱼眼沸，即加入前六位药（吴蓝、大青、葳蕤、槐子仁、山栀子仁、淡竹叶）材于绵袋内，药煎之半日，去药，别用绵滤过，又净拭铛，却入药，油煎令微沸，即下长理石等四味，以柳木篦轻搅十余沸，膏成，收于不津器中。

【用法】每用涂顶及无发处，匀涂以铁匙摩之，令膏入脑即止。

**来源：**孟宪武.中国膏药药膏糁药全书［M］.沈阳：辽宁科学技术出版社，1998.

## 四、现代研究

膏剂治疗眩晕具有用药途径简便，疗效确切的优势。外用膏剂治疗眩晕经常与其他治疗方法配合应用，例如穴位按摩、穴位膏摩、艾条灸等方法，经多项临床研究观察，疗效更佳。

**1. 陈巧风应用穴位敷贴联合经穴推拿治疗颈椎病引发的眩晕**[1]

【药物组成】桑枝、黄芪、徐长卿各30g，威灵仙20g，防风、天麻、乳香、没药、桂枝各12g，赤芍、当归各10g，白芷、姜黄各6g，细辛、干姜各3g。

【制备方法】上述药物研磨成粉末，加姜汁调和成糊状，均匀涂抹在棉纸上，外层涂一层三黄油膏，制成贴敷药膏。

【操作方法】在经穴推拿基础上，每日将疼痛部位清洗后贴上贴敷药膏，24h更换1次，治疗3周。

【疗效总结】经3周的临床观察，疗效肯定，能明显改善临床症状，观察组眩晕症状与功能得分高于对照组，差异有统计学意义（P<0.05）。

### 2.钱凤华应用穴位敷贴疗法治疗眩晕病[3]

【药物组成】冰片20g、枳实30g、菊花30g、夏枯草30g、牛膝50g、白芍50g、知母50g、生地60g、天麻60g以及田七粉60g。

【制备方法】将以上诸药打磨成细粉末之后混匀，取药5g用蜂蜜进行调制，呈糊状之后将其搓成丸状，并放置于贴膏内。

【操作方法】选取大椎穴、内关穴、涌泉穴以及风池穴进行贴敷，将贴膏贴于穴位处，每次贴敷的时间为6~8小时，贴膏需要24h更换1次，治疗4周为一疗程。

【疗效总结】经过4周治疗后，观察组眩晕评分以及血压状况与对照组相比较低，VSS-C评分与对照组相比较高，差异有统计学意义（P<0.05）。

### 3.覃桂香应用穴位贴敷配合艾条灸治疗眩晕[4]

【药物组成】冰片、石菖蒲、白芥子等，比例1.2：1.5：1.2。

【制备方法】上述药物加适量生鲜姜汁调为糊状，用小匙取少量放于专用自黏性无菌凹口辅料内。

【操作方法】取太阳穴，穴位处皮肤用75%酒精消毒待干，再将调制好的敷贴平整贴于患者双侧太阳穴。每次贴3~5h，每日1次，次日相同时间点再贴，3天为1个疗程，共观察1周。

【疗效总结】穴位贴敷配合艾条灸法能有效改善眩晕症状，观察组患者治疗3d和1周后总有效率显著高于对照组，差异有统计学意义（P<0.05）。

［参考文献］

［1］陈巧凤.穴位敷贴联合经穴推拿治疗颈椎病［J］.中医学报，2020，35（04）：881-884.

［2］钱凤华.穴位贴敷法治疗眩晕病的效果观察［J］.中西医结合心血管病电子杂志，2018，6（34）：166-167.

［3］覃桂香.穴位贴敷配合艾条灸治疗眩晕的效果观察［J］.当代护士（上旬刊），2017（11）：145-146.

# 中 风

## 一、概述

中风是由于外感、饮食情致等因素引起的阴阳失调，气血逆乱，上犯于脑，以卒然昏仆、不省人事，伴口眼歪斜、言语不利、半身不遂为主症的病证，或不经昏仆而仅以口眼歪斜、半身不遂为主症。本病为中医四大难证之首，多见于中老年人，四季均可发病，尤以冬春两季为发病高峰，有发病率高、致残率高、病死率高的特点。

根据中风的临床表现西医学中的急性脑血管疾病，如缺血性中风、出血性中风、短暂性脑缺血发作等，均可参照本病进行辨证论治。

## 二、病因病机

头为"诸阳之会"，五脏之精血，六腑之清气，皆上注于脑。中风之发生，主要在于患者素体气血亏虚，心肝、肾三脏功能失调，加之内伤积损或饮食不节、或情志所伤，或外邪侵袭等诱因，致机体阴阳失调，气血运行受阻，肌肤筋脉失于濡养或阴亏于下，肝阳暴张，阳化风动，血随气逆，挟痰挟火，横窜经络，蒙蔽清窍，而成上实下虚，阴阳互不维系的危急证候。

## 三、辨证论治

### （一）中经络

#### 1. 脉络空虚，风邪入中

主要证候：平素经常肌肤不仁，手足麻木，突然口眼歪斜，语言不利，口角流涎，甚则半身不遂。或兼见恶寒、平素经常发热、肢体拘急关节酸痛等症。苔薄白、脉浮数。

证机概要：正气不足，脉络空虚，卫外不固，风邪得以乘虚入中经络；痹阻气血，故口眼歪斜，语言不利，口角流涎，甚则半身不遂。

治疗原则：祛风、化痰、养血、通络。

**代表方药**

疏风膏

【组成】川乌300g，草乌300g，胆南星200g，乳香150g，没药150g，干地龙50g。

【制法】为细末，陈酒调制。

【用法】敷于手足局部不仁或痛处。

来源：孟宪武．中国膏药药膏糁药全书．沈阳：辽宁科学技术出版社，1998.

### 2.肝肾阴虚，风阳上扰

主要证候：平素头晕头痛，耳鸣目眩，少寐多梦，突然发生口眼㖞斜，舌强语謇。或手足重滞，甚则半身不遂等症。舌质红或苔腻，脉弦细数或弦滑。

证机概要：风阳内动，挟痰走窜经络，脉络不畅，故突然口眼㖞斜，舌强语謇，半身不遂。

治疗原则：滋阴潜阳，息风通络。

**代表方药**

舒筋活络膏

【组成】夏枯草15g，鸡血藤25g，金果榄15g，冬虫夏草20g，金银花30g，连翘25g，桑寄生30g，没药15g，海风藤15g，当归20g，生杭芍15g，川芎10g，细生地15g，川羌活15g，威灵仙15g，独活15g，木瓜15g，广橘皮15g，川郁金15g，半夏15g，生甘草10g，麝香面5g。

【制法】用香油1500g，将药炸枯，滤净渣，入黄丹1000g收膏。

【用法】涂抹于患处。

来源：孟宪武．中国膏药药膏糁药全书．沈阳：辽宁科学技术出版社，1998.

## （二）中脏腑

### 1.闭证

主要证候：闭证的主要症状是突然昏仆，不省人事，牙关紧闭，口噤不开，两手握固，大小便闭，肢体强痉。根据有无热象，又有阳闭和阴闭之分。阳闭除上述闭证的症状外，还有面赤身热，气粗口臭，躁扰不宁，苔黄腻，脉弦滑而数。阴闭：除上述闭证的症状外，还有面白唇暗，静卧不烦，四肢不温，痰涎壅盛，苔白腻，脉沉滑缓。

证机概要：阳闭证候为肝阳暴张，阳升风动，气血上逆，挟痰火上蒙清窍，故突然昏仆不省人事。阴闭证候为痰湿偏盛，风挟痰湿，上蒙清窍，内闭经络，故突然昏仆，不省人事，口噤不开，两手握固，肢体强痉。

治疗原则：阳闭：清肝息风，辛凉开窍；阴闭：豁痰息风，辛温开窍。

**代表方药**

古转舌膏

【组成】川大黄600g，朴硝600g，甘草600g，山栀子仁300g，薄荷叶300g，黄芩300g，连翘1250g。

【制法】研为细末，并以姜汁调制。

【用法】涂抹于胸部或敷颈部一周。

**来源**：孟宪武．中国膏药药膏掺药全书．沈阳：辽宁科学技术出版社，1998．

### 2. 脱证

主要证候：突然昏仆，不省人事，目合口张，鼻鼾息微，手撒肢冷，汗多；大小便自遗，肢体软瘫，舌痿，脉细弱或脉微欲绝。

证机概要：阳浮于上，阴竭于下，阴阳有离决之势，正气虚脱，心神颓败，故见突然昏仆，不省人事，目合口张、鼻鼾息微、手撒、舌痿、大小便失禁等五脏败绝的危症。

治疗原则：清热除湿，化瘀止痛。

代表方药：未见膏贴疗法，对证应立即用大剂参附汤合生脉散。

## 四、现代研究

### 1. 贺兴辉等应用舌针、头皮针配合解语膏贴敷治疗中风后失语[1]

【药物组成】生草乌、穿山甲、三七粉、红海蛤、冰片、薄荷脑。

【制备方法】按照一定比例打粉，加入赋型剂做成膏剂。

【操作方法】每晚8：00将药膏涂于三伏贴专用膏药贴中心，固定于患者一侧的涌泉穴和劳宫穴，留置12h，第2天早晨去掉。左右两侧穴位交替治疗，每日1次，6次为1疗程，2个疗程之间间隔1d。

【疗效总结】28例患者治疗4个疗程后，复述、理解、命名、自发谈话评分及总分均较治疗前提高。

### 2. 杨冬梅等应用针刺联合穴位敷贴改善中风患者肢体功能及生活能力[2]

【药物组成】艾叶、全蝎、白芥子、吴茱萸，比例5：5：13：13。

【制备方法】上述药物全部磨成粉末状，使用鲜姜汁调和成膏状，切成长2.5cm、宽2.5cm，厚2.5cm的正方形，使用胶布将切好的药块贴于患者穴位处。

【操作方法】针刺联合穴位敷贴，取患者肝俞穴、肾俞穴、气海穴及命门穴，上述穴位每天贴敷1次，以14次作为1个疗程，共计4个疗程。

【疗效总结】针刺联合穴位敷贴研究组肢体功评分高于对照组；针刺联合穴位敷贴研究组日常生活能力评分高于对照组（P<0.05）。

### 3. 李丹丹应用传统黑膏药穴位贴敷治疗中风病恢复期[3]

【药物组成】黄芪300g、薏米200g、川芎150g、当归150g、赤芍150g、桃仁100g、红花100g、五加皮100g、苍术100g、地龙100g、僵蚕80g、蜈蚣80g、水蛭50g。

【制备方法】取上述药物加入芝麻油熬制黏稠，后加入红丹收膏，准备2cm×2cm大小的棉布，将膏药置入中间使之成直径1cm左右的圆形。

【操作方法】上肢不遂者取肩髃、外关、曲池、合谷穴，下肢不遂者取足三里、阳陵泉、环跳、悬钟穴，常规清洁上述穴位皮肤后，将膏药敷贴于上述穴位，连续敷贴72h后去除，间隔2h后敷贴新的黑膏药，3贴为1个疗程，间隔1d后继续下个疗程，连续敷贴3个疗程。

【疗效总结】治疗后，两组患者的NHISS评分均较治疗前显著降低（P<0.05），且中药组治疗后的NHISS评分显著低于对照组（P<0.05）。

[参考文献]

［1］贺兴辉，贺成功，蔡圣朝，徐斌. 舌针、头皮针配合解语膏贴敷治疗中风后失语28例［J］. 中国针灸，2018，38（12）：1329-1330.

［2］杨冬梅，冼卫民. 针刺联合穴位敷贴对中风患者肢体功能及生活能力的影响［J］. 当代护士（中旬刊），2020，27（09）：95-96.

［3］李丹丹. 传统黑膏药穴位贴敷对中风病恢复期的疗效分析［J］. 按摩与康复医学，2020，11（07）：52-53.

# 胁　痛

## 一、概述

胁痛主要由情志、外伤、饮食或久病等因素引起肝络不通或不荣，以一侧或两侧胁肋部疼痛为主要表现的一种病证。胁，指侧胸部，为腋以下至第十二肋骨部位的统称。如《医宗金鉴·卷八十九》明确指出："其两侧自腋而下，至肋骨之尽处，统名曰胁。"

胁痛病证，可见于西医多种疾病之中，如急性肝炎、慢性肝炎、肝硬化、肝寄生虫病、肝癌、急性胆囊炎、慢性胆囊炎、胆石症、慢性胰腺炎、胁肋外伤以及肋间神经痛等。以上疾病若以胁痛为主要症状时皆可参考本病辨证论治。

## 二、病因病机

胁痛主要责之于肝胆。因为肝位居于胁下，其经脉循行两胁，胆附于肝，与肝呈表里关系，其脉亦循于两胁。肝为刚脏，主疏泄，性喜条达；主藏血，体阴而用阳。若情志不舒，饮食不节，久病耗伤，劳倦过度，或外感湿热等病因，累及于肝胆，导致气滞、血瘀、湿热蕴结，肝胆疏泄不利，或肝阴不足，络脉失养，即可引起胁痛。其具体病因病机分述如下：

（1）肝气郁结：若情志不舒，或抑郁，或暴怒气逆，均可导致肝脉不畅，肝气郁结，气机阻滞，不通则痛，发为胁痛。

（2）瘀血阻络：气行则血行，气滞则血瘀。肝郁气滞可以及血，久则引起血行不畅而瘀血停留，或跌仆闪挫，恶血不化，均可致瘀血阻滞胁络，不通则痛，而成胁痛。

（3）湿热蕴结：外感湿热之邪，侵袭肝胆，或嗜食肥甘醇酒辛辣，损伤脾胃，脾失健运，生湿蕴热，内外之湿热，均可蕴结于肝胆，导致肝胆疏泄不利，气机阻滞，不通则痛，而成胁痛。

肝阴不足素体肾虚，或久病耗伤，或劳欲过度，均可使精血亏损，导致水不涵木，肝阴不足，络脉失养，不荣则痛，而成胁痛。

总之，胁痛主要责之于肝胆，且与脾、胃、肾相关。病机转化较为复杂，既可由实转虚，又可由虚转实，而成虚实并见之证；既可气滞及血，又可血瘀阻气，以致气血同病。胁痛的基本病机为气滞、血瘀、湿热蕴结致肝胆疏泄不利，不通则痛，或肝阴不足，络脉失养，不荣则痛。

### 三、辨证论治

#### 1. 肝气郁结
主要证候：胁肋胀痛，走窜不定，甚则连及胸肩背，且情志不舒则痛增，胸闷，善太息，得嗳气则舒，饮食减少，脘腹胀满，舌苔薄白，脉弦。

证机概要：肝气郁结若情志不舒，或抑郁，或暴怒气逆，均可导致肝脉不畅，肝气郁结，气机阻滞，不通则痛，发为胁痛。

治疗原则：疏肝理气。

**代表方药**

平肝顺气和中膏

【组成】苍术100g、香附100g、陈皮50g、川芎50g、栀子50g、神曲50g、枳实50g、青皮50g、半夏50g、麦冬50g、吴茱萸50g、黄连50g、赤苓50g、砂仁50g、木香50g、山楂50g、干姜50g、甘草50g、苏子50g、萝卜子50g、白芥子50g。

【制法】上述药物磨为细末，加入丹油熬制。

【用法】敷于两胁或疼痛处。

来源：（清）吴师机. 理瀹骈文. 北京：人民卫生出版社，1984.

### 2. 瘀血阻络

主要证候：胁肋刺痛，痛处固定而拒按，疼痛持续不已，入夜尤甚，或胁下有积块，或面色晦暗，舌质紫暗，脉沉弦。

证机概要：气行则血行，气滞则血瘀。肝郁气滞可以及血，久则引起血行不畅而瘀血停留，或跌仆闪挫，恶血不化，均可致瘀血阻滞胁络，不通则痛，而成胁痛。

治疗原则：活血化瘀，理气通络。

**代表方药**

（1）桃红膏

【组成】石灰200g，大黄50g，肉桂25g。

【制法】风化石灰200g铁锅炒热，入大黄末50g再共同炒红取起，入肉桂末15g，共和匀，米醋调成膏，摊厚帛上贴之。

来源：孟宪武. 中国膏药药膏掺药全书. 沈阳：辽宁科学技术出版社，1998.

（2）舒肝利肺和脉膏《慈禧光绪医方选议》

【组成】生香附50g，独活30g，麻黄30g，僵蚕30g，小青皮40g，山甲30g，姜黄片25g，郁金30g，宣木瓜50g，当归50g，杭芍30g，川芎25g，透骨草40g，乳没各30g，续断40g，五加皮30g。

【制法】上述药物用香油四斤炸枯、去渣，入黄丹120g令其老嫩合宜为膏。

【用法】贴于肩并、肺俞穴，贴时兑麝香五厘，撒于膏药中贴之。

来源：孟宪武. 中国膏药药膏掺药全书. 沈阳：辽宁科学技术出版社，1998.

### 3. 湿热蕴结

主要证候：胁肋胀痛，触痛明显而拒按，或引及肩背，伴有脘闷纳呆，恶心呕吐，厌食油腻，口干口苦，腹胀尿少，或有黄疸，舌苔黄腻，脉弦滑。

证机概要：湿热蕴结外感湿热之邪，侵袭肝胆，或嗜食肥甘醇酒辛辣，损伤脾胃，脾失健运，生湿蕴热，内外之湿热，均可蕴结于肝胆，导致肝胆疏泄不利，气机阻滞，不通则痛，而成胁痛。

治疗原则：清热利湿，理气通络。

**代表方药**

疏肝膏贴

【组成】独活375g，皂角75g，姜黄250g，续断250g，蔓荆子250g，紫荆皮250g，当归100g，川芎50g。

【制法】上药研粉配饴糖调和，分别平摊于10cm×5cm×0.1cm和2cm×2cm×

0.2cm棉纸上，制成舒肝贴。

【用法】贴于单侧或双侧胁肋部。

来源：陈庆. 舒肝贴穴位贴敷治疗慢性乙型肝炎胁痛的疗效观察［J］. 护理研究，2013，27（26）：2890-2891.

## 四、现代研究

### 1. 龚文亮等应用消痛散穴位敷贴治疗慢性乙型肝炎胁痛[1]

【药物组成】黄芪300g，柴胡60g，枳实100g，吴茱萸100g，炮山甲100g，干姜200g、制乳香100g、制没药100g，土鳖虫100g。

【制备方法】黄芪、柴胡、枳实、吴茱萸、炮山甲，浓煎取汁500ml，加入干姜200g、制乳香100g、制没药100g、土鳖虫100g（上四味研末）制成药膏。

【操作方法】敷于章门、期门、日月、肝俞、脾俞、足三里穴位上，以异型贴固定，24小时更换1次，15日为1个疗程，共1个疗程。

【疗效总结】穴位敷贴组患者在1个疗程后，胁痛改善程度明显优于对照组（P<0.05）。

### 2. 陈庆应用舒肝贴穴位贴敷治疗慢性乙型肝炎胁痛[2]

【药物组成】独活375g，皂角75g，姜黄250g，续断250g，蔓荆子250g，紫荆皮250g，当归100g，川芎50g。

【制备方法】上药研粉配饴糖调和，分别平摊于10cm×5cm×0.1cm和2cm×2cm×0.2cm棉纸上，制成舒肝贴。

【操作方法】选取右锁骨中线胁部肝区局部贴敷配合采用穴位贴敷，穴位选期门、日月、章门、肝俞、胆俞、脾俞，穴位常规消毒后将药贴敷于上述穴位上，以异型贴固定。24h更换1次，两组均治疗2周。

【疗效总结】治疗组总有效率（80.0%）高于对照组（55.0%）；治疗后治疗组生活质量高于对照组。舒肝贴穴位贴敷可以明显改善病人胁痛程度，提高病人生活质量（P<0.05）。

### 3. 陈静等应用肝舒贴治疗慢性肝病胁痛[3]

【药物组成】黄芪、莪术、穿山甲等。

【操作方法】取肝舒贴，贴于肝区胁肋疼痛部位（期门、日月、章门）和肝俞、足三里处，2~3日1次，2周为1个疗程。

【疗效总结】治疗后，肝舒贴治疗组胁痛缓解起效时间、持续止痛时间方面治疗组明显优于对照组（P<0.05）。

[参考文献]

[1] 龚文亮，吴荔，郑其进，梁景露. 消痛散穴位敷贴治疗慢性乙型肝炎胁痛的临床研究 [J]. 现代医院，2016，16（01）：51-55.

[2] 李丹丹. 传统黑膏药穴位贴敷对中风病恢复期的疗效分析 [J]. 按摩与康复医学，2020，11（07）：52-53.

[3] 陈静，王灵台，赵钢. 肝舒贴治疗慢性肝病胁痛的临床研究 [J]. 上海中医药杂志，2004（10）：6-8.

# 黄 疸

## 一、概述

黄疸是由于感受湿热疫毒等外邪，导致湿浊阻滞，脾胃肝胆功能失调，胆液不循常道，随血泛溢引起的以目黄、身黄、尿黄为主要临床表现的一种肝胆病证。黄疸为临床常见病证之一，男女老少皆可罹患，但以青壮年居多。

本病与西医所述黄疸意义相同，大体相当于西医学中肝细胞性黄疸、阻塞性黄疸、溶血性黄疸、病毒性肝炎、肝硬化、胆石症、胆囊炎、钩端螺旋体、某些消化系统肿瘤，以及出现黄疸的败血症等，若以黄疸为主要表现者，均可参照本病辨证论治。

## 二、病因病机

黄疸的病因主要有外感时邪，饮食所伤，脾胃虚弱及肝胆结石、积块瘀阻等，其发病往往是内外因相因为患。

（1）外感时邪：外感湿浊、湿热、疫毒等时邪自口而入，蕴结于中焦，脾胃运化失常，湿热熏蒸于脾胃，累及肝胆，以致肝失疏泄，胆液不循常道，随血泛溢，外溢肌肤，上注眼目，下流膀胱，使身目小便俱黄，而成黄疸。若疫毒较重者，则可伤及营血，内陷心包，发为急黄。

（2）饮食所伤：饥饱失常或嗜酒过度，皆能损伤脾胃，以致运化功能失职，湿浊内生，随脾胃阴阳盛衰或从热化或从寒化，熏蒸或阻滞于脾胃肝胆，致肝失疏泄，胆液不循常道，随血泛溢，浸淫肌肤而发黄。如《金匮要略·黄疸病脉证并治》曰："谷气不消，胃中苦浊，浊气下流，小便不通，……身体尽黄，名曰谷疸。"

（3）脾胃虚弱：素体脾胃虚弱，或劳倦过度，脾伤失运，气血亏虚，久之肝失所养，疏泄失职，而致胆液不循常道，随血泛溢，浸淫肌肤，发为黄疸。若素体脾阳不足，病后脾阳受伤，湿由内生而从寒化，寒湿阻滞中焦，胆液受阻，致胆液不循常道，随血泛溢，浸淫肌肤，也可发为黄疸。

此外，肝胆结石、积块瘀阻胆道，胆液不循常道，随血泛溢，也可引起黄疸。

## 三、辨证论治

### 1. 阳黄

主要证候：初起目白睛发黄，迅速至全身发黄，色泽鲜明，右胁疼痛而拒按，壮热口渴，口干口苦，恶心呕吐，脘腹胀满，大便秘结，小便赤黄、短少，舌红，苔黄腻或黄糙，脉弦滑或滑数。

证机概要：湿热内盛，阳热偏甚，熏蒸肝胆，以致身目发黄，黄色鲜明，发热口渴。

治疗原则：清热利湿、佐以通腑。

**代表方药**

茵陈敷膏

【组成】茵陈蒿、生姜。

【制法】茵陈蒿一把同生姜一块捣烂。

【用法】将膏药均匀抹于四肢躯干发黄处。

来源：孟宪武. 中国膏药药膏掺药全书［M］. 沈阳：辽宁科学技术出版社，1998.

### 2. 急黄

主要证候：起病急骤，黄疸迅速加深，身目呈深黄色，胁痛，脘腹胀满，疼痛拒按，壮热烦渴，呕吐频作，尿少便结，烦躁不安，或神昏谵语，或衄血、尿血，皮下紫斑，或有腹水，继之嗜睡昏迷，舌质红绛，苔黄褐干燥，脉弦大或洪大。

证机概要：疫毒重感，病势暴急凶险，热毒侵入营血，内陷心包，以致黄疸迅速加深，壮热烦渴，神昏谵语。

治疗原则：清热解毒，凉血开窍。

代表方药：未见相关膏方疗法，方剂以千金犀角散主之。

### 3. 阴黄

主要证候：身目俱黄，黄色晦暗不泽或如烟熏，右胁疼痛，痞满食少，神疲畏寒，腹胀便溏，口淡不渴，舌淡苔白腻，脉濡缓或沉迟。

证机概要：素体脾虚阴盛，湿从寒化，寒湿阻遏，肝胆失疏，以致黄色晦暗，神疲畏寒。

治疗原则：温中化湿，利胆去黄。

**代表方药**

黄疸外治秘方（孟氏家传方）

【组成】生姜500g，醋500g，苍术120g，厚朴90g，陈橘皮60g，甘草30g。

【制法】生姜捣烂后使用醋与上述药物粉末调匀。

【用法】将药膏涂于全身发黄处，少顷通身汗出或战栗，以内泻黄水而愈。

**来源：** 孟宪武. 中国膏药药膏掺药全书. 沈阳：辽宁科学技术出版社，1998.

## 四、现代研究

### 1. 张阳等应用茵陈散热敷关元穴治疗肝硬化腹水黄疸[1]

【药物组成】茵陈、泽泻、桂枝、土茯苓、栀子、鳖甲等药物。

【制备方法】上述药物纱布封包，清水浸泡0.5h，后放锅中蒸1h，趁温将药包外敷。

【操作方法】上述药包外敷于关元穴，0.5h/次，治疗4周。

【疗效总结】经4周治疗后，疗效肯定，临床症状、体征、肝功能指标改善明显优于对照组（P<0.05）。

### 2. 张晓艳应用中药穴位敷贴疗法辅助治疗黄疸型慢性乙型肝炎[2]

【药物组成】猪苓10g，泽泻10g，大黄15g，黄柏10g，龙胆草20g，茵陈10g，栀子10g，百部粉20g，白酒10ml。

【制备方法】将所有药物研磨成粉，使用10ml的白酒将上述药粉调成糊状。

【操作方法】将此药糊敷贴于患者的脐部，用纱布对药糊进行覆盖，并用胶布将纱布固定牢。每天敷贴的时间为上午8点至12点，每天用药1次，共治疗4周。

【疗效总结】治疗4周后，中药穴位敷贴组患者治疗的总有效率更高，接受治疗后其临床症状积分与血清总胆红素的水平均更低（P<0.05）。

### 3. 张娟等应用中药穴位敷贴辅助治疗黄疸型慢性乙型肝炎[3]

【药物组成】茵陈20g，连翘20g，黄柏20g，栀子20g，大黄20g，荆芥20g，百部粉20g，白酒10ml。

【制备方法】取上述药物研磨成粉，使用白酒调匀。

【操作方法】敷于脐部，盖以纱布，胶布固定；每日1次，每次贴8~12h，并维持治疗2周。

【疗效总结】治疗2周后，治疗组总有效率高于对照组，且治疗组的症状总评分和总胆红素改善情况优于对照组（P<0.05）。

[ 参考文献 ]

[1] 张阳，薛淑英，管蕾蕾. 茵陈散热敷关元穴治疗肝硬化腹水133例临床观察 [J]. 社区医学杂志，2008（20）：56-57.

[2] 张晓艳. 用中药穴位敷贴疗法辅助治疗黄疸型慢性乙型肝炎的效果评价 [J]. 当代医药论丛，2018，16（22）：173-175.

[3] 张娟，杨帆，邵冬珊. 中药穴位敷贴辅助治疗黄疸型慢性乙型肝炎的临床疗效观察 [J]. 湖北中医杂志，2017，39（05）：14-16.

# 积　聚

## 一、概述

积聚是由于体虚复感外邪，情志饮食所伤，以及它病日久不愈等原因引起的，以正气亏虚，脏腑失和，气滞、血瘀、痰浊蕴结腹内为基本病机，以腹内结块；或胀或痛为主要临床特征的一类病证。积聚是涉及腹腔脏器多种疾病，而在临床又比较常见的一类病证。经过长期的临床实践，中医学对积聚的治疗积累了丰富的经验，并在此基础上形成了具有自身特色的理论认识，尤其是扶正祛邪、攻补兼施的治疗思想及有关的一系列方药，对减轻甚至治愈积聚病证，具有重要的意义。

中医文献中的癥瘕、痃癖以及伏梁、肥气、息贲等疾病，皆属积聚的范畴。根据积聚的临床表现，主要包括西医的腹部肿瘤、肝脾肿大，以及增生型肠结核、胃肠功能紊乱、不完全性肠梗阻等疾病，当这些疾病出现类似积聚的证候时，可参阅本节辨证论治。

## 二、病因病机

情志抑郁，饮食损伤，感受邪毒及它病转归是引起积聚的主要原因。其中，情志、饮食、邪毒等致病原因常交错夹杂，混合致病。正气亏虚则是积聚发病的内在因素，积聚的形成及演变，均与正气的强弱密切相关。具体病机如下：

（1）情志抑郁，气滞血瘀。情志致病，首先病及气分，使肝气不舒，脾气郁结，导致肝脾气机阻滞。继则由气及血，使血行不畅，经隧不利，脉络瘀阻。若偏重于影响气机的运行，则为聚；气血瘀滞，日积月累，凝结成块则为积。

（2）酒食内伤，滋生痰浊。由于饮酒过度，或嗜食肥甘厚味、辛辣之品；或饮食不节，损伤脾胃，使脾失健运，以致湿浊内停，甚至凝结成痰。痰浊阻滞之后，又会进一步影响气血的正常运行，形成气机郁滞，血脉瘀阻，气、血、痰互相搏结，而引起积聚。亦有因饮食不调，因食遇气，食气交阻，气机不畅而成聚证者。

（3）邪毒侵袭，留着不去。寒、湿、热等多种外邪及邪毒如果长时间地作用于人体，或侵袭人体之后留着不去，均可导致受病脏腑失和，气血运行不畅，痰浊内生，气滞血瘀痰凝，日久形成积聚。

（4）他病转归，日久成积。黄疸病后，或黄疸经久不退，湿邪留恋，阻滞气血；或久疟不愈；湿痰凝滞，脉络痹阻；或感染血吸虫，虫阻脉道，肝脾气血不畅，脉络瘀阻。以上几种病证，日久不愈，均可转归演变为积证。

## 三、辨证论治

### （一）聚证

#### 1. 肝气郁滞

主要证候：腹中气聚，攻窜胀痛，时聚时散，脘胁之间时或不适，病情常随情绪而起伏，苔薄，脉弦。

证机概要：情志抑郁，肝失疏泄，气不调畅，脾气郁结，导致肝脾气机阻滞。继则由气及血，使血行不畅，经隧不利，脉络瘀阻，时作时止，随情志增减，胸胁攻窜胀痛，部位不定。

治疗原则：疏肝解郁，行气消聚。

**代表方药**

神仙化痞膏

【组成】当归5g，川芎5g，赤芍5g，黄连5g，黄芩5g，丁香25g，生地黄25g，草乌25g，巴豆25g，红花25g，肉桂25g，黄柏50g，栀子50g，苏木50g，川乌50g，大黄100g，穿山甲20片，蜈蚣6条，白花蛇2条，桃枝、柳枝、枣枝各30cm。

【制法】药物剉细，香油1kg浸五七日，桑柴慢火熬至焦黑色、去渣、起白光为度，放冷、滤净、澄清，取75g再入锅，桑柴火熬至油滚，陆续下飞过黄丹炒黑色50g、烧过官粉50g、水飞过炒褐色密陀僧50g，仍慢火熬极沸止，再下嫩松香200g、黄蜡250g，熬至滴水成珠，用厚绵纸摊药。

【用法】用时以微火化开膏药，贴于腹部不适处，根据疼痛程度选择膏药的大小，贴之前，用白酒清洗患处。

**来源：** 孟宪武. 中国膏药药膏掺药全书. 沈阳：辽宁科学技术出版社，1998.

#### 2. 食浊阻滞

主要证候：腹胀或痛，便秘，纳呆，时有如条状物聚起在腹部，重按则胀痛更甚，舌苔腻，脉弦滑。

证机概要：饥饱失常或饮食不节，损伤脾胃，使脾失健运，以致湿浊内停，甚至凝结成痰。痰浊阻滞之后，又会进一步影响气血的正常运行，形成气机郁滞，血脉瘀阻，气、血、痰互相搏结，而引起积聚。

治疗原则：理气化浊，导滞通腑。

### 代表方药

治积聚痞块膏

【组成】川乌25g，草乌25g，羌活25g，灵仙25g，防己25g，生南星25g，半夏25g，元参25g，生地25g，首乌25g，川芎25g，当归25g，白芷25g，赤芍25g，黄芪25g，防风25g，丹皮25g，连翘25g，银花25g，栀子25g，秦艽25g，玉金25g，乌药25g，枳壳25g，青皮25g，红花25g，木香25g，木通25g，官桂25g，芦荟25g，蜂房25g，全蝎25g，山甲25g，头发一团，乌梢蛇20g，大黄50g。

【制法】上药共用香油1kg熬制，再入蟾酥15g、制乳香、没药各35g、儿茶25g熬制成膏药，每大张膏药50g，小张膏药15g。

【用法】用时以微火化开膏药，贴于不适处，根据疼痛程度选择膏药的大小，根据疼痛部位选择贴敷位置。贴之前，用姜片擦净皮肤。

来源：（清）吴师机．理瀹骈文．北京：人民卫生出版社，1984.

### （二）积证

**1. 气滞血阻**

主要证候：积证初起，积块软而不坚，固着不移，胀痛并见，舌苔薄白，脉弦。

证机概要：情志失畅，日久可见由气滞而致血行不畅，脉络瘀阻，结而成块，而见积块软而不坚，固着不移，胀痛并见。

治疗原则：理气活血，通络消积。

### 代表方药

攻积膏

【组成】香附400g（半生半制），灵脂400g（半生半炒），黑丑白丑各50g（半生半煅），川芎100g，大黄100g，当归100g，皂角50g，木鳖50g，僵蚕50g，炮甲50g。

【制法】上两药用麻油1kg，分熬去渣后，并熬，丹收，加入广木香末50g混匀，每大张膏药50g，小张膏药15g。

【用法】用时以微火化开膏药，贴于不适处，根据疼痛程度选择膏药的大小，根据疼痛部位选择贴敷位置。

**来源：**（清）吴师机. 理瀹骈文. 北京：人民卫生出版社，1984.

### 2. 正虚瘀结

主要证候：积块坚硬，疼痛逐渐加剧，饮食大减，面色萎黄或黧黑，消瘦脱形，舌质色淡或紫，舌苔灰糙或舌光无苔，脉弦细或细数。

证机概要：病至后期，正气大伤，气血受损，无力祛邪，瘀留不散，虚者愈虚，实者愈实，而见积块坚硬，留着不去，疼痛加剧，消瘦脱形，饮食大减。

治疗原则：补益气血，化瘀消积。

### 代表方药

化坚膏

【组成】当归尾20g，鳖甲40g，巴豆20g，黄连20g，三棱20g，莪术20g，山甲5g，筋余5g，硼砂20g，硇砂20g，阿魏30g，麝香10g，人参20g，三七20g，山羊血20g，肉桂20g。

【制法】上药前八味以麻油熬，黄丹400g熬膏收，后8味研细，入膏火化、搅匀制膏药，每大张膏药50g，小张膏药15g。

【用法】用时以微火化开膏药，先用热水洗皮肤令透拭干，生姜切片搽数十次，贴膏，根据疼痛程度选择膏药的大小，根据疼痛部位选择贴敷位置。

**来源：**孟宪武. 中国膏药药膏掺药全书. 沈阳：辽宁科学技术出版社，1998.

## 四、现代研究

### 1. 许渠应用芫遂逐水膏穴位敷贴佐治酒精性肝硬化腹水[1]

【药物组成】黄芪30g，甘遂20g，茯苓15g，丹参15g，沉香10g，益母草10g，大腹皮10g。

【制备方法】以上药物经过加工处理后研制成细末，加入蜂蜜、姜汁，形成膏状。在3M透明敷料中置入膏药。

【操作方法】上述膏药，贴敷于期门、两侧足三里、水分，敷贴7h左右，每天敷贴1次，坚持治疗2个月。

【疗效总结】经2个月的临床观察，疗效肯定，敷贴组总有效率为95.35%，高于对照组的79.07%（P<0.05）；治疗后，2组AST、ALT水平较治疗前均降低，ALB水平较治疗前升高，且观察组下降或升高幅度大于对照组（P<0.05）。

### 2. 赵云清应用中药贴脐治疗肝硬化腹水[2]

【药物组成】甘遂15g，大戟15g，芫花6g，莪术5g，桂枝6g，白术10g，冰片6g。

【制备方法】将所有药物研磨成粉，以600ml麻油浸泡1周，煎至药枯后以纱布过滤残渣，再次加热并加入冰片6g，最后以50g蜂蜡入油收膏，将其装至广口容器中备用。

【操作方法】取用膏药贴于脐部，1次/天，每次持续4~6h，以30天为一个疗程。

【疗效总结】连续治疗30天后，脐贴治疗组治疗总有效率明显优于对照组（P<0.05）。

### 3. 刘琛等应用消胀散敷脐治疗肝硬化腹水[3]

【药物组成】甘遂、薄荷、莱菔子、沉香、厚朴、三棱、牵牛子等。

【制备方法】上述药物混合后研成细末，取用约10g，加适量食醋调制为糊状，均匀涂抹于纱布上，面积约7cm×7cm×1cm。

【操作方法】嘱患者平卧，将调配好的消胀散纱布置于患者神阙穴上，用胶布或绷带固定，每次敷4~6h，1日1次，14天为1个疗程。可在敷贴上外用热毛巾热敷，使药物能更好的渗透，增强药效。

【疗效总结】1个疗程后敷贴治疗组患者有效率为89.7%，明显高于对照组有效率（P<0.05）。

[参考文献]

[1]许渠. 芫遂逐水膏穴位敷贴佐治酒精性肝硬化腹水的临床效果观察[J]. 临床合理用药杂志，2019，12（05）：75-76.

[2]赵云清. 西药联合应用中药贴脐治疗肝硬化腹水的疗效分析[J]. 辽宁中医杂志，2016，43（04）：793-795.

[3]刘琛，范江勇. 消胀散敷脐对肝硬化腹水消退的临床观察[J]. 湖北中医杂志，2014，36（09）：27-28.

# 鼓 胀

## 一、概述

鼓胀系指肝病日久，肝脾肾功能失调，气滞、血瘀、水停于腹中所导致的以腹胀大如鼓，皮色苍黄，脉络暴露为主要临床表现的一种病证。本病在古医籍中又称单腹胀、臌、蜘蛛蛊等。鼓胀为临床上的常见病。历代医家对本病的防治十分重视，把它列为"风、痨、鼓、膈"四大顽证之一，说明本病为临床重证，治疗上较为困难。

根据临床表现，鼓胀多属西医学所指的肝硬化腹水，其中包括肝炎后性、血吸虫性、胆汁性、营养性、中毒性等肝硬化之腹水期，其他如腹腔内肿瘤、结核性腹膜炎等疾病，若出现鼓胀证候，亦可参考本节辨证论治。

## 二、病因病机

在鼓胀的病变过程中，肝脾肾二脏常相互影响，肝郁而乘脾，土壅则木郁，肝脾久病则伤肾，肾伤则火不生土或水不涵木。同时气、血、水也常相因为病，气滞则血瘀，血不利而为水，水阻则气滞；反之亦然。气血水结于腹中，水湿不化，久则实者愈实；邪气不断消耗正气，使正气日渐虚弱，久则虚者愈虚，故本虚标实，虚实并见为本病的主要病机特点。晚期水湿之邪，郁久化热，则可发生内扰或蒙闭心神，引动肝风，迫血妄行，络伤血溢之变。总之，鼓胀的病变部位在肝、脾、肾，基本病机是肝脾肾三脏功能失调，气滞、血瘀、水停于腹中，病机特点为本虚标实。

## 三、辨证论治

### 1. 气滞湿阻

主要证候：腹部胀大，按之不坚，胁下胀满或疼痛，饮食减少，食后腹胀，嗳气后稍减，尿量减少，舌白腻，脉弦细。

证机概要：肝气郁结，气机不利，则血液运行不畅，以致肝之脉络为瘀血所阻滞。同时，肝气郁结，横逆乘脾，脾失健运，水湿不化，以致气滞、血瘀交阻，水停腹中，形成鼓胀。

治疗原则：疏肝理气，健脾利水。

**代表方药**

鼓胀敷脐饼

【组成】轻粉10g，巴豆20g，生硫黄5g。

【制法】巴豆去壳衣研去油7次，与轻粉、硫黄共研成饼，先以新棉一片敷脐上，次以药饼当脐按之，外用布捆紧。

【用法】上述敷脐饼放置于脐部，用布捆紧，行走五六里后出现泻下症状，少顷即可去除药饼，之后服用温粥。若久病则泻下后第二日去除药饼。忌饮凉水。

**来源**：孟宪武. 中国膏药药膏掺药全书. 沈阳：辽宁科学技术出版社，1998.

### 2. 寒湿困脾

主要证候：腹大胀满，按之如囊裹水，胸脘胀闷，得热则舒，周身困重，畏寒肢肿，面浮或下肢微肿，大便溏薄，小便短少，舌苔白腻水滑，脉弦迟。

证机概要：脾阳不振，寒湿停聚，水蓄不行，故腹大胀满，按之如囊裹水，脘腹痞胀，周身困重。

治疗原则：温中健脾，行气利水。

**代表方药**

（1）解胀敷脐方《临证指南医案》

【组成】大田螺1个，雄黄5g，甘遂末5g，麝香1分（0.002g）。

【制法】将上述药用田螺捣如泥，然后混匀。

【用法】先将麝香置于脐中，再将药物放于脐上，用布料覆盖住药物，用绳子或布条捆好，待大小便通畅过后去除药贴。

来源：（清）叶天士. 临证指南医案. 北京：人民卫生出版社，2006.

（2）涂脐膏

【组成】地龙50g，猪苓50g，针砂50g，麝香1分。

【制法】将上述药物研细，然后混匀，擂葱涎调成膏。

【用法】敷脐中约1寸高，阔绢帛束之。以小便多为度，日2次。待大小便通畅过后去除药贴。

来源：孟宪武. 中国膏药药膏掺药全书. 沈阳：辽宁科学技术出版社，1998.

### 3. 肝脾血瘀

主要证候：腹大坚满，按之不陷而硬，青筋怒张，胁腹刺痛拒按，面色晦暗，头颈胸臂等处可见红点赤缕，唇色紫褐，大便色黑，肌肤甲错，口于饮水不欲下咽，舌质紫暗或边有瘀斑，脉细涩。

证机概要：瘀血阻于肝脾脉络，隧道不通，以致水气内聚，故腹大坚满，脉络怒张，红丝赤缕，胁腹刺痛。

治疗原则：活血化瘀，行气利水。

**代表方药**

（1）水鼓膏

【组成】黑丑200g，大黄100g，甘遂50g，大戟50g，煨芫花50g，醋炒青皮50g，炒橘红50g，木香25g，槟榔25g。

【制法】上两药用油1.2kg，分熬去渣后，并熬，丹收并加掺药。每大张膏药50g，小张膏药15g。

【用法】用时以微火化开膏药，贴于腹部或脐部。

**来源:**（清）吴师机. 理瀹骈文. 北京：人民卫生出版社，1984.

## 四、现代研究

### 1. 许渠应用芪遂逐水膏穴位敷贴佐治酒精性肝硬化腹水[1]

【**药物组成**】黄芪30g，甘遂20g，茯苓15g，丹参15g，沉香10g，益母草10g，大腹皮10g。

【**制备方法**】以上药物经过加工处理后研制成细末，加入蜂蜜、姜汁，形成膏状。在3M透明敷料中置入膏药。

【**操作方法**】上述膏药，贴敷于期门、两侧足三里、水分，敷贴7h左右，每天敷贴1次，坚持治疗2个月。

【**疗效总结**】经2个月的临床观察，疗效肯定，敷贴组总有效率为95.35%，高于对照组的79.07%（$P<0.05$）；治疗后，2组AST、ALT水平较治疗前均降低，ALB水平较治疗前升高，且观察组下降或升高幅度大于对照组（$P<0.05$）。

### 2. 赵云清应用中药贴脐治疗肝硬化腹水[2]

【**药物组成**】甘遂15g，大戟15g，芫花6g，莪术5g，桂枝6g，白术10g，冰片6g。

【**制备方法**】将所有药物研磨成粉，以600ml麻油浸泡1周，煎至药枯后以纱布过滤残渣，再次加热并加入冰片6g，最后以50g蜂蜡入油收膏，将其装至广口容器中备用。

【**操作方法**】取用膏药贴于脐部，1次/天，每次持续4~6h，以30天为一个疗程。

【**疗效总结**】连续治疗30天后，脐贴治疗组治疗总有效率明显优于对照组（$P<0.05$）。

### 3. 刘琛等应用消胀散敷脐治疗肝硬化腹水[3]

【**药物组成**】甘遂、薄荷、莱菔子、沉香、厚朴、三棱、牵牛子等。

【**制备方法**】上述药物混合后研成细末，取用约10g，加适量食醋调制为糊状，均匀涂抹于纱布上，面积约7cm×7cm×1cm。

【**操作方法**】嘱患者平卧，将调配好的消胀散纱布置于患者神阙穴上，用胶布或绷带固定，每次敷4~6h，1日1次，14天为1疗程。可在敷贴外用热毛巾热敷，使药物能更好的渗透，增强药效。

【**疗效总结**】1个疗程后敷贴治疗组患者有效率为89.7%，明显高于对照组有效率（$P<0.05$）。

[参考文献]

[1] 许渠. 芫遂逐水膏穴位敷贴佐治酒精性肝硬化腹水的临床效果观察 [J]. 临床合理用药杂志，2019，12（05）：75-76.

[2] 赵云清. 西药联合应用中药贴脐治疗肝硬化腹水的疗效分析 [J]. 辽宁中医杂志，2016，43（04）：793-795.

[3] 刘琛，范江勇. 消胀散敷脐对肝硬化腹水消退的临床观察 [J]. 湖北中医杂志，2014，36（09）：27-28.

# 第四节　肾系疾病

# 水　肿

## 一、概述

水肿是由于多种原因导致体内水液潴留，泛滥肌肤，引起以眼睑、头面、四肢、腹背甚至全身浮肿为主要临床特征的一类病证。

在西医学中，水肿是多种疾病的一个临床表现，包括肾性水肿、心性水肿、肝性水肿、营养不良性水肿、功能性水肿、内分泌失调引起的水肿等。本节讨论的水肿以"肾性水肿"为主，包括急慢性肾小球肾炎、肾病综合征、继发性肾小球疾病等。

## 二、病因病机

本病的病因有风邪袭表、疮毒内犯、外感水湿，饮食不节，禀赋不足，久病劳倦；发病机理为肺失通调、脾失转输、肾失开阖，水液代谢障碍，潴留体内，泛滥肌肤。

## 三、辨证论治

### （一）阳水

#### 1. 水湿浸渍证

主要证候：起病缓慢，病程较长，全身水肿，下肢为甚，按之没指，小便短少，身体困重，胸闷，纳呆，泛恶，苔白腻，脉沉缓。

证机概要：水湿内侵，困阻脾阳，脾失转输，水泛肌肤。

治法：运脾化湿，通阳利水。

## 代表方药

利水渗湿大膏药

【组成】主药：茯苓15g，猪苓15g，泽泻12g，车前子15g，茵陈蒿30g，滑石30g，薏苡仁30g，冬瓜子15g，防己12g，木通10g，通草10g，灯芯草10g，瞿麦12g，萹蓄10g，石韦10g，冬葵子10g，萆薢10g，地肤子12g，海金沙15g，赤小豆15g，泽漆10g，葫芦10g，半边莲12g，熊果叶15g，蝼蛄10g，过路黄15g，鲤鱼12g，车前草12g，冬瓜皮12g，酢浆草10g，玉米须15g，路路通10g，地耳草12g，石打穿10g，地骷髅12g。

辅药：三白草、韭白、葱白、榆白皮、苎麻根各30g，鱼脑石、益母草、铃兰、福寿草各60g，凤仙草全株干者用12g，石菖蒲、荔枝草各6g，田皂角12g。

【制法】将主辅两药共用油适量，以干药1斤用油3斤，鲜药1斤用油1斤余来计算。分熬下丹收存再入炒铅粉60g，松香48g，轻粉12g，官桂、木香各6g，牛胶24g，酒蒸化制成膏，膏成后用皮革、布或纸摊涂备用。

【用法】用时以微火化开膏药，贴于水分、脾俞、足三里、气海、三阴交等穴。

**来源：**乐依士.实用中医内科大膏药手册.上海：上海科学技术出版社，1994.

### 2. 湿热壅盛证

主要证候：遍体浮肿，皮肤绷急光亮，胸脘痞闷，烦热口渴，小便短赤，或大便干结，舌红，苔黄腻，脉沉数或濡数。

证机概要：湿热内盛，三焦壅滞，气滞水停。

治法：分利湿热。

## 代表方药

水肿敷膏

【组成】针砂、猪苓、生地各150g。

【制法】上诸药为末，干燥阴凉处保存。

【用法】取适量上述药末，葱涎研和敷于脐中，约一寸厚缚之。

**来源：**黄帝内经素问.北京：人民卫生出版社，2005.

（二）阴水

### 1. 脾阳虚衰证

主要证候：身肿日久，腰以下为甚，按之凹陷不易恢复，脘腹胀闷，纳减便溏，面色不华，神疲乏力，四肢倦怠，小便短少，舌质淡或胖，苔白腻或白滑，脉沉缓或沉弱。

证机概要：脾阳不振，运化无权，土不制水。

治法：健脾温阳利水。

**代表方药**

囊肿膏

【组成】煅牡蛎100g，干姜50g。

【制法】上诸药为末，干燥阴凉处保存。

【用法】取适量上述药末，冷水调糊贴于患处，须臾囊热如火，小便自利则愈。

**来源**：黄帝内经·素问. 北京：人民卫生出版社，2005.

**2. 肾阳衰微证**

主要证候：水肿反复消长不已，面浮身肿，腰以下甚，按之凹陷不起，尿量减少或反多，腰酸冷痛，四肢厥冷，怯寒神疲，面色㿠白，甚者心悸胸闷，喘促难卧，腹大胀满，舌质淡胖，苔白，脉沉细或沉迟无力。

证机概要：脾肾阳虚，水寒内聚。

治法：温肾助阳，化气行水。

**代表方药**

消水肿膏

【组成】黑丑、白丑、牙皂各6g，木香、沉香、乳香、没药各9g，琥珀3g。

【制法】上诸药为末，干燥阴凉处保存。

【用法】取适量上述药末，以砂糖飞面水调和，铺棉花于脐上之。

**来源**：（清）吴师机. 理瀹骈文. 北京：人民卫生出版社，1984.

## 四、现代研究

膏贴疗法是以中医经络学说为理论依据，在辨证论治的基础上，将药物敷贴于特定穴位，用来治疗疾病的一种无创痛疗法。清代吴师机认为"外治之理即内治之理，外治之药亦即内治之药，所以异者源耳，医理药性无二，而法则神奇变幻"。清代徐大椿所说："汤药不足尽病……用膏药贴之，闭塞其气，使药性从毛孔而入其腠理，通经活络，或提而出之，或攻而散之，较服药尤为有力。运用穴位敷贴疗法，使药物直接透过皮毛腠理由表入里，通过经络运行全身，纠正脏腑阴阳的偏盛或偏衰，发挥较强的药效作用。药物局部的透皮吸收，避免了肝脏的首过效应，能维持较稳定的血药浓度，延长作用时间。加之膏贴操作方便，经费较低，依从性高，较传统中药内服剂型有更明显优势，其疗效显著，值得临床推广应用。

### 1. 刁金囡等应用肾康贴穴位敷贴联合中药内服治疗脾肾气虚型慢性肾炎[1]

【药物组成】黄芪、白术、白芷、川芎、三棱、石韦、肉桂。

【制备方法】将上述药物研磨成细粉，再加生姜汁、蜂蜜调成糊状，密封保存。

【操作方法】将肾康贴调制成五分硬币大小敷贴于穴位治疗。选穴方法：1组：肾俞、关元、足三里；2组：脾俞、气海、阴陵泉。两组穴位交替使用。每次1组腧穴，每次敷贴4~6h，每日1次。

【疗效总结】经过治疗发现，运用肾康贴能明显降低24h尿蛋白定量，明显改善临床症状，疗效明显优于对照组（P<0.05）。

### 2. 彭君等应用参芪地黄汤联合穴位敷贴保肾贴治疗慢性肾小球肾炎[2]

【药物组成】肉桂、黄精、分心木、花椒、丁香、生姜、冰片

【制备方法】将所有药物研磨成粉，蜂蜜调成糊状，密封保存。

【操作方法】贴于患者双肾俞穴、命门穴、双复溜穴，每次敷贴时间6~8小时，每隔10天贴1次，共计3次。

【疗效总结】两组24h尿蛋白定量水平及尿红细胞计数均显著低于治疗前（P<0.05），两组血清IL-17、TNF-α、LKN-1水平均显著低于治疗前（P<0.05），两组较治疗前血清t-PA水平显著上调。

### 3. 孙正伟等应用穴位敷贴治疗慢性肾小球肾炎[3]

【药物组成】黄芪、丹参、白术、石韦按3∶1∶1∶1比例。

【制备方法】将所有药物研磨成粉，加入姜汁及蜂蜜形成糊状，每次60g敷贴。

【操作方法】选穴方法：一组：肾俞（单侧）、关元、足三里（单侧）；二组：脾俞（单侧）、关元、阴陵泉（单侧）。两组穴位交替使用，每次1组穴位，48h更换1次。1个月为1个疗程，共治疗3个疗程。

【疗效总结】治疗组在疾病疗效、证候疗效、以及降低蛋白尿均优于对照组。其中改善中医症状方面优于对照组，在腰脊酸痛、乏力、浮肿症状上治疗组都优于对照组。

### 4. 王丽莉等应用中药穴位敷贴联合氯沙坦钾治疗脾肾气虚型慢性肾炎[4]

【药物组成】肉桂、吴茱萸、小茴香、石菖蒲等比例组成。

【制备方法】以上药物等量打粉，过200目筛，将筛后药粉与黄酒、凡士林以2∶1∶1比例调和，制成直径3cm、厚2mm的药饼。

【操作方法】敷贴于中脘、气海、中极、命门、肾俞诸穴，以无纺布胶布固定。隔日1次，每次保留4h。

【疗效总结】中药穴位敷贴联合氯沙坦钾能显著提高脾肾气虚型慢性肾炎患者的临床疗效，改善其中医证候，降低机体代谢产物潴留，提高血白蛋白浓度，降低尿蛋白。

［参考文献］

［1］刁金囡，费佳，朱辟疆，陈嘉，董萍. 肾康贴穴位敷贴联合中药内服治疗脾肾气虚型慢性肾炎30例临床观察［J］. 中国中医药现代远程教育，2020，18（12）：85-87.

［2］彭君，秦鹏，邢天柱，彭家清. 参芪地黄汤联合穴位敷贴保肾贴治疗慢性肾小球肾炎疗效观察［J］. 四川中医，2019，37（07）：134-136.

［3］孙正伟，穴位敷贴治疗慢性肾小球肾炎临床研究［J］. 中医学报，2015，30（12）：1838-1840.

［4］王丽莉，窦丹波，余安胜，孙玄厷. 中药穴位敷贴联合氯沙坦钾治疗脾肾气虚型慢性肾炎蛋白尿35例临床观察［J］. 江苏中医药，2016，48（08）：52-54.

# 淋　证

## 一、概述

淋证是指以小便频数短涩，淋沥刺痛，小腹拘急引痛为主症的病证。

根据本病的临床表现，类似于西医学所指的急慢性尿路感染、泌尿道结核、尿路结石、急慢性前列腺炎、乳糜尿以及尿道综合征等病，凡是具有淋证特征者，均可参照本节内容辨证论治。

## 二、病因病机

淋证的病因可归结为外感湿热、饮食不节、情志失调、禀赋不足或劳伤久病四个方面。其主要病机为湿热蕴结下焦，肾与膀胱气化不利。

## 三、辨证论治

### 1. 血淋

主要证候：小便频急，热涩刺痛，尿色紫红，或夹有血块，小腹胀满疼痛，舌尖红，苔黄，脉滑数。

证机概要：热灼络脉，迫血妄行。

治法：清热通淋，凉血止血。

通淋膏

【组成】元参、麦冬、当归、赤芍、知母、黄柏、生地、黄连、栀子、瞿麦穗、扁蓄、赤苓、猪苓、木通、泽泻、车前子、甘草、木香、郁金、乱发、草薢各50g。

【制法】上诸药油熬，黄丹收。滑石400g搅匀成膏。

【用法】取适量药膏，贴脐下。

来源：（清）吴师机. 理瀹骈文. 北京：人民卫生出版社，1984.

2. 膏淋

主要证候：小便浑浊，乳白或如米泔水，上有浮油，置之沉淀，或伴有絮状凝块物，或混有血液、血块，尿道热涩疼痛，尿时阻塞不畅，口干，苔黄腻，舌质红，脉濡数。

证机概要：湿热下注，脂汁外溢。

治法：清热利湿，分清泄浊。

赤白浊膏

【组成】椿根白皮150g、干姜、白芍、黄柏各50g。

【制法】上诸药油熬，丹收成膏。

【用法】取适量上述药膏，贴于脐中。

来源：（清）吴师机. 理瀹骈文. 北京：人民卫生出版社，1984.

3. 劳淋

主要证候：小便涩痛不甚，但淋沥不已，时作时止，遇劳即发，腰膝酸软，神疲乏力，舌质淡，脉细弱。

证机概要：湿热留恋，脾肾亏虚，气化无权。

治法：补脾益肾。

固本膏

【组成】海马9g，羊腰子600g，生杜仲、天麻、牛膝、续断、甘草、大茴香、菟丝子、紫梢花、生地黄、蛇床子、肉苁蓉、小茴香、官桂、补骨脂、熟地黄各300g，川附片150g，冬虫草120g。

【制法】上药用香麻油33500ml炸枯去渣，加黄丹10545g，收膏。每膏药7000g，对入下列研细药料120g（母丁香600g，木香300g，龙骨360g，雄黄、赤石脂、乳香、没药各240g，阳起石120g，研细混匀即成），调匀即成。

【用法】每次适量，摊于纸上，贴肾俞。

来源：王光清. 中国膏药学. 陕西：陕西科学技术出版社，1981.

## 四、现代研究

穴位敷贴是以中医基础理论和经络腧穴为基础，通过穴位和中药效应双重刺激以激发人体经络之气，调节气血运行，平衡阴阳，最终改善临床症状，达到治疗疾病的目的。清代徐大椿所说："汤药不足尽病……用膏药贴之，闭塞其气，使药性从毛孔而入其腠理，通经活络，或提而出之，或攻而散之，较服药尤为有力。有关研究表明，穴位贴敷法的治疗作用主要体现在以下几个方面：（1）表皮可以通过各种途径将药物有效成分吸收进入血液循环。（2）通过水合作用使药物的透皮速率增加4~5倍，同时可以使局部皮温升高，加速血液循环。（3）通过对局部刺激，利用反馈原理产生某种生理效应。因此，穴位敷贴具有双重治疗作用。运用穴位敷贴疗法，使药物直接透过皮毛腠理由表入里，避免了肝脏的首过效应，能维持较稳定的血药浓度，延长作用时间。加之敷贴操作方便，经费较低，依从性高，较传统中药内服剂型有更明显优势，其疗效显著，值得临床推广应用。

### 1. 刘克奇等应用十枣汤穴位敷贴治疗尿路结石[1]

【药物组成】甘遂、大戟、芫花各等份，大枣10枚。

【制备方法】将上述药物研磨成细粉，以75%酒精加蜂蜜适量调成膏，密封保存。

【操作方法】每次取用3~5g，用胶布固定于神阙、中极、肾俞（双）、阴陵泉（双）、三阴交（双）穴位。药物1次贴敷48小时，取药后停药6小时继续外敷药，5次为1个疗程。

【疗效总结】经过治疗发现，运用十枣汤穴位敷贴能明显改善临床症状，疗效明显优于对照组（P<0.05）。

### 2. 应汝炯等穴位贴敷配合滋肾通淋方治疗女性再发性尿路感染[2]

【药物组成】补骨脂、肉桂、巴戟天、菟丝子、肉苁蓉、制香附各等份。

【制备方法】将所有药物研磨成粉，并用姜汁、黄酒调和，制成直径1.5cm、厚0.5cm的圆形药饼。

【操作方法】贴于患者关元、肾俞、三阴交穴。

【疗效总结】治疗组患者治疗后肾小管功能各项指标与同组治疗前比较，差异均具有统计学意义（P<0.01，P<0.05）。对照组治疗后尿RBP与同组治疗前比较，差异具有统计学意义（P<0.01）。治疗组治疗后尿α1-MG、尿NAG与对照组比

较，差异均具有统计学意义（P<0.01）。

**3. 姜元吉等应用肾气丸配合穴位贴敷治疗再发性尿路感染**[3]

【药物组成】党参20g，黄芪50g，附子10g，牛膝20g，丹参20g，当归20g，桑寄生20g，红花10g，肉桂10g，车前子30g，金钱草30g。

【制备方法】将所有药物研磨成粉，加入姜汁、医用黄酒、凡士林、氮酮调和成膏状，放入医用穴位贴中。

【操作方法】取穴：命门、气海、三阴交（双侧）、膀胱俞（双侧）、肾俞（双侧）。一次贴敷6~8小时，每天1次，4周为1个疗程。

【疗效总结】经过4周治疗后，治疗组、对照组患者总有效率分别为90.0%、66.7%，治疗组效果显著。

[参考文献]

［1］刘克奇，高燕飞．十枣汤穴位贴敷治疗尿路结石30例［J］．内蒙古中医药，2001（02）：33.

［2］应汝炯，胡粤杭，盛昭园，吴婉静，陈建，何立群．穴位贴敷配合滋肾通淋方治疗女性再发性尿路感染疗效观察［J］．上海针灸杂志，2018，37（09）：1037-1041.

［3］姜元吉，王庆美，孙晓红．肾气丸配合穴位贴敷治疗再发性尿路感染30例［J］．中国中医药现代远程教育，2015，13（11）：47-48.

# 癃　闭

## 一、概述

癃闭是以小便量少，排尿困难，甚则小便闭塞不通为主症的一种病证。其中小便不畅，点滴而短少，病势较缓者称为癃；小便闭塞，点滴不通，病势较急者称为闭。由于两者均属排尿困难，小便不通的病证，故多合称为癃闭。

根据癃闭的临床表现，西医学中各种原因引起的尿潴留及无尿症，如神经性尿闭、膀胱括约肌痉挛、尿道结石、尿路肿瘤、尿道损伤、尿道狭窄、前列腺增生、脊髓病变及急慢性肾衰竭等均属于本病范围。

## 二、病因病机

癃闭主要是由于感受湿热或温热毒邪、饮食不节、情志失调、尿路阻塞及体虚久病导致肾与膀胱气化功能失调所致。

## 三、辨证论治

### 1. 膀胱湿热证

主要证候：小便点滴不通，或量极少而短赤灼热，小腹胀满，口苦口黏，或口渴不欲饮，或大便不畅，舌质红，苔黄腻，脉数。

证机概要：湿热下注，壅结膀胱，气化不利。

治法：清利湿热，通利小便。

**代表方药**

水仙麻子膏

【组成】水仙头1个，大麻子30粒。

【制法】将大麻子去壳，与水仙头同捣烂如泥糊样。

【用法】外敷于双足心涌泉穴，敷料包扎，胶布固定，每日1换，连续5~7日。

**来源：**胡献国.百病中药外治法.北京：金盾出版社，2003.

### 2. 浊瘀阻塞证

主要证候：小便点滴而下，或尿如细线，甚则阻塞不通，小腹胀满疼痛，舌紫暗，或有瘀点，脉涩。

证机概要：脾肾阳虚，水寒内聚。

治法：温肾助阳，化气行水。

**代表方药**

麝香血竭散

【组成】麝香3g，血竭10g。

【制法】将上药择净，研细，混合均匀即成。

【用法】每次适量外敷于肚脐外，外用伤湿止痛膏固定，每日1换。

**来源：**刘坚.全国医药期刊验方精选.南宁：广西科学技术出版社，1991.

### 3. 肾阳衰惫证

主要证候：小便不通或点滴不爽，排出无力，面色㿠白，神气怯弱，畏寒肢冷，腰膝酸软无力，舌淡胖，苔薄白，脉沉细或弱。

证机概要：肾阳虚衰，气化无权。

治法：温补肾阳，化气利水。

**代表方药**

利尿敷脐膏

【组成】水银、轻粉各6g，巴豆去油12g，生硫黄3g。

【制法】上诸药共捣成饼。

【用法】以新绵一片铺脐上，次以药饼当脐安之，外用帛缚。

来源：（清）朱静一．济世良方．湘潭：湘潭和化慈善堂，2000.

## 四、现代研究

癃闭病名最早见于《内经》，《灵枢·本输》称为闭癃。《类证治裁·闭癃遗溺》："闭者小便不通，癃者小便不利"。凡小便排出甚少或完全无尿排出者，统称癃闭。膏贴疗法是以中医经络学说为理论依据，在辨证论治的基础上，将药物敷贴于特定穴位，用来治疗疾病的一种无创痛疗法。清代吴师机认为"外治之理即内治之理，外治之药亦即内治之药，所以异者源耳，医理药性无二，而法则神奇变幻"。清代徐大椿所说："汤药不足尽病……用膏药贴之，闭塞其气，使药性从毛孔而入其腠理，通经活络，或提而出之，或攻而散之，较服药尤为有力。运用穴位敷贴疗法，使药物直接透过皮毛腠理由表入里，通过经络运行全身，纠正脏腑阴阳的偏盛或偏衰，发挥较强的药效。药物局部的透皮吸收，避免了肝脏的首过效应，能维持较稳定的血药浓度，延长作用时间。加之膏贴操作方便，费用较低，依从性高，较传统中药内服剂型有更明显优势，其疗效显著，值得临床推广应用。

**1. 张艳等应用穴位敷贴（癃闭贴）预防心血管病介入治疗术后尿潴留**[1]

【药物组成】当归、木香、车前子等份。

【制备方法】将上述药物研磨成细粉，再加生姜汁调成糊状，密封保存。

【操作方法】外敷神阙、关元、阴陵泉等穴位。

【疗效总结】本研究结果显示，治疗组治疗术后尿潴留方面显著优于对照组。

**2. 尧彦等应用穴位敷贴联合针刺治疗中风后排尿障碍**[2]

【药物组成】丁香、益智仁、肉桂、砂仁、五味子。

【制备方法】将所有药物研磨成粉，过200目筛，采用蜂蜜和陈醋调和成糊状。

【操作方法】敷于患者双侧肾俞、脾俞、肺俞、神阙、关元、水道等穴，并采用医用胶布进行固定，8~12h/次，1次/d。2组均连续治疗2周。

【疗效总结】研究组40例患者中，治愈19例，显效11例，有效7例，无效3例；对照组40例患者中，治愈13例，显效7例，有效10例，无效10例。研究组患者治疗总有效率为92.50%，对照组患者治疗总有效率为75.00%，2组比较存在统计学差异（$P<0.05$）。

**3. 袁卉屏等应用癃闭通利汤配合神阙贴敷麝香治疗前列腺增生引起的尿潴留**[3]

【药物组成】麝香0.1g，胡椒末适量。

【制备方法】将上药分别研磨成粉。

【操作方法】将麝香0.1g纳入脐内，再放适量胡椒末在上面，盖以膜，胶布固定，1周可自行取下，若有不适，可提前除去，2周为1个疗程。

【疗效总结】32例患者中，经过1个疗程治疗后，显效18例占56.25%；有效12例，占37.5%；无效2例，占6.25%。经过3个疗程后，显效22例，占68.75%；有效9例，占28.12%；无效1例占3.13%。总有效率为96.87%。

[参考文献]

［1］张艳，李明. 穴位敷贴（癃闭贴）预防心血管病介入诊疗术后尿潴留的研究［J］. 中国社区医师（医学专业），2012，14（36）：181.

［2］尧彦，丁晓丹，郭孟琦，等. 穴位敷贴联合针刺治疗中风后排尿障碍的临床观察［J］. 光明中医，2018，33（21）：3204-3206.

［3］袁卉屏. 癃闭通利汤配合神阙贴敷麝香治疗前列腺增生32例［J］. 陕西中医，2013，34（02）：191-192.

# 遗　精

## 一、概述

遗精是指不因性生活而精液遗泄的病证。其中因梦而遗精的称"梦遗"，无梦而遗精，甚至清醒时精液流出的谓"滑精"。必须指出，凡成年未婚男子，或婚后夫妻分居，长期无性生活者，一月遗精1~2次属生理现象。如遗精次数过多，每周2次以上或清醒时流精、并有头昏、精神萎靡、腰腿酸软、失眠等症，则属病态。

根据本病临床表现，西医学中的神经衰弱、前列腺炎、精囊炎、包茎等疾患造成以遗精为主要症状者，均可参阅本病辨证治疗。

## 二、病因病机

本病的发生，多由劳心太过、纵欲、饮食不节、欲念不遂诸多因素而致。其基本病机为肾失封藏，精关不固。

## 三、辨证论治

### 1.君相火旺证

主要证候：少寐多梦，梦则遗精，阳事易举，心中烦热，头晕目眩，口苦胁痛，小溲短赤，舌红，苔薄黄，脉弦数。

证机概要：君相火动，迫精妄泄。

治法：清心泄肝。

**代表方药**

养心安神膏

【组成】牛心1个，牛胆1个，麦冬、丹参、玄参、苦参、郁金、胆南星、黄芩、丹皮、天冬、生地黄、生龟板、生龙齿、生龙骨、生牡蛎、生姜、竹茹、九节石菖蒲各60g，党参、熟地黄、生黄芪、白术、酒白芍、当归、贝母、半夏、桔梗、陈皮、川芎、柏子仁、连翘、熟枣仁、钗石斛、远志肉、天花粉、蒲黄、金铃子、地骨皮、山药、五味子、枳壳、黄柏、知母、栀子、生甘草、木通、泽泻、车前子、红花、官桂、木鳖仁、羚羊角、犀角各30g，槐枝、柳枝、竹叶、桑枝各240g，百合、鲜菊花各120g，凤仙草1株。

【制法】将牛心、牛胆用香麻油1500g熬枯，滤净备用。余药用香麻油600g熬枯，滤净，合并牛心油同熬，丹收，再入寒水石、密陀僧各120g，芒硝、朱砂、青黛各60g，明矾、赤石脂、煅赭石各30g，黄明胶120g，收即成。

【用法】每次1贴，贴膻中穴，每日或隔日1换。

**来源**：（清）吴师机. 理瀹骈文. 北京：人民卫生出版社，1984.

**2. 劳伤心脾证**

主要证候：劳则遗精，失眠健忘，心悸不宁，面色萎黄，神疲乏力，纳差便溏，舌淡苔薄，脉弱。

证机概要：心脾两虚，气不摄精。

治法：调补心脾，益气摄精。

再造膏

【组成】官桂、杜仲、牛膝、续断、甘草、大茴香、菟丝子、天麻子、熟地黄、肉苁蓉、补骨脂、生地黄、小茴香、蛇床子、紫梢花各120g，木香48g，芙蓉叶96g，附子60g，龙骨72g，海马90g，羊腰子3对。

【制法】上药酌予碎断，用香麻油10800g炸枯，过滤去滓，炼至滴水成珠，入章丹4500g，搅匀成膏，取出放入冷水中去火毒后，加热熔化，再对入丁香120g、沉香、乳香、没药、雄黄、赤石脂各48g，鹿茸60g，阳起石24g，冬虫夏草15g，搅匀摊贴。

【用法】每次1贴，外贴丹田穴、肾俞穴。

**来源**：北京市公共卫生局编. 北京市中药成方选集. 北京：人民卫生出版社，1961.

### 3. 肾气不固证

主要证候：多为无梦而遗，甚则滑泄不禁，精液清稀而冷，形寒肢冷，头昏目眩，腰膝酸软，阳痿早泄，夜尿频多，舌淡胖，苔白滑，脉沉细。

证机概要：肾元虚衰，封藏失职。

治法：补肾固精。

**保真膏**

【组成】麝香3g、肉苁蓉100g、附子30g、熟地黄300g、生地黄300g、续断100g、牛膝100g、谷精草100g、菟丝子100g、肉桂10g、肉豆蔻50g、甘草100g等。

【制法】将诸药择净，如法制为摊于布上的黑膏药。

【用法】外用，每日1贴，冷天用温水浸泡，热天用凉水浸泡，揭去纸，捏扁放于布块当中，贴肾俞穴。

**来源：** 胡献国. 中国膏药配方配制全书. 沈阳：辽宁科学技术出版社，2014.

## 四、现代研究

腧穴是人体之气集中的部位，与经络之气相通，而经络内属脏腑，外络肢节，将人体各组织器官联系在一起，是气血运行的通路。正如《灵枢·本脏》指出，"经络行气血而营阴阳，濡筋骨，利关节也"。穴位贴敷法是一种将药物碾粉加入酒精、姜汁和醋调配成药饼或药膏敷在穴位上进行透皮吸收的方法，有着悠久的历史，丰富的临床积累。药物用于穴位通过刺激经气的集中点而作用于全身的经脉，达到调节经气、疏通经络、调和气血等作用，在药物和穴位双重作用下，可将药物的疗效最大化。随着对经络的不断探索，张维波[1]在20世纪90年代提出了经络低流阻通道论，他认为经络是一种多孔介质通道，因其低流阻特点，组织液、化学物质和物理量可通过该途径运行。陈传江等[2]发现该通道有利于药物刺激腧穴激发经气，另外穴位贴敷后由于腧穴局部汗水难以蒸发，皮肤水化后皮肤角质层疏松，药物更加易于穿透，进入人体后通过该通道可使中药的药理作用充分发挥而达到调节人体功能的作用。

### 1. 庄柏青应用五君散穴位敷贴遗精[3]

【药物组成】黄柏20g，知母20g，茯苓20g，枣仁20g，五倍子30g。

【制备方法】将上述药物研磨成细末，置于瓶中密封保存。

【操作方法】取上述药末10g加蜂蜜调成糊状，捏成圆形药饼，贴于肚脐，外盖纱布，用胶布固定。每日1次，10天为一疗程。

【疗效总结】经过治疗发现，运用五君散穴位敷贴可以明显改善临床症状，疗效显著。

**2. 宋天保等应用止遗固精散穴位敷贴治疗遗精**[4]

【**药物组成**】五倍子10g，黄连10g，肉桂10g，食盐3g。

【**制备方法**】将上药共为细末，过100目筛，密封保存。

【**操作方法**】取上述药末适量，加醋调和成糊状，贴于患者神阙穴，外用纱布胶带固定。每日换药1次，10天为一疗程。

【**疗效总结**】经过治疗发现，运用止遗固精散穴位敷贴可以明显改善临床症状，有效率达91%，疗效显著。

[**参考文献**]

［1］张维波. 经络是什么［M］. 北京：中国科学技术出版社，1997：65-187.

［2］陈传江，吴强，林栋. 经络假说与穴位贴敷作用机理浅探［J］. 福建中医学院学报，2006（01）：26-28.

［3］庄柏青. 神阙穴敷贴治疗遗精症［J］. 中医外治杂志，1995（01）：21.

［4］宋天保，徐永善. 自拟止遗固精散外敷神阙穴治疗遗精56例［J］. 中医外治杂志，1996（05）：27.

# 耳鸣耳聋

## 一、概述

耳鸣耳聋是指因外邪侵袭或脏腑实火上扰耳窍，或瘀血痹阻、痰浊蒙蔽清窍，或脏腑虚损、清窍失养所致的以耳内鸣响、听力障碍为主要临床表现的耳病。耳鸣多是指主观感觉耳中鸣响，而周围并无相应的声源，自觉鸣响来自头部者，称为"颅鸣"或"脑鸣"。耳聋指不同程度的听力障碍，耳鸣与耳聋临床上常常同时或先后出现。

西医学中各种原因引起的感音神经性耳鸣、耳聋，可参考本节进行辨证论治。

## 二、病因病机

耳鸣耳聋有虚实之别，实者多因外邪或脏腑实火上扰耳窍，抑或瘀血、痰饮蒙蔽清窍；虚者多为脏腑虚损、清窍失养。

## 三、辨证论治

### 1. 外邪侵袭，上犯耳窍

主要证候：突起耳鸣，响声如风，听力下降，或伴有耳堵闷感。全身或可有鼻塞、流涕、咳嗽、头痛、发热恶寒等。舌质红，苔薄黄，脉浮数。

证机概要：外邪侵袭，肺气闭郁，清窍蒙蔽。

治法：清热疏风，宣肺通窍。

### 代表方药

菖蒲膏（鱼脑膏）

【组成】菖蒲45g，当归45g（切焙），细辛45g（去苗叶），白芷45g，附子45g（炮制，去皮脐）。

【制法】上5味药以微火煎，候香，滤渣，倾入瓷盒中，待凝，绵裹枣核大。

【用法】塞耳中即可。

来源：（宋）赵佶敕．圣济总录．北京：中国中医药出版社，2018.

#### 2. 气滞血瘀，闭塞耳窍

主要证候：耳鸣耳聋，病程长短不一，新病耳鸣耳聋者，多突发，久病耳鸣耳聋者，声鸣程度无明显波动。全身可无明显其他症状。舌质暗红或有瘀点，脉细涩。

证机概要：瘀血阻滞清窍脉络。

治法：活血化瘀，通络开窍。

### 代表方药

丹参膏（寒耳丹参膏）

【组成】丹参15g（洗），白术15g，川芎15g，附子15g（去皮脐），蜀椒15g（去目炒出汗），大黄15g，干姜15g，巴豆15g（去皮心），细辛15g（去苗叶），肉桂15g（去粗皮）。

【制法】上10味药切碎，以醋渍一宿，熬枯去渣，用猪脂炼成1500g，同置银器中，微火熬成膏，倾入瓷盒中待凝，绵囊枣核大。

【用法】塞耳中即可。

来源：王光清．中国膏药学．西安：陕西科学技术出版社，1981.

#### 3. 肾脏亏损，耳窍失养

主要证候：耳鸣绵绵，声如蝉鸣，夜间益著，甚则虚烦失眠，听力渐减，房劳之后加重；兼可见头昏眼花，腰膝酸软，虚烦失眠，夜尿频多，发脱齿摇，或见五心烦热，多梦，寝寐不宁。舌红，少苔，脉细数等。

证机概要：肾精亏损，耳失所养。

治法：补肾填精，充养耳窍。

### 代表方药

磁石膏

【组成】磁石30g，朱砂2~3g，吴茱萸15~20g，食用醋适量。

【制法】将上3味药共研细末，用食醋调为膏状摊于两块干净的白布上备用。

【用法】将患者双足用温水洗净拭干，用双手掌交叉搓摩两足心，约搓5~10分钟，待两足心发热后迅速将备好的药敷于双足涌泉穴上，外用绷带或胶布固定。每晚治疗1次，每次敷药6~8小时，每7日为1个疗程。

**来源：** 胡海天. 民间简易疗法. 广州：广东科技出版社，1975.

## 四、现代研究

耳鸣多是指主观感觉耳中鸣响，而周围并无相应的声源，自觉鸣响来自头部者；耳聋指不同程度的听力障碍。临床上，耳鸣与耳聋常常同时或先后出现。穴位敷贴疗法是将药物与经络、穴位疗法融为一体的综合性治疗方法。该疗法通过药物敷贴刺激并作用于与体表俞穴相邻近的皮肤，利用药物经由皮肤的渗透作用使其有效成分进入人体循环，再通过俞穴、经络的传导、调和，实现药物透皮吸收和穴位刺激的叠加效应。中药穴位敷贴可发挥药物和经络腧穴的双重作用，一方面疏通经络，调理气血，另一方面，让药物经穴位皮肤直达病所，发挥治疗作用。因此，穴位敷贴往往可以发挥意想不到的治疗效果。

### 1. 漆小丽等应用穴位贴敷结合常规药物治疗突发性耳聋[1]

【药物组成】磁石6g，冰片6g，细辛6g，木香6g，石菖蒲6g。

【制备方法】将五味中药加工成药末，加入凡士林调和，等份分成30份。

【操作方法】每晚入睡前，用贴敷胶布将药物贴敷于双足涌泉穴和神阙穴，每次贴敷时间为8小时，次晨取下。10天为1个疗程，持续治疗1个疗程。

【疗效总结】治疗1个疗程后，两组患者的平均听力阈值均有提高，经检验，两组治疗前后的听力阈值的改变均具有统计学意义（$P<005$）。治疗组痊愈率32.5%、显效率为15.00%、总有效率为70%均高于对照组痊愈率20%、显效率10.00%、总有效率65%，两组总疗效经检验无显著性差异（$P>0.05$）。两组有效患者平均听力改善时间比较，有统计学意义（$P<005$），治疗组的平均听力改善时间明显早于对照组。

### 2. 王仁杰等应用中医综合治疗神经性耳鸣[2]

【药物组成】实证：磁石、冰片、王不留行各5g，麝香0.2g。

虚证：艾绒、肉桂、阿胶、花椒各5g。

【制备方法】研末，加甘油调成膏状，制成直径约1.5cm、厚度约0.5cm的药饼。

【操作方法】取穴：神阙、涌泉。将药饼敷贴穴位上，隔日1次，每次6~8h，10次后间隔3天进行下一疗程。

【疗效总结】治愈20例（51%），显效11例（28%），有效7例（18%），无效1例（3%），总有效率97%。

**3. 刘桂然等应用加味磁朱膏外敷涌泉穴治疗耳鸣[3]**

【药物组成】磁石30g，朱砂2~3g，吴茱萸15~20g，食醋适量。

【制备方法】将上药研磨成粉，加食醋拌匀成糊状。

【操作方法】将患者双足用温水洗净擦干，用双手掌交叉搓摩两足心，约搓5~10min，待两足心发热后迅速将备好的加味磁朱膏敷于双足涌泉穴上，外用绷带或胶布固定。每晚治疗1次，每次敷药6~8h，7d为1疗程。

【疗效总结】治愈14例，好转12例，无效4例，总有效率为87%。

[参考文献]

［1］漆小丽. 穴位贴敷结合常规药物治疗突发性耳聋的临床研究［D］. 南京中医药大学，2018.

［2］王仁杰. 中医综合治疗神经性耳鸣38例［J］. 实用中医药杂志，2020，36（03）：295.

［3］刘桂然. 加味磁朱膏外敷涌泉穴治疗耳鸣30例［J］. 中医外治杂志，1998（02）：3-5.

# 第五节　气血津液病

## 痰　饮

### 一、概述

痰饮是体内水液不归正化所导致的一类病证，以不同的形式反映疾病过程中多种复杂症状、体征的内在本质。痰饮既可是病因，也可以是病理产物或临床表现，还可以是疾病过程中的病机概括。痰与饮广义上相互涵盖，狭义上各有特点又相互转化，且常常同时存在而密不可分，故一般痰饮并称。

西医学中的慢性支气管炎、支气管哮喘、渗出性胸膜炎、慢性胃炎、心力衰竭、肾炎水肿等出现痰饮表现者，可参考本病论治。

## 二、病因病机

三焦气化失职，肺、脾、肾功能失调是形成痰饮病的主要病机。三焦司气化，为水液运行之道路。无论阳虚、气弱，还是气郁气滞、血瘀血滞，乃至感受外邪，均可导致三焦气化失司，水道失宣，则水停其道而为痰。

## 三、辨证论治

### 1. 肺肾两虚证

主要证候：咳嗽、咳痰，易感冒，乏力，腹胀、纳差，夜尿频、腰酸，夜间憋闷，大便溏薄，舌淡体胖大，脉沉细。

证机概要：痰饮日久，侵犯肺胃，久则及肾。

治疗原则：温补脾肾，化痰逐饮。

**代表方药**

痰饮膏

【组成】桂枝10g，干姜10g，肉桂6g，生川乌6g，花椒6g，生附子6g，细辛2g。

【制法】上述药物共研细粉，然后用羊毛脂调成膏状。

【用法】贴敷后背两侧肺俞穴和前胸正中线的膻中穴，每张膏药连续贴2d，去掉，休息1d，再贴第二次膏药。贴膏药期间，同时口服痰饮丸3g，2次/d。1个月为1疗程。选夏季最炎热的七月、八月连续贴2个月。

来源：马博. 痰饮论治. 北京：人民军医出版社，2004.

## 四、现代研究

中医治疗悬饮积累了丰富的经验，以逐饮利水为法，尤其是外用药，疗效肯定，安全可靠，副作用小甚至无，临床报道颇多。由于中药外敷治疗悬饮安全、有效、可操作性强。

### 1. 林娟等应用逐水膏贴敷治疗脾虚痰湿型肺癌胸水 [1]

【药物组成】茯苓、白术、芫花、大戟、甘遂、水蛭、甘草各等份。

【制备方法】上述药物共研细末，加黄酒、饴糖为膏，搓成药丸，压成直径约3cm，厚度约3cm的圆形药饼。

【操作方法】逐水膏贴敷于肺俞、脾俞、肾俞、阴陵泉、水分、水道，每日一贴，每贴持续时间4~6小时，连续贴敷4周。

【疗效总结】经4周期的临床观察，疗效肯定，能明显改善临床症状，疗效明显优于对照组（$P<0.05$）。

[参考文献]

[1]林娟.逐水膏穴位贴敷治疗脾虚痰湿型肺癌胸水的疗效观察[D].广州中医药大学,2014.

# 自汗盗汗

## 一、概述

汗证是由于阴阳失调,腠理不固,而致汗液外泄失常的病证。其中,不因外界环境因素影响,而白昼时时汗出,动辄益甚者,称为自汗;寐中汗出,醒来自止者,称为盗汗。

西医学中的甲状腺功能亢进症、自主神经功能紊乱、风湿热、结核病等所致的自汗、盗汗亦可参考本病辨证论治。

## 二、病因病机

汗证常因病后体虚、表虚受风、思虑劳烦过度、情志不舒、嗜食辛辣等导致肌表舒松,表虚不固,腠理开泄而出汗,或汗液不能自藏而外泄。病机总属阴阳失调,腠理不固,营卫失和,汗液外泄失常。

## 三、辨证论治

### 1. 心血不足证

主要证候:自汗或盗汗,心悸少寐,神疲气短,面色不华,舌质淡,脉细。

证机概要:心血耗伤,心液不藏

治疗原则:养血补心

### 代表方药

【组成】五味子100g,五倍子100g。

【制法】把以上两味药共研细末过筛,加70%酒精适量,调成糊状(不要太稀),装入瓶中加盖封好备用,或现用现调。

【用法】使用时将厚糊剂如鸽蛋大小放在事先准备好的约5~6公分大小见方的塑料薄膜或不透水的蜡纸上(冬天可用热水袋烘温,不可用火烤,以防燃烧,微温后即可使用。然后把药贴在肚脐正中,并以纱布(稍大于塑料薄膜)敷于药膜上,用胶布固定,24小时换药1次,2~8次见效,总有效率91%。尤宜小儿使用。

来源:南京市卫生局.南京中药成方选辑.中国人民出版社,1935.

### 四、现代研究

蔡姣芝等应用五倍子外敷神阙穴联合五红汤治疗晚期肿瘤汗证患者的效果观察[1]

【药物组成】五倍子粉5g，同时配合五红汤食疗，五红汤原料：枸杞子20粒，红枣5枚，红豆20粒，红皮花生20粒，红糖2勺（1勺量约30g）。

【制备方法】用适量生姜汁调成糊状。

【操作方法】敷于神阙穴，铺平后用无菌敷贴固定，自汗白天9时贴敷，盗汗者夜间临睡前贴敷，自汗和盗汗兼有者白天9时、临睡前各贴敷1次，每次4~6h。五红汤则将以上原料放入盛水1000ml的陶罐中加盖，然后再把加盖陶罐放入有水的锅中，武火烧开后再用文火蒸煮20min即倒入杯中，温时饮用，早（上午8时）、中（下午2时）、晚（晚上8时）各1杯，每日1剂。5d为1个疗程，1个疗程结束后进行疗效评价。

【疗效总结】经1个周期的临床观察，疗效肯定，能明显改善临床症状，疗效明显优于对照组（P<0.05）。

［参考文献］

[1]蔡姣芝，肖舒静，黄增银.五倍子外敷神阙穴联合五红汤治疗晚期肿瘤汗证患者的效果观察及护理［J］.现代临床护理14.08（2015）：12-15.

# 第六节　肢体经络病

## 腰　痛

### 一、概述

腰痛是指因外感、内伤或挫闪跌仆导致腰部气血运行不畅，或失于濡养，引起腰脊以及腰脊两旁疼痛为主要症状的一种病证。

西医学的腰肌劳损、腰椎骨质增生、腰椎间盘病变、腰肌纤维炎、强直性脊柱炎等腰部疾病以及某些内脏疾病，凡以腰痛为主要症状者，可参考本节辨证论治。如因外科、妇科疾患引起的腰痛，应参照相关教材辨治。

## 二、病因病机

腰痛的病因，有外感风、寒、湿、热之邪，内伤久病，年老体衰，劳欲过度及劳力外伤。外感、内伤与闪挫跌仆导致筋脉痹阻，腰府失养而发为腰痛。

## 三、辨证论治

### 1.寒湿腰痛

主要证候：腰部冷痛，酸胀重着，转侧不利，静卧痛势不减，寒冷、阴雨天发作或加重，舌苔白腻，脉沉而迟缓。

证机概要：寒湿留着，闭阻经脉。

治法：散寒祛湿，温经通络。

**代表方药**

附子膏

【组成】附子50g生用，杏仁50个，汉椒、当归、桂心、乳香、白芷各50g，巴豆0.1g，蜡250g。

【制法】上诸药捣罗为末，熔蜡调药末，搅令匀，倾出，捏作片。

【用法】贴腰痛处。

**来源：**（宋）王怀隐.太平圣惠方［M］.海口：海南国际新闻出版中心，1995.

### 2.瘀血腰痛

主要证候：腰痛如锥刺或如折，痛有定处，日轻夜重，痛势轻者俯仰不利，重者不能转侧，痛处拒按，或伴血尿，舌质紫暗，或有瘀斑，脉涩。病势急暴，突然发病者，多有闪挫跌打外伤史。

证机概要：瘀血阻滞经脉，气血不通。

治法：活血化瘀，理气通络。

**代表方药**

腰膏摩

【组成】南星6g，附子尖6g，朱砂4g，乌头尖6g，雄黄4g，樟脑4g，丁香3g，干姜3g，麝香五粒大者。

【制法】上药共为细末，蜜丸龙眼大。

【用法】每1丸生姜汁化开如厚粥，火上烘热，放掌上摩腰中，候药尽贴腰上，（油纸覆盖之）又即烘热绵衣缚定，使腰热如火，间2日用1丸。

**来源：**陆清洁.万病医药顾问.世界书局，1946.

### 3. 肾虚腰痛

主要证候：腰部酸软疼痛，绵绵不已，喜揉喜按，腿膝无力，遇劳更甚，卧则减轻，常反复发作。偏阳虚者，面色白，怕冷，手足不温，少气乏力，苔薄白，舌质淡润，脉沉细；偏阴虚者，面色潮红，心烦，口干咽燥，手足心热，舌红少苔，脉细数。

证机概要：肾精不足，腰脊失养。

治法：补肾益精。

## 代表方药

宝珠膏

【组成】赤石脂、天冬、麦冬、生地、熟地、紫梢花、蛇床子、鹿茸、谷精草、防风、元参、厚朴、虎骨、菟丝子、木香各50g，母丁香、肉桂、川断、赤芍、黄芪、肉苁蓉、白龙骨、杜仲各5g，附子一个生用，蓖麻子一百粒去油，穿山甲4g，地龙去土6g，木鳖去壳不去油切片，倭硫黄、没药各3g，血竭3g，乳香6g，松香、黄蜡各12g，麝香少许，麻油1kg。

【制法】将药入油浸3日后，入锅内熬至黑色去渣，用槐柳枝搅，次下黄蜡、松香，再下细药，油滴水成珠不散为度。瓷器收之。

【用法】绢缎摊贴腰眼。

来源：（清）赵学敏. 本草纲目拾遗. 北京：中国中医药出版社，1998.

## 四、现代研究

穴位敷贴疗法是中医学的重要治疗手段，其实质是将药物与经络、穴位疗法融为一体的综合性治疗方法。该疗法通过药物敷贴刺激并作用于与体表腧穴相邻近的皮肤，利用药物经由皮肤的渗透作用使其有效成分进入人体循环，再通过腧穴、经络的传导、调和，实现药物透皮吸收和穴位刺激的叠加效应。现代药理学研究证实穴位贴敷的机制主要有直接作用和间接作用两个方面。直接作用是指中药成分在一定条件下可以透皮吸收进入体液，直接发挥药物的治疗作用；间接作用主要指穴位贴敷的中药成分在透皮吸收过程中对贴敷腧穴施予了一系列物理刺激和化学刺激，激活了经络腧穴对机体的整体调节功能，从而发挥治疗疾病的效应，并且具有较强的实用性，疗效好，操作方法简便，具有良好的临床应用价值。

### 1. 龙洁珍等应用艾灸结合穴位敷贴治疗阳虚型骨质疏松症腰痛[1]

【药物组成】红花30g，透骨草30g，川断20g。

【制备方法】将上述药物研磨成细粉，加入少许醋将其调成绿豆颗粒状，将其置于创可贴的中间。

【操作方法】将创可贴贴于气海、关元和肓俞等穴。

【疗效总结】经过治疗发现，试验组VAS评分明显低于对照组，且骨密度以及骨代谢生化指标明显优于对照组，差异均有统计学意义（P<0.05）。

### 2. 李俊荣等应用腰痛散外敷治疗坐骨神经痛[2]

【药物组成】生川乌、生草乌、松节、海风藤、当归、威灵仙、麻黄、羌活、独活、木瓜各等份，乳香、没药各1/3份，地塞米松、碳酸氢钠、二甲基亚砜、鸡蛋清。

【制备方法】先将前12味药粉碎为末，装容器备用。用时取药面30~50g为1次量，将地塞米松7.5mg、碳酸氢钠5g，研末与上药混匀，后以二甲基亚砜、蛋清适量将药面调成稠糊状，密封保存。

【操作方法】膏药涂于病变处，再以塑料膜覆盖，周边以胶布密封固定即可。粘贴一般维持48h，若感觉痒痛等不适严重者可提前去之。5天敷贴1次，1个月为1个疗程。

【疗效总结】治疗1~2个疗程后，总有效率为92.8%，疗效显著。

### 3. 张黎恒等针灸联合中药敷贴治疗劳损性腰痛[3]

【药物组成】当归、桃仁、厚朴、白芍、红花、五灵脂、川牛膝、狗脊、杜仲、甘草各5g。

【制备方法】将所有药物研磨成粉，以热醋调和为糊状备用。

【操作方法】消毒皮肤后，将上药敷于患者疼痛部位，再以1cm×1cm止血贴贴敷其上，每日1次，每次贴敷6h后取下。

【疗效总结】对照组患者中达到痊愈标准者8例，占比13.33%，达到显效标准者16例，占比26.67%，判定为有效者17例，占比28.33%，治疗无效者22例，占比36.67%。研究组患者中达到痊愈标准者29例，占比48.33%，达到显效标准者16例，占比26.67%，判定为有效者8例，占比13.33%，治疗无效者7例，占比88.33%。对照组总有效率63.33%，研究组88.33%，二者间比较差异有统计学意义（P<0.05）。

[参考文献]

[1]龙洁珍，林楚华，廖广婧，等.艾灸结合穴位敷贴治疗阳虚型骨质疏松症腰痛症状的临床效果观察[J].临床合理用药杂志，2016，9（17）：117–118.

[2]李俊荣.腰痛散外敷治疗坐骨神经痛56例[J].河南中医药学刊，2002（05）：60–61.

［3］张黎恒，廖黎颖. 针灸联合中药敷贴治疗劳损性腰痛的临床研究与治验分析［J］. 中国中医基础医学杂志，2013，19（12）：1457-1458.

# 痹　证

## 一、概述

痹证是因感受风寒湿热之邪，闭阻经络，气血运行不畅，引起以肢体关节疼痛、肿胀、酸楚、麻木、重着以及活动不利为主要症状的病证。

根据痹证的临床表现，西医学中的风湿性关节炎、类风湿关节炎、骨关节炎、反应性关节炎、痛风、肩关节周围炎等均属于本病范围。其他风湿病，当病变累及关节而出现痹证证候者，亦可参考本节内容进行辨证治疗。

## 二、病因病机

痹证的发生，与体质因素、气候条件、生活环境等均有密切关系。正虚卫外不固是痹证发生的内在基础，感受外邪是痹证发生的外在条件。风寒湿热之邪，乘虚袭入人体，引起气血运行不畅，经络阻滞，或痰浊瘀血，阻于经络，深入关节筋骨，甚则影响脏腑。

## 三、辨证论治

### 1. 风寒湿痹证

主要证候：关节肌肉疼痛、酸楚游走不定，或关节疼痛遇寒加重，得热痛缓，或关节重着，肿胀散漫，肌肤麻木不仁，关节屈伸不利，舌质淡，舌苔薄白或白腻，脉弦紧或濡缓。

证机概要：风寒湿邪留滞经络，气血闭阻不通。

治法：祛风散寒，除湿通络。

**代表方药**

头葛软膏

【组成】川乌头150g，野葛、莽草各500g。

【制法】将上药择净，细切用酒拌匀，浸渍3日，而后与猪脂2500g同入锅中煎熬，以乌头色焦黄为度，滤净，收贮即成。

【用法】每遇痛处，于火边搓手热取膏摩一二百遍，以手涩为好。

**来源**：王光清编著. 中国膏药学. 西安：陕西科学技术出版社，1981.

2. 风湿热痹证

主要证候：关节疼痛，游走不定，关节活动不利，局部灼热红肿，痛不可触，得冷则舒，可有肌肤红斑，常有发热汗出、口渴、烦躁、溲赤，舌质红，舌苔黄或黄腻，脉滑数或浮数。

证机概要：风湿热邪壅滞经脉，气血闭阻不通。

治法：清热通络，祛风除湿。

**代表方药**

淮安狗皮膏

【组成】川芎、白芷、生地黄、熟地黄、当归、白术、陈皮、香附、枳壳、乌药、半夏、青皮、细辛、知母、杏仁、桑白皮、黄连、黄芩、黄柏、栀子、苍术、大黄、柴胡、薄荷、赤芍、木通、桃仁、玄参、猪苓、泽泻、桔梗、前胡、升麻、麻黄、牛膝、杜仲、山药、远志、续断、高良姜、何首乌、甘草、连翘、藁本、茵陈、地榆、防风、荆芥、羌活、独活、金银花、白蒺藜、苦参、僵蚕、天麻、南星、川乌、威灵仙、白鲜皮、五加皮、青风藤、益母草、两头尖、五倍子、大枫子、巴豆、穿山甲、芫花各15g，蜈蚣20条，苍耳头7个，桃枝、柳枝、槐枝、桑枝、楝枝、楮枝各30根。

【制法】上药各为粗末，用真香麻油6000g浸药在内，夏浸3日，冬浸半月，煎至黑枯色为度，去渣取汁。每6000g药油加黄丹2500g，徐徐投下，用槐、柳枝手搅，至滴水成珠，再加乳香、没药、龙骨、轻粉各90g，临用时加入。

【用法】外敷患处，每日或隔日1换。

**来源**：（明）陈文治辑．疡科选粹，1644.

3. 痰瘀痹阻证

主要证候：痹证日久，关节肌肉刺痛，固定不移，或关节肌肤紫暗、肿胀，按之较硬，肢体顽麻或重着，甚则关节僵硬变形，屈伸不利，有硬结、瘀斑，或胸闷痰多，舌质紫暗或有瘀斑，舌苔白腻，脉弦涩。

证机概要：痰瘀互结，留滞肌肤，闭阻经脉。

治法：化痰行瘀，蠲痹通络。

**代表方药**

踯躅膏

【组成】踯躅花、羌活、防风、川芎、杏仁、细辛、当归各30g，白蔹、白及、白芷、丹参、玄参、肉桂、附子、川乌头、皂荚、川椒、莽草、川大黄、苦参各15g。

【制法】将上药择净，细切，用食醋适量浸渍3宿后，文火炒干，用猪脂

1000g同煎，候药味出尽，滤净，再入锅中煎沸，以柳木棍不住手搅，收膏即成。

【用法】每次适量，摩于痛处，每日2次。

**来源：**王光清．中国膏药学．西安：陕西科学技术出版社，1981.

### 4.肝肾虚痹证

主要证候：痹证日久不愈，关节疼痛时轻时重，疲劳加重，关节屈伸不利，肌肉瘦削，腰膝酸软，或畏寒肢冷，阳痿，遗精，或骨蒸劳热，心烦口干，舌质淡红，舌苔薄白或少津，脉沉细弱或细数。

证机概要：肝肾不足，筋脉失养。

治法：培补肝肾，通络止痛。

**代表方药**

虎骨膏

【组成】虎骨720g，生川乌、川芎、熟地黄、五加皮、桃枝、白术、续断、桑枝、槐枝、生草乌、白芷、天麻、何首乌、生地黄、香附、青风藤、白蔹、独活、僵蚕、当归、细辛、牛膝、羌活、杜仲、威灵仙、穿山甲、苍术、榆枝、川楝子、柳枝、大枫子各30g，蜈蚣3g。

【制法】上药酌予碎断，用香麻油7200g，炸枯过滤去滓。炼至滴水成珠，入黄丹3000g，搅匀成膏，去火毒后加热熔化，对以下细粉：肉桂、乳香、公丁香、血竭、没药各15g，麝香9g，搅匀摊贴。

【用法】微火化开，贴患处，每日或隔日1换。

**来源：**北京市公共卫生局．北京市中药成方选集．北京：人民卫生出版社，1961.

### 四、现代研究

穴位敷贴疗法是中医学的重要治疗手段，其实质是将药物与经络、穴位疗法融为一体的综合性治疗方法。该疗法通过药物敷贴刺激并作用于与体表俞穴相邻近的皮肤，利用药物经由皮肤的渗透作用使其有效成分进入人体循环，再通过俞穴、经络的传导、调和，实现药物透皮吸收和穴位刺激的叠加效应。根据痹证的临床表现，西医学中的风湿性关节炎、类风湿关节炎、骨关节炎、反应性关节炎、痛风、肩关节周围炎等均属于本病范围。由于本病的长期性、病因的复杂性、病情的顽固性，有时单用一种疗法难以显效，故可考虑针灸、中药穴位敷贴综合的治疗方法。中药穴位敷贴治疗类风湿关节炎可发挥药物和经络腧穴的双重作用，一方面疏通经络，调理气血，另一方面，让药物经穴位皮肤直达病所，发挥治疗作用。此外，穴位敷贴具有较强的实用性，操作方法简便，疗效显著，价格低廉，具有良好的临床应用价值，值得广泛的推广运用。

**1. 申江曼等应用芎附痛痹汤联合中药穴位敷贴及熏蒸治疗类风湿关节炎**[1]

【药物组成】白芥子30g，延胡索30g，细辛15g，甘遂1.5g，麝香1.5g。

【制备方法】将上述药物研磨成细粉，加入姜汁调和成糊状。

【操作方法】将药糊贴于肺俞、心俞、膈俞、膏肓、百劳，外用纱布胶带固定，每次敷贴6~8h，7d1次，连续治疗12周。

【疗效总结】治疗前各组患者CRP、ESR、RF指标均相近，$P>0.05$，治疗后各项指标均改善，较对照组，观察组各项指标改善更明显，$P<0.05$，差异具有统计学意义。

**2. 白洁等应用补肾祛寒治尪汤联合中药熏蒸及穴位敷贴治疗类风湿关节炎**[2]

【药物组成】细辛15g，白芥子30g，延胡索30g，甘遂1.5g，麝香1.5g。

【制备方法】将上述中药研制成为粉末状，采用姜汁将中药粉末调制均匀。

【操作方法】贴药前，定准穴位后，通常用温水将局部洗净，或用75%乙醇棉球行局部消毒，然后敷药。选择膈俞、肺俞、心俞、白劳以及膏肓穴位，将药物敷贴在相应穴位，每5d敷贴1次，敷贴时间以8~10h为宜，治疗时间为3个月。

【疗效总结】与治疗前相比，两组患者治疗后RF、CRP、ESR指标均有所改善（$P<0.05$），有统计学意义；治疗组患者治疗后与对照组比较，RF、CRP、ESR指标优于对照组（$P<0.05$），有统计学意义。治疗后，两组患者疼痛、晨僵等各项中医证候积分均得到不同程度改善，与治疗前比较差异有统计学意义（$P<0.05$）；治疗组患者中医证候积分在治疗前与对照组差异无统计学意义（$P>0.05$），治疗后各项中医证候积分显著改善，优于对照组（$P<0.05$），差异有统计学意义。

**3. 雷海燕等应用针刺加中药穴位敷贴治疗类风湿关节炎**[3]

【药物组成】制川乌、制草乌、红花、花椒、牛膝、桂枝。

【制备方法】按照一定剂量制成粉末备用。治疗时用新鲜姜汁拌匀，制成直径约3.0cm，厚1cm的药饼。

【操作方法】取穴：关元、气海、肝俞、脾俞、胃俞、肾俞；将药饼置于无纺布膏药贴上，粘贴于患部相应穴位，每次敷贴6~8h。

【疗效总结】各组患者治疗前后体征变化的比较均有统计学意义（$P<0.05$）；联合治疗组与治疗组比较，关节压痛指数、关节肿胀指数、双手握力有统计学差异（$t=2.143$，$2.338$，$2.252$；$P<0.05$）；联合治疗组与对照组比较，关节压痛指数、关节肿胀指数、双手握力有统计学差异（$t=2.426$，$2.568$，$2.325$；$P<0.05$）；治疗组、对照组比较，关节压痛指数、关节肿胀指数、双手握力有统计学差异（$t=2.075$，$2.162$，$2.053$；$P<0.05$）；各组晨僵时间比较无统计学差异（$P>0.05$）。各组患者治疗前后实验室指标比较均有统计学意义（t=2.671，2.535，2.328；P<0.05）；治疗后联合治疗组和治疗组、对照组比较ESR有统计学意义（t=2.056，2.545；P<0.05）；CPR无统计学差异（t=1.528，1.480；P>0.05），RF无统计学差异（t=1.675，1.645；P>0.05）；治疗后治疗组与对照组相比ESR有统计学意义（t=2.486；P<0.05），CPR无统计学差异（t=1.657；P>0.05）；RF无统计学差异（t=1.335；P>0.05）。

**［参考文献］**

［1］申江曼，方珣，陈文莉，周文煜. 芎附痛痹汤联合中药穴位敷贴及熏蒸治疗类风湿关节炎临床疗效［J］. 中华中医药学刊，2018，36（08）：1943-1946.

［2］白洁，田昱平，康浩浩，王凤，胡婷. 补肾祛寒治尪汤联合中药熏蒸及穴位敷贴治疗类风湿关节炎的疗效［J］. 现代中医药，2019，39（06）：43-45+48.

［3］雷海燕，史海霞，姜娜. 针刺加中药穴位敷贴治疗类风湿关节炎的临床观察［J］. 针灸临床杂志，2014，30（08）：21-24.

# 痿 证

## 一、概述

痿证是指肢体筋脉弛缓，软弱无力，不能随意运动，或伴有肌肉萎缩的一种病证。临床以下肢痿弱较为常见，亦称"痿躄"。"痿"是指痿弱不用，"躄"是指下肢软弱无力，不能步履之意。

根据本病的临床表现，西医学中多发性神经病、运动神经元疾病、脊髓病变、周期性瘫痪、重症肌无力、进行性肌营养不良、萎缩性肌炎等表现为肢体痿软无力、不能随意运动者，均可参照本病辨证论治。

## 二、病因病机

痿证形成的原因颇为复杂。外感温毒、湿热之邪，内伤情志、饮食劳倦、先天不足、房事不节、跌打损伤以及接触神经毒性药物等，均可致使五脏受损，气血亏耗，精津不足，肌肉筋脉失养，发为痿证。

## 三、辨证论治

### 1. 肝肾亏损证

主要证候：起病缓慢，渐见肢体痿软无力，尤以下肢明显，腰膝酸软，不能久立，甚至步履全废，腿胫大肉渐脱，或伴有眩晕耳鸣，舌咽干燥，遗精或遗尿，妇女月经不调，舌红少苔，脉细数。

证机概要：肝肾亏虚，阴精不足，筋脉失养。

治法：补益肝肾，滋阴清热。

### 代表方药

痿证方

【组成】白术500g，茯苓500g，怀山药300g，川牛膝300g，麦冬300g，锁阳300g，龟板300g，黄芪200g，太子参200g，肉桂60g，干姜60g。

【制法】上药共研细末过筛，麻油熬膏备用。

【用法】穴位：足三里、关元、大椎、气海、丹田、肾俞。每次选3~4个穴位，隔日敷1次，连敷10~30次。

**来源：**田从豁，彭冬青. 中国贴敷治疗学. 北京：中国中医药出版社，2010.

**2. 脉络瘀阻证**

主要证候：久病体虚，四肢痿弱，肌肉瘦削，手足麻木不仁，四肢青筋显露，肌肤甲错，舌痿伸缩不利，舌质暗淡或有瘀点瘀斑，脉细涩。

证机概要：气虚血瘀，阻滞经络，筋脉失养。

治法：益气养营，活血行瘀。

### 代表方药

神经炎方

【组成】川续断30g，山药30g，当归30g，浙贝30g，乳香30g，没药30g，黄芩36g，独活36g，生大黄50g，冰片2g。

【制法】上药共研细末过筛，用蜂蜜调成糊状备用。

【用法】敷脐部，隔日换1次，连敷10次。

**来源：**田从豁，彭冬青. 中国贴敷治疗学. 北京：中国中医药出版社，2010.

### 四、现代研究

穴位敷贴疗法是将药物与经络、穴位疗法融为一体的综合性治疗方法，它属于中医学的重要治疗手段。该疗法通过药物敷贴刺激并作用于与体表腧穴相邻近的皮肤，利用药物经由皮肤的渗透作用使其有效成分进入人体循环，再通过腧穴、经络的传导、调和，实现药物透皮吸收和穴位刺激的叠加效应。根据痿证的临床表现，西医学中多发性神经病、运动神经元疾病、脊髓病变、周期性瘫痪、重症肌无力、进行性肌营养不良、萎缩性肌炎等表现为肢体痿软无力、不能随意运动者等均属于本病范围。由于本病病情的顽固性、长期性、病因的复杂性，有时单用一种疗法难以显效，故可考虑针灸、中药穴位敷贴综合的治疗方法。此外，穴位敷贴具有较强的实用性，操作方法简便，疗效显著，价格低廉，具有良好的临床应用价值。

**1. 焦可运等应用敷贴为主治疗进行性肌营养不良**[1]

【**药物组成**】肉桂6g，丁香9g，川乌、草乌、乳香、没药各7.5g，红花、当归、赤芍、川芎、透骨草各15g。

【**制备方法**】将上述中药研制成为粉末状，过筛，加凡士林500g调制均匀。

【**操作方法**】将药糊均匀铺于纱布上，将纱布贴于双侧腓肠肌，外用纱布胶带固定，将小腿置于温水袋上，每次敷贴4~6小时。

【**疗效总结**】治疗后发现，中药敷贴效果疗效极佳。

**2. 王文同等应用中医外治法治疗重症肌无力**[2]

【**药物组成**】生附子。

【**制备方法**】将生附子研制成为粉末状。

【**操作方法**】生附子粉外敷神阙、双涌泉穴，并用神灯照射；1次/d，30min/次，15次为1个疗程。

【**疗效总结**】两组治疗前组间血浆Ach RAb水平比较，差异无统计学意义（P>0.05），治疗后组间血浆Ach RAb水平比较，及两组治疗前、后组内血浆Ach RAb水平比较，差异均有统计学意义（P<0.05）。

**3. 雷海燕等应用针刺加中药穴位敷贴治疗类风湿关节炎**[3]

【**药物组成**】脾胃气虚型：延胡索、丁香等。

脾肾两虚型：白术、附子等。

脾虚湿热型：栀子、冰片等。

【**制备方法**】按照一定剂量制成粉末备用。

【**操作方法**】用姜汁和蜂蜜调匀后贴敷于足三里、内关、上脘、中脘、天枢等穴，每天1次，每次2~4h。

【**疗效总结**】治疗后发现，中医外治法护理组患者的临床症状得到了明显改善，生活质量得到了有效提高，其护理效果明显优于传统中医护理组，值得进一步在临床中推广应用。

［**参考文献**］

［1］焦可运.敷贴为主治疗进行性肌营养不良2例［J］.陕西中医，1986（07）：312.

[2]王文同, 刘竹丽. 中医外治法治疗重症肌无力30例临床观察[J]. 中医临床研究, 2017, 9 (02): 85-86.

[3]康丽萍, 杨云英, 崔晓演, 等. 中医外治法干预重症肌无力患者的临床结局评价研究[J]. 广州中医药大学学报, 2020, 37 (05): 833-837.

# 痉 证

## 一、概述

痉证是以项背强直, 四肢抽搐, 甚至口噤、角弓反张为主要临床表现的一种病证, 古亦称为"痓"。

西医学中各种原因引起的热性惊厥以及某些中枢神经系统病变, 如流行性脑脊髓膜炎、流行性乙型脑炎、中毒性脑病、脑脓肿、脑寄生虫病、脑血管疾病等出现痉证表现者, 均可参照本病辨证论治。

## 二、病因病机

痉证的病因分为外感和内伤两个方面。外感由于感受风、寒、湿、热之邪, 壅阻经络, 气血不畅, 或热盛动风而致痉。内伤是因肝肾阴虚, 肝阳上亢, 阳亢化风而致痉或阴虚血少, 筋脉失养, 虚风内动而致痉。

## 三、辨证论治

### 1. 邪壅经络证

主要证候: 头痛, 项背强直, 恶寒发热, 无汗或汗出, 肢体酸重, 甚至口噤不能语, 四肢抽搐, 舌质淡红, 舌苔薄白或白腻, 脉浮紧。

证机概要: 风寒湿邪侵于肌表, 壅滞经络。

治法: 祛风散寒, 燥湿和营。

**代表方药**

甘草摩膏

【组成】甘草、防风各40g, 白术、桔梗各30g, 雷丸100g。

【制法】上五味, 咀, 以不中水猪肪640g煎为膏, 以前药, 微火上煎。膏成热去滓。

【用法】取如弹丸大一枚, 炙手以摩儿百遍, 寒者更熟, 热者更寒。

来源: (唐) 孙思邈. 备急千金要方校释. 北京: 人民卫生出版社, 2014.

### 2. 风痰入络证

主要证候：头痛昏蒙，神识呆滞，项背强急，四肢抽搐，手足麻木，胸脘满闷，舌苔白腻，脉滑或弦滑。

证机概要：络脉空虚，风痰乘虚而入，气血闭阻，筋脉失养。

治法：祛风化痰，通络止痉。

**代表方药**

胆星丸

【组成】陈胆星45g，水牛角100g，羚羊角30g，生龙齿20g，白芥子15g，辰砂3g。

【制法】上药6味，共研细末，陈米汤为丸。

【用法】金箔衣擦胸背，同时敷脐。

**来源**：（清）吴师机. 理瀹骈文. 北京：人民卫生出版社，1984.

### 3. 肝经热盛证

主要证候：高热头痛，口噤齘齿，手足躁动，甚则项背强急，四肢抽搐，角弓反张，舌红绛，舌苔薄黄或少苔，脉弦细而数。

证机概要：邪热炽盛，动风伤津，筋脉失和。

治法：清肝潜阳，息风镇络。

**代表方药**

雄黄定惊散

【组成】雄黄15g，砂仁2g，栀子5枚（炒），冰片0.15g。

【制法】共研细末，鸡子清调。

【用法】敷肚脐之四周，碗口大，留出脐眼，入麝香少许，棉纸盖，软帛扎，1周时洗去。

**来源**：（清）吴师机. 理瀹骈文. 北京：人民卫生出版社，1984.

### 4. 阴血亏虚证

主要证候：项背强急，四肢麻木，抽搐或筋惕肉瞤，直视口噤，头目昏眩，自汗，神疲气短，或低热，舌质淡或舌红无苔，脉细数。

证机概要：失血或伤津，阴血亏耗，筋脉失养。

治法：滋阴养血，息风止痉。

**代表方药**

二甲定惊糊

【组成】生地、麦冬各15g；鳖甲、牡蛎各10g，鸡蛋清适量。

【制法】先将前4味共为细末，再用鸡蛋清调成糊状，备用。

【用法】用时取药膏贴敷于肚脐上，覆盖纱布，用胶布固定。1日换药1次，连续贴敷7~10天可愈。

**来源**：马汴梁. 敷脐妙法治百病. 北京：人民军医出版社，1992.

## 四、现代研究

### 1. 谢国忠等应用中药穴位敷贴治疗乙脑高热抽搐症[1]

【药物组成】生地龙、蜈蚣、吴茱萸，剂量为3：1：1。

【制备方法】将上述药物研磨成细粉，加入食醋调和成糊状。

【操作方法】将药糊贴于双侧涌泉、气海、大椎，外用纱布胶带固定，24h换药一次，直至体温恢复正常，不在抽搐。

【疗效总结】治疗组40例中，显效18例，占45%；有效16例，占40%；无效6例，占15%。总有效率为85%。对照组30例中，显效8例，占27%；有效14例，占46%；无效8例，占27%。总有效率为73%。两组经统计学处理有显著差异（P<0.05）。

### 2. 黄向红等应用栀子桃仁泥贴敷涌泉穴治疗小儿发热[2]

【药物组成】栀子5g，桃仁5g。

【制备方法】将上述中药捣烂如泥，加面粉15g及蛋清各适量，调拌均匀。

【操作方法】将药泥铺于纱布上，分别敷于两足心（即涌泉穴），6小时换1次，每天4次，3天为1个疗程。

【疗效总结】治疗后，治疗组的退热时间、生化指标和抽搐复发率明显优于对照组，差异有统计学意义（P<0.05）。

### 3. 李丽洪等应用止痉散贴敷佐治小儿高热惊厥[3]

【药物组成】山栀、僵蚕、川牛膝各10g，生大黄、细辛各3g。

【制备方法】将上药研磨成粉末备用。治疗时加适量醋将诸药调成糊状，后放置于4cm×4cm的透气敷贴内经1.5cm圆形凹槽内。

【操作方法】贴敷在双足底涌泉穴，贴敷持续时间12min，1次/d，以3d为一个疗程。

【疗效总结】治疗后，治疗组的退热能力和抗惊厥效果都优于对照组，差异有统计学意义（P<0.05）。

[参考文献]

[1] 谢国忠，潘彩云，黄德友. 中药穴位敷贴治疗乙脑高热抽搐症40例［J］.

国医论坛，1995（03）：28.

［2］黄向红．栀子桃仁泥贴敷涌泉穴治疗小儿发热40例临床疗效观察［J］．四川中医，2013，31（08）：159-161.

［3］李丽洪，李婉青，李燕尧．止痉散贴敷佐治小儿高热惊厥的急诊护理体会［J］．中医临床研究，2020，12（22）：126-128.

# 第七节　其他内科疾病

## 疟　疾

### 一、概述

疟疾由感受疟邪，邪正交争所致，是以寒战、壮热、头痛、汗出，休作有时为临床特征的传染性疾病，多发于夏秋季。

### 二、病因病机

引起疟疾的病因是感受疟邪，在《内经》亦称为疟气。疟邪具有的特点是：①舍于营气，伏藏于半表半里。如《素问·疟论》说：疟气"藏于皮肤之内，肠胃之外，此营气之所舍也"。《医门法律，疟疾论》说："外邪得以入而疟之，每伏藏于半表半里，人而与阴争则寒，出而与阳争则热。"；②随经络而内搏五脏，横连募原；③盛虚更替；④与卫气相集则引起发病，与卫气相离则病休。

### 三、辨证论治

#### 1. 正疟

主要证候：常先有呵欠乏力，继则寒栗鼓颔，寒罢则内外皆热，头痛面赤，口渴引饮，终则遍身汗出，热退身凉，舌红，苔薄白或黄腻，脉弦。间隔一日，又有相同的症状发作。故其症状特点为：寒战壮热，休作有时。

证机概要：邪伏于表，正邪相争，休作有时。

治疗原则：祛邪截疟，和解表里。

**代表方药**

（1）治疟膏

【组成】生姜100g，捣烂如泥，牛皮胶100g。

【制法】将胶熬化，投姜泥搅匀，熬成膏。

【用法】先以皂角水洗净脊膂背腰油腻泥垢，拭干再以生姜一大块遍搽各处，再酌量脊背之宽长剪细布一大块，将膏摊上，贴之。再搓手心令热，遍摩脊背各处，俱热为善，俟一二日后不发即痊。

来源：［清］虚白主人.救生集.北京：中医古籍出版社，2004.

**2. 温疟**

主要证候：寒少热多，汗出不畅，头痛，骨节酸疼，口渴引饮，尿赤便秘，舌红，苔黄，脉弦数。

证机概要：素体阳盛，阳盛热多。

治疗原则：清热解表，和解祛邪。

**代表方药**

（1）外台时气膏

【组成】鳖甲、茵陈、栀子、芒硝各64g，大黄160g，常山、炒杏仁各93g，巴豆仁38g。

【制法】麻油熬，黄丹收。

【用法】贴肚脐上。

来源：（清）吴师机.理瀹骈文.北京：人民卫生出版社，1984.

**3. 寒疟**

主要证候：发作时热少寒多，口不渴，胸闷脘痞，神疲体倦，舌苔白腻，脉弦。

证机概要：寒湿偏盛。

治疗原则：和解表里，温阳达邪。

**代表方药**

（1）太乙保安膏

【组成】羌活、草乌、川乌、僵蚕、独活、麻黄、桂枝、当归、乌药、防风、荆芥、高良姜、海风藤、闹羊花各30g。

【制法】上药用麻油1500g熬至药枯去渣，下黄丹200g收膏，备用。

【用法】贴肚脐上。

来源：（清）吴师机.理瀹骈文.北京：人民卫生出版社，1984.

**4. 瘴疟**

主要证候：寒甚热微，或但寒不热，或呕吐腹泻，甚则神昏不语，苔白厚腻，脉弦。

证机概要：瘴毒或瘴气内侵，内犯心神，阴阳极度偏盛。

治疗原则：解毒除瘴，芳化湿浊。

### 代表方药

（1）千锤膏

【组成】白松香500g，蓖麻仁、杏仁各二百粒，铜青150g，乳香、没药各75g，轻粉6g。

【制法】共入石臼内，向日下，以木杵锤成膏，如燥少加香油锤之，瓷器收贮，每用忌火，宜于汤内溶化。

【用法】红绢摊开贴肚脐上。

**来源：**（明）李梴. 医学入门. 北京：人民卫生出版社，2006.

### 5. 劳疟

主要证候：疟疾迁延日久，倦怠乏力，短气懒言，食少，面色萎黄，形体消瘦，遇劳则复发疟疾，寒热时作，舌质淡，脉细无力。

证机概要：疟病日久，疟邪久留，气血耗伤，正气不足。

治疗原则：益气养血，扶正祛邪。

### 代表方药

（1）劳疟膏

【组成】鳖甲糖炙200g，川芎、当归、青皮、陈皮、白芍、半夏、茯苓、乌梅、生姜各50g。

【制法】油熬，丹收。

【用法】贴肚脐上。

**来源：**（清）吴师机. 理瀹骈文. 北京：人民卫生出版社，1984.

### 6. 疟母

主要证候：久疟不愈，胁下结块，触之有形，按之压痛，或胁肋胀痛，舌质紫黯，有瘀斑，脉细涩。

证机概要：疟病日久，气机郁滞，血脉瘀滞，津凝成痰。

治疗原则：软坚散结，祛瘀化痰。

### 代表方药

（1）疟母膏

【组成】鳖全个，醋炒青皮、醋炒蓬术、当归各150g，土炒山甲50g。

【制法】油熬，丹收。

【用法】贴肚脐上。

**来源：**（清）吴师机. 理瀹骈文. 北京：人民卫生出版社，1984.

（2）三阴疟疾膏

【组成】常山、槟榔各100g，半夏、南星、附子各50g，炮姜15g，芥子200g，麻油500g，如法炼膏，再用白川贝50g，肉桂、麝香各3g。

【制法】为末，枣肉为小丸。

【用法】先用一丸填于脐内，次以膏药烘热盖之，不令泄气，忌食鸡羊肉蛋一切发物。

**来源：** 艾进伟. 中医膏方辞典. 太原：山西科学技术出版社，2017.

# 第八章 外科疾病

## 第一节 疖、疔、痈

### 一、概述

疖是指发生在肌肤浅表部位、范围较小的急性化脓性疾病，相当于西医学的疖、头皮穿凿性脓肿、疖病等，其临床特点是色红、灼热、疼痛，突起根浅，肿势局限，范围多小于3cm，易脓、易溃、易敛。疔是一种发病迅速，易于变化而危险性较大的急性化脓性疾病，多发于颜面和手足等处，相当于西医学的疖、痈、气性坏疽、皮肤炭疽及急性淋巴管炎等，其临床特点是疮形虽小，但根脚坚硬，有如钉丁之状，病情变化迅速，容易造成毒邪走散。痈（特指外痈）是指发生在体表，皮肉之间的急性化脓性疾病，相当于西医学的皮肤浅表脓肿、急性化脓性淋巴结炎等，其临床特点是局部光软无头，红肿疼痛（少数初起皮色不变），结块范围多在6~9cm，发病迅速，易肿、易脓、易溃、易敛，或伴有恶寒、发热、口渴等全身症状。

### 二、病因病机

疖常因内郁湿火，外感风邪，两相搏结，蕴阻肌肤所致；或夏秋季节感受暑湿热毒而生，或因天气闷热汗出不畅，暑湿蕴蒸肌肤，引起痱子，反复搔抓，破伤染毒所致。疔多因火热之毒为患，其毒或从内发，或从外受，从内发者，如嗜好膏粱厚味，以致脏腑蕴热，由外发者，如感染风热火毒，或皮肤破损染毒。火热之毒，蕴蒸肌肤，以致气血凝滞，火毒结聚，热胜肉腐而成。若火毒炽盛，燔灼营血，内攻脏腑，则成走黄重症。痈由外感六淫邪毒，皮肤外伤感染毒邪或过食膏粱厚味，聚湿生浊，邪毒湿浊留阻肌肤，郁结不散，以致营卫不和、气血凝滞、经络壅遏、化火为毒而成。

### 三、辨证论治

#### 1. 初期：热毒蕴结证
主要证候：患处红、肿、热、痛，伴发热、口渴、溲赤、便秘；舌红，苔黄，脉数。

证机概要：热毒蕴结、肌肤壅滞、热胜肉腐。

治疗原则：清热解毒。

**代表方药**

千锤膏

【组成】白松香500g，蓖麻仁、杏仁各200粒，铜青150g，乳香、没药各75g，轻粉10g。

【制法】共入石臼内，向日下，以木杵捶成膏，如燥少加香油捶之，瓷器收贮。

【用法】每用忌火，宜于汤内溶化，红娟摊开贴之。

**来源：**（明）李梴.医学入门.北京：人民卫生出版社，2017.

**2. 成脓期：火毒炽盛证**

主要证候：患处焮热疼痛，肿胀拒按，触之应指，伴高热、烦渴、头痛、呕恶、溲赤、便秘；舌红，苔黄，脉洪数。

证机概要：火毒炽盛、热胜肉腐。

治疗原则：清火解毒，排脓消肿。

**代表方药**

太乙膏

【组成】玄参60g，白芷60g，归身60g，肉桂60g，赤芍60g，大黄60g，生地黄60g，土木鳖60g，阿魏9g，轻粉12g，柳槐枝各100段，血余炭30g，铅丹1200g（别名东丹），乳香15g，没药9g，麻油2500g。

【制法】除铅丹外将余药入油煎，熬至药枯，滤去渣滓，再加铅丹（一般每500g油加铅丹195g），充分搅匀成膏。

【用法】隔火炖烊，摊于纸上，随疮口大小敷贴患处。

**来源：**（明）陈实功.外科正宗.北京：人民卫生出版社，2007.

**3. 溃后期：余毒未尽证**

主要证候：患处脓腐已尽，疮口不敛。舌红，苔黄，脉数。

证机概要：脓液已出，腐肉已尽，但尚有余毒，以致疮口不敛。

治疗原则：解毒生肌。

**代表方药**

白玉膏

【组成】尿浸石膏90%，制炉甘石10%。

【制法】石膏必须尿浸半年（或用熟石膏），洗净。再漂净2个月，然后煅熟研粉，再加入制炉甘石粉和匀，以麻油少许调成药膏，再加入黄凡士林（配制此膏时用药粉约3/10，油类约7/10）。

【用法】将膏少许匀涂纱布上，敷贴患处，并可掺其他生肌药粉于药膏上同用，效果更佳。

**来源：**陈红风. 中医外科学. 北京：中国中医药出版社，2016.

## 四、现代研究

近年来，关于外用膏贴治疗疖、疔、痈病的研究有丰富的文献报道。药物组成上，常选用的药物有清热解毒药、清热凉血药、活血止痛药、排脓生肌药等，使用频次较高的药物有金银花、当归、生地、大黄、甘草等。组方药味有简有繁，简者药物精炼轻灵且简廉易寻，繁者杂而不乱而炮制严谨。药膏的基质最常用的有黄蜡、白蜡、麻油、香油等。对外用膏贴治疗疖、疔、痈病的总结、研究为中医外科疮疡病的治疗提供了可借鉴的简便验廉的方法。

### 1. 消毒膏治疗外科疮疡[1]

【药物组成】白芷、金银花、米壳、黄丹、麻油等。

【制备方法】磨粉熬制成膏。

【操作方法】将膏药平摊于布，适度加温后贴敷，初期患者未化脓五天换药一次，中期化脓患者3天换药1次，膏药贴在疮上，促使排毒。

【疗效总结】治疗组治愈率为92%，优于对照组，差异有统计学意义。

### 2. 自制象皮膏外用治疗烂疗[2]

【药物组成】生象皮360g、紫草150g、生地600g、当归450g、地骨皮300g、马钱子150g、大黄450g、甘草45g、白蜡300g、黄蜡300g、香油7500g。

【制备方法】首先将生象皮磨细粉过120目筛备用；白蜡、黄蜡各研末备用。将紫草、生地、当归、地骨皮、马钱子（打碎）、大黄、甘草等7味中药放入不锈钢桶中，加入香油，加盖浸泡24小时，电磁炉加热，设定温度270℃，待油沸腾时调节温度至210℃，炸枯至药渣表面略呈枯黑色，油紫红色时，除掉药渣，过滤，滤液趁热加入生象皮粉（边缓慢添加边搅拌均匀），再迅速倾入白蜡、黄蜡粉末搅拌熔化后，继续搅拌直至冷凝成半固体即可。

【操作方法】浅表性较小创面，盐水清洁后直接用棉签浸蘸象皮膏涂布创面即可（每日2~3次）；较大或深度病灶须清洁创面（坏死组织及焦痂行切除术至有渗血，再分别用双氧水、生理盐水、庆大霉素盐水顺序冲洗），然后用融化的象皮膏浸蘸大小合适、高温消毒的纱布覆盖（因本方富含马钱子有毒成分，纱布油质不宜过多），包扎即可。清创术后一般3~4天换药1次。换药时创面周围常规消毒。

肌腱外露者需先用生理盐水浸湿消毒棉覆盖，再覆盖象皮膏包扎即可。临床病例疗程最短约1~2周，最长约2个月。

【疗效总结】2126例患者中治愈1984例，治愈率93.32%，好转137例，占6.44%，未愈5例，占0.24%。

### 3. 野九鲫鱼膏外用治疗痈疖疔疮[3]

【药物组成】鲜野菊花，活鲫鱼，红糖。

【制备方法】将野菊花洗净，择适量与活鲫鱼一同切碎，槌如泥，加入红糖（以黏为度），制成饼状待用。

【操作方法】洗净患处，敷上药饼（超出患处边缘约1厘米），盖上纱布固定即可，1日1次，至痊愈。

【疗效总结】本方药源广泛、取材方便、制作简单、疗效较好。

[ 参考文献 ]

[1] 韩明泉. 痈疽疔疮发消毒膏治验外科疮疡 [J]. 世界最新医学信息文摘，2017，17（70）：146.

[2] 谢长宏，唐俊江，谢长翔，等. 自制象皮膏外用治疗烂疗2126例回顾性分析 [J]. 中国中医药科技，2017，24（2）：249–250.

[3] 董祥明. 野九鲫鱼膏治疗痈疖疔疮简介 [C]. 中华中医药学会第七次民间医药学术交流会暨安徽省民间医药专业委员会成立大会论文汇编，2014，183.

# 第二节 丹 毒

## 一、概述

丹毒是皮肤突然发红、色如涂丹的一种急性感染性疾病。又名"丹疹""丹膘""天火"。其特点是病起突然，恶寒壮热，局部皮肤忽然变赤，色如丹涂脂染，焮热肿胀，迅速扩大，边界清楚，发无定处，数日内可逐渐痊愈。每多复发。本病发无定处，好发于颜面、腿足。根据其发病部位的不同又有不同的名称，如生于胸腹腰胯部者，称内发丹毒；发于头面部者，称抱头火丹；发于小腿足部者，名流火、腿游风；新生儿多生于臀部，称赤游丹毒。西医也称丹毒，又称急性网状淋巴管炎。

## 二、病因病机

本病总由血热火毒为患。但因所发部位、经络不同，其火热和所兼挟之邪稍有差异。凡发于头面部者，多挟有风热；发于胸腹腰胯部者，多挟有肝脾湿火；发于下肢者，多挟有湿热；发于新生儿者，多由胎热火毒所致。

### 1. 血分热毒

素体血分有热，外受火毒，热毒蕴结，郁阻肌肤而发。

### 2. 破损染毒

肌肤破损（如鼻腔黏膜、耳道皮肤或头皮破伤，皮肤擦伤，脚湿气糜烂，毒虫咬伤，臁疮等），毒邪乘隙侵入而成。

西医认为，本病是由溶血性链球菌经由皮肤或黏膜细小创口，引起皮肤及其网状淋巴管的急性炎症。

## 三、辨证论治

### 1. 风热毒蕴证

主要证候：发于头面部，皮肤焮红灼热，肿胀疼痛，甚则发生水疱，眼胞肿胀难睁；伴恶寒发热，头痛；舌质红，舌苔薄黄，脉浮数。

证机概要：风热侵袭头面，蕴火化毒。

治疗原则：祛风消肿，透热行滞。

**代表方药**

豆豉膏

【组成】豆豉40g，香薷、蓼叶各20g。

【制法】将上药研末，入酒少许，细研成膏。

【用法】每用适量，外涂患处，干即换药。

**来源**：（明）朱橚，金瀛鳌. 普济方集要. 辽宁：辽宁科学技术出版社，2007.

### 2. 肝脾湿火证

主要证候：发于胸腹腰胯部，皮肤红肿蔓延，摸之灼手，肿胀肋痛；伴口干口苦；舌质红，舌苔黄腻，脉弦滑数。

证机概要：湿火蕴结肝脾，郁而不散，发于肌肤。

治疗原则：清肝泻火利湿。

**代表方药**

泥金膏

【组成】蚯蚓泥12克，熟皮硝6克。

【制法】将上药捣研为细末，用新汲水调和成膏。

【用法】取膏适量，敷患处。

来源：马培之. 青囊秘传. 南京：东南大学出版社，2006.

### 3. 湿热毒蕴证

主要证候：发于下肢，局部红赤肿胀、灼热疼痛，或见水疱、紫斑，甚至结毒化脓或皮肤坏死；可伴轻度发热，胃纳不香；舌质红，舌苔黄腻，脉滑数。反复发作，可形成大脚风。

证机概要：湿热蕴结，郁火生毒，发于肌肤。

治疗原则：利湿清热解毒。

**代表方药**

升麻膏

【组成】升麻、白薇、漏芦、连翘、芒硝、黄芩各100g，蛇衔草、枳实各150g，栀子40枚，蒴藋200g。

【制法】将上药捣碎，水浸半日，入猪油中煎之，待水气尽，用纱布绞去药渣，冷凝即成。

【用法】取适量，敷丹毒上，频繁敷之，直至痊愈为止。

来源：（唐）孙思邈. 备急千金要方. 北京：中国医药科技出版社，2011.

### 4. 胎火蕴毒证

主要证候：发生于新生儿，多见臀部，局部红肿灼热，常呈游走性；或伴壮热烦燥，甚则神昏谵语、恶心呕吐。

证机概要：胎火热毒，蒸于肌肤。

治疗原则：凉血清热解毒。

**代表方药**

鸡子膏

【组成】大黄250g，赤小豆（熬令紫色）500g，硝石150g。

【制法】上药研为细末，用鸡蛋清调如膏状。

【用法】取膏适量，外涂患处。

来源：（金）刘完素. 保童秘要. 上海：上海中医药大学出版社，1996.

## 四、现代研究

外用膏贴治疗丹毒，是将清热解毒、消肿止痛的中药药粉，加入麻油、香油、猪脂、羊脂、凡士林、饴糖等基质中，制成柔软、润滑的膏剂，多用于丹毒的肿疡期[1]。在中医"外治即内治之理，外治之药即内治之药"原则的指导下，采用清热解毒、凉血消肿、活血止痛等治法，选用复方（如金黄膏、三黄膏、玉露膏、消炎膏、黄连膏等）或单方（芙蓉膏、马齿苋膏等）制作为外用膏剂，治疗丹毒能取得显著的疗效，也体现了中医外治法简便验廉的优点。

### 1. 金黄膏联合中药内服治疗下肢丹毒[2]

【药物组成】金黄膏：天花粉、姜黄、陈皮、黄柏、白芷、大黄、天南星、甘草、厚朴、苍术（内服中药为五神汤：金银花、茯苓、紫花地丁、牛膝、车前子）。

【操作方法】将金黄膏外用敷于患处，控制厚度在0.5~0.8cm，确保药物的面积大于病灶，用无菌纱布覆盖，绷带包扎，包扎时注意松紧度，每日换药1次。

【疗效总结】治疗14d后，治疗组总有效率（96.67%）高于对照组（73.33%），治疗组治疗后血常规白细胞计数、C反应蛋白计数的改善优于对照组，治疗组治疗后临床症状体征积分对比对照组下降更明显，差异均有统计学意义。

### 2. 马齿苋膏外用治疗丹毒[3]

【药物组成】鲜马齿苋。

【制备方法】取新鲜马齿苋，洗净、捣碎呈糊状，即鲜马齿苋膏。

【操作方法】在静脉滴注青霉素基础上，充分暴露局部红肿疼痛及破损皮肤部位，常规皮肤消毒后，将马齿苋膏涂抹外敷于患处，厚约0.5cm，将无菌纱布敷盖于膏药上方，用医用胶布固定，弹性绷带适度包扎。对胶布过敏的患者可用弹力3M绷带包扎固定敷料，松紧适宜，以防脱落。对重度皮损有水疱者，先用无菌注射针头刺破，取无菌干燥棉签，将水疱内渗出液朝针眼方向滚动式赶压流出并蘸干，用0.5%活力碘消毒后再涂百多邦，最后敷鲜马齿苋膏。敷料干燥后及时更换鲜马齿苋膏，每日2~3次，7天为1个疗程。

【疗效总结】治疗1个疗程后，治疗组治愈率为86.0%，有效率为12.0%，治愈时间治疗组在3天内治愈占80%。各指标均优于对照组，差异有统计学意义。

### 3. 青敷膏治疗下肢丹毒[4]

【药物组成】大黄、姜黄、黄柏各240g，白及180g，白芷、赤芍、天花粉、青黛、甘草各120g。

【制备方法】上药为散，加饴糖调制而成。

【操作方法】以膏剂摊涂于棉纸上，厚约1毫米，隔一层棉纸敷贴于创面，敷贴范围大于炎症肿胀范围，外以纱布2~4层覆盖，胶带纸固定，每日更换一次。

【疗效总结】治疗组治愈率明显优于对照组，差异有统计学意义。

［参考文献］

［1］陈奎铭，王小平，蔡惠群，等. 传统中医外治法治疗丹毒的临床研究近况

［J］. 中国中医急症，2016，25（5）：860-863.

　［2］魏纹瑶，马立人，王亚蒙，等. 金黄膏外敷联合中药内服治疗下肢丹毒临床观察［J］. 中医临床研究，2020，12（4）：103-105.

　［3］郑娜，王芸. 联合鲜马齿苋膏治疗丹毒的疗效观察［J］. 中国老年保健医学，2015，13（2）：89.

　［4］朱宏. 青敷膏治疗下肢丹毒疗效观察［J］. 内蒙古中医药，2014，29：115-116.

# 第三节 瘰 疬

## 一、概述

瘰疬是一种发生于颈项部的慢性化脓性疾病。因其结核成串，累累如贯珠状，故名瘰疬。又名"疬子颈"或"老鼠疮"。其特点是多见于儿童或青年，好发于颈部及耳后，病程进展缓慢。初起结核如豆，皮色不变，无疼痛，逐渐增大窜生，相互融合成串，成脓时皮色转为暗红，溃后脓水清稀，夹有败絮状物质，此愈彼溃，经久难敛，形成窦道，愈合后形成凹陷性疤痕。相当于西医的颈部淋巴结结核。

## 二、病因病机

### 1.肝气郁结

忧思恚怒，情志不畅，肝气郁结，气郁伤脾，脾失健运，痰湿内生，结于颈项；后期痰湿化热，或肝郁化火，下烁肾阴，热胜肉腐成脓，或溃后脓水淋漓，耗伤气血，虚损难愈。

### 2.肺肾阴亏

肺肾阴亏，以致阴虚火旺，肺津不能输布，灼津为痰，痰火凝结而形成本病。

西医认为本病系结核杆菌感染。结核杆菌多由口腔（龋齿）或鼻咽部（扁桃体）侵入，也可继发于肺结核。

## 三、辨证论治

### 1.痰瘀结聚证

主要证候：肿块坚实，无明显全身症状。舌苔黄腻，脉弦滑。

证机概要：痰气瘀血，结聚成形。

治疗原则：活血化痰，散结消肿。

**代表方药**

大红膏

【组成】南星80g，银朱、硝石、血竭、五味子各120g，轻粉、乳香各8g，猫头骨（煅，现用山羊骨）1具，石灰（用大黄12g，切片，同炒至石灰红色，去大黄）40g。

【制法】将上述药物一起捣研为细末，陈米醋熬稠，调和为膏。

【用法】取膏适量，敷核上，3天一换，敷后皮嫩微损伤者，另换紫霞膏贴之，其核自消。

**来源：**马培之.青囊秘传.南京：东南大学出版社，2006.

### 2. 阴虚火旺证

主要证候：核块逐渐增大，皮核相连，皮色转暗红。午后潮热，夜间盗汗。舌质红，舌苔少，脉细数。

证机概要：阴虚火旺，竭灼津液，凝聚为痰。

治疗原则：滋阴降火。

**代表方药**

滋阴壮水膏

【组成】生龟板500g（腹黑者佳，黄色及汤板不可用），用小磨麻油1500g浸熬去滓听用，或下黄丹收亦可。

元参200g，生地、天冬各150g，丹参、熟地、萸肉、黄柏、知母、麦冬、当归、白芍、丹皮、地骨皮各100g，党参、白术、生黄芪、川芎、柴胡、连翘、桑白皮、杜仲（炒断丝）、熟牛膝、南薄荷、川郁金、羌活、防风、香附、蒲黄、秦艽、枳壳、杏仁、贝母、青皮、橘皮、半夏、胆星、黑荆穗、桔梗、天花粉、远志肉（炒）、女贞子、柏子仁、熟枣仁、紫菀、菟丝饼、钗石斛、淮山药、续断、巴戟天、黑山栀、茜草、红花、黄芩、黄连、泽泻、车前子、木通、生甘遂、红芽大戟、生大黄、五味子（炒）、五倍子、金樱子、炒延胡、炒灵脂、生甘草、木鳖仁、蓖麻仁、炮山甲、羚羊角、镑犀角、生龙骨、生牡蛎、吴茱萸各50g，飞滑石200g。

生姜、干姜（炒）各50g，葱白、韭白、大蒜头各100g，槐枝、柳枝、桑枝、枸杞根、冬青枝各400g，凤仙草、旱莲草、益母草各1株，冬霜叶、白菊花、侧柏叶各200g，菖蒲、小茴香、川椒各50g，发团100g。

【制法】两共用油6000g，分熬去渣，合龟板油并熬丹收，再加铅粉（炒）500g，生石膏20g，青黛、轻粉各50g，灵磁石（醋煅）100g，官桂、砂仁、木香各50g，牛胶200g（酒蒸化），朱砂15g。收膏备用。

【用法】下贴丹田。

来源：（清）吴师机.理瀹骈文.北京：人民卫生出版社，1984.

### 3.气血亏虚证

主要证候：疮口脓出清稀，夹有败絮样物，形体消瘦，精神倦怠，面色无华。舌质淡，舌苔薄，脉细。

证机概要：溃后脓出，气血亏虚，肌肉不生，疮口不敛。

治疗原则：益气养血。

## 代表方药

生肌长肉膏药

【组成】当归、黄芪、山慈菇、白芷、甘草、血余、天麻、独活、穿山甲、露蜂房、五倍子、天花粉、荆芥、金银花、白蔹、肉桂、牛蒡子、白芍各50g，麻油1500g，黄丹750g，白蜡、黄蜡、血竭、铜绿各100g，轻粉、乳香、没药、龙骨、象皮、樟脑、儿茶、赤白脂各50g，麝香1g，冰片10g。

【制法】将前18味药切碎，入麻油中浸后慢火熬至药物焦枯，纱布滤去药渣，再将所滤药油加热，下入黄丹，不停搅拌，再下入白蜡、黄蜡、血竭、铜绿，待溶尽后，离火，再将余药研为极细末下入，搅拌均匀，冷凝即成。

【用法】外贴患处。

来源：（清）程鹏程.急救广生集.北京：人民军医出版社，2009.

## 四、现代研究

在辨证论治原则下，中医药治疗瘰疬，特别是耐药结核、难愈性结核性溃疡及窦道有着不可替代的特色[1]。外治疗法作为瘰疬治疗过程中的重要组成部分，对于缩小肿块、缓解疼痛及促进疮面愈合等有着良好的效果。历代中医文献记载了关于瘰疬的丰富的外治方剂，其中包括大量的膏贴方剂。膏贴疗法既适合于瘰疬的早期，即结节期，此期多属气滞痰凝证，应用药物贴敷，可起到行气化痰，软坚散结的作用，也适用于瘰疬的后期，即破溃期，起到生肌长肉的作用。关于现代医家应用膏贴治疗瘰疬的研究，有大量的文献报道。

### 1.猪苦胆膏治疗淋巴结结核[2]

【药物组成】猫爪草50g，薄荷、制南星、制半夏、夏枯草各30g，蜈蚣5条，猪苦胆20个，米醋400g。

【制备方法】先将猫爪草、薄荷、夏枯草、制半夏、制南星、蜈蚣研成细末，后将猪苦胆汁和醋入锅，文火熬成稀糊状，加入以上药粉，再煎5分钟，调匀成膏，收贮备用。

【操作方法】外敷患处，破溃后继续外敷。

【疗效总结】淋巴结结核未溃、已溃均可应用，疗效满意。

### 2. 万应灵膏治疗瘰疬[3]

【药物组成】连根老韭菜100g，老蒜头125g，胡椒125g，连须老葱125g，老生姜125g，血余250g。

【制备方法】将处方前5味药洗净后共捣烂，取麻油250g倒入药汁中，用铁锅加热，并投入血余。待药料炸枯，捞出残滓，取油过滤，继续熬炼至有白色浓烟，并取油少许，滴水成珠时，即将盛有药油的铁锅离火，再取黄丹90g均匀撒布在药油上，并持续地顺同一方向搅拌，以防沉聚锅底。下丹成膏后，用冷水喷洒于膏药锅中，有黑烟冒出时，将膏药做成大小适当的团块，浸入冷水之中，每天换水以去火毒，10天后收存瓷罐中备用。

【操作方法】在桑皮纸上将药膏摊成圆形，贴于患处或有关穴位上。若药膏干结，可烘烤软化后再贴于患处。一般30天为1个疗程。

【疗效总结】凡阴邪内结、沉寒痼冷之证，皆可用之，常获良效。

### 3. 自制瘰疬膏方治疗颈部淋巴结结核[4]

【药物组成】生乳香15g，生没药15g，儿茶12g，生栀子15g，血力花15g，穿山甲12g，生甘草12g，冰片1.2g，麝香0.1g，杏仁12g，元烛62g，松香18g，香油250g。

【制备方法】按处方将上药炮制合格称量配齐，冰片麝香元烛单包。生乳香等九味共研为细粉，过80~100目细罗。取冰片、麝香共置研钵内研细，再与生乳香等细粉继续研匀，把香油元烛加热熔化，待微凉时加入药物细粉不断搅拌，使之均匀，至冷凝结，瓶装密封。

【操作方法】据病灶大小取适量药膏摊于清洁白布上敷于患处。如天凉药膏凝结可将贮药瓶置于热水中待软化再用。忌火烤，2日换1次。

【疗效总结】屡用屡效。

### 4. 阿胶藤黄膏治疗瘰疬[5]

【药物组成】阿胶2份，藤黄1份，米醋适量。

【制备方法】阿胶砸碎后放入磁锅或铁锅内，加入米醋以轻掩阿胶为度。加热熬至用棍挑成丝或入水成珠即可，然后分摊于细布上，大小以掩盖病灶为度。乘其余温再将藤黄末均匀撒上即成。

【操作方法】用时可直接贴于病灶上，7~15天更换1次。

【疗效总结】观察治疗54例，治愈38例，好转16例，有效率100%。

### 5. 银耳膏治疗瘰疬溃后久不收口[6]

【药物组成】银耳适量，蓖麻50g。

【制备方法】先将银耳用温水洗净，晾干，蓖麻去皮，共捣如泥，贮瓶备用。

【操作方法】用时疮口常规消毒，酌疮面大小，将药膏摊在灭菌敷料上，贴于患处，用胶布条固定，隔日换药1次。

【疗效总结】观察治疗30例，均在半月内痊愈。

［参考文献］

［1］王芷乔，靳汝辉，高金辉. 瘰疬外用方药的用药规律分析［J］. 中医药导报，2020，26（11）：164–168.

［2］刘兴旺. 猪苦胆膏治疗淋巴结结核［J］. 山西中医，2006，22（1）：26.

［3］蒋跃木. 万应灵膏的制作及其临床应用［J］. 江苏中医，1998，19（7）：38.

［4］何亘贵. 瘰疬膏方一则［J］. 中医外治杂志，1996，4：42.

［5］张进华. 阿胶藤黄膏治瘰疬效良［J］. 国医论坛，1993，5：39.

［6］李藩. 银耳膏治瘰疬溃后久不收口［J］. 山西中医，1988，4（4）：57.

# 第四节　压　疮

## 一、概述

压疮是一种多因长期卧床，躯体重压或长期摩擦，导致皮肤破损而形成的溃疡。其特点是好发于尾骶、足跟、肘踝、髂、肩胛等易受压和摩擦的部位，皮肤破损，疮口经久不愈。西医亦称压疮。

## 二、病因病机

本病多因久病、大病之后，气血耗伤，加之长期卧床不起，久卧伤气，气虚而血行不畅，复因受压的部位气血失于流通，不能营养肌肤，引起肌肤失养而坏死肉腐，形成疮疡而成。若再因挨擦磨破，皮肤破损染毒，则会加重病情的发展。

西医认为，身体任何部位，尤其是在骨性隆起处，因长时间遭受过度压迫，局部皮肤血循环障碍而发生坏死及溃疡，它可造成从表皮到皮下组织、肌肉甚至骨和关节的破坏，严重者继发感染，引起败血症而危及生命，此外，局部潮湿、受摩擦，感染及全身状况不良也与本病发生有关。

### 三、辨证论治

#### 1. 气滞血瘀证

主要证候：压疮早期，局部皮肤出现褐色红斑，继而紫暗红肿或有破损，苔脉随原发疾病而异。

证机概要：气血不畅，经络瘀滞，肌肤失养。

治疗原则：理气活血，化瘀通络。

**代表方药**

无名异膏

【组成】无名异、没药、麝香、丹砂、沉香、血竭、乳香、突厥白、檀香、白蔹、白及、白芷、鸡舌香、鸡骨香、当归、川芎、槐枝、牛膝、防风、大黄、柳枝、桑根各20g，蜡220g，铅丹450g，清油1200g。

【制法】将上药除油、蜡、丹及前8味研末外，一并切研。先将油煎沸，下檀香等14味，煎至白芷赤黑色，滤去渣滓。再煎入蜡、铅丹，用柳篦搅至色变黑，滴水成珠，软硬适宜，再下无名异等8味，搅拌均匀，瓷盒收盛。

【用法】将上药涂于纸上，外贴疮口，日换1次，以愈为度。

**来源**：（明）朱橚，金瀛鳌．普济方集要．辽宁：辽宁科学技术出版社，2007．

#### 2. 蕴毒腐溃、气阴两虚证

主要证候：压疮溃烂，腐肉及脓水较多，或有恶臭，重者溃烂可深及筋骨，四周漫肿。伴有发热或低热，口苦且干，形神萎靡，不思饮食等，舌质红，舌苔少，脉细数。

证机概要：毒邪蕴结，肌肤溃烂，气阴两伤。

治疗原则：益气养阴，托毒生肌。

**代表方药**

生肉膏

【组成】生地黄500g，辛夷100g，独活、当归、大黄、黄芪、川芎、白芷、芍药、黄芩、续断各50g，薤白250g

【制法】将上12味药切为细末，用腊月猪油煎之，待白芷颜色变黄，用纱布绞去药渣，冷凝即成。

【用法】取适量外敷。

**来源**：（唐）孙思邈．备急千金要方．北京：中国医药科技出版社，2011．

#### 3. 气血亏虚证

主要证候：疮口腐肉难脱，或腐肉虽脱，但新肉不生，或新肌色淡不红，愈合迟缓。伴面色㿠白,精神萎靡,神疲乏力,纳差食少,舌质淡,苔少,脉沉细无力。

证机概要:气血亏虚,脓腐未尽,新肉不生。

治疗原则:大补气血,托毒生肌。

**代表方药**

生肌长肉膏药

【组成】当归、黄芪、山慈菇、白芷、甘草、血余、天麻、独活、穿山甲、露蜂房、五倍子、天花粉、荆芥、金银花、白蔹、肉桂、牛蒡子、白芍各50g,麻油1500g,黄丹750g,白蜡、黄蜡、血竭、铜绿各100g,轻粉、乳香、没药、龙骨、象皮、樟脑、儿茶、赤白脂各50g,麝香1g,冰片10g。

【制法】将前18味药切碎,入麻油中浸后慢火熬至药物焦枯,纱布滤去药渣,再将所滤药油加热,下入黄丹,不停搅拌,再下入白蜡、黄蜡、血竭、铜绿,待溶尽后,离火,再将余药研为极细末下入,搅拌均匀,冷凝即成。

【用法】外贴患处。

来源:(清)程鹏程.急救广生集.北京:人民军医出版社,2009.

## 四、现代研究

在长期的中医临床实践中,人们对压疮探索了许多行之有效的治疗方法[1],其中包括各种不同组方的外用膏贴疗法,多以养血、凉血、活血、解毒、生肌为治法,多选用当归、白及、地榆、紫草、乳香、没药等药物,基质多采用香油、麻油、凡士林等。经外用膏贴治疗,常能取得显著疗效。

### 1. 橡皮生肌膏治疗压疮[2]

【药物组成】蜂蜡、地黄、龟甲、炉甘石、当归、血余、石膏等。

【制备方法】该方为成药,制备方法未提供。

【操作方法】在彻底清洗患者病变部位后,取适量药膏涂于创面处,待15~20分钟后用无菌纱布包裹患处,每日涂抹1~2次,连续治疗1个月。

【疗效总结】常规治疗联合橡皮生肌膏组疗效明显优于仅用常规治疗组,差异有统计学意义。

### 2. 生肌玉红膏治疗Ⅲ期压疮[3]

【药物组成】当归60g,白蜡60g,轻粉12g,甘草30g,白芷20g,紫草6g,血竭12g,麻油500g。

【制备方法】先将白芷、紫草、当归、甘草4味药材放入麻油内浸泡3天左右,在大勺内用慢火熬至微枯,然后用细绢将其滤清,再放入勺内煎滚,放入血竭化尽,再放入白蜡,用微火将其化开,将4个茶盅预炖水中,将膏分为4份,倒入盅内，等候片刻，下研细轻粉，每盅3g，将其搅匀，放在阴凉处备用。在临用时，把脱脂纱布剪成比疮面稍大一些，放在消毒缸内，在纱布的上面倒入适量的生肌玉红膏，放在医用高压锅内进行消毒，在加热消毒的过程中，生肌玉红膏会遇热逐渐烊化，然后浸于纱布内完成制作。

【操作方法】在无菌的条件下进行操作，Ⅲ级疮面：用0.02%呋喃西林清洁疮面，再用生肌玉红膏纱布进行外敷，无菌纱布覆盖；Ⅳ级疮面：用3%的双氧水和0.1%聚维碘液消毒，隔天交替进行清洁疮面，用剪子除去痂皮以及腐肉，直暴露健康组织，填塞生肌玉红膏无菌纱布覆盖（1~3天换药1次）。

【疗效总结】治疗组总有效率为96.43%，治疗组治疗前后褥疮面积改变大于对照组，各指标差异均有统计学意义。

### 3. 紫色消肿膏治疗褥疮[4]

【药物组成】紫草、升麻、赤芍、红花、荆芥、儿茶等。

【制备方法】本方为院制剂室提供，制备方法未说明。

【操作方法】治疗前常规消毒褥疮周围皮肤，用生理盐水清洗疮面后拭干，将紫色消肿膏均匀涂于疮面，每日3次。

【疗效总结】治疗组有效率100%，疗效明显优于对照组，差异有统计学意义。

### 4. 紫红生肌膏治疗褥疮[5]

【药物组成】白芷15g，当归6g，红花10g，紫草15g，天南星6g，血竭12g，大黄12g，甘草5g，轻粉12g，白蜡60g，麻油50g。

【制备方法】将白芷、当归、红花、紫草、天南星、大黄、甘草放入麻油浸泡3小时后，装入大砂锅内，用微火熬制。待药液熬成桔色后，用纱布滤将麻油倒入煎滚。再先下血竭，次下白蜡，微火化之，然后将轻粉研为细末，加入药液搅匀即成膏剂。

【操作方法】疮面周围用络合碘消毒，创面用生理盐水、双氧水交替冲洗干净。Ⅱ度褥疮在无菌操作下抽出积液，如已化脓需剪去表面坏死组织，再外敷紫红生肌膏，加纱布、绷带包扎。Ⅲ度或Ⅳ度褥疮，在常规消毒后，将表面坏死组织及分泌物清除，外敷膏药、包扎。1~2天换药1次。

【疗效总结】52例患者治愈41例，显效9例，无效2例，治愈率78.8%，总有效率96.2%。疗程Ⅱ度褥疮11~22天，Ⅲ度或Ⅳ度褥疮21~47天。

〔参考文献〕

［1］李昭. 褥疮的中医外治法治疗现状［J］. 世界最新医学信息文摘，2016，

16（89）：133–134.

［2］高阳，刘敬波，陈德文，等. 用橡皮生肌膏治疗褥疮的效果观察［J］. 当代医药论丛，2016，14（15）：86–87.

［3］刘苑红. 外敷生肌玉红膏治疗Ⅲ期褥疮的护理体会［J］. 深圳中西医结合杂志，2015，25（24）：154–155.

［4］袁震宇. 中药紫色消肿膏治疗褥疮46例临床观察［J］. 临床心身疾病杂志，2015，21：310–311.

［5］黄琨，黄新勇. 紫红生肌膏外敷治疗褥疮52例［J］. 实用中西医结合临床，2013，13（6）：12，89.

# 第五节 乳 痈

## 一、概述

乳痈是发生在乳房的最常见的急性化脓性疾病。其临床特点是乳房结块，红肿热痛，溃后脓出稠厚，伴恶寒发热等全身症状。好发于产后1个月以内的哺乳妇女，尤以初产妇为多见。发生于哺乳期的称"外吹乳痈"，占到全部病例的90%以上；发生于妊娠期的称"内吹乳痈"，临床上较为少见；不论男女老少，在非哺乳期和非妊娠期发生的称为"不乳儿乳痈"，则更少见。相当于西医的急性化脓性乳腺炎。

## 二、病因病机

1. 外吹乳痈总因内有肝郁胃热，复染风热毒邪，引起乳汁郁积，乳络闭阻，气血瘀滞，从而腐肉酿脓而成。

（1）肝胃蕴热：产后伤血，肝失所养，若忿怒郁闷，肝气不舒，则肝之疏泄失畅，乳汁分泌或排出失调；或饮食不节，胃中积热，或肝气犯胃，肝胃失和，郁热阻滞乳络，均可导致乳汁瘀积，气血瘀滞，热盛肉腐，终成乳痈。

（2）乳汁瘀积：因乳头破碎，怕痛拒哺，或乳头内陷等先天畸形，影响乳汁排出，或乳汁多而少饮，或初产妇乳络不畅，或断乳不当，均可引起乳汁瘀滞，宿乳蓄积，化热酿脓，而成乳痈。

（3）外邪侵袭：新产体虚，汗出腠理疏松，授乳露胸，容易感受风邪；或外邪从乳头等皮肤破碎处乘隙而入；或乳儿口气焮热，含乳而睡，热气从乳孔吹入，均可使邪热蕴结于肝胃之经，闭阻乳络，变生乳痈。

2. 内吹乳痈多由妊娠期胎气上冲，肝失疏泄，与邪热互结蕴蒸阳明之络而成。

3. 不乳儿乳痈可因非哺乳期儿女假吸而诱发。男子乳痈可由胃火炽盛，壅滞乳房而生。新生儿患乳痈多因胎热余毒，或挤伤染毒而成。

西医认为本病多因产后乳汁瘀积，或乳头破损，细菌沿淋巴管、乳管侵入乳房继发感染而成。其致病菌多为金黄色葡萄球菌，其次为白色葡萄球菌和大肠杆菌。

## 三、辨证论治

### 1. 气滞热壅证

主要证候：乳房肿胀疼痛，结块或有或无，皮色不变或微红，排乳不畅。伴有恶寒发热，头痛骨楚，胸闷泛恶，食欲不振，大便秘结等。舌质正常或红，苔薄白或薄黄，脉浮数或弦数。

证机概要：气机壅滞，乳络不畅，化热成痈。

治疗原则：疏肝清胃，通乳消肿。

**代表方药**

洞天鲜草膏

【组成】大麻油1500g，血余500g，活牛蒡、甘菊、苍耳草根叶、忍冬藤、马鞭草、仙人对坐草各500g，白芷、甘草、五灵脂、当归各400g。

【制法】大麻油待用。先入血余熬至发枯，去渣；活牛蒡、甘菊、苍耳草根叶、忍冬藤、马鞭草、仙人对坐草等药，另用油5000g，将各草药熬枯沥出；再以白芷、甘草、五灵脂、当归等药，入锅熬至药枯，去渣；俟冷，并入前煎头发油，每500g油用当时炒透桃丹350g，加入搅匀，熬至滴水成珠，不黏指为度。离火退火气，以油纸摊贴。

【用法】涂围患处，日3次。

来源：（清）王维德. 外科证治全生集. 北京：人民卫生出版社，2006.

### 2. 热毒炽盛证

主要证候：乳房肿痛加重，结块增大，皮肤焮红灼热，继之结块中软应指。或切开排脓后引流不畅，红肿热痛不消，有"传囊"现象。伴壮热不退，口渴喜饮。舌质红，苔黄腻，脉洪数。

证机概要：热毒壅滞，肉腐成脓。

治法：清热解毒，托里透脓。

**代表方药**

神应膏

【组成】穿山甲、川芎、木鳖子、大黄、生地、熟地、白及、赤芍、玄参、当归、白芷梢、天冬、麦冬各15g，血余10g，香油1000g。

【制法】将上药切碎，浸入香油中，微火慢煎，待药物煎至颜色焦黑，用纱布滤去药渣，再将所滤药油加热，下入黄丹500g，搅拌均匀，再将乳香、没药、儿茶各15g，潮脑25g研为细末，下入药油中收膏。

【用法】外贴患处。

来源：（清）太医院编.太医院秘藏膏丹丸散方剂.北京：中国中医药出版社，2008.

### 3. 正虚毒恋证

主要证候：溃脓后乳房肿痛虽轻，但疮口流脓清稀，淋漓不尽，日久不愈；或乳汁从疮口溢出，形成乳漏。伴面色少华，神疲乏力，或低热不退，食欲不振。舌质淡，苔薄，脉弱无力。

证机概要：痈肿破溃脓出，气血亏虚，热毒留恋。

治疗原则：补益气血，托毒生肌

**代表方药**

应用膏

【组成】当归、连翘、白及、白蔹、大黄、山栀各40g，官桂10g，苍术、羌活、天麻、防风、黄芪、荆芥、穿山甲、甘草、芫花各30g，龟甲、蓖麻子、生地各50g。

【制法】将上药切碎，入麻油5000g中慢火熬枯，纱布滤去药渣，再熬至滴水成珠，称定药油重量，每500g药油下东丹（春、秋季250g，冬季下200g，夏季下300g），收成膏后，乳香末、没药末各50g，搅拌均匀即成。

【用法】取膏适量，外贴患处。

来源：（清）高秉钧.疡科心得集.北京：人民卫生出版社，2006.

## 四、现代研究

在随着对中医治疗乳痈病研究的深入，中医治疗该病初期已成为一线治疗方案[1]。在"外治之理即内治之理，外治之药即内治之药"思想的指导下，中医外治法在初期乳痈的治疗上占有一席之地[2]，其中包括外用膏贴疗法。外用膏贴治疗乳痈，多以清热解毒、疏肝清胃、行气活血、消肿通络为治法，多选用蒲公英、野菊花、连翘、瓜蒌、天花粉、牛蒡子、芙蓉叶、黄连、黄芩、乳香、没药等药物，基质多采用黄酒、陈醋、凡士林等，贴敷部位选择患处或相关经络穴位。经外用膏贴治疗，或外用膏贴联合其他方法治疗，常能取得显著疗效。

### 1. 乳痈膏外涂加硫酸镁湿敷治疗急性乳腺炎[3]

【药物组成】白芷、陈皮、醋香附、大黄、当归、甘草、厚朴、黄柏、黄芩、姜黄、青皮、天花粉、麸炒白芍、麸炒苍术等。

【制备方法】该方为院内制剂，制备方法未提供。

【操作方法】用无菌棉签取用，外涂于患者乳房肿块处，并使用无菌纱布覆盖，每日1次。

【疗效总结】治疗组有效率，乳房疼痛、红肿指数，乳房疼痛VAS评分等指标均优于对照组，差异有统计学意义。

### 2. 太乙膏加减穴位治疗郁滞期乳痈[4]

【药物组成】阿魏9g，轻粉12g，白芷60g，玄参60g，归身60g，大黄60g，肉桂60g，生地60g，赤芍60g，土木鳖60g，血余炭30g，乳香15g，没药9g。加减：发热明显者加天花粉，芒硝各20g，蒲公英60g；肿块明显者加皂角刺15g，赤芍30g。

【制备方法】将上述药物研磨为粉面状态，予以300目筛后，与凡士林、医用黄酒、氮酮、陈醋充分混合后，调和至膏状，并置于医用穴贴中。

【操作方法】敷于患者相关穴位处，穴位选择：基础穴位选用阿是穴、膻中穴、内关、足三里，以理气通络，散结止痛；穴位加减：发热明显者，加合谷穴以祛邪解表，清气退热；乳汁壅积明显者，加少泽穴，以调理气机；肿块明显者，加肩井穴，以清胃热消积滞。每日贴2次，每次4小时。贴之前穴位要用医用酒精消毒，在贴敷后避免与水接触，若存在皮肤红斑、疹痒、水疱等情况，且范围较大应即可停止用药，并告知医师作相关干预处理。

【疗效总结】治疗2周后，观察组总有效率为95%，优于对照组，差异有统计学意义。

### 3. 手法排乳结合芙蓉膏治疗初期乳痈[5]

【药物组成】芙蓉叶、黄连、黄柏、冰片等。

【制备方法】本方为院制剂室提供，制备方法未说明。

【操作方法】在手法排乳的同时，应用芙蓉膏均匀外敷，层厚3~5毫米，外敷范围超过病变范围1厘米。3天为1个疗程。

【疗效总结】乳房疼痛、结块大小、乳孔堵塞、体温等指标均明显改善，总有效率91.86%。

### 4. 消痈散结膏治疗急性细菌性乳腺炎[6]

【药物组成】黄芩200g，黄连150g，黄柏150g，大黄250g，地榆250g，雄黄300g，芒硝200g，冰片50g。

【制备方法】共研细末，过100目筛子，加入5000g凡士林中拌匀备用。

【操作方法】外敷于肿块处，每日1次。

【疗效总结】治疗组总有效率91.67%，高于对照组，差异有统计学意义。

**5. 自制二白膏治疗乳腺炎[7]**

【药物组成】老葱白50g，白芷10g。

【制备方法】适量生蜜捣成膏。

【操作方法】外敷于肿块处。

【疗效总结】本方对乳房肿痛患者，无其他不适者，一贴而愈。

［参考文献］

［1］林毅，唐汉钧. 现代中医乳房病学［M］. 北京：人民卫生出版社，2003：136.

［2］陈昱君，朱永军. 消痈膏联合内服治疗哺乳期急性乳腺炎初期的临床研究［J］. 现代中西医结合杂志，2020，29（17）：1884–1886，1890.

［3］郑丽娟. 乳痈膏外涂加硫酸镁湿敷联合治疗急性乳腺炎40例［J］. 中国中医药科技，2020，27（1）：127–129.

［4］王庆美，金香花，仉晓露. 太乙膏加减穴位贴敷治疗郁滞期乳痈的临床疗效观察［J］. 心血管外科杂志（电子版），2019，8（1）：60–61.

［5］付娜，张董晓，夏亚茹，等. 手法排乳结合芙蓉膏外敷治疗初期乳痈430例［J］. 河南中医，2016，36（8）：1413–1415.

［6］张志强. 消痈散结膏治疗急性细菌性乳腺炎的临床观察［J］. 中国医药指南，2016，14（20）：196.

［7］朱立厚，朱林. 自制二白膏治疗乳腺炎［J］. 中国外治杂志，2014，23（3）：12.

# 第六节　乳　癖

## 一、概述

乳癖是乳腺组织的既非炎症也非肿瘤的良性增生性疾病。相当于西医的乳腺增生病。其特点是单侧或双侧乳房疼痛并出现肿块，乳痛和肿块与月经周期及情志变化密切相关。乳房肿块大小不等，形态不一，边界不清，质地不硬，推之活动。本病好发于25~45岁的中青年女性，其发病率占乳房疾病的75%，是临床上最常见的乳房疾病。

## 二、病因病机

1. 由于情志不遂，久郁伤肝，或受到精神刺激，急躁恼怒，导致肝气郁结，气机阻滞于乳房胃络，经脉阻塞不通，不通则痛，而引起乳房疼痛；肝气郁久化热，热灼津液为痰，气滞痰凝血瘀即可形成乳房肿块。

2. 因肝肾不足，冲任失调，致使气血瘀滞，或脾肾阳虚，痰湿内结，经脉阻塞，而致乳房结块、疼痛，常伴月经不调。

## 三、辨证论治

### 1. 肝郁痰凝证

主要证候：多见于青壮年妇女。乳房肿块随喜怒消长，伴有胸闷胁胀，善郁易怒，失眠多梦，心烦口苦。苔薄黄，脉弦滑。

证机概要：肝气郁结，痰浊凝滞。

治疗原则：疏肝解郁，化痰散结。

**代表方药**

千捶绿云膏

【组成】蓖麻子（去壳）、松香（葱头汁煮）各200g，海藻（炙，研）、昆布（炙，研）、南星（研）、半夏（研）、杏仁各25g，铜绿（研）50g。

【制法】将上药混匀，一起捣研成膏。

【用法】取膏适量，外贴患处。

**来源：**（清）高秉钧. 疡科心得集. 北京：人民卫生出版社，2006.

### 2. 冲任失调证

主要证候：多见于中年妇女。乳房肿块月经前加重，经后缓减。伴有腰酸乏力，神疲倦怠，月经失调，量少色淡，或闭经。舌淡，苔白，脉沉细。

证机概要：冲任失调，肝肾不足，气血瘀滞，或脾肾阳虚，痰湿内结。

治疗原则：调摄冲任，化痰消瘀散结。

**代表方药**

乾坤一气膏

【组成】当归、熟地、生地、白芍药、赤芍、南星、半夏、三棱、莪术、木鳖、两头尖、穿山甲、巴豆、肉桂、五灵脂、桃仁、续断、玄参、延胡索、蓖麻子、白芷、羌活、独活、大黄、红花、川乌、草乌、苏木、川芎、防风、杏仁、铅丹各100g，乳香、没药、阿魏、麝香（现用人工麝香）各50g，麻油2000g。

【制法】将乳香、没药、阿魏、麝香打成粉末备用，麻油入铜锅中煮沸，再入余药一起煎煮，待药物变为焦黑时滤出药渣，继续煎煮，直至膏成，下铅丹及先前药粉，搅拌均匀。

【用法】取膏适量，涂于患处。

来源：（明）张介宾. 景岳全书. 北京：人民卫生出版社，2007.

## 四、现代研究

《理瀹骈文》述"凡汤丸之有效者，皆可熬膏；膏药用药，必得气味俱厚者方能得力"，在此理论指导下的外治膏贴疗法对诸多疾病具有显著疗效，其中包括乳癖病。外用膏贴治疗乳癖病是根据该病肝郁痰凝、冲任失调、气血瘀滞的病机特点，以行气、活血、化痰、散结、养血为主要治法，选用三棱、莪术、姜黄、延胡索、白芷、橘核、海藻、昆布、瓜蒌、牛蒡子、陈皮、青皮、僵蚕等药物，以麻油、香油、陈醋、凡士林等为基质，或贴敷于患处，或循经取穴贴敷，或联合其他治疗方法，常能取得显著的疗效，也体现了中医外治法简便验廉的特点。

### 1. 中药贴敷外治疗法治疗乳腺增生病[1]

【药物组成】莪术、姜黄、急性子、天葵子、木鳖子、白芷。

【制备方法】制备方法未提供。

【操作方法】外敷双侧乳房疼痛最明显处，2贴/次，贴敷7小时，每天1次。

【疗效总结】治疗组总有效率、治疗前后激素水平、乳房疼痛、肿块大小各指标均优于对照组，差异有统计学意义。

### 2. 散结膏穴位贴敷治疗乳腺增生[2]

【药物组成】重楼269g，生川乌168g，生天南星101g，白花蛇舌草、夏枯草各69g，冰片50g。

【制备方法】将冰片研磨成粉，其余药物加水进行2次煎煮，首次为4小时，再次为2小时，并将煎煮液浓缩成膏剂，再加入冰片，混合后制成1000g膏剂，再加入580g医用丙烯酸酯胶粘剂乳液，充分搅拌并进行涂膏，干燥盖衬贴片后即得散结膏。

【操作方法】选穴：选取乳房部位阿是穴、气海、关元。贴敷方法：清洁皮肤，将膏剂制成大小为1.5厘米×1.5厘米，厚度为0.3厘米贴敷剂，并将其贴敷于选穴处，使用无菌纱布及胶带固定，每次4~6小时，每日1次，经期停止使用。

【疗效总结】以疼痛评分、肿块硬度评分、肿块分布评分、肿块大小评分、中医证候评分为观察指标，贴敷组有效率为83.93%，各指标均优于对照组，差异有统计学意义。

### 3. 消癖膏治疗乳腺增生病[3]

【药物组成】昆布100g，夏枯草100g，法半夏100g，浙贝母150g，牡蛎200g，乳香60g，没药60g，皂角刺60g，露蜂房60g，柴胡50g，香附50g，白芷50g，冰片5g。

【制备方法】经医院制剂室按膏制剂工艺制备，每贴含膏药25g。

【操作方法】取穴：乳根穴、阿是穴、神阙穴。

【操作方法】隔天贴敷上述穴位1次，每次贴6~8小时。连续治疗3个月。

【疗效总结】以乳房疼痛分级及评分，肿块大小、硬度及波及范围分级评分，和治疗前后雌激素水平为观察指标，治疗组各指标均优于对照组，差异有统计学意义。

### 4. 乳癖理气散结膏治疗肝郁痰凝型乳腺增生症[4]

【药物组成】柴胡、青皮、穿山甲、牡蛎、延胡索、三棱、莪术、王不留行、冰片、夏枯草、香附、乳香、没药。

【制备方法】未详述制备方法。

【操作方法】将药膏均匀地外敷于整个乳房，再用保鲜膜将整个乳房绕胸包裹4小时，用药期间停用其他药物。自月经期第8天开始用药，月经期停药1周，坚持每天换药1次，共用药3周，为1个疗程，共治疗2个疗程。

【疗效总结】以疼痛分级与评分、肿块大小分级与评分、肿块硬度分级为观察指标，治疗组各指标均优于对照组，差异有统计学意义。

### 5. 外消乳癖膏治疗乳腺增生病[5]

【药物组成】川乌、丁香、延胡索、大黄、丹参、王不留行、白英、冰片。

【制备方法】将以上中药按一定比例超微粉碎，要求粉粒<10微米，药膏基质采用巴布剂。

【操作方法】将外消乳癖膏巴布剂贴于乳房疼痛最明显处，每1~2天更换1帖，月经来潮时停止使用，连续使用2个月经周期。

【疗效总结】以疼痛分级与评分、肿块大小分级与评分、肿块硬度分级为观察指标，治疗组各指标均优于对照组，差异有统计学意义。

[参考文献]

[1]李凡凡.中药敷贴外治疗法治疗乳腺增生病疗效观察[J].辽宁中医杂志，2015，42（2）：299-301.

[2]高琼，王倩.散结膏穴位贴敷治疗乳腺增生临床效果分析[J].四川中医，2019，39（10）：173-176.

［3］李敏，罗娟，何飞将，等．消癖膏治疗乳腺增生病35例临床观察［J］．湖南中医杂志，2017，33（6）：68-69.

［4］史振溢，路艺．乳癖理气散结膏外敷治疗肝郁痰凝型乳腺增生症的疗效观察［J］．内蒙古中医药，2016，12：84.

［5］陈旭，龚旭初．外消乳癖膏贴敷治疗乳腺增生病的临床研究［J］．中华中医药杂志，2015，30（12）：4519-4521.

# 第七节　乳　核

## 一、概述

乳核是发生在乳房部最常见的良性肿瘤。相当于西医的乳腺纤维腺瘤，其特点是好发于20~25岁青年女性，乳中结核，形如丸卵，边界清楚，表面光滑，推之活动。历代文献将本病归属"乳癖""乳痞""乳中结核"的范畴。

## 二、病因病机

1.情志内伤，肝气郁结，或忧思伤脾，运化失司，痰湿内生，气滞痰凝而成。
2.冲任失调，气滞血瘀痰凝，积聚乳房胃络而成。

## 三、辨证论治

### 1.肝气郁结证

主要证候：乳房肿块较小，生长缓慢，不红不热，不觉疼痛，推之可移，伴胸闷叹息。舌质正常，苔薄白，脉弦。

证机概要：肝郁脾虚，痰凝成核。

治疗原则：疏肝健脾，化痰散结。

**代表方药**

阳和膏

【组成】鲜紫苏、鲜牛蒡、鲜蓖麻、鲜薄荷、鲜苍耳、鲜青葱各300g，鲜白凤仙花150g。荆芥穗、广木香、生半夏、香官桂、杭青皮、青防风、连翘壳、生川军、广陈皮、明天麻、水红花子、天南星、台乌药、白芥子、生甲片、川附子、蒲公英、川桂枝、青木香、全当归、炙僵蚕、草乌、生白蔹、抚川芎各38g。

【制法】将前7味药物洗净阴干，用麻油600g浸渍7天，煎枯去渣，待冷备用。再将后24味药物入前油中浸渍3天，煎枯去渣，滤清、每净油600g入炒广丹

263g，文火煎熬收膏、于微温时，入肉桂112g，乳香、没药各38g，丁香油150g，苏和油150g，芸香、琥珀各75g，麝香（现用人工麝香）11g，共研极细末，缓缓搅入和透，置瓷器内、用时开水炖样摊膏。此膏宜于夏季制作、必须熬老、若太老，再加苏和油适量搅匀即可。

【用法】取膏适量，敷患处。

**来源：** 丁甘仁. 丁甘仁先生家传珍方. 上海：上海科学技术出版社，2004.

### 2. 血瘀痰凝证

主要证候：乳房肿块较大，坚硬木实，乳房重坠不适，伴胸闷牵痛，烦闷急躁，或月经不调、痛经等。舌质暗红，苔薄腻，脉弦滑或弦细。

证机概要：肝郁血瘀，痰浊凝滞，结聚成核。

治疗原则：疏肝活血，化痰散结。

### 代表方药

十香膏

【组成】沉香、麝香各10g，桃仁、杏仁、柏子仁、松子仁、木香、丁香、乳香、甘松、白芷、安息香、藿香、零陵香各50g，当归、川芎、黄芪、木通、芍药、细辛、升麻、白蔹、独活、川椒、藁本、菖蒲、厚朴、商陆根、木鳖子、肉桂、槐枝、柳枝、松枝、没药、轻粉、雄黄、朱砂、云母石、水牛角、乱发、白矾、猪油、酥油、羊油各20g，黄丹1000g，麻油3000g。

【制法】先将麻油放入锅中煮沸，然后放入诸药，熬制成紫黑色，滤去药渣，再放入酥油、猪油、羊油继续煎煮，并用槐枝、柳枝、松枝不断搅拌，直至烟尽，最后浓缩收膏。

【用法】视患处大小，先将膏药摊于牛皮纸上，然后敷于患处即可。

**来源：**（明）王肯堂. 证治准绳. 北京：人民卫生出版社，2014.

## 四、现代研究

外用膏贴治疗乳核病多以化痰活血，软坚散结为治法，常选用当归、丹参、川芎、皂角刺、瓜蒌、白芥子、黄药子等药物，配以麝香、冰片等，贴敷于患处或相关穴位，或联合其他方法治疗，对促进病灶缩小或消失有一定作用。

### 1. 金铠甲膏药穴位贴敷治疗乳腺纤维瘤[1]

【药物组成】当归400g，阿胶400g，人参400g，白术400g，川芎400g，丹参400g，鸡内金500g，全瓜蒌500g，鳖甲500g，皂角刺500g，水蛭600g，全蝎600g，细辛600g，透骨草300g，冰片100g，明矾100g，麝香10g。

【制备方法】将上述药物除阿胶、冰片、明矾、麝香外，全部用提纯法获得浸膏，烘干后磨极细粉（160目），同时再将阿胶、冰片、明矾和麝香磨极细粉（160目），共同混合均匀后密封备用。按传统工艺熬制成膏再将上述药物提取的浸膏细粉全部倒入锅内，搅拌10分钟即可收膏。将膏药置入水中浸泡7天，以祛火毒，最后机械化涂布上托（脱敏无纺胶布），每贴10g，密封包装备用。

【操作方法】将皮肤洗净擦干，先快速揭去膏面塑料防粘膜，微火将膏药烘软，反复粘转均匀，再揭去膏片周围防粘纸和边条，将膏贴于患处或相关穴位即可。每贴贴5天。孕妇、皮肤破损处及皮肤过敏者禁用。

【疗效总结】能使病灶缩小或消失。

### 2. 散结膏联合中药治疗乳腺纤维瘤[2]

【药物组成】冰片、莪术、三棱、没药、乳香、白芥子、黄药子、阿魏、血竭、自然铜、生半夏、生南星、大贝母、山慈菇、蓖麻子、生山药。

【制备方法】将上述药物除蓖麻子、生山药外进行清洁，制作成细粉状，装瓶。

【操作方法】使用时将蓖麻子30g、生山药30g捣碎成糊状，取10~20g的药面，将其和74%的酒精混合，调至糊状，平摊到49平方厘米的医用贴片，将其敷于患处，每次48小时，24小时后再继续敷，连续1个月。

【疗效总结】治疗组有效率高于对照组，复发率低于对照组，差异有统计学意义。

### 3. 自拟乳没四子膏配合针刺治疗乳腺纤维瘤[3]

【药物组成】乳香15g，没药15g，苏子15g，莱菔子15g，白芥子15g，吴茱萸6g。

【制备方法】将上药研为细末，调配醋、蜂蜜制成膏剂。

【操作方法】敷于乳房结节处皮肤，每天1次，1周为1个疗程。同时配合针刺治疗。

【疗效总结】1个疗程后可缓解，4个疗程后可明显改善。

[参考文献]

[1]殷向怡.中医穴位贴敷治疗肿瘤的机理研究和临床应用[J].世界最新医学信息文摘，2015，15（77）：104-105.

[2]文春娅，陈少辉.散结膏联合中药治疗乳腺纤维瘤患者的临床观察[J].光明中医，2018，33（14）：1986-1988.

[3]刘堂明，刘春华，王雯晶，等.自拟乳没四子膏配合针刺治疗乳腺纤维瘤经验[J].湖南中医杂志，2020，36（9）：24-25.

# 第八节 肉 瘿

## 一、概述

肉瘿是瘿病中较常见的一种，其特点是颈前喉结一侧或两侧结块，柔韧而圆，如肉之团，能随吞咽动作而上下移动，发展缓慢。好发于青年及中年人，女性发病较男性为多。相当于西医的甲状腺腺瘤或囊肿，属甲状腺的良性肿瘤。少数患者可癌变，恶变发生率约10%。

## 二、病因病机

肉瘿多因肝经郁火留伏，激动肝火，或情志内伤，肝气郁结而引发。本病初期多实，病久则由实转虚，或虚实夹杂。

### 1. 气滞痰凝

肝为刚脏，性喜条达，情志抑郁，则肝失疏泄，气滞血瘀；或忧思郁怒，肝旺侮土，横逆犯胃，脾失健运，运化失司，湿滞、食滞化成痰浊内蕴。

### 2. 气阴两虚

忧思郁怒，日久耗气伤阴，阴虚火旺，灼津炼痰。气、痰、瘀三者合而交结，凝滞为患。气郁、湿痰、瘀血随经络而行，留注于任脉、督脉汇集的结喉，聚而成形，即成肉瘿。

## 三、辨证论治

### 1. 气滞痰凝证

主要证候：颈部一侧或两侧肿块圆形或卵圆形，不红、不热、不痛，随吞咽动作上下移动；一般无明显全身症状，肿块过大可有呼吸不畅或吞咽不利；苔薄腻；脉弦滑。

证机概要：气机郁滞，痰浊凝聚，结聚成形。

治疗原则：理气解郁，化痰软坚。

**代表方药**

白芥子膏

【组成】白芥子50g。

【制法】将白芥子研为细末，水调为膏。

【用法】摊贴患处。

来源：王绪前. 中医膏方大全. 北京：中国医药科技出版社，2016.

### 2. 气阴两虚证

主要证候：颈部肿块柔韧，随吞咽动作上下移动；常伴急躁易怒，怕热，易汗，心悸，失眠多梦，消谷善饥，形体消瘦，月经不调，手部震颤；舌红，苔薄；脉弦。

证机概要：阴虚生热，灼津为痰，久则气阴两虚。

治疗原则：益气养阴，软坚散结。

### 代表方药

蜂房膏

【组成】露蜂房、蛇蜕、玄参、蛇床子、黄芪各20g，杏仁75g，乱发10g，铅丹100g，蜡100g。

【制法】将前5味药切碎，加酒少许浸1晚，再用油250g，入杏仁、乱发并前药、煎至乱发消尽，纱布滤去药渣，将所得药油加热，下铅丹、蜡，熬至滴水成珠，冷凝即成。

【用法】取膏适量，外贴患处，一天1次。

来源：方贤. 奇效良方. 天津：天津科学技术出版社，2012.

## 四、现代研究

外用膏贴治疗肉瘿多以化痰活血，软坚散结为治法，常选用海藻、昆布、夏枯草、三棱、莪术等具有咸寒、辛散性味的药物，贴敷于患处或相关穴位，或联合其他方法治疗，对促进病灶缩小或消失有一定作用。

### 1. 紫金膏贴敷为主治疗甲状腺腺瘤[1]

【药物组成】松香、蓖麻仁、香柏油、广丹、大黄、牡蛎、青黛。

【制备方法】未详述制备方法。

【操作方法】以紫金膏配合海碘雄姜散（1%三碘甲烷、干姜、雄黄）敷于病灶处，1周更换1次，30天为1个疗程。同时口服四海舒郁丸。

【疗效总结】治疗32例，经3个疗程，痊愈25例，好转7例，总有效率100%。

### 2. 外敷消瘿膏药治疗甲状腺腺瘤[2]

【药物组成】夏枯草、三棱、莪术各30g，牡蛎、半夏各20g，海藻、昆布各40g，白芷、黄芩各15g，穿山甲10g。

【制备方法】将上述药物加入食物油中煎至药物为炭后过滤，去掉药渣，重新加热药油，然后再加入樟丹匀成膏。

【操作方法】敷于患处，每4天敷1次，30天为1个疗程。

【疗效总结】治疗26例，痊愈9例，显效12例，无效6例，总有效率80.8%。

### 3. 加味阳和膏治疗甲状腺囊肿及甲状腺瘤[3]

【药物组成】川芎120g，牛蒡子、丹参、三棱、莪术、川附子、川草乌、桂枝、大黄、当归、肉桂、地龙、僵蚕、赤芍、白芷、白蔹、乳香、没药、续断、防风、荆芥、五灵脂、木香、香橼、陈皮、麻黄各60g，麝香15g，菜油5000g。

【制备方法】按《外科正宗》阳和解凝膏原法煎熬成膏。

【操作方法】视病变部位大小将膏药摊在布上，贴敷患处。

【疗效总结】多数患者治疗后肿块均有不同程度的缩小。

〔参考文献〕

［1］庄连奎. 紫金膏贴敷为主治疗甲状腺腺瘤32例［J］. 浙江中医学院学报，1998，22（1）：23.

［2］赵可君，杨军，王维佳. 外敷消瘿膏治疗甲状腺腺瘤26例［J］. 中医药信息，1999，2（30）：35.

［3］白崇智，马栓全，李宁. 徐廷素老中医运用加味阳和膏的经验［J］. 河南中医，1987，2（13）：15-16.

# 第九节 肉 瘤

## 一、概述

肉瘤是发生于皮下脂肪组织的良性肿瘤。其临床特点是皮下肉中生肿块，可大如桃、拳，按之稍软，皮色不变，无痛。本病好发于成年人。相当于西医的脂肪瘤，而不同于西医学所称的肉瘤。

## 二、病因病机

本病多因郁滞伤脾，痰气凝结所致。

### 1. 脾虚痰湿

脾主肌肉，主运化，思虑过度或饮食劳倦，郁结伤脾，脾失健运，肌肉失养，脾气不行，津液聚而为痰，痰气郁结发为肉瘤。

### 2. 肝郁痰凝

郁怒伤肝，肝失疏泄，气机不畅，瘀血阻滞，经脉不利，津液聚而为痰，气郁痰凝而为肉瘤。

## 三、辨证论治

### 1. 脾虚痰湿证

主要证候：瘤体较大，软如绵，肿如馒，无触痛，喜温喜按。常伴面色萎黄，精神疲倦，气短懒言。舌淡，苔薄白，脉缓弱。

证机概要：脾虚不运，痰湿内生，脾气不行，营卫阻滞，痰湿结聚。

治疗原则：健脾化痰，调和营卫，软坚散结。

### 代表方药

清痰膏

【组成】皂荚200g，当归400g，白芷、秦艽、升麻各800g，麻油5500g，黄丹2500g，净乳香、净没药、生南星、生半夏各200g，肉桂200g，麝香25g。

【制法】将前5味药切碎，入麻油中浸泡，慢火煎至焦枯，滤去药渣，再将所滤药油加热，下入黄丹，搅拌均匀，熬至滴水成珠。再将净乳香、净没药、生南星、生半夏研为极细粉末下入，不停搅拌。再将肉桂研为细末，下入。离火，下入麝香，搅拌均匀，冷凝即成。

### 2. 肝郁痰凝证

主要证候：瘤体较小，常为多发性，质地稍硬，轻度触痛。常伴精神抑郁，心烦易怒，胸闷，善太息。舌红，苔薄黄，脉弦。

证机概要：肝气郁结，津液不布，凝聚成痰。

治疗原则：疏肝解郁，化痰散结。

### 代表方药

千捶绿云膏

【组成】蓖麻子（去壳）、松香（葱头汁煮）各200g，海藻（炙，研）、昆布（炙，研）、南星（研）、半夏（研）、杏仁各25g，铜绿（研）50g。

【制法】将上药混匀，一起捣研成膏。

【用法】取膏适量，外贴患处。

来源：（清）高秉钧. 疡科心得集. 北京：人民卫生出版社，2006.

## 四、现代研究

外用膏贴治疗肉瘤多以行气活血、化痰软坚为治法，常选用乳香、没药、天南星、威灵仙、三棱、莪术、苍术等药物，贴敷于患处或相关穴位，或联合其他方法治疗，对促进病灶缩小或消失有一定作用。

### 1. 远红外去痛贴治疗皮下脂肪瘤[1]

【**药物组成**】乳香、制川乌、制草乌、没药、制天南星、红花、洋金花、大黄、防风、羌活、独活、威灵仙、透骨草、马钱子、赤芍、土鳖虫、当归、川牛膝、川椒、血竭、全蝎、姜汁等。

【**制备方法**】未详述制备方法。

【**操作方法**】先用手触摸探及到皮下脂肪瘤的所在具体位置，把去痛贴膏贴敷在相应的位置。多发性脂肪瘤可同时贴敷。每次贴敷时间10~18小时，洗澡沐浴后，再次贴敷。体积小的脂肪瘤连贴3~5天就可治愈，体积大的脂肪瘤应反复治疗几个周期，直至瘤体消失或缩小，一般治疗10天为1个疗程，经1~2个疗程治疗后，B超检查治疗结果。

【**疗效总结**】治疗37例，痊愈16例，有效10例，显效4例，无效7例，总有效率81.0%。

[ **参考文献** ]

[1] 许丽萍，张伟杰，张建红. 远红外去痛贴治疗皮下脂肪瘤37例临床观察 [J]. 武警后勤学院学报（医学版），2014，23（10）：841-842.

## 第十节 痔 疮

### 一、概述

肛垫组织发生异常并合并有症状时，称为痔疮。肛垫组织是肛管部位正常的解剖结构，即血管垫，是齿状线及以上1.5cm的环状海绵样组织带下移而成。

男女老幼皆可得病，其中20岁以上的成年人占大多数。据国内有关文献报道，痔疮患者约占受检人群的46.3%。发生痔疮的确切病因目前认识尚不一致，但主要与解剖学因素、饮食因素、遗传因素、妊娠与分娩、职业及年龄等密切相关。根据发病部位的不同，又可分内痔、外痔和混合痔。

### 二、病因病机

本病的发生多与风、湿、瘀及气虚有关，加之脏腑本虚，风燥湿热下迫，瘀阻魄门，瘀血浊气结滞不散，筋脉横解，导致脏腑功能失调而成痔。

#### 1. 风伤肠络

风善行而数变，又多挟热，血不循经而下溢出血，所下之血，其色泽鲜红，下血暴急呈喷射状。

### 2. 湿热下注

多因饮食不节，恣食生冷、肥甘，伤及脾胃而滋生内湿。湿与热结，致肛门部气血纵横，经络交错而生内痔。热盛则迫血妄行，血不循经，则血下溢而便血。湿热下注大肠，肠道气机不畅，经络阻滞，则肛门内有块物脱出。

### 3. 气滞血瘀

热结肠燥，气机阻滞而运行不畅，气滞则血瘀阻于肛门，故肛门内块物脱出，坠胀疼痛。气机不畅，统摄不力，则血不循经，血栓形成。

### 4. 脾虚气陷

老人、妇人生育过多及小儿久泻久痢脾胃功能失常，脾虚气陷，中气不足，无力摄纳，而致痔核脱出不得回纳。脾虚气血生化乏源，无力摄血，导致气血两虚，故下血量多而色淡。

西医认为本病发生的确切病因不明，常与多种因素有关，故形成多种学说。主要有：静脉曲张学说、血管增生学说、肛垫下移学说、肛管狭窄学说等。此外，还与职业、体位、遗传、便秘、机械性损伤、炎症等有密切联系。

## 三、辨证论治

### 1. 风伤肠络证

主要证候：大便带血、滴血或喷射状出血，血色鲜红，或有肛门瘙痒；舌红，苔薄白或薄黄，脉浮数。

证机概要：风热伤于肠络，血热妄行。

治疗原则：祛风润燥，清热凉血。

**代表方药**

太平膏

【组成】防风、荆芥、栀子、连翘、黄芩、大黄、羌活、独活、当归、生地、赤芍、甘草、金银花、五倍子、两头尖、头发各24g，白及、白蔹、山慈菇各120g，香油1920g。

【制法】将上述药物锉细，入油内浸泡1昼夜，用小火熬焦，过滤去渣再熬，直至滴水不散为度，将上好黄丹水飞过炒黑，取9g入内再熬，以滴水成珠为度，待未完全冷却之前，入乳香、没药、轻粉、血竭各24g，搅拌均匀，如果药色偏嫩，再入官粉60g，务必使其火色不老不嫩为宜。

【用法】先将乳香、没药及海螵蛸（用三黄汤煮过）、煅寒水石、煅龙骨（以上药物各等份）捣研为细末，与太平膏一起调和均匀，敷患处。

来源：（明）龚廷贤．万病回春．北京：人民卫生出版社，1984.

### 2. 湿热下注证

主要证候：便血色鲜，量较多，肛内肿物外脱，可自行回缩，肛门灼热；舌红，苔薄黄腻，脉滑数。

证机概要：湿热互结，血热妄行。

治疗原则：清热利湿止血。

**代表方药**

羊胆膏

【组成】羊胆1枚，冰片5g。

【制法】将冰片放入羊胆内，置于阴凉处风干。

【用法】用凉开水调和成膏，敷患处。

来源：（明）张介宾．景岳全书．北京：人民卫生出版社，2007.

### 3. 气滞血瘀证

主要证候：肛内肿物脱出，甚或嵌顿，肛管紧缩，坠胀疼痛，甚则肛缘有血栓，水肿，触痛明显；舌质暗红，苔白或黄，脉弦细涩。

证机概要：气血瘀滞，不通则痛，瘀血阻络，血栓形成。

治疗原则：活血化瘀，理气止痛。

**代表方药**

止痛膏

【组成】大皂角150g，白矾15g。

【制法】先将皂角烧灰存性，再与白矾一起捣研为细末，冰片少许，用面油调匀成膏。

【用法】取膏适量，敷患处，一天2次。

来源：曹洪欣．海外回归中医古籍善本集粹（18）十便良方．北京：中医古籍出版社，2005.

### 4. 脾虚气陷证

主要证候：肛门坠胀，肛内肿物外脱，需手法复位。便血色鲜或淡；可出现面色少华，头晕神疲，少气懒言，纳少便溏；舌淡胖，边有齿痕，苔薄白，脉弱。

证机概要：中气不足，摄纳无力。

治疗原则：健脾益气，养血摄血。

**代表方药**

阳和启脾膏

【组成】党参、白术、黄芪、鹿角、当归、香附各75g，白芍、川芎、独活、附子、干姜、阿魏、橘皮、三棱、川椒、草果仁各50g。

【制法】用麻油1500g，浸上药后微火慢煎，待药物煎至颜色焦黑，用纱布滤去药渣，再将所滤药油加热，下入黄丹600g，搅拌均匀，再将肉桂、沉香、丁香各15g研为细末下入，收膏即成。

【用法】贴于肚脐。

来源：（清）太医院编.太医院秘藏膏丹丸散方剂.北京：中国中医药出版社，2008.

## 四、现代研究

外用膏方治疗痔疮是中医外科的特色疗法之一，经医家们不断探索，研究出了用之有效的、各种不同组方的药膏方剂。这些方剂中，清热燥湿、活血消肿、收敛生肌是常用的治法。药物配伍上，多选用苦参、黄柏等清热燥湿药，煅石膏、白矾等收湿敛疮药，地榆、槐角等凉血药。多采用石蜡油、凡士林等为基质。药膏经局部外用，涂于患处，对缓解疼痛，促进痔疮缩小和消失有明显效果。此外，外用膏方对缓解痔疮术后疼痛、消除创面水肿、促进创面愈合，也能起到积极作用。

### 1. 痔科消炎膏治疗痔肿痛[1]

【药物组成】黄柏22.2g，煅石膏22.2g，苦参22.2g，青黛22.2g，冰片2g，滑石粉44.4g，凡士林778g，石蜡油适量。

【制备方法】未详述制备方法。

【操作方法】局部外用，涂抹于患处，每日2次，7天为1个疗程。

【疗效总结】观察组疗效明显优于对照组，差异有统计学意义。

### 2. 紫草三黄膏治疗痔肿痛[2]

【药物组成】黄连、黄芪、黄柏、紫草、栀子、当归、冰片等。

【制备方法】未详述制备方法。

【操作方法】局部外用，取适量药物涂抹于患处，早晚各1次，持续给药7天。

【疗效总结】观察组总有效率、疼痛及水肿面积评分均明显优于对照组，差异有统计学意义。

### 3. 敛痔膏外敷治疗血栓性外痔[3]

【药物组成】血竭、制炉甘石、冰片、黄连、黄柏、黄芩、大黄、凡士林油。

【制备方法】未详述制备方法。

【操作方法】每次2~5g，外敷肿物处，每天2次，7天为1个疗程。

【疗效总结】观察组总有效率、症状（便血、疼痛、肛外肿物大小、脱出、便秘、坠胀）积分均明显优于对照组，差异有统计学意义。

### 4. 肛痛消凝胶膏穴位贴敷治疗混合痔术后疼痛[4]

**【药物组成】** 延胡索、汉防己、黄柏、五倍子、乳香、白蔹、三七。

**【制备方法】** 按一定剂量配伍，晒干、研粉，过100目筛，用80%乙醇渗漉提取，然后过滤取液，经低温低压（50℃，−0.8个大气压）蒸馏去乙醇后得肛痛消浸膏。用3倍量甘油将卡波姆C-934充分浸润过夜，加入适量蒸馏水制成浓度为3%的卡波姆凝胶，以三乙醇胺调节此凝胶至pH值为（7.0±0.2），充分研匀（Ⅰ）；常法制备甘油凝胶（Ⅱ）；以适量蒸馏水溶解聚乙烯吡咯烷酮，制成50%水溶液（Ⅲ）。将肛痛消浸膏与Ⅰ混合，研和均匀，加入事先制好的氮酮−丙二醇，充分研匀，然后加入到已在60℃水浴上预热混匀的Ⅱ、Ⅲ混合体中，用力研和，使成为均一膏体。领取容器将薄荷脑、冰片研磨形成低共熔物，将此共熔物与前述均一膏体迅速混合，快速研匀，铺涂于无纺布背衬上，适当加压，置于45℃~50℃烘箱中干燥，取出，覆盖聚乙烯膜。剪裁、包装、密封保存。

**【操作方法】** 术后回病房后立即采用肛痛消凝胶膏穴位贴敷治疗。穴位处方：长强穴、二白穴、承山穴、次髎穴、白环俞。一日2次，贴敷于处方穴位。根据疼痛积分给予相应辅助镇痛方案治疗。

**【疗效总结】** 治疗组术后镇痛效果明显优于对照组，差异有统计学意义。

［参考文献］

［1］谭志平. 痔科消炎膏与马应龙痔疮膏治疗痔肿痛的疗效比较［J］. 广东医科大学学报，2020，38（4）：466-468.

［2］廉文隆，卢春芳，王娟. 紫草三黄膏治疗痔肿痛临床疗效观察［J］. 实用中医内科杂志，2020，34（4）：79-81.

［3］张华，王琛，姚向阳，等. 敛痔膏外敷治疗血栓性外痔的临床观察［J］. 中国社区医师，2019，35（22）：89-90.

［4］邱丽娟，肖秋平. 肛痛消凝胶膏穴位敷贴对混合痔术后疼痛的影响研究［J］. 中医临床研究，2019，11（29）：118-120.

# 第十一节　精　癃

## 一、概述

精癃是指精室肥大所引起的一种常见的老年男性泌尿生殖系统疾病。相当于西医的前列腺增生症，俗称前列腺肥大。其特点是尿频、夜尿次数增多，严重者排尿困难，可发生尿潴留。

## 二、病因病机

本病基本病因病机为年老肾气渐衰，中气虚弱，痰瘀互结水道，三焦气化失司。老年肾气渐衰，阴阳容易失调，如真阴不足，相火偏亢，膀胱水液不利，则排尿频数，滞涩不爽。如肾阳虚衰，下元虚惫，固摄无权，则尿失禁或小便频数，淋漓不尽。或因长年负重劳伤，或房劳竭力，或过食辛辣，瘀结膀胱，久成癥块，阻塞水道，导致尿液排出受阻，终发癃闭。肺主治节，为水之上源，通调水道，下输膀胱，外感风寒、风热之邪，肺热壅滞，肺气失宣，不能输布，影响水道通调，以致尿闭或尿出不畅。若脾胃功能紊乱，湿热下注膀胱，壅滞气机，气化失常，尿不能正常渗泄，故发生尿闭或排尿滞涩。或脾气虚弱，中气不足，不能固摄，膀胱失于约束，故发生遗尿、尿失禁。

## 三、辨证论治

### 1. 肺热失宣证

主要证候：小便不畅或点滴不通；咽干口燥，胸闷，呼吸不利，咳嗽咯痰；舌红，苔薄黄，脉数。

证机概要：肺热壅滞，肺气失宣，水道不利。

治疗原则：清热宣肺，通调水道。

**代表方药**

清肺膏

【组成】生黄芩150g，南薄荷、桑白皮、地骨皮、知母、贝母、天冬、麦冬、连翘、苏子、花粉、葶苈、芫花各100g，桔梗、橘红、郁金、香附、荆穗、枳壳、牛子、山豆根、栝楼、旋覆花（即金沸草）、苦杏仁、川芎、白芷、马兜铃、前胡、蒲黄、防风、苏梗、青皮、胆南星、防己、射干、白前、白槟榔、白丑头、款冬花、五倍子、元参、生地、生甘草、忍冬藤、当归尾、白芍、赤芍、丹皮、木通、车前子、枳实、黄连、黄柏、黑山栀、白及、白蔹、大黄、芒硝、木鳖仁、蓖麻仁、山甲各50g，滑石200g。

生姜（连皮）、葱白各100g，冬桑叶、白菊花（连根）、槐枝、柳枝、桑枝各400g，枇杷叶200g，竹叶、柏叶、橘叶各100g，凤仙（全株）、百合、莱菔子各50g，花椒、乌梅各25g。

【制法】两共用油20kg，分熬丹收。再入生石膏200g，青黛、海石、蛤粉、硼砂、明矾、真轻粉各50g，牛胶（酒蒸化）200g。俟丹收后，搅至温温，以1滴试之不爆，方取下，再搅千余遍，令匀，愈多愈妙。

【用法】贴脐下。

来源：（清）吴师机. 理瀹骈文. 北京：人民卫生出版社，1984.

### 2. 湿热下注证

主要证候：尿少黄赤，尿频涩痛，点滴不畅，甚至尿闭，小腹胀痛；口渴不欲饮，发热，或大便秘结；舌红，苔黄腻，脉滑数。

证机概要：湿热下注，水道滞涩，开阖不利。

治疗原则：清热利湿。

**代表方药**

螺泥膏

【组成】大田螺200g。

【制法】以净水器盛养，待螺吐出泥，澄去上面清水，以底下浓泥入腻粉5g。

【用法】适量涂脐上，尿立通，将螺放生。

来源：徐春甫. 古今医统大全. 崔仲平，主校. 北京：人民卫生出版社，1996.

### 3. 中气下陷证

主要证候：小腹坠胀，小便欲解不爽，尿失禁或夜尿、遗尿；精神倦怠，少气懒言；舌淡，苔薄白，脉细弱。

证机概要：脾虚失运，阳气不升，气机下陷。

治疗原则：健脾升阳。

**代表方药**

阳和启脾膏

【组成】党参、白术、黄芪、鹿角、当归、香附各75g，白芍、川芎、独活、附子、干姜、阿魏、橘皮、三棱、川椒、草果仁各50g。

【制法】用麻油1500g，浸上药后微火慢煎，待药物煎至颜色焦黑，用纱布滤去药渣，再将所滤药油加热，下入黄丹600g，搅拌均匀，再将肉桂、沉香、丁香各15g研为细末下入，收膏即成。

【用法】贴于肚脐。

来源：（清）太医院编. 太医院秘藏膏丹丸散方剂. 北京：中国中医药出版社，2008.

### 4. 肾阴亏虚证

主要证候：小便频数不爽，淋漓不尽；头晕目眩，腰酸膝软，失眠多梦，咽干；舌红，苔薄，脉细数。

证机概要：肾阴不足，膀胱水液不利。

治疗原则：滋肾养阴。

**代表方药**

滋阴壮水膏

【组成】生龟板500g（腹黑者佳，黄色及汤板不可用），用小磨麻油1500g浸熬去滓听用，或下黄丹收亦可。元参200g，生地、天冬各150g，丹参、熟地、萸肉、黄柏、知母、麦冬、当归、白芍、丹皮、地骨皮各100g，党参、白术、生黄芪、川芎、柴胡、连翘、桑白皮、杜仲（炒断丝）、熟牛膝、南薄荷、川郁金、羌活、防风、香附、蒲黄、秦艽、枳壳、杏仁、贝母、青皮、橘皮、半夏、胆星、黑荆穗、桔梗、天花粉、远志肉（炒）、女贞子、柏子仁、熟枣仁、紫菀、菟丝饼、钗石斛、淮山药、续断、巴戟天、黑山栀、茜草、红花、黄芩、黄连、泽泻、车前子、木通、生甘遂、红芽大戟、生大黄、五味子（炒）、五倍子、金樱子、炒延胡、炒灵脂、生甘草、木鳖仁、蓖麻仁、炮山甲、羚羊角、镑犀角、生龙骨、生牡蛎、吴茱萸各50g，飞滑石200g。

生姜、干姜（炒）各50g，葱白、韭白、大蒜头各100g，槐枝、柳枝、桑枝、枸杞根、冬青枝各400g，凤仙草、旱莲草、益母草各1株，冬霜叶、白菊花、侧柏叶各200g，菖蒲、小茴香、川椒各50g、发团100g。

【制法】两共用油6000g，分熬去渣，合龟板油并熬丹收，再加铅粉（炒）500g，生石膏20g，青黛、轻粉各50g，灵磁石（醋煅）100g，官桂、砂仁、木香各50g，牛胶200g（酒蒸化），朱砂15g。收膏备用。

【用法】贴丹田。

来源：（清）吴师机. 理瀹骈文. 北京：人民卫生出版社，1984.

**5. 肾阳虚损证**

主要证候：排尿无力，失禁或遗尿，点滴不尽；面色㿠白，神倦畏寒，腰膝酸软无力，四肢不温；舌淡，苔白，脉沉细。

证机概要：肾阳亏虚，膀胱气化不利。

治疗原则：补肾温阳，化气行水。

**代表方药**

扶阳益火膏

【组成】生鹿角屑（鹿茸更佳）500g，高丽参200g，用油1500~2000g先熬枯去渣听用，或用黄丹收亦可。生附子200g，川乌、天雄各150g，白附子、益智仁、茅山术、桂枝、生半夏、补骨脂、吴茱萸、巴戟天、胡芦巴、肉苁蓉各100g，党参、白术、黄芪、熟地、川芎、酒当归、酒白芍、山萸肉、淮山药、仙茅、蛇床子、菟丝饼、陈皮、南星、北细辛、覆盆子、羌活、独活、香白芷、防风、草乌、肉蔻仁、草蔻仁、远志肉、荜澄茄、炙甘草、砂仁、厚朴（制）、杏仁、香附、乌药、良姜、黑丑（盐水炒黑）、杜仲（炒）、续断、牛膝（炒）、延胡索（炒）、灵脂（炒）、秦皮（炒）、五味子、五倍子、诃子肉、草果仁、大茴香、红花、川草薢、车前子、金毛狗脊、金樱子、甘遂、黄连、黄芩、木鳖仁、蓖麻仁、龙骨、牡蛎、山甲各50g，炒蚕沙150g，发团80g。

生姜、大蒜头、川椒、韭子、葱子、棉花子、核桃仁（连皮）、干艾各200g，凤仙全株、干姜、炮姜、白芥子、胡椒、石菖蒲、木瓜、乌梅各50g，槐枝、柳枝、桑枝各400g，茴香100g。

【制法】两共用油12kg，分熬再合鹿角油并熬丹收。再入净松香、陀僧、赤脂各200g，阳起石（煅）100g，雄黄、枯矾、木香、檀香、丁香、官桂、制乳香、制没药各50g，牛胶（酒蒸化）200g，俟丹收后，搅至温温，以一滴试之不爆，方取下。再搅千余遍，令匀，愈多愈妙，勿炒珠。

【用法】贴脐、对脐、脐下。

来源：（清）吴师机. 理瀹骈文. 北京：人民卫生出版社，1984.

### 6. 气滞血瘀证

主要证候：小便努责方出或点滴全无，会阴、小腹胀痛，偶有血尿或血精；舌紫黯或有瘀斑，脉沉涩。

证机概要：瘀血阻滞，气化不利，水道不通。

治疗原则：活血化瘀，化气行水。

**代表方药**

行水膏

【组成】苍术250g，生半夏、防己、黄芩、黄柏、苦葶苈子、甘遂、红芽大戟、芫花、木通各150g，生白术、龙胆草、羌活、大黄、黑丑头、芒硝、黑山栀、桑白皮、泽泻各100g，川芎、当归、赤芍、黄连、川郁金、苦参、知母、商陆、枳实、连翘、槟榔、郁李仁、大腹皮、防风、细辛、杏仁、胆南星、茵陈、白丑头、花粉、苏子、独活、青皮、广陈皮、藁本、瓜蒌仁、柴胡、地骨皮、白鲜皮、丹皮、灵仙、旋覆花、生蒲黄、猪苓、牛蒡子、马兜铃、白芷、升麻、川楝子、地肤子、车前子、怀牛膝、香附子、莱菔子、土茯苓、川草薢、生甘草、海藻、昆布、瞿麦、萹蓄、木鳖仁、蓖麻仁、干地龙、土狗、山甲各50g，发团100g，浮萍150g，延胡索、厚朴、附子、乌药各25g，龟板150g，飞滑石200g。生姜、韭白、葱白、榆白、桃枝各200g，大蒜头、杨柳枝、槐枝、桑枝各400g，苍耳草、益母草、诸葛菜、车前草、马齿苋、黄花地丁（鲜者）各500g，凤仙草

（全株干者）100g，九节菖蒲、花椒、白芥子各50g，皂角、赤小豆各100g。

【制法】共用油20kg，分熬收丹，再入铅粉（炒）500g，提净松香400g，金陀僧、生石膏各200g，陈壁土、明矾、轻粉各100g，官桂、木香各50g、牛胶（酒蒸化）200g。俟丹收后，搅至温温，以1滴试之不爆，方取下，再搅千余遍，令匀，愈多愈妙。

【用法】贴脐眼、脐两旁及丹田。

来源：（清）吴师机.理瀹骈文.北京：人民卫生出版社，1984.

## 四、现代研究

精癃病特指男性前列腺增生所致的癃闭，当发生排尿困难，尿液点滴而出，甚至点滴难出，小腹憋胀，痛苦不堪时，快速、有效地解决前列腺增生造成的急性尿潴留，缓解患者痛苦，是中医"急则治其标"策略的体现。关于外治法治疗急性尿潴留，历代中医积累了丰富的经验，现代医家也进行了许多探索，其中包括外用膏贴治疗尿潴留。该方法一般采用开窍通关的治法，多选择辛散通窍或咸寒润下的药物，用药部位多选择下腹部膀胱区域或神阙、关元、气海、中极、水道等穴位，能快速、有效地缓解排尿困难症状，并具有简便、无副作用、廉价的优点。由于不同原因所致的尿潴留，均与膀胱气化异常有关，因此肛肠手术后发生的尿潴留，或其他原因引起的尿潴留的治疗方法，也可借鉴应用于治疗精癃病。

### 1. 麝香螺蛳膏治疗急性尿潴留[1]

【药物组成】螺蛳20枚，麝香0.5g。

【制备方法】捣烂成膏。

【操作方法】外敷于脐中，并用伤湿止痛膏覆盖于上固定。

【疗效总结】20分钟后小便自利，尿潴留解除。

### 2. 芥遂胡椒膏外敷治疗尿潴留[2]

【药物组成】白芥子20g，细辛、白胡椒、甘遂各10g。

【制备方法】共研细末，用鲜姜汁调成糊状。

【操作方法】贴敷关元、神阙两穴，盖上纱布，用胶布固定，然后用艾柱灸之，每次20~30分钟，4~6小时重复1次。

【疗效总结】用此法治之，10分钟后开始排尿。

### 3. 葱硝膏外敷治疗癃闭[3]

【药物组成】芒硝、葱白各250g。

【制备方法】混炒后用毛巾包裹。

【操作方法】敷于小腹部，以热而微烫为度。

【疗效总结】24例患者，经1~3次治疗，痊愈22例，有效2例。

〔参考文献〕

［1］沈浩齐. 麝香螺蛳膏外敷治疗急性尿潴留1例［J］. 实用中医药杂志，2002，18（12）：43.

［2］朱翠茹，白兰枝. 芥遂胡椒膏外敷治疗尿潴留［J］. 浙江中医杂志，1998，12：566.

［3］王云南，薛红记. 葱硝膏外敷治疗癃闭［J］. 实用中医内科杂志，1994，8（2）：47.

# 第十二节 臁 疮

## 一、概述

臁疮是发生在小腿下部的慢性溃疡。其临床特点是溃疡发生前患部有长期皮肤瘀斑、粗糙表现，溃疡发生后经久不愈，或愈合后易因损伤而复发。本病好发于长期站立工作并伴有下肢静脉曲张的患者。此病又称裙边疮、裤口毒，俗称"老烂脚"，相当于西医的小腿慢性溃疡。

## 二、病因病机

多由于经久站立或负担重物，劳累耗伤气血，中气下陷，而致下肢气血运行无力；或素患筋瘤（下肢静脉曲张）等病，造成下肢血流瘀滞，肌肤失养及血流瘀滞，湿盛于下。

外因多由于皮肤损伤复感毒邪，毒邪化热，湿热蕴结于下而成。

## 三、辨证论治

### 1. 湿热下注证

主要证候：疮面色暗，或上附脓苔，脓水浸淫，臭秽难闻，四周漫肿灼热，伴有湿疮，痛痒时作，甚者恶寒发热；苔黄腻，脉数。

证机概要：湿热下注，营气瘀滞。

治疗原则：清热祛湿，和营消肿。

### 代表方药

十层膏

【组成】黄芩、黄柏、白芷、炙乳香、炙没药、血竭末各12g，黄蜡80g，白蜡、朱砂各20g，轻粉（研）、炙象皮（研）各4g，血余8g，密陀僧（研）40g，麻油400g。

【制法】先将黄芩、黄柏、白芷3味入油内煎熬，至枯去渣，下血余煎枯，去血余，再下二蜡，最后入各细末，搅匀，取皮纸一张，夹纸贴之。

【用法】取膏适量，贴患处。

**来源**：马培之．青囊秘传．南京：东南大学出版社，2006.

**2. 脾虚湿盛证**

主要证候：病程日久，疮面色暗，黄水浸淫，患肢浮肿，纳少，腹胀，便溏，面色萎黄；舌淡，苔白腻，脉沉无力。

证机概要：脾虚失运，湿浊壅盛，蕴结肌肤，溃而不敛。

治疗原则：健脾除湿，敛疮生肌。

### 代表方药

金仙膏

【组成】苍术250g，上白术200g，羌活、川乌、姜黄、生半夏（姜制）、乌药、川芎、青皮、生大黄、生香附、炒香附、生灵脂、炒灵脂、生延胡、炒延胡、枳实、黄连、姜制厚朴、当归、灵仙、黑丑头（半生半炒）各100g，枯黄芩、黄柏、生蒲黄、黑山栀、川郁金、莪术、三棱、槟榔、陈皮、山楂、麦芽、神曲、南星、白丑头、苦葶苈、苏梗、藿梗、南薄荷、草乌、独活、柴胡、前胡、细辛、白芷、荆芥穗、防风、连翘、干葛、苦桔梗、知母、大贝母、甘遂、大戟、芫花、防己、瓜蒌仁、大腹皮、天花粉、赤芍、白芍、枳壳、茵陈、川楝子、木通、泽泻、车前子、猪苓、宣木瓜、皂角、苦杏仁、桃仁、苏子、益智仁、良姜、草果、吴萸、红花、木鳖仁、蓖麻仁、僵蚕、全蝎、蜈蚣、蝉蜕、生山甲、生甘草各50g，发团100g，飞滑石200g，生姜、葱白、韭白、薤白、大蒜头、红凤仙、白凤仙（全）、槐枝、柳枝、桑枝各500g，凤仙干者或用200g，榆枝、桃枝（俱连叶）、石菖蒲、菜菔子、干姜各100g，陈佛手干、小茴、艾各50g。

【制法】两共用油20kg，分熬丹收。再入净松香、生石膏各200g，陈壁土、明矾各100g，雄黄、轻粉、砂仁、白芥子、川椒、广木香、檀香、官桂、制乳香、制没药各50g，牛胶200g（酒蒸化，如前下法），或加苏合油，临用加沉香、麝香。

【用法】外贴患处。

**来源**：（清）吴师机．理瀹骈文．北京：人民卫生出版社，1984.

### 3.气虚血瘀证

主要证候：溃烂经年，腐肉已脱，起白色厚边，疮面肉色苍白，四周肤色暗黑，板滞木硬；舌淡紫，苔白腻，脉细涩。

证机概要：气虚推动无力，瘀血阻络，肌肤失养。

治疗原则：益气活血祛瘀。

**代表方药**

生肉黄芪膏

【组成】黄芪、细辛、生地黄、蜀椒、当归、芍药、薤白、白芷、川芎、丹参、甘草、独活、黄芩各60g，肉苁蓉50g，猪膏600g。

【制法】将上药15味用醋浸渍（夏天1晚，冬天2晚），再用小火煎煮至沸腾3遍，待酒气消尽则膏成。

【用法】取适量敷疮。

**来源：**中华中医药学会.外台秘要方.北京：华夏出版社，2009.

## 四、现代研究

臁疮属于难愈性溃疡，其病程长，反复发作，迁延不愈。在该病的治疗中，外治法起主要作用[1]，其中包括外用膏贴疗法。外用膏贴治疗臁疮，以清热利湿、活血通络、养血生肌、收湿敛疮为治法，常选用黄连、黄芩、黄柏、乳香、没药、当归、黄芪、生石膏、熟石膏、白矾、轻粉等药物，多用黄蜡、白蜡、麻油、香油或凡士林为基质，贴敷于患处，可起到清除坏死组织，促进新生肉芽组织生长，加速创面愈合的作用。该方法与内治法相比，有简便、安全、高效的优点。

### 1.黄连膏联合象皮粉治疗下肢静脉性溃疡[2]

【药物组成】黄连9g，当归15g，黄柏9g，生地30g，姜黄9g，麻油360g，白蜡120g。

【制备方法】将前五味用麻油炸枯，去渣，下白蜡溶化后，滤净。

【操作方法】予患者清创消毒后，取1~2毫米厚度的黄连膏抹于宣纸粗糙面中央，然后将宣纸四周空白部分折叠完全覆盖膏药，将抹有膏药的宣纸光滑面直接敷贴于溃疡处，药物可通过薄薄的一层宣纸直接渗透作用于患肢。再加用4~5层无菌纱布裁剪具体面积外盖，合适愈肤膜固定后，弹力绷带加压包扎。

【疗效总结】以溃疡面积缩小率、肉芽组织填充率、溃疡面色泽变化、溃疡渗出情况、溃疡疼痛情况、患肢水肿情况、患肢麻木瘙痒情况及总体疗效为观察指标，治疗组各指标均优于对照组，差异有统计学意义。

### 2. 八味箍围膏治疗湿热下注型臁疮[3]

【药物组成】大黄、黄柏、白芷、血竭、乳香、当归、儿茶、冰片。

【制备方法】药物经超微粉碎后，制备成油膏剂。

【操作方法】常规消毒对应疮周皮肤区域，疮面涂抹愈疡灵软膏，以八味箍围膏外敷疮周，敷药范围应超过色红/红肿/发热的范围约1~2厘米处，厚度约2毫米，外用无菌敷料包扎。每日更换敷料1次，3周为1个疗程。

【疗效总结】观察疮面颜色、疮面渗液量、新生肉芽组织、新生上皮组织等变化，并观察疮面愈合率，疮面愈合时间和疮周中医证候评分，治疗组各项指标均优于对照组，差异有统计学意义。

### 3. 生肌愈疡膏治疗臁疮[4]

【药物组成】当归60g，白芷15g，黄连15g，白蜡60g，甘草6g，紫草6g，麻油500g，血竭12g，白及30g，珍珠粉15g，冰片8g，轻粉3g，氧化锌15g。

【制备方法】先将当归、黄连、白芷、紫草、甘草入油内浸2天后，用慢火熬微枯，细绢滤清，文火煎熬，去渣。此时入血竭、白及、轻粉，火宜旺，待血竭、白及、轻粉化尽后，再入冰片、白蜡，此时宜微火化开，约10分钟后将锅取下放冷，不断搅拌，至温度不烫手时加入氧化锌及珍珠粉，搅拌至冷凝成膏体备用。

【操作方法】清除溃疡面坏死组织，充分冲洗、引流，并对溃疡面外用依沙吖啶纱条消炎处理；待溃疡面渗出减少或无脓腐渗出物时，根据溃疡面的大小把生肌愈疡膏均匀涂在无菌纱布上，外敷在溃疡面上，外用胶布固定，1次/天；治疗过程中有感染者及时进行消炎处理，若外用生肌愈疡膏后疮面脓性液体渗出较多，可用依沙吖啶纱条与生肌愈疡膏更替换药。

【疗效总结】以溃疡面愈合率、羟脯氨酸含量及新生组织微血管密度的均值水平及其变化为观察指标，治疗组各指标均优于对照组，差异有统计学意义。

### 4. 煨脓生肌膏治疗臁疮[5]

【药物组成】制乳香、制没药各20g，黄芪、当归各60g，虎杖、延胡索各45g，黄柏、黄连、血竭各40g，紫草30g，蜂蜡200g、麻油1000ml。

【制备方法】先将虎杖、黄芪、黄柏、黄连、当归、紫草、延胡索放在麻油中浸泡，夏季时间为3天，春、秋、冬季为7天；用火煎熬至当归片呈棕褐色时离火，过80目筛去药渣，然后再将药油文火煎熬至沸腾后离火，依次兑入制乳香、制没药、蜂蜡，最后兑入血竭搅拌均匀，放置3~4小时后即成灰紫色软膏。膏成后须在0℃以下冷冻1~2天后方可使用。

【操作方法】先将疮面常规消毒，无菌干棉球擦干疮面，逐步剪除坏死和腐烂组织，再用无菌干棉球擦干疮面；然后将自制的煨脓生肌膏均匀涂于无菌敷料上

（面积大小尽量不要超过创面及接触到正常皮肤，厚约0.5~1.0毫米），敷于疮面，使药膏与疮面充分接触。对溃疡较深，存在腔隙者，常规消毒清疮后予以自制煨脓生肌膏制成的纱条填塞疮面，再外用无菌敷料固定，第2天用0.2%雷佛奴尔黄纱条常规患部换药，2种药物交替使用。

【疗效总结】对溃疡大小、溃疡深浅、溃疡数量、疮面渗液量、溃疡表面色泽、新生肉芽组织、新生上皮组织、疼痛程度等分5个等级评定，并比较总有效率，治疗组各指标均优于对照组，差异有统计学意义。

[参考文献]

［1］王婉莹，朱朝军，徐强，等.臁疮外治法的研究进展［J］.中医外治杂志，2017，26（2）：46–48.

［2］褚美玲.黄连膏联合象皮粉治疗下肢静脉性溃疡的临床疗效观察［D］.南京：南京中医药大学，2020.

［3］孙永道.八味箍围膏治疗湿热下注型臁疮的临床观察［D］.济南：山东中医药大学，2018.

［4］何伟，王万春.生肌愈疡膏治疗臁疮30例［J］.江西中医药，2017，48（410）：39–41.

［5］李金娥，林桂清，任谦，等.煨脓生肌膏治疗臁疮27例疗效观察［J］.新中医，2013，45（1）：72–73.

# 第十三节 冻 疮

## 一、概述

冻疮是人体遭受寒邪侵袭所引起的局部性或全身性损伤。相当于西医的冻伤。临床上以暴露部位的局部性冻疮最为常见，根据受冻部位的不同，分别称为"水浸手"、"水浸足"、"战壕足"等，全身性冻伤称为"冻死"，西医称为"冻僵"。本病的临床特点是轻者局部红肿发凉，瘙痒疼痛，皮肤青紫或起水疱、溃烂；重者可发生肢体坏死、脱疽；全身性冻伤，体温下降，四肢僵硬，甚则阳气亡绝而死亡。

## 二、病因病机

本病总因寒邪侵袭肌肤，寒凝血脉，阳气失于温通，气血凝滞而成。

1. 时值冬令，衣着单薄，肢体长期暴露在寒冷、潮湿或冷暖变化较快的环境中，致寒凝血瘀而发。

2. 久静少动，血流运行缓慢，或疲劳、饥饿而御寒不力，寒邪着于肌肤，寒凝血瘀而发。

3. 素体气血不足，肌肤失于温煦，或对寒冷刺激敏感，寒凝血瘀而发。

西医认为本病是因肌体受低温侵袭后，体温调节中枢失常，血液循环障碍和细胞代谢不良，继而复温后微循环改变，是冻伤引起组织损伤和坏死的基本原因。

## 三、辨证论治

### 1. 寒凝血瘀证

主要证候：局部麻木冷痛，肤色青紫或暗红，肿胀结块，或有水疱，瘙痒，手足清冷，舌淡苔白，脉沉或沉细。

证机概要：寒邪凝滞，血脉瘀阻。

治疗原则：温经散寒，祛瘀通脉。

**代表方药**

冻疮膏

【组成】真麻油113g，嫩松香4g，黄蜜蜡45g。

【制法】将上药烊化搅匀则膏成。

【用法】取膏适量，擦患处。

**来源：** 丁甘仁. 丁甘仁先生家传珍方. 上海：上海科学技术出版社，2004.

### 2. 寒盛阳衰证

主要证候：时时寒战，四肢厥冷，感觉麻木，幻听幻视，意识模糊，蜷卧嗜睡，气息微弱，甚则神志不清。舌淡紫，苔白，脉沉微细。

证机概要：阳气虚衰，失于温煦，阴寒独盛，血脉不通。

治疗原则：回阳救逆，温通血脉。

**代表方药**

冻疮膏

【组成】粉甘草、粉甘遂、全当归、松香、鹿骨胶各75g。

【制法】前4味打为粉。用陈酒将鹿骨胶烊化，再与羊脂油、药粉一起捣研为膏。

【用法】取膏适量，摊油纸上贴患处，数日愈。

**来源：** 丁甘仁. 丁甘仁先生家传珍方. 上海：上海科学技术出版社，2004.

### 3. 瘀滞化热证

主要证候：疮面溃烂流脓，四周红肿色暗，疼痛加重。伴发热、口干。舌红苔黄，脉数。

证机概要：瘀滞久而化热，热灼肌肤，热胜肉腐。

治疗原则：清热解毒，活血止痛。

**代表方药**

冻疮破烂膏

【组成】大黄、黄丹各400g，麻油500g。

【制法】将大黄切碎，入麻油中浸后慢火熬至焦枯，滤去药渣，再将所滤药油加热，下入黄丹，熬至滴水成珠，收膏。

【用法】外敷患处。

**来源：** 陶承熹. 珍本医籍丛刊惠直堂经验方. 北京：中医古籍出版社，1994.

### 4. 气虚血瘀证

主要证候：疮面不敛，疮周暗红漫肿，麻木；伴神疲体倦，气短懒言，面色少华，舌淡，苔白，脉细弱或虚大无力。

证机概要：气虚推动无力，血脉瘀阻，肌肤不生，疮面不敛。

治疗原则：益气养血，祛瘀通脉，敛疮生肌

**代表方药**

雉脑膏

【组成】雄雉脑（捣烂）1枚，黄蜡50g、清油25g。

【制法】上药同入锅中，慢火上熬成膏，纱布滤去药渣，冷凝即成。

【用法】每取适量，外涂疮上。

**来源：** 方贤. 奇效良方. 天津：天津科学技术出版社，2012.

## 四、现代研究

根据冻疮初期寒凝血瘀，久则瘀滞化热，溃后易气虚血瘀的特点，外用膏贴治疗冻疮，多以温经散寒、活血通络、凉血散瘀、生肌敛疮为治法。既有组方严谨的复方，多选用当归、川芎、肉桂、吴茱萸、黄芪、丹参、紫草、白及等药物，采用麻油、香油、凡士林等为基质制作而成，也有药物单一，制作简廉的民间单方。经贴敷患处治疗，常能起到刺激毛细血管生成及扩张，减少创面毛细血管微血栓形成，增加创面营养和血供，促进创面愈合的作用。

### 1. 加味玉红膏治疗冻疮[1]

【药物组成】白及、当归、吴茱萸、姜黄、肉桂、白芷、白鲜皮、川芎、鸡血藤、地肤子、丹参、紫草等量，红花、花椒减半。

【制备方法】将上药称取后浸泡于芝麻油1000ml 7天后，用文火煎熬，然后过滤去药渣所得药油，将凡士林加热溶化，按20%比例加入药油，冷却至60℃加入血竭，搅拌均匀，装入玻璃容器凝固后所得油膏，放入冰箱24小时去火毒以备用。

【操作方法】患者搽药前用温水将患处洗净，早晚各一次均匀涂抹于皮损处，白天搽药后2小时不洗患处，晚上搽药后用保鲜膜封包患处。

【疗效总结】治疗组总有效率及症状体征评分均优于对照组，差异有统计学意义。

### 2. 紫血竭膏治疗冻疮[2]

【药物组成】血竭、紫草、凡士林、植物油。

【制备方法】将紫草用植物油浸泡24小时后，去除药渣，按一定的比例与血竭、凡士林混合，加热溶化，制成膏剂备用。

【操作方法】Ⅰ度冻疮洗净局部皮肤，将紫血竭膏涂于冻疮部位，TDP灯照射15~20分钟后，用无菌敷料覆盖，每日1次。Ⅱ、Ⅲ度冻疮用0.5%的碘伏消毒局部皮肤，有水疱的用无菌注射器抽吸疱液，将紫血竭膏涂于冻疮部位，TDP灯照射15~20分钟后，用无菌敷料覆盖，每日1次。

【疗效总结】治疗45例，44例治愈，1例好转，治愈率97.78%。治疗最长25天，最短3天，平均15天。

### 3. 消炎止痛膏治疗冻疮[3]

【药物组成】独活、生天南星、生草乌、皂荚、芒硝、水杨酸甲酯、冰片。

【制备方法】本方为成药，未详述制备方法。

【操作方法】将药膏调匀，涂在纱垫上，厚约1~2毫米，范围大于患处10~20毫米，外敷于患处，用绷带包扎。

【疗效总结】58例Ⅰ度冻疮者均在2~4天后治愈，治愈率100%，17例Ⅱ度冻疮者其中15例5~7天治愈，治愈率97.33%，2例好转，本组总有效率100%。

### 4. 地花菜流膏治疗冻疮[4]

【药物组成】地花菜1000g。

【制备方法】洗净切碎，放锅内加水漫过药，加温煮沸60分钟，过滤出药渣再复煮一次过滤，两次药液混合后加温浓缩至膏状为度，装瓶备用。

【操作方法】用时先用温水将冻伤处洗净，流膏外涂于患处，每日3次，直至伤处痊愈为止。

【疗效总结】治疗26例，痊愈17例，有效8例，总有效率96%。

[参考文献]

［1］廖人燕，何跃，王丹．加味玉红膏治疗冻疮的疗效观察［J］．内蒙古中医药，2016，5：84-85.

［2］冉建英，刘立华．紫血竭膏治疗冻疮的疗效观察［J］.《求医问药》下半月刊，2012，10（12）：625.

［3］王靖．消炎止痛膏外敷治疗冻疮75例疗效观察［J］．中国校医，2012，26（4）：321.

［4］杨继民．地花菜流膏治疗冻疮［J］．中国民间疗法，2010，18（11）：21.

# 第十四节　水火烫伤

## 一、概述

水火烫伤是指因火焰，灼热的气体、液体或固体等热力作用于人体而引起的一种急性损伤性疾病。古代又称汤火伤、汤泼火伤、汤火疮、火烧疮、火疮等。属西医烧伤范畴，还有化学烧伤、火器伤、放射性烧伤、电击伤等，仍以水火烫伤为多见。水火烫伤的程度不同，致伤的轻重不一，治疗方法和预后各有不同。本节所录膏方多适用于轻证和局部病灶的治疗。

## 二、病因病机

由于热力侵害人体，以致皮肉腐烂而成。轻者仅使皮肉损伤，不影响内脏；严重者则不仅皮肉损伤，而且火毒炽盛，伤及体内阴液，或热毒内攻脏腑，以致脏腑不和，阴阳平衡失调，甚则可致死亡。

西医学认为热能或辐射可直接造成局部组织损害，使之发生变性、坏死、炎症，甚至组织成分化学结构变化，直接导致人体组织破坏、功能丧失。

## 三、辨证论治

### 1.热毒壅盛证

主要证候：局部红肿，起泡，但未破溃，灼痛剧烈。舌质红，苔黄，脉滑数。

证机概要：火热灼伤肌肤，热伤血络。

治疗原则：清热解毒凉血。

**代表方药**

栀子膏

【组成】栀子20枚，白薇、黄芩各200g。

【制法】将上述药物切碎，加水5000ml、麻油1000ml，一起煎煮，直至水气熬尽则膏成，过滤去渣。

【用法】待膏冷，取膏适量，淋烧烫伤处。

来源：丹波康赖. 医心方. 沈阳：辽宁科学技术出版社，1996.

**2. 热盛肉腐证**

主要证候：伤处糜烂损坏，渗出明显，周围红肿，灼痛。舌质红，苔黄，脉滑数。

证机概要：热毒壅盛，热盛肉腐，脓腐渗出。

治疗原则：凉血活血，解毒疗疮。

**代表方药**

疗火烂疮膏方

【组成】柏白皮、生地黄、苦竹叶、甘草各240g。

【制法】将上述4味药物切碎，与猪脂1000g合煎，反复煎煮，不断浓缩，直至膏成，过滤去渣。

【用法】取适量，敷疮上，一天2次。

来源：中华中医药学会. 外台秘要方. 北京：华夏出版社，2009.

**3. 瘀热互结证**

主要证候：疮面腐烂，长久不愈，四周红肿色暗。舌红苔黄，脉细涩。

证机概要：血络已损，瘀热互结，肌肤不生，疮口不敛。

治疗原则：清热凉血、活血生肌。

**代表方药**

当归膏

【组成】当归、生地黄（炒）、黄蜡各50g，麻油350g。

【制法】先将当归、地黄入油煎黑，再入蜡，至其熔化，待其凝固，搅拌混匀，则成膏。

【用法】外敷患处。

来源：龚廷贤. 寿世保元. 北京：人民卫生出版社，2001.

## 四、现代研究

外治法治疗水火烫伤病是中医外科的特色疗法之一，其中包括外用膏贴疗法。

根据水火烫伤病热毒壅盛、肌肤腐烂、瘀热互结的特点，外用膏贴多以清热解毒、凉血活血、化腐生肌为治法。多选用当归、丹参、地榆、白及、生地、大黄、紫草等药物，采用麻油、香油、凡士林等为基质制作而成。经贴敷患处治疗，常能起缓解疼痛，促进创面愈合的作用。

### 1. 大黄水火烫伤膏治疗烧伤[1]

【药物组成】大黄500g，生地黄400g，黄芩250g，乳香500g，没药500g，寒水石500g，白芷500g，丹皮500g，紫草250g，忍冬藤250g，黄蜡1000g，冰片120g，香油5000g。

【制备方法】取香油放锅中熬开后，先下黄芩、白芷熬15分钟；次下大黄、生地、乳香、没药、寒水石、丹皮、紫草、忍冬藤熬5分钟，捞出粗药渣，把黄蜡熔化入药液，用3层纱布将油膏滤出，冰片研末过120目筛，待油膏滤出物温度降低后，徐徐掺入，用柳条不停搅拌均匀装入油膏缸，加盖勿令气泄，随即将油膏缸浸入冷水中以泻出药膏之火毒，24小时后即可应用。

【操作方法】用1‰新洁尔灭清洗创面，再用生理盐水冲洗，低位引流水疱，尽量保存疱皮。感染创面去除坏死组织，火焰烧伤用特制耕耘刀，耕耘减压，用消毒纱布或消毒皱纹纸吸干创面，用压舌板将药膏均匀涂于创面约1~2毫米厚，覆盖无菌纱布或绷带包扎，每日1次。再次换药只将创面消毒后，用压舌板无创伤去除液化物和坏死腐皮，继续如法包扎换药至创面愈合。创面治疗的同时，视情况联合必要的全身治疗。

【疗效总结】1280例全部治愈，无一例发生严重感染。

### 2. 复方地榆炭膏治疗烫伤[2]

【药物组成】地榆、虎杖各等份，冰片，麻油。

【制备方法】将地榆、虎杖在铜锅内炒焦为炭，研细，过100目筛，入冰片适量拌匀，加纯麻油调成糊膏状，置消毒瓶中备用。

【操作方法】对Ⅰ度烫伤患者，可直接将药膏调搽患处，每日3~4次，7日为1疗程。Ⅱ度（或以上）患者，创伤处出现水疱，宜严格遵守无菌操作，及时用一次性注射器抽出疱内积液。若伤处组织腐烂，则要彻底清创，并用双氧水、生理盐水反复冲洗，然后将浸有庆大霉素注射液之无菌纱布覆盖其上，湿度以液不流淌为佳，再敷一层凡士林纱布，以防药液过快干燥。开始2~3日内每日换药1~2次，3日后视一般情况良好，改为外敷复方地榆炭膏治疗。

【疗效总结】320例患者，经1疗程治愈者207例，2疗程治愈者106例，其余7例因感染严重而改用其他方法治疗。

### 3. 消肿解毒膏治疗水火烫伤[3]

【药物组成】大黄30g，黄连15g，地榆15g，紫草6g，当归15g，冰片4g，麻油500g、白蜡30g。

【制备方法】取净大黄、黄连低湿干燥，地榆炒至深褐色，三者合研粉过100目筛待用。当归置油内浸5~7天，用文火煎熬至当归呈深棕色，油面微冒青烟时迅速离火，加入紫草，不断搅拌，至油呈紫红色，过80目筛，除去药渣，再倾入锅内，文火加热，将白蜡投入锅内，待蜡全部溶化，再用80目筛过滤1次，冷至60℃~70℃，缓缓加入研细的冰片，搅匀，药液倾入容器中，让其自然凝固，按每100g药油膏加入大黄、黄连、地榆粉20g，调拌搅匀，分装备用。

【操作方法】局部外敷。取消肿解毒膏适量涂搽患处，或加入浸于药用无菌纱布上敷患处，如局部分泌物多或感染化脓者，宜将创面清洁后使用。每天换药1次，5天为1个疗程。

【疗效总结】治疗水火烫伤61例，疗效尤为显著。

### 4. 大黄油膏治疗水火烫伤[4]

【药物组成】大黄、虎杖、地榆、黄柏、冰片。

【制备方法】取大黄、虎杖、地榆、黄柏置搪瓷器皿中，加入麻油浸泡24小时煮沸，熬至药枯，加入蜂蜡熔融，经过纱布过滤去渣，冷却至40℃~50℃时，加入冰片，搅匀至冷即得。

【操作方法】直接涂敷或制成大黄油纱布敷盖创面，每日1次。

【疗效总结】使用本制剂治疗Ⅰ、Ⅱ度烧伤患者21例，开水烫伤35例，平均疗程8天，总有效率为100%。

### 5. 黄荆膏治疗水火烫伤[5]

【药物组成】水黄连50g、紫荆树皮30g、凌花草根（鲜品）100g、蛇油（溶化）适量。

【制备方法】将前二味烘干或筛干，研末，药粉以1:5搅拌调匀备用。

【操作方法】用鲜凌花草根切片后，煎水洗浸患处，用消毒注射器抽取患处水疱积液待患处汲干后将已调好之药均匀涂患处并用一层纱布遮盖包扎以防感染，包扎切勿过紧，以患者舒适为宜，夏季2天换药1次，冬季3天换药1次。

【疗效总结】112例中经1周治疗痊愈者22例，2周痊愈者28例，3周内治愈者47例，4周以上痊愈者15例，其中108例患者全部使用本方治疗，平均换药6~8次。

**［参考文献］**

［1］赵世虎，蒋建纲．大黄水火烫伤膏治疗1280例烧伤临床观察［J］．青海医药杂志，2002，32（12）：26–27.

［2］严可寅．复方地榆炭膏治疗烫伤320例［J］．浙江中医杂志，1999，2：66.

［3］陆惠森．消肿解毒膏的制备及临床应用［J］．中药材，1998，21（6）：321.

［4］王庭峰，刘万同．大黄油膏的制备及临床应用［J］．中医外治杂志，1997，3：48.

［5］谭庆佳．黄荆膏治疗水火烫伤112例［J］．湖北中医杂志，1997，19（2）：8.

# 第九章　骨科疾病

## 第一节　骨　折

### 一、概述

由于外力作用，骨的完整性或连续性遭到破坏者，称为骨折。轻微骨折可无全身症状。一般骨折，由于瘀血停聚，积瘀化热，常有发热，5~7天后体温逐渐降至正常，无恶寒或寒战，可兼有口渴、口苦、心烦、尿赤、便秘等症状。局部表现为骨折部疼痛、肿胀及活动功能障碍。

西医学各种骨折可参照本病辨证论治。

### 二、病因病机

外因：直接暴力、间接暴力、筋肉牵拉及疲劳骨折。内因：年龄和健康状况、骨的解剖位置和结构状况及骨骼病变。外力是外因，而骨折则是外因与内因综合作用的结果。骨折后脉络受损，气机凝滞，阻塞经络，不通则痛，故骨折部位出现不同程度的疼痛、直接压痛与间接压痛；骨折后经络损伤，营血离经，瘀滞于肌肤腠理，而出现肿胀，若骨折处出血较多，伤血离经，溢于皮下，可见瘀斑，严重肿胀时还可出现水疱或血疱。由于骨折处剧烈疼痛、筋肉痉挛、组织破坏及肢体失去杠杆和支柱作用，故出现活动功能障碍。

### 三、辨证论治

#### 1. 骨折早期（血瘀气滞证）

主要证候：伤后2周内，局部肿胀疼痛明显，活动受限。舌质暗，苔薄白，脉弦。

证机概要：经络筋骨损伤，气机凝滞，营血离经，瘀滞于肌肤腠理。

治疗原则：活血化瘀，消肿止痛。

**代表方药**

（1）定痛膏

【组成】芙蓉叶60g，紫荆皮15g，独活15g，生南星15g，白芷15g。

【制法】上共为末，加马齿苋30g，捣极烂，和末一处，用生葱汁老酒和炒。

【用法】暖敷。

来源：（清）吴谦. 医宗金鉴. 北京：人民卫生出版社，2006.

（2）紫荆皮散

【组成】紫荆皮、南星、半夏、黄柏、草乌、川乌、当归、乌药、补骨脂、白芷、刘寄奴、牛膝、桑白皮各等份。

【制法】共研细末，饴糖调制。

【用法】外敷患处。

来源：（明）王肯堂. 证治准绳. 北京：人民卫生出版社，2005.

（3）正骨七吊散

【组成】白芥子300g，五加皮350g，生大黄300g，自然铜300g，香白芷300g，楠香末300g，山栀子200g，姜黄末200g，煅乳香150g，没药150g。

【制法】共研为细末，烘干备用。

【用法】使用时以冷茶叶水加金霉素眼膏半支，共搅拌成浓糊状，涂抹伤患处，后用不易吸水之纸或塑料薄膜包盖，再用纱布包扎。1天换药1次。

来源：施杞. 中国中医骨伤科百家方技精华. 北京：中国中医药出版社，1991.

**2. 骨折中期（瘀血凝滞证）**

主要证候：伤后2~4周，骨折断端相对稳定，局部肿胀减轻，瘀血未尽，筋骨未复，舌质淡红，苔薄白，脉弦细。

证机概要：伤血离经，溢于皮下，患处疼痛、瘀斑。

治疗原则：和营生新，接骨续筋。

**代表方药**

（1）驳骨散

【组成】桃仁1份，黄连1份，金耳环1份，川红花1份，生地黄2份，栀子2份，黄柏2份，黄芩2份，防风2份，甘草2份，蒲公英2份，赤芍2份，自然铜2份，䗪虫2份，侧柏6份，大黄6份，骨碎补6份，当归尾4份，薄荷4份，毛麝香4份，牡丹皮4份，金银花4份，透骨消4份，鸡骨香4份。

【制法】共研细末，水、酒、蜂蜜或凡士林调煮。

【用法】外敷患处。

**来源：** 广东中医学院. 外伤科学. 上海：上海人民出版社，1975.

（2）外敷接骨散

【组成】骨碎补、血竭、硼砂、当归、乳香、没药、续断、自然铜、大黄、䗪虫各等份。

【制法】共研细末，饴糖或蜂蜜调制。

【用法】外敷患处。

**来源：** 上海中医学院伤科教研组. 中医伤科学讲义. 上海：上海科学技术出版社，1964.

### 3. 骨折后期（肝肾不足证）

主要证候：伤后4周以上，骨折断端成熟骨痂形成，已相当稳定，局部隐痛，轻度肿胀。舌质淡，苔薄白，脉细弱。

证机概要：经络筋骨损伤渐愈，肝肾亏虚。

治疗原则：补益肝肾，强壮筋骨。

### 代表方药

（1）万灵膏

【组成】鹳筋草、透骨草、紫丁香根、当归、自然铜、血竭、没药各30g，川芎25g，赤芍60g，半两钱1枚，红花30g，川牛膝、五加皮、石菖蒲、苍术各15g，木香、秦艽、蛇床子、肉桂、制川附子、制半夏、石斛、草薢、鹿茸各10g，虎胫骨（用代用品）1对，麝香6g。

【制法】上药除血竭、没药、麝香3味，各研细末另包外，共23味。先将香油5kg微火煨浸3日，然后将群药入油内，熬黑为度，去滓加黄丹2.5kg再熬，将至滴水成珠离火，俟少时药温，将血竭、没药、麝香下入，搅匀取起，出火气。

【用法】贴敷患处。

**来源：**（清）吴谦. 医宗金鉴. 北京：人民卫生出版社，2006.

（2）坚骨壮筋膏

【组成】第一组：骨碎补90g，川断90g，马钱子60g，白及60g，硼砂60g，生草乌60g，生川乌60g，牛膝60g，苏木60g，杜仲60g，伸筋草60g，透骨草60g，羌活30g，独活30g，麻黄30g，五加皮30g，皂角核30g，红花30g，泽兰叶30g，虎骨（用代用品）24g，香油5000g，黄丹2500g；第二组：血竭30g，冰片15g，丁香30g，肉桂60g，白芷30g，甘松60g，细辛60g，乳香30g，没药30g，麝香1.5g。

【制法】第一组药，熬成膏药备用；第二组药，共研为细末。

【用法】第一组药，熬成膏药后温烊摊贴；第二组药，临贴时撒于温烊后膏药上。

**来源：** 上海中医学院伤科教研组. 中医伤科学讲义. 上海：上海科学技术出版社，1964.

## 四、现代临床研究

### 1. 中药贴敷联合桃红四物汤加减治疗骨折早期肢体肿胀[1]

【药物组成】大黄、乳香、白及、牛膝、马鞭草等。

【制备方法】将这些药物加入黄酒进行混合，调和成膏状。

【操作方法】使用消毒后的纱布均匀的涂抹于患者骨折区域，每天1次进行药物的及时更换。

【疗效总结】观察组患者治疗有效率92.50%，显著高于对照组75.00%，观察组患者症状缓解情况显著优于对照组，差异有统计学意义（P<0.05）。骨折早期肢体肿胀采用中药贴敷联合桃红四物汤加减治疗可显著改善肿胀各项指标。

### 2. 双柏膏外敷治疗跟骨骨折早期软组织肿胀[2]

【药物组成】双柏膏：黄柏、侧柏叶、大黄、薄荷、泽兰、冰片。（《中医伤科学讲义》中经典处方）。

【制备方法】将以上药物按配比研成细末，加热后加适量凡士林与冰片调成糊状，存于阴凉处备用。

【操作方法】使用时将双柏膏在纱布上抹匀，厚度大约0.5cm。将双柏膏贴敷于患肢肿胀处，贴敷面积应大于肿胀面积。入院前两天予常温贴敷，后均加热贴敷。贴好后予绵纸包裹，绷带包裹。每日10时更换1次。

【疗效总结】治疗组与对照组在治疗第5、7、9天对患肢的肿胀程度有显著差异，治疗组的疗效明显优于对照组（P<0.05）；两组药物在用药后7、9天对患肢瘀斑的治疗有显著差异，治疗组的疗效明显优于对照组。

［参考文献］

［1］刘明强. 中药贴敷联合桃红四物汤加减治疗骨折早期肢体肿胀的效果研究［J］. 当代医学，2019，25（3）：82-84.

［2］顾晶亮. 双柏膏外敷治疗跟骨骨折早期软组织肿胀的临床研究［D］. 新疆：新疆医科大学，2017.

# 第二节　项痹病

## 一、概述

项痹病是由于风、寒、湿等邪气闭阻项部经络，影响气血运行，导致颈项部强硬疼痛，上肢疼痛、重着、麻木等症状的一种疾病。现代医学称之为颈椎病，是指颈椎椎间盘退行性改变，及其继发的相邻结构病理改变，累及周围组织结构（神经、血管等），并出现与影像学改变相应的临床表现的疾病。本病是中年人的多发病，以颈肩臂痛、上肢无力、麻木，颈部活动受限，有的伴有头痛、头晕、耳鸣、视物不清等症状为主要表现的综合征。

颈椎病分为神经根型、脊髓型、椎动脉型和交感神经型。神经根型颈椎病是临床最为多见的一种，其表现为与脊神经根分布区相一致的感觉、运动障碍及反射变化。大多数患者感到颈部单侧局限性疼痛，颈根部呈电击样向肩臂及手指放射，伴疼痛或麻木。

## 二、病因病机

本病多与气血不足、肾气不充、卫外之气不固、风寒之邪乘虚侵入，或过度劳累，或颈部长期不正确姿势等，造成颈项及肩背部气血痹阻所致，合而为病，致血行不畅、经络经筋闭阻、塞而不通、筋脉失养而见诸症。本病早期以实证为主，久病邪气入里，涉及脏腑，肝肾亏虚，颈筋失养，多为虚证或虚实夹杂之证。

## 三、辨证论治

### 1. 寒湿痹阻

主要证候：颈、肩、上肢串通麻木，以痛为主，头有沉重感，颈部僵硬，活动不利，畏风寒。舌淡红，苔淡白，脉弦紧。

证机概要：寒湿之邪侵犯颈肩，经络痹阻。

治疗原则：温经散寒、祛湿通络。

**代表方药**

（1）摩风神验膏

【组成】硫黄30g，雄黄30g，朱砂30g，生附子40g，生天雄40g，人参30g，当归30g，细辛3g，防风3g，白芷2g，桂心3g，干姜30g，芎䓖30g，川椒30g，独活30g，菖蒲30g，川大黄30g，藁本30g，白术30g，吴茱萸30g，松脂80g。

【制法】上锉细，以酒浸一复时，然后别取生地黄80g捣绞取汁，同入猪脂中，以慢火煎之，以药味尽为度，以绵滤去滓，后入松脂、雄黄、硫黄、朱砂等，以柳枝不住手搅，至膏凝，收于瓷盒中。

【用法】病在内，即以酒服弹子大；病在外，即取弹子大，热炙手摩之。

来源：（宋）王怀隐. 太平圣惠方. 北京：人民卫生出版社，2016.

（2）痹证膏

【组成】马钱子1000g，川乌150g，草乌150g，乳香50g，没药150g，青风藤200g，当归200g，香油2000g，广丹1000g（冬季用750g）。

【制法】先将马钱子入油内炸至棕黑色，捞出。除广丹外，再将余药入油煎，熬至药枯，滤除渣滓，留其油。根据下丹方式不同要求，依法炼油。火上下丹法炼油：取药油微炼即可。火上下丹法炼油：取药油置铁锅内，再微火熬炼，同时有勺撩油，散发浓烟至烟微现白色转浓时，蘸取少许，滴水成珠，并吹之不散，立即停止加热，随即将炒、过筛的广丹徐徐加入油内。一般每公斤油加广丹约390~437g，槐树条搅，使油与丹充分化合成膏。喷撒冷水，使浓烟出尽，置冷水内浸泡8~10天，每日换水1~2次。将膏药分摊于羊皮纸褶上，微凉，然后向内对折。

【用法】微加温，贴患处。

来源：娄高峰，娄玉钤，娄万峰. 娄多峰论治痹病精华. 天津：天津科技翻译出版公司，1994.

### 2. 湿热内蕴证

主要证候：颈项酸楚疼痛，头身困重，咽喉肿痛，口干黏腻，小便短赤，舌苔黄腻，脉滑数。

证机概要：风热之邪侵犯颈肩，湿热内蕴，痹阻经络。

治疗原则：疏散风热、清热利湿。

### 代表方药

牡丹膏

【组成】牡丹皮24g，当归24g，川芎24g，防风24g，升麻24g，防己24g，芒硝24g，芍药16g，细辛16g，干姜16g，犀角（屑）16g，漏芦16g，蒴16g，零陵香16g，杏仁12g，栀子仁12g，黄芩12g，大黄12g，青木香12g，竹沥400ml。

【制法】上二十味切，以竹沥渍一宿，醍醐700ml，煎于火上三下三上，候芍药黄，膏成，绞去滓。

【用法】贴患处。

来源：（唐）王焘. 外台秘要集要. 辽宁：辽宁科学技术出版社，2007.

## 四、现代临床报道

### 1. 穴位贴敷"颈夹脊"治疗颈椎病[1]

【药物组成】白芥子、甘遂、延胡索、葛根、桂枝等中草药按一定比例组成。

【制备方法】以上诸药共研细末，混匀，加入生姜汁，调和，做成直径1cm，厚0.5cm的圆形药饼，备用。

【操作方法】令患者取俯卧位，以轻柔放松手法按摩5分钟。放松后，将药饼贴敷于穴位处，取穴：颈夹脊、风池、大椎、巨骨、阿是穴，用胶布固定。6~8小时后自行取下。隔日1次，3次/周，6次为1个疗程。

【疗效总结】穴位贴敷治疗颈椎病总有效率为94.6%，穴位贴敷"颈夹脊"疗效肯定。贴敷药物白芥子、甘遂、延胡索、葛根、桂枝等，起活血化瘀、温经通阳的功效。

### 2. 中医外治法治疗神经根型颈椎病[2]

【药物组成】穿山甲45g、白芥子散69g。

【制备方法】烘干碾压制作成粉，按照散剂20g加醋20ml的标准，将其调制成糊状。

【操作方法】在颈部均匀敷平。每次30分钟，每日2次。

【疗效总结】治疗组的总有效率为96.2%，治疗后与对照组比较，两组VAS评分与JOV评分有差异（P<0.05）。

### 3. 舒筋活络膏配合刮痧治疗神经根型颈椎病[3]

【药物组成】红花20g，当归20g，桃仁20g，冰片8g，薄荷20g。

【制备方法】以上药物用水煎煮3次，合并3次煎煮药液并浓缩。用水浴加热融化凡士林50g，待稍冷后加入浓缩的煎煮药液，搅拌均匀，冷凝后装盒。

【操作方法】取适量药膏涂抹于颈肩背部，用擦法擦至皮肤发热，使其充分吸收，再行刮痧治疗。每次10~15分钟，以刮出痧为度，7天为1个疗程，一般3个疗程。

【疗效总结】总有效率达到87.5%，3个月随访，治疗效果稳定。舒筋活络膏配合刮痧治疗，起到了运行气血、疏通经络的功效。

[参考文献]

[1] 王北平，刘世琼，李向军，等. 刘世琼教授穴位贴敷治疗颈椎病临床观察 [J]. 亚太传统医药，2012，8（1）：51-52.

[2] 钟敏. 中医治疗神经根型颈椎病临床观察 [J]. 中国中医药现代远程教育，2020，18（14）：84-85.

[3] 李小军，柏玉荣，陈剑峰. 舒筋活络膏配合刮痧治疗神经根型颈椎病40例 [J]. 中医外治杂志，2015，24（5）：36.

# 第三节　膝痹病

## 一、概述

膝痹病是指外邪滞留于经络引起膝骨关节疼痛肿胀重着的病症。主要表现为单侧或双侧膝关节疼痛、麻木、酸胀、关节僵硬，重者站立及行走等活动功能障碍。现代医学认为膝关节骨关节炎是以关节软骨变性、破坏及骨质增生为特征的慢性关节病。以中老年人多见，女性多于男性。

西医的膝关节骨关节病、退行性膝关节炎等可参照本病治疗。

## 二、病因病机

中医学认为正气不足是本病发生的内因，而感受风、寒、湿、热为引起该病的外因，其中尤以风、寒、湿三者杂至而致病者居多。中老年人因肝肾亏虚，气血失荣，肝亏则筋弛，肾虚则骨疏，肝肾亏虚则精血不充，卫外功能减退，易外感风寒湿邪，外邪痹阻脉络而发病。

## 三、辨证论治

### （一）分期诊断

#### 1. 发作期

膝关节中度以上疼痛，或呈持续性，重者疼痛难以入眠；膝关节肿胀，功能受限，跛行，甚至不能行走。

#### 2. 缓解期

膝关节轻度疼痛，劳累或天气变化时加重，或以酸胀、乏力为主，伴膝关节活动受限。

### （二）证候诊断

#### 1. 气滞血瘀证

主要证候：痹证日久，肌肉关节刺痛，固定不移，或关节肌肤紫暗、肿胀，按之较硬，肢体顽麻或重着，或关节僵硬变形，屈伸不利，有硬结。舌质淡暗、紫暗或有瘀斑，脉弦。

证机概要：肌肉关节劳损，经气不利，日久成瘀。

治疗原则：活血通络，通经止痛。

**代表方药**

（1）定痛散

【药物组成】当归3g，川芎3g，白芍3g，官桂3g，山柰9g，麝香12g，红花15g，紫丁香根15g，升麻3g，防风3g。

【制法】共为细末，老葱捣汁调和。

【用法】敷患处，再用熨法。

来源：（清）吴谦.医宗金鉴.北京：人民卫生出版社，2006.

（2）消散膏（原名阳和痰核膏）（附：黑虎丹）

【组成】生麻黄180g，生大戟240g，生甘遂180g，生半夏120g，生南星120g，白僵蚕240g，白芥子240g，新鲜泽漆2500g，藤黄90g，火硝30g。

【制法】前七味药浸菜油中六到七日后捞起，油中入泽漆煎熬至枯，去渣，再入七味煎熬，至枯后去渣，熬至滴水成珠，入藤黄、火硝，溶化滤清，再入铅粉，搅合收膏，贮存备用。

【用法】将膏药肉烊化，摊于韧性纸张或土布上，加掺药，一般都用黑虎丹，贴患处。

来源：施杞.中国中医骨伤科百家方技精华.北京：中国中医药出版社，1991.

**2. 寒湿痹阻证**

主要证候：膝部恶风寒、疼痛，胫软膝酸、遇寒痛剧、遇热痛减。活动不利，运作牵强。舌质偏红，苔薄或薄白，脉滑或弦。

证机概要：风寒湿邪侵袭，痹阻筋脉，关节肌肤失于温煦。

治疗原则：疏风散寒、除湿止痛。

**代表方药**

（1）痹痛膏

【组成】牛皮胶60g，南星15g，姜汁半碗，加羌活、乳香、没药更妙。

【制法】熬膏。

【用法】摊贴，再以热鞋底熨之。

来源：（清）傅山.傅青主男科.北京：中国医药科技出版社，2020.

（2）消肿定痛膏

【组成】马钱子100g，草乌200g，南星200g，乳香200g，没药200g，蟾酥10g。

【制法】将药材粉碎成粗颗粒，用80%乙醇渗漉提取有效成分，回收乙醇，药液滤过备用。用硬脂酸、单硬脂酸甘油酯、司盘–80做油相，于70℃水浴加热熔化。另以吐温–80、防腐剂、助渗透剂、蒸馏水做水相，加热至与油相相同温度，将油相缓缓加入到水相中，脚本至乳化完全，得乳剂基质。量取药液，缓缓加入基质中，研磨均匀即得。

【用法】局部涂药，擦均匀。每日2~3次。皮肤过敏，有创口者禁用，忌入口。

**来源：** 娄高峰，娄玉钤，娄万峰. 娄多峰论治痹病精华. 天津：天津科技翻译出版公司，1994.

### 3. 湿热痹阻证

主要证候：膝部红肿、疼痛积液，遇热痛盛、遇寒痛减。口干，烦躁不安。舌质偏红，或舌胖质淡，苔薄或薄白，脉弦或滑。

证机概要：感受湿热之邪或寒湿入里化热，痹阻关节肌肤。

治疗原则：清热除湿，通络止痛。

**代表方药**

皂角膏

【组成】皂角500g，醋400ml。

【制法】将皂角去皮、弦，捣碎，入醋中煎煮，熬至药液减半，纱布滤去药渣，再将所滤药液浓缩为膏。

【用法】取膏适量，随痛处贴之。

**来源：**（金）张子和. 儒门事亲. 北京：人民卫生出版社，2005.

### 4. 肝肾亏虚证

主要证候：痹证日久不愈，关节屈伸不利，肌肉瘦削，腰膝酸软，或畏寒肢冷，阳痿、遗精，或骨蒸潮热，心烦口干。舌质淡红，舌苔薄白或少津，脉沉细弱或细数。

证机概要：久病正气亏虚，肝肾不足。

治疗原则：培补肝肾，舒筋止痛。

**代表方药**

白芷膏

【组成】新鲜白芷，酒。

【制法】煎煮成膏。

【用法】每日以膏6g陈酒送服，再用以涂患处，至消乃止。内服阳和汤。

**来源：** 艾进伟，杨军. 中医膏方辞典. 山西：山西科学技术出版社，2014.

## 四、现代临床报道

### 1. 伤科消炎膏治疗骨性关节炎[1]

【药物组成】生草乌、生南星、独活、姜黄、丹参、肉桂、川断、皂角、大黄。

【制备方法】软膏制剂，每张药膏载药20~30g，膏药厚度为2~3mm，面积为8cm×12cm。

【操作方法】敷贴患处，外用纱布固定包扎，晚上睡觉时敷贴，每天换药1次，每天用药12小时，治疗14天。

【疗效总结】在改善西安大略和麦克马斯特大学骨关节炎调查量表（WOMAC）评分（含疼痛、僵硬、日常活动度）方面，治疗组与对照组有效率分别为52.50%、36.84%，差异无统计学意义；改善中医证候积分，治疗组有效率72.50%，对照组50.00%，两组间差异有统计学意义（P<0.05）。伤科消炎膏具有祛风散寒宣痹、祛瘀生新、舒筋通络、消肿止痛之功效，治疗寒湿痹阻型膝关节骨性关节炎疗效显著。

### 2. 章春红等以自制清凉活化散为主治疗膝骨性关节炎急性期[2]

【药物组成】苏木、红花、血竭、大黄、乳香、没药、马钱子、黄芩、白芷、自然铜、丁香、黄柏、栀子。

【制备方法】取清凉活化散8份，另取2份炼蜜与60%医用乙醇4：1之混合液，调和药粉，搅拌使均匀即得。

【操作方法】取药膏适量，均匀涂布于双层棉纸上，厚约2mm，敷于患处，以弹力绷带8字法缠绕固定，松紧合适。3天更换1次，10天为1个疗程，共3个疗程。

【疗效总结】中药外敷及口服扶他林片剂加扶他林乳胶剂外涂治疗膝骨性关节炎，总有效率93.75%。

### 3. 温通散外敷治疗风寒湿痹型膝骨性关节炎[3]

【药物组成】川羌活、香附、广木香各500g，姜黄、樟脑各240g，公丁香、母丁香各30g，山柰、细辛各60g，草乌、马钱子各90g。

【制备方法】共研细末，每次取30g，凡士林调研成糊状，均匀涂抹于膏药贴上，制作成直径80cm，厚约0.2cm的圆形膏药。

【操作方法】每次取1贴，贴敷于膝关节周围疼痛或肿胀最明显处，每24h更换1次，连续治疗10天。

【疗效总结】温通散对风寒湿痹型膝骨性关节炎具有较好疗效，温通散对中医证候积分的改善优于祖师麻膏药，两组比较具有统计学意义（P<0.05），温通散组

评分指数改善明显优于祖师麻膏药组，差异具有统计学意义（P<0.05）。

**4. 活血止痛膏治疗膝痹病瘀血痹阻证** [4]

活血止痛膏是在扬州名老中医王海峰老先生创立的王氏伤科的经验方而来。该药起到活血化瘀、除痹止痛、疏通经脉的功效。

【药物组成】当归、栀子、生大黄、积雪草、红花、生地黄、地榆子、桃仁、生蒲黄、刘寄奴、莪术、五灵脂、苏木、泽兰、丹皮、白芷、血竭、乳香、没药、赤芍、丹参、土鳖虫。

【制备方法】（扬州市中医院院内制剂）煎制。

【操作方法】患肢膝关节外敷活血止痛膏，每日1次，每次外敷4小时，治疗2~4周。

【疗效总结】通过观察VAS评分、WOMAC评分和关节液中TNF-$\alpha$、炎症因子IL-6数值的变化，研究证实活血止痛膏外敷能够明显减轻膝骨性关节炎患者疼痛等症状，可改善膝关节功能，降低TNF-$\alpha$及IL-6含量。

[参考文献]

[1] 夏天卫. 伤科消炎膏治疗骨性关节炎临床研究及其活性单体作用机制的研究 [D]. 南京. 南京中医药大学，2019.

[2] 章春红，俞霞，庄晓珊，等. 清凉活化散为主治疗膝骨性关节炎急性期32例观察 [J]. 浙江中医杂志，2016，51（1）：43.

[3] 倪力力，杨卓，向黎黎，等. 温通散外敷治疗风寒湿痹型膝骨性关节炎疗效观察 [J]. 山西中医，2020，36（4）：46-47.

[4] 刘峰. 活血止痛膏治疗膝痹病瘀血痹阻证的临床研究 [D]. 南京. 南京中医药大学，2016.

# 第四节 腰 痛

## 一、概述

祖国医学将腰椎间盘突出症归属于"腰痛""痹证"等范畴。腰椎间盘突出症，又称腰椎间盘纤维环破裂髓核突出症，因腰椎间盘发生退行性变，在外力的作用下，使纤维环破裂、髓核突出，刺激或压迫神经根，而引起的以腰痛及下肢坐骨神经放射痛等症状为特征的腰腿痛疾患。常发于青壮年，是临床最常见的腰腿痛疾患之一。多有腰部外伤、慢性劳损或寒湿史。大部分患者在发病前多有慢性腰痛史。

## 二、病因病机

本病多为肝肾亏虚，精气不足，风寒湿邪乘虚而入，寒湿阻滞，导致气血运行不畅，进而发病，引起腰肌痉挛，促使已有退行性变的椎间盘突出。椎间盘退变是本病发生的重要内在因素，急性或慢性损伤是发病的外因，少数患者无明显外伤史，只是受凉而发病。

## 三、辨证论治

### （一）疾病分期

#### 1. 急性期
腰腿痛剧烈，活动受限明显，不能站立、行走。

#### 2. 缓解期
腰腿疼痛缓解，活动好转，但仍有痹痛，不耐劳。

#### 3. 康复期
腰腿痛症状基本消失，但有腰腿乏力，不能长时站立、行走。

### （二）证候诊治

#### 1. 气滞血瘀证
主要证候：近期腰部有外伤史，腰腿痛剧烈，痛有定处，刺痛，腰部僵硬，俯仰活动艰难，痛处拒按，舌质暗，苔薄白，脉弦。

证机概要：劳作或跌仆伤及腰部，局部气血不畅。

治疗原则：行气活血，祛瘀止痛。

**代表方药**

（1）定痛散

【组成】当归3g，川芎3g，白芍3g，升麻3g，防风3g，官桂3g，山柰9g，紫丁香根3g，红花3g，麝香0.9g。

【制法】为细末，老葱汁调和。

【用法】贴敷患处。

**来源：**（清）胡廷光. 伤科汇纂. 北京：人民卫生出版社，2006.

（2）神效伤膏

处方：片松香（葱叶汁煮）80g，乳香、没药、孩儿茶、血竭、阿魏、洋樟

（冲入）、龙骨、轻粉、黄蜡、白蜡各60g，降香120g。

**【制法】**将上述药物捣研为细末，将猪板油640g熬去油，入黄蜡。白蜡烊化，再入余药，搅匀候凝。

**【用法】**摊贴患处。

**来源：**马培之.青囊秘传.南京：东南大学出版社，2006.

（3）三色敷药

**【组成】**黄荆子（去衣炒黑）8份，紫荆皮（炒黑）8份，全当归2份，木瓜2份，丹参2份，羌活2份，赤芍2份，白芷2份，片姜黄2份，独活2份，甘草半份，秦艽1份，天花粉2份，怀牛膝2份，川芎1份，连翘1份，威灵仙2份，木防己2份，防风2份，马钱子2份。

**【制法】**共研细末。用蜜糖或饴糖调拌如厚糊状。

**【用法】**贴敷患处。

**来源：**上海中医学院伤科教研组.中医伤科学讲义.北京：人民卫生出版社，1960.

**2. 寒湿痹阻证**

主要证候：腰腿部冷痛重着，转侧不利，痛有定处，虽静卧亦不减或反而加重，日轻夜重，遇寒痛增，得热则减，舌质淡，苔白腻，脉弦紧。

证机概要：寒湿邪气侵犯，腰部失于温煦。

治疗原则：温经散寒，祛湿通络。

**代表方药**

万应灵膏

**【组成】**当归、赤芍、川军、白及、白蔹、羌活、乌药、木鳖子、苦参、连翘、皂角、生地、防风、甘草、山奈、五灵脂、半夏、槐枝、柳枝、桃枝、枣枝、桑枝各40g。

**【制法】**用麻油3200g入上述药物煎枯去渣，下净血竭80g，烊化。再入炒过广丹1280g，熬成膏，入后细药：细辛、附子、良姜、官桂、乳香、没药、丁香、甲片、洋樟、川草乌、阿魏各40g，麝香4g，捣研为细末，调入膏内。

**【用法】**红布摊贴。

**【按语】**方中木鳖子、广丹、细辛、附子、川草乌有毒。

**来源：**马培之.青囊秘传.南京：东南大学出版社，2006.

**3. 湿热痹阻证**

主要证候：腰筋腿痛，痛处伴有热感，或见肢节红肿，口渴不欲饮，舌质红，苔黄腻，脉滑数。

证机概要：外感湿热之邪或湿从热化而致腰部困重。

治疗原则：清利湿热，通络止痛。

**代表方药**

（1）四黄散

【组成】黄连1份，黄柏3份，大黄3份，黄芩3份。

【制法】共研细末，以水、蜜调敷或用凡士林调制成膏。

【用法】外敷患处。

来源：（明）王肯堂. 证治准绳. 北京：人民卫生出版社，2014.

（2）加味太乙膏

【组成】黄柏、防风、玄参、赤芍、白芷、生地、大黄、归身、肉桂、海藻、昆布、苍术各25g，皂角刺、山慈菇、桂枝各25g，金银花、土贝母、苦参、连翘、花粉各50g。

【制法】将上药切碎，入麻油2500g中浸后，慢火煎至焦枯，纱布滤去药渣，再将所滤药油加热，熬至滴水成珠，下入红丹2000g，不停搅拌，离火，下入血竭末25g，冷凝即成。

【用法】外贴患处。

来源：王绪前. 中医膏方大全. 北京：中国医药科技出版社，2016.

**4.肝肾亏虚证**

主要证候：腰腿痛缠绵日久，反复发作，乏力、不耐劳，劳则加重，卧则减轻；肝肾阴虚症见：心烦失眠，口苦咽干，舌红少津，脉弦细而数；肝肾阳虚症见：四肢不温，形寒畏冷，筋脉拘挛，舌质淡胖，脉沉细无力。

证机概要：肝肾亏虚，精气不足，气血不畅。

治疗原则：补益肝肾，通络止痛。

**代表方药**

万应膏

【组成】荆芥、山奈、麻黄、南刘寄奴、羌活、柴胡、生川乌、防风、苍术、川芎、独活、续断、威灵仙、何首乌、生草乌、赤芍、附子等。

【制法】本品为中成药。

【用法】黑膏药。加温软化，贴于患处。阳痈肿痛慎用。

来源：王和鸣. 中医骨伤科学. 北京：中国中医药出版社，2007.

## 四、现代临床报道

以舒筋丸为基础加减制成外敷膏剂，穴位贴敷治疗腰椎间盘突出症[1]

【药物组成】麻黄30g、制马钱子30g、独活30g、羌活30g、桂枝30g、防风30g、怀牛膝30g、狗脊30g、杜仲30g、木瓜30g、钻地风30g、没药30g、乳香30g、血竭30g、红花30g、自然铜30g。

【制备方法】第一步，干粉的制备，上药进行蒸馏、提取、浓缩干燥、混合粉末、配置稀释液等，经过钴-60照射灭菌，加工成贴膜剂备用。

【操作方法】选择主穴腰部阿是穴（若无明显压痛点，则根据突出部位贴敷在相应椎旁夹脊穴）、肾俞、环跳、次髎、承扶、委中、三阴交、阳陵泉、承山等。每日1次，14天为1个疗程，共治疗2个疗程。

【疗效总结】观察组临床疗效显著高于对照组，治疗后VAS评分和ODI评分均显著低于对照组，JOA评分显著高于对照组，提示自拟方穴位贴敷能够有效减轻寒湿型腰椎间盘突出症患者的腰腿疼痛。

［参考文献］

［1］严伟. 穴位贴敷治疗腰椎间盘突出症的疗效及安全性研究［J］. 中国合理用药探索. 2019，16（3）. 146-148.

# 第五节　跟痛症

## 一、概述

跟痛症又称足跟痛，是指跟骨跖面由于慢性损伤所引起的以疼痛、行走困难为主的病症，常伴有跟骨结节部前缘骨质增生。足跟部疼痛，行走加重；典型者晨起后站立或久坐起身站立时足跟疼痛剧烈，行走片刻后疼痛减轻，但行走或站立过久后疼痛又加重。起病缓慢，多发生于中老年肥胖者，多为一侧发病，可有数月或数年的病史。

西医学跟骨骨刺、跖腱膜炎、跟后滑囊炎、跟部脂肪垫损伤等可参照本病辨证论治。

## 二、病因病机

祖国医学认为足跟部为肾经所主，久立伤骨，久行伤筋，即久立或久行后导致足部局部气滞血瘀，不通则痛；或者人到中年后，肾精逐渐衰落，肾精亏虚，筋骨失养，而致筋骨病。外来寒湿之邪气侵犯人体，足部为易被侵袭之处，寒湿痹阻经络，血脉不通，瘀血痹阻脉络，而致足跟部疼痛。脉络瘀阻日久，筋骨亏虚，不荣则痛。

### 三、辨证论治

#### 1. 气滞血瘀证

主要证候：足跟痛如刺，痛处固定，拒按，动则更甚。舌质紫暗或有瘀斑，苔薄白或薄黄，脉弦紧或涩。

证机概要：久立或久行后导致足部局部气滞血瘀，不通则痛。

治疗原则：理气活血，化瘀止痛。

**代表方药**

消瘀止痛药膏

【组成】木瓜60g，栀子30g，大黄150g，蒲公英60g，䗪虫30g，乳香30g，没药30g。

【制法】共研为细末，饴糖或凡士林调制。

【用法】外敷患处。

**来源**：上海中医学院伤科教研组. 中医伤科学讲义. 上海：上海科学技术出版社，1964.

#### 2. 寒湿痹阻证

主要证候：足跟冷痛重着，痛有定处，遇寒加重，得热减轻。舌质淡胖苔白腻，脉细数。

证机概要：寒湿之邪气侵犯足部，寒湿痹阻经络，血脉不通。

治疗原则：祛湿散寒，通络止痛。

**代表方药**

一笑膏

【组成】白芷、川草薢、防风、罂粟壳、甘松、川羌活、山柰、川独活、藁本、高良姜、官桂、大茴香、秦艽、小茴香、麻黄、威灵仙、川椒各60g，真附子、草乌、天南星、干姜、山甲、大黄、闹羊花、半夏各120g，老葱、老姜各1000g。

【制法】上药用麻油1500g，桐油250g入药浸，熬枯去渣，复入净锅内熬至滴水成珠。入制松香2000g，土硫黄、密陀僧各500g，乳细，收成膏。等冷却再下广木香15g，乳香去油、没药去油各10g，研细搅匀，再下五味子30g、麝香10g和匀，收贮。

【用法】摊用。

来源：（清）顾世澄. 疡医大全. 北京：人民卫生出版社，1987.

### 3. 肝肾亏虚证

主要证候：足跟痛缠绵日久，反复发作，劳则更甚，休息减轻，腰膝酸软无力，可伴心烦失眠，口苦咽干，舌红少津，脉弦细而数；或伴四肢不温，形寒畏冷，筋脉拘挛，舌质淡胖，苔薄白，脉沉细无力。

证机概要：脉络瘀阻日久，肾精亏虚，筋骨失养，不荣则痛。

治疗原则：补益肝肾，通络止痛。

**代表方药**

筋伤1号方

【组成】熟地黄2份，桑寄生2份，肉桂1份，姜黄1份，伸筋草1份，木瓜2份，青风藤1份，土鳖虫1份，乳香1份，没药1份。

【制法】将药物按上述比例混合后打粉，将凡士林溶化后，将药粉与凡士林按质量比1：2比例混合，制成乳膏，封装于药盒内。

【用法】外用，取筋伤1号方5g，均匀涂抹于痛点周围，以大小约12cm×10cm粘性敷料固定。持续贴敷20小时后取下，4小时后按上述方法操作后继续贴敷。1周为1个疗程，连续观察3周。

来源：薛磊. 筋伤1号方治疗跟痛症患者临床观察［D］. 北京：中国中医科学院，2017.

## 四、现代临床报道

### 1. 白芷散敷贴治疗足跟痛[1]

【药物组成】川芎、白芷、白芥子1：1：1比例。

【制备方法】将药物焙干，粉碎机粉碎或置于药钵中捣碎过筛如干面粉状，制成白芷散，置于干燥容器中备用。

【操作方法】取药粉5g，置于一小碗中，滴入适量陈醋，将药粉揉捏成5分硬币大小、3mm厚的小药饼，置于伤湿止痛膏中心，将药饼正对足跟压痛点，敷贴于患处。每帖使用2天，第3天将药膏取下，洗干净脚，如法再换贴1帖。1个月为1个疗程，轻者1个疗程，重者一般需2~3个疗程。

【疗效总结】白芷散组患者一般在治疗2~3个疗程后，有明显疗效，无无效病例，较其他治疗方法有明显优势，起到祛风通络、消肿散结、化瘀止痛之功。

### 2. 活血祛痛方配合消炎散治疗气滞血瘀型跟痛症的临床研究[2]

【药物组成】活血祛痛方是湖南省名老中医孙达武教授经验方，由川牛膝、丹参、熟地、山茱萸、川芎、三棱、莪术、乳香、没药、元胡、血竭、水蛭、甘草等中药组成，为内服汤剂，功在破血化瘀、行气止痛、补益肝肾。消炎散是湖南中医药大学附属第二医院骨伤科的经验方，由大黄、黄柏、栀子、蒲公英、金银花、当归、赤芍、姜黄等中药组成，为外用散剂，功在活血化瘀、消肿止痛。

【制备方法】取消炎散，加凡士林和适量温开水将药粉调成糊状备用。

【操作方法】将调好的药膏平摊于牛皮纸上（约2mm厚）敷患处，用绷带包扎固定。1日1次。同时嘱患者穿软底鞋，减少患足负重。活血祛痛方和消炎散均10日为1个疗程，1个疗程后无效或未痊愈者进行第二个疗程治疗，最多不超过3个疗程。

【疗效总结】治疗后，两组患疼痛、肿胀情况差异有统计学意义（$P<0.05$）；治疗后VAS减少值两组比较，差异有统计学意义（$P<0.05$），两组有差别。消炎散对软组织损伤有明显的消退作用，能抑制炎症过程中毛细血管渗出水肿，具有良好的镇痛作用。

[参考文献]

［1］贾小靖，杨月青．白芷散敷贴治疗足跟痛56例临床观察［J］．临床医药实践，2012.21（7）：557-558.

［2］李娟．活血祛痛方配合消炎散治疗气滞血瘀型跟痛症的临床研究［D］．湖南：湖南中医药大学，2014.

# 第十章　皮肤科疾病

## 第一节　湿疮（湿疹）

### 一、概述

湿疮是一种很常见的过敏性炎症性皮肤病，相当于西医的湿疹。其特点是：皮损对称分布，可呈红疹、丘疹、疱疹、糜烂、渗液、结痂、脱屑等多形损害，边界不清，阵发性剧烈瘙痒，可反复发作，易转成慢性等。根据病程可分为急性、亚急性、慢性3种。急性湿疮以丘疱疹为主，炎症明显，易渗出；慢性湿疮多由急性湿疮反复发作所致，以苔藓样变为主，病程缓慢，易反复发作，常可伴急性发作。

本病男女老幼皆可发病，但以先天禀赋不耐者为多，无明显季节性，但冬季常复发。古籍中关于湿疮记载很多，根据皮损形态不同，名称也不同，如浸淫疮、血风疮或粟疮；根据发病部位，名称亦各异，如旋耳疮、病疮、肾囊风、脐疮、四弯风、乳头风。

### 二、病因病机

现阶段中医普遍认为以先天禀赋不耐，风、湿、热邪为主要病因。在禀赋不耐的基础上，内有饮食失节，过食辛腻动风之物，或嗜酒，致使脾胃运化失职，湿热内生，复感风湿热邪，内外两邪相搏，浸淫肌肤所致。急性湿疮以湿热为主；亚急性者多因素体虚弱，"正气不足"，脾失健运，肌肤失养；慢性者多因湿邪蕴久，耗伤阴血，血虚风燥，肌肤甲错。

### 三、辨证论治及处方

#### 1.（风）湿热蕴肤证

主要证候：常见于急性湿疮或慢性湿疮急性发作。病变进展快，初起仅有潮红、丘（疱）疹，瘙痒，抓破有渗液；伴心烦口渴，身热不扬，小便短赤，大便干；舌红，苔薄白或黄，脉滑或数。

证机概要：风热湿邪浸淫肌肤。

治疗原则：清热利湿，祛风止痒。

## 代表方药

苦瓠散方

【组成】苦瓠30g，蛇皮（烧）15g，露蜂房（熬）15g，大豆150g，梁上尘30g。

【制法】上五味为散。

【用法】以粉粥和，涂纸贴赤处。

**来源：**（唐）王焘. 外台秘要［M］. 北京：中国医药科技出版社，2011.

### 2. 脾虚湿蕴证

主要证候：常见于亚急性湿疮。发病较缓，皮损潮红，以丘疹、丘疱疹为主，瘙痒，或有鳞屑，抓后糜烂渗出。

证机概要：脾虚湿恋，浸淫肌肤。

治疗原则：止痒、燥湿收敛。

## 代表方药

黄连胡粉散

【组成】黄连60g，胡粉75g，水银30g。

【制法】上3味，为末相和，软皮果熟搜之，自能和合，纵不得成一家，亦得水银细散入粉中也。

【用法】外敷。

**来源：**（唐）孙思邈. 备急千金要方［M］. 北京：中国医药科技出版社，2011.

### 3. 血虚风燥证

主要证候：常见于慢性湿疹。病程久，反复发作，皮疹色暗，或皮损粗糙肥厚，剧痒难忍。

证机概要：久病耗伤阴血，血虚风燥，肤失濡养。

治疗原则：润肤止痒，抑制增生。

代表方药：选用各种软膏剂、乳剂，同时加强保湿，根据瘙痒及皮肤增生程度加入不同程度的止痒剂、角质促成和溶解剂。

雄黄膏

【组成】雄黄（研，水飞）30g，川乌头（去皮脐研为末）1个，松脂（研）0.3g，乱发（烧灰）0.3g。

【制法】以猪脂180g. 于铫子内熬成油。次入后3味。煎至发消尽。以绵滤去滓。入二黄末搅匀，盛瓷器中成膏。

【用法】每用少许涂疮上。日3次。

**来源:**（宋）佚名.小儿卫生总微论方.北京：人民卫生出版社，1990.

## 四、古代文献选录

### 1.急性湿疮

唐·孙思邈·《千金翼方》记载："治遍身风痒，生疮疥。茵陈煎汤浓洗立安"。

### 2.亚急性湿疮

宋·王怀隐、王祐·《太平圣惠方》亦有相同记载。方中黄连清热燥湿，胡粉杀虫疗疮，水银细散入粉中以去腐生肌。唐·孙思邈·《千金要方》：小儿湿疮：地榆煮浓汁，日洗2次。

### 3.慢性湿疮

清·高秉钧《疡科心得集》原文记载："香油调四黄散如糊状涂搽患处，有清热燥湿、收敛止痒之功，治疗湿疮。"清·易凤翥·《外科备要》记载："古名绣球风，外洗蛇床汤。洗后擦狼毒膏，轻者煎地肤子汤勤洗，常搽过灯油，猪油调灶心土亦效。槐枝煎水洗，住痒"。

## 五、现代研究

湿疮初起仅有潮红、丘疹，可选用苦参、黄柏、地肤子、白鲜皮等清热燥湿止痒的中药煎汤湿敷，或用三黄洗剂、炉甘石洗剂外擦，湿敷或者擦洗后仍需外用膏药，如黄连膏[1]、青黛膏[2]等，此类外用膏药多为自制品。若出现水疱糜烂、有渗出时，宜选用黄柏、地榆、马齿苋、野菊花等收敛消炎之品，促进表皮恢复，或用除湿止痒软膏[3]外涂。急性湿疮后期，外治宜保护皮损为主，清除残余，避免刺激，促进角质增生，选用膏制品外涂，如黄连膏、青黛膏、蜈黛软膏[4]等。亚急性期湿疮可选用青黛膏、蜈黛软膏、湿疹膏[5]等。若渗出液多则可用清热凉血止痒的中药外敷后再搽药膏。慢性湿疮选用各种软膏剂、乳剂，同时加强保湿，根据瘙痒及皮肤增生程度加入不同程度的止痒剂、角质促成和溶解剂，一般可外用5%硫黄软膏、10%~20%黑豆馏油软膏[6]。

### 1.黄连膏治疗小儿湿疹[1]

【**药物组成**】黄芩，黄连，大黄，黄蜡，麻油（用量未标注）。

【**制备方法**】未标注。

【**操作方法**】患儿清洁皮肤之后，将黄连膏涂抹于患处，轻轻拍打皮肤直至完全吸收，每天2次。

【**疗效总结**】观察组治疗有效率显著优于对照组，差异有统计学意义。

### 2. 青黛膏治疗肛门湿疹[3]

【药物组成】青黛100g，黄柏50g，滑石粉30g。

【制备方法】凡士林调和成膏。

【操作方法】每日涂抹膏药1次。

【疗效总结】治疗组疗效优于对照组。

### 3. 湿疹膏治疗局限性湿疹[5]

【药物组成】苍术30g，黄柏30g，青黛30g，轻粉10g，滑石30g，龙骨30g，冰片10g。

【制备方法】研末，加凡士林调制。

【操作方法】敷患处，10次为1个疗程。

【疗效总结】治疗组疗效优于对照组，两组间有效率比较具有显著性差异。

[参考文献]

[1] 徐萍萍，孙晨，王乐. 四物汤加减+黄连膏外用治疗小儿湿疹的临床分析 [J]. 中医临床研究，2019，11（1）：87-88.

[2] 郭金亮，徐湘燕，郭金莲. 青黛膏配合中药外洗治疗肛门湿疹体会 [J]. 新疆中医药，2005，23（2）：32.

[3] 郝蕾. 除湿止痒软膏治疗湿疹的临床疗效观察 [J]. 中国医药指南，2013，11（3）：266-267.

[4] 曹冰青，张恒坡. 蜈黛软膏治疗慢性湿疹的临床疗效 [J]. 国际皮肤性病学杂志，2013，39（2）：135-136.

[5] 刘克龙. 湿疹膏治疗局限性湿疹36例 [J]. 中国外治杂志，2002，11（1）：26-27.

[6] 李曰庆. 中医外科学 [M]. 中国中医药出版社，2007，7（2）：169.

# 第二节 癣（头癣、手足癣、体癣）

## 一、概述

癣是一种常见的浅部真菌感染引起的皮肤病，根据发生部位不同，名称各异，现最常见的有头癣、手足癣、体癣。头癣中常见的有白秃疮、肥疮，相当于西医的白癣、黄癣；发生于手部的浅部真菌感染叫鹅掌风，相当于西医的手癣；发生于足部的称为脚湿气，相当于西医的足癣；发于面部、颈部、躯干及四肢的有圆癣、紫白癜风，相当于西医的体癣、花斑癣（俗称汗斑）。癣都具有传染性、复发性、广泛性和长期性的特点，也是皮肤病防治工作的重点。

## 二、病因病机

癣的病因多由生活、起居不慎，感染真菌，复因风、湿、热邪袭表，郁于腠理，淫于皮肤所致[1]。

病发于头皮、毛发，则发为白秃疮、肥疮（头癣）；发于手掌部，则为鹅掌风（手癣）；发于脚部，则发为脚湿气（足癣）；发于体表，则发为圆癣（体癣）、紫白癜风（汗斑）等。如症见皮损泛发，发落起疹，瘙痒脱屑者，多为风热之邪侵袭所致；若见渗流滋水，蔓延浸淫，瘙痒结痂者，多为湿热盛所致，发于外阴部、脚部则为湿热下注；若见皮肤增厚、瘙痒、燥裂或脱屑结痂者，多由日久郁热化燥，肌肤失养所致。

## 三、辨证论治及处方

### 1. 头癣

多发于儿童，常见的有白秃疮、肥疮，相当于西医的白癣、黄癣，好发于儿童，青春期后一般可自愈，亦有终身不愈者，发病时较为痛苦。现随着卫生及医疗状况的好转，通过政府、医疗团队及患者的多方努力，发达地区已较为少见，但其传染性强，在欠发达地区仍是一大难题。

主要证候：白癣，典型皮损为初发较大的圆形或不规则的灰白鳞屑性母斑，周围继发较小的卫星状子斑，病损区头发易于拔落且不疼痛，发病部位以头顶、枕部居多，青春期可自愈，秃发也能再生，不遗留疤痕。黄癣，俗称"癞痢头"，典型皮损为盘状黄豆大小的黄癣痂，边缘翘起，中心微凹，有毛发贯穿，质脆易粉碎，有特殊鼠尿臭，黄癣痂下为鲜红湿润的糜烂面，可互相融合，愈后形成萎缩性疤痕，病变区头发干枯，伴永久性脱发。

证机概要：风湿热邪客于皮肤腠理，湿热郁积生虫，作痒生疮而致。

治疗原则：治疗时先采用拔发疗法，剃发后每天以0.5%明矾水或肥皂水洗头，或清水洗净后用10%的明矾水擦洗一遍，然后在病灶处敷以药膏，宜厚敷，每日如此法换药1次。敷药1周后，病发位松动时，可用镊子拔除病发，在继续用膏药2~3周。

### 代表方药

（1）五味子膏方

【组成】五味子8g，菟丝子20g，肉苁蓉8g，雄黄4g，松脂8g，蛇床子、远志（去心），各12g，雌黄、白蜜各4g，鸡屎4g。

【制法】右十味，以猪膏240ml煎，先纳雌黄，次纳鸡屎，次白蜜，次纳松脂，次纳诸药，并先各自末之，膏成。

【用法】先以桑灰洗头，后傅之。

来源：（晋）刘娟子．刘涓子鬼遗方·卷五．北京：北京科学技术出版社，2000.

（2）天麻膏

【组成】草乌头、钓苓根、木鳖子、天麻、藜芦、川芎、狼毒各20g、轻粉、粉霜各0.8g（另研）、腊猪脂80g、黄腊240g、油633g。

【制法】上前七味，细锉如麻豆大，于油内煎至焦紫色，令冷，滤去渣，上火，入黄腊、猪脂熔开，再用重绵滤过，入轻粉、粉霜搅凝，瓷合内收贮。

【用法】用以涂之。

来源：（元）齐德之．外科精义．北京：人民卫生出版社，2006.

**2. 手足癣**：以成年人多见，男女老幼均可染病。

主要证候：手癣即为鹅掌风，指间、指缝或掌心可见水疱、糜烂、过度角化、脱屑，甚至皮肤肥厚，干枯疼痛，宛如鹅掌，亦可侵及指甲，形成灰指甲（甲癣）。足癣主要发生在趾缝，因糜烂浸渍有特殊气味故称为脚湿气、脚气，俗称"香港脚"。

证机概要：风邪湿热，虫毒入侵，毒邪相染所成，或久居湿地，感染湿毒所致。

治疗原则：清热除湿，解毒消肿。

### 代表方药

（1）治鹅掌风方

【组成】银杏肉，冰片、麝香各0.9g，桐油。

【制法】银杏肉打烂搓擦。如干，扑去渣，不可水洗，再加冰片、麝香各0.9g，研匀。

【用法】桐油调涂上，以艾火薰之。

来源：（明）沈之问．解围元薮．北京：中国中医药出版社，2015.

（2）玉脂膏

【组成】牛油、柏油、香油、黄蜡各50g，（溶化入），银朱4.5g，官粉6g，麝香1.5g。

【制法】上为末，入内搅匀。

【用法】抹癣上，火烤，再擦再烤，如神。

**来源：**（明）龚信. 古今医鉴. 北京：中国中医药出版社，2007.

### 3.体癣：因皮损呈圆形，又称为圆癣

**主要证候：**是指除头皮、毛发、掌趾（甲）以外的一种皮肤真菌感染。发于股胯、外阴处者称为股癣（阴癣）。

**证机概要：**血热湿甚郁于皮肤腠理，作痒生疮而致。

**治疗原则：**清热解毒化湿。体癣可用刺激性强的酊剂外搽，股癣由于皮肤薄嫩，不宜选用刺激性强的外用药物，若皮肤有糜烂痛痒者，宜用膏药外涂。

### 代表方药

肥油膏

**【组成】**番木鳖18g，当归15g，藜芦15g，黄柏9g，苦参9g，杏仁9g，狼毒9g，白附子9g，鲤鱼胆2个。

**【制法】**用香油500g，将前药入油内，熬至黑黄色，去滓，加黄蜡56g溶化尽，用布滤过，罐收。

**【用法】**每用少许，用蓝布裹于手指，蘸油擦疮。

**来源：**（清）吴谦. 医宗金鉴. 北京：中国医药科技出版社，2011.

## 四、现代研究

### 1.苦楝子油膏治疗头癣[2]

**【药物组成】**苦楝子，熟猪油或植物油。

**【制备方法】**将苦楝子烤黄研成细末，加入熟猪油或植物油内混合调匀，制成50%的油膏。

**【操作方法】**涂药前首先将头鬃剃光或剪短，清水洗净后再用10%明矾水洗一遍，然后擦干，患部涂以苦楝子油膏（涂的要较厚，约2~3毫米），每日1次，连续用药10天为1个疗程，根据病情和疗效的情况，一般需用2~3个疗程，直至临床治愈为止。

**【疗效总结】**获得了一定的近期临床疗效。

### 2.硫楝松枣膏治疗小儿头癣[3]

**【药物组成】**升华硫12g，川楝末12g，松香12g，红枣炭12g，枯矾1.5g，广丹1.5g，花椒2g。

**【制备方法】**共为细面混匀装瓶备用，用时根据疮面大小取适量药面以凡士林调匀。

**【操作方法】**外涂时从外向内螺旋涂搽（在发际部使用，以发际为限）。

**【疗效总结】**治疗效果明显。

### 3. 祛癣灵乳膏治疗手足癣[4]

【药物组成】苦参100g，皂荚100g，白矾80g，冰片40g。

【制备方法】冰片、白矾研磨成细粉备用，苦参、皂荚药材粉碎成粗粉，加8倍水煎煮1.5h取煎液，药渣加6倍水再煎煮1.5h取煎液，合并两次取得的煎液，滤过，滤液减压浓缩至相对密度1.10~1.15（80℃），加乙醇使醇浓度达60%，充分搅拌，静置24h，滤过，滤液回收乙醇并减压浓缩至相对密度1.30~1.35（80℃），减压干燥，制成细粉备用；4.5mL三乙醇胺、25g吐温-80、100mL甘油和蒸馏水组成的水相与由50g硬脂酸、35g液体石蜡、50g凡士林和35g单硬脂酸甘油酯组成的油相，分别加热到80℃，保持恒温，将油相到入水相中，连续搅拌，在80℃状态下保温15min后，降温到40℃以下时；加入冰片、白矾及苦参、皂荚水提物细粉，研磨均匀。即得。

【操作方法】擦于患处，早晚各1次。疗程3周。

【疗效总结】临床应用安全性和耐受性好，疗效可靠。

### 4. 二大归芷膏治疗角化型手足癣[5]

【药物组成】当归60g，白及40g，紫草40g，大枫子40g，大黄40g，白芷40g，地榆40g，甘草20g。

【制备方法】采用熔和法来制备软膏，取麻油、虫白蜡适量加入当归挥发油加热熔化，再加入甘草、白蔹等浸膏及紫草素的混匀细粉（100~120目），搅匀冷凝装管即得。

【操作方法】根据皮损面积大小，均匀涂抹于皮损区，每日2次。

【疗效总结】治疗组真菌清除率高于对照组，差异无统计学意义。

### 5. 黄蜂粉油膏治疗体癣[6]

【药物组成】轻粉5g，雄黄50g，露蜂房20g，冰片2g。

【制备方法】四味药物研细粉，混合均匀后装瓶备用，注意密封，临用时炼取新鲜鸡蛋蛋黄油适量，将所制药粉调成稠膏状。

【操作方法】涂于皮损局部，每日2次，10天为1个疗程。

【疗效总结】疗效颇佳。

### 6. 股癣验方[7]

【药物组成】松香15g、乌洛托品10g、花椒4g、硫黄15g。

【制备方法】研极细末，混合后加凡士林适量，熔化搅拌均匀即成软膏。

【操作方法】用时将患处洗净，涂抹软膏，每日1~3次，一般3~5天即可。

【疗效总结】疗效良好。

[参考文献]

[1] 李曰庆. 中医外科学 [M]. 中国中医药出版社，2007，7（2）：159.

[2] 中国医学科学院皮肤性病研究所，江西省皮肤性病研究所联合研究组，苦楝子膏药治疗头癣的临床疗效观察初步报告 [J]. 江西中医药，1989，3：5-6.

[3] 韩永胜，硫楝松枣膏外涂治疗小儿头癣66例 [J]. 中医外治杂志，2004，13（4）：50-51.

[4] 王建荣. 祛癣灵乳膏的制备及临床应用 [J]. 海峡药学，2009，21（2）：18-19.

[5] 钱方，叶秋华. 二大归芷膏治疗角化型手足癣临床及实验研究 [J]. 湖南中医药大学学报，2008，28（1）：41-43.

[6] 吴明记，朱晓忠，贺建华. 黄蜂粉油膏治疗体癣33例 [J]. 中医外治杂志，1999，8（6）：49.

[7] 张文祥，张雪平. 验方四则 [J]. 河南中医，1983，5：41.

# 第三节 粉刺（痤疮）

## 一、概述

粉刺俗称"青春痘"，是一种在颜面部、胸背等处发生的炎症性丘疹，可挤出米白碎米样粉汁为主要临床表现的皮肤病。临床很常见，相当于西医学的"痤疮"，是毛囊、皮脂腺的慢性炎症，亦可称为"毛囊炎"。本病多发于青春发育期男女，青春期过后一般可自愈。

## 二、病因病机

本病多因素体阳热偏盛，肺经蕴热，复受风邪，熏蒸面部而发。颜面部为诸阳交汇之所，热邪熏蒸面部而发为粉刺；或过食辛辣刺激，肥甘厚腻，运化无力，助湿化热，湿热互结，上蒸颜面而致；或素体脾气不足，运化失常，湿浊内停，郁久化热，热灼津液成痰，湿热瘀痰凝滞肌肤而发。

## 三、辨证论治及处方

### 1. 肺经风热证

主要证候：丘疹色红，或有痒痛，或有脓疱；伴口渴喜饮，小便短赤，大便秘结，舌质红，苔薄黄，脉弦滑。

证机概要：肺经蕴热，复受风邪，熏蒸面部。

治疗原则：疏风清热。

**代表方药**

木兰膏方

【组成】木兰14g，防风14g，白芷14g，青木香14g，牛膝14g，独活14g，藁本14g，当归14g，芍药14g，杜衡14g，辛夷14g，芎䓖14g，细辛14g，麝香3.5g，附子（炮）7g。

【制法】以上咬咀，以腊月猪脂500ml，微火煎三沸三上下，去滓，末下麝香，搅令调膏成。

【用法】涂敷之。

来源：（晋）刘涓子. 刘涓子鬼遗方. 北京：北京科学技术出版社，2000.

**2. 肠胃湿热证**

主要证候：颜面、胸背部皮肤油腻，皮肤肿痛，或有脓疱；伴口臭，便秘，小便色黄；舌红，苔黄腻，脉滑数。

证机概要：湿热互结，上蒸颜面。

治疗原则：清热除湿解毒。

**代表方药**

颠倒散

【组成】大黄、硫黄各等份。

【制法】上药研为细末，共合一处，再研匀。

【用法】以凉开水或茶叶水调敷，或以药末直接撒布患处；也可以适量药末加水冲洗患处。

来源：（清）吴谦. 医宗金鉴. 北京：中国医药科技出版社，2011.

**3. 痰湿瘀滞证**

主要证候：皮疹颜色暗红，以结节、脓肿、囊肿、疤痕为主，或见窦道，经久难愈；伴纳呆腹胀；舌质暗红，苔黄腻，脉弦滑。

证机概要：湿热痰瘀凝滞肌肤。

治疗原则：除湿化痰，活血散结。

**代表方药**

金黄散

【组成】天花粉（上白）5kg，黄柏（色重者）、大黄、姜黄各2.5kg，白芷2.5kg，紫厚朴、陈皮、甘草、苍术、天南星各1kg。

【制法】上药晒极干燥，磨极细，过筛，瓷器收贮。

【用法】凡遇红赤肿痛发热未成脓者，以及夏月诸疮，俱用茶汤同蜜调敷；如微热微肿，及大疮已成，欲作脓者，葱汤同蜜调敷；如漫肿无头，皮色不变，湿痰流毒，附骨痛疽，鹤膝风，葱、酒煎调敷；如风热恶毒，皮肤亢热，红色光亮，游走不定者，蜜水调敷；如天泡火丹，赤游丹，黄水漆疮，恶血攻注等，大蓝根叶捣汁调敷，或加蜂蜜；汤泼火烧，皮肤破烂，麻油调敷。

**来源：** （明）陈实功. 外科正宗. 北京：中国医药科技出版社，2018.

## 四、古代文献选录

《医宗金鉴·外科心法要诀》："肺风粉刺，此证由肺经血热而成，每发于鼻面，起碎疙瘩，形如黍屑，色赤肿痛，破出白粉汁。日久皆成白屑，宜内服枇杷清肺饮，外敷颠倒散，缓缓自收功也。"

## 五、现代研究

### 1.面膜治疗痤疮[1]

【药物组成】白芷10g，当归15g，白及10g，白术10g，连翘15g，丹参10g，白芍15g，大黄6g，皂角刺9g等。

【制备方法】操作时将以上药物按面膜制剂工艺配方组成。

【操作方法】隔日以适量面膜水调后外敷于皮损，可以有效地消除炎症，加速有效成分的吸收。

【疗效总结】疗效显著且安全可靠。

### 2.清痤养颜面膜外敷治疗痤疮[2]

【药物组成】乳香、没药、穿心莲、青黛、硫黄、冰片、薄荷脑、三七、蒲公英、皂角刺（用量未标）。

【制备方法】将上药共研成细末，过120目筛，钴60射线消毒灭菌后装瓶备用。

【操作方法】治疗前先用温水清洁面部皮肤，再予75%乙醇消毒局部，用暗疮针清除表浅皮损内容物。然后用温开水将适量药末调成糊状，待温度适宜均匀涂敷于面部，同时予间断蒸汽喷雾30min，用温水洗净药末即可，每周3次。治疗期间禁用其他治疗痤疮的药物和化妆品。为避免变态反应可先于耳后小面积试用，如48h后无变态反应再做面膜。

【疗效总结】疗效良好。

### 3.外用中药参柏霜治痤疮[3]

【药物组成】苦参、黄柏、丹参、百部、白鲜皮、地肤子、人参皂甙、冰片及凡士林、甘油、三乙醇胺、液体石蜡、尼泊金乙酯（用量未标注）。

**【制备方法】**将中药煎煮。提取过滤、浓缩、按霜剂制备工艺制备。

**【操作方法】**每天中午晚上分别用温水清洁面部皮肤后，将参柏霜均匀涂于患部皮疹上。

**【疗效总结】**治疗组疗效优于对照组，差异显著。

[参考文献]

［1］张成会，吉燕，刘朝霞，等. 刘红霞中医外治法治疗痤疮经验总结［J］. 中华中医药杂志，2018，33（10）：4476-4477.

［2］钟江，覃永健. 清痤养颜面膜治疗不同类型痤疮的疗效比较［J］. 现代中西医结合杂志，2011，15（2）：1875.

［3］刘喜福，付爱华，李有田，等. 中药参柏霜外用治疗痤疮临床应用研究［J］. 辽宁中医杂志，2006，33（7）：817-818.

# 第四节　虫咬皮炎

## 一、概述

虫咬皮炎是指被致病虫类叮咬，人体接触其毒液或虫体的粉毛而引起的皮炎。多发于夏秋季节，常见的致病害虫有蚊虫、跳蚤、虱类、臭虫、蜂、隐翅虫、螨等。叮咬后的特点是皮肤有针头大小的瘀点，并形成明显的丘疹、风团，甚至出现水疱、瘀斑，呈散在性分布，多在四肢伸侧、躯干部、臀部。

## 二、病因病机

此病多在夏秋暑热季节，机体容易内蕴湿热，同时皮肤被毒虫叮咬，或接触虫体的有毒毛刺，邪毒侵入肌肤，以致湿热毒邪交阻于肌肤，气血不通，故而发病。或机体禀赋不耐，致敏而发病。

## 三、辨证论治及处方

### 热毒蕴结证

主要证候：皮疹较多，自觉奇痒，灼热红肿或疼痛，可有水疱、脓疱、瘀斑；严重者可伴畏寒发热，头痛恶心，胸闷；舌红苔黄，脉数。

证机概要：邪毒侵入肌肤，与气血相搏或过敏而致。

治疗原则：此病初起以湿热为主，久病或有糜烂红肿，需加散瘀消肿之物；若叮咬处有毒刺者，先取出毒刺，消毒后再用药。

### 代表方药

（1）南通蛇药外敷治疗虫咬皮炎[1]

【组成】重楼、干蟾皮、蜈蚣、地锦草等，又称为季德胜蛇药片，国药准字：Z32020048。

【制法】数片碾碎，用75%酒精调成糊状。

【用法】在伤口处外敷一圈。

来源：张子青，王福春．南通蛇药外敷治虫咬皮炎24例［J］．沈阳部队医药，2005，18（1）：14.

（2）烫疮油治疗虫咬皮炎[2]

【组成】冰片、紫草、当归、白芷、龙血竭、虫白蜡、麻油、甘草（用量不详），又名中华烫疮奇油，国药准字：Z20020039。

【制法】不详。

【用法】早晚各1次，连续用药2周。

来源：吴瑞勤，孙越，朱光斗等．烫疮油治疗111例虫咬皮炎与激光后创面等皮肤病［J］．中国中西医结合皮肤性病学杂志，2003，2（4）：242-243.

### 四、现代研究

蛇黄散凝胶剂治疗虫咬皮炎[3]

【药物组成】蛇鳞草、大黄、三角草、独行千里、山芝麻（剂量未标注）

【制备方法】采用水溶性基质卡波姆为凝胶基质调制。

【操作方法】局部处理，根据咬伤虫的类别，外用5%碳酸氢钠注射液外洗，如果伤口有毒刺，将毒刺拔出，再用蛇黄散凝胶剂外涂，每日2次。

【疗效总结】治疗组临床疗效优于对照组。

［参考文献］

［1］张子青，王福春．南通蛇药外敷治虫咬皮炎24例［J］．沈阳部队医药，2005，18（1）：14.

［2］吴瑞勤，孙越，朱光斗等．烫疮油治疗111例虫咬皮炎与激光后创面等皮肤病［J］．中国中西医结合皮肤性病学杂志，2003，2（4）：242-243.

[3]周岁锋，缪英年，钟希文. 蛇黄散凝胶剂治疗虫咬皮炎临床观察［J］. 中国中医急症，2013，22（12）：2116-2117.

# 第五节　蛇串疮（带状疱疹）

## 一、概述

蛇串疮是一种常见的急性疱疹性皮肤病，表现为成簇水疱，多呈带状分布。相当于西医的带状疱疹，由水痘-带状疱疹病毒引起。其特点是：发病前或有局部皮肤灼痛、轻度发热、疲倦乏力等前驱症状，1~3日后，皮肤陆续出现红斑、成簇水疱或丘疱疹，累累如串珠，排列成带状，沿一侧周围神经分布区出现，数日后水疱化脓，继而破溃形成糜烂面，最后干燥结痂并脱落留下暂时性红斑，或伴明显的神经痛。急性期后或遗留有顽固的神经痛，年龄越大，神经痛可能越明显，影响生活质量。多数患者愈后很少复发，可终身免疫，极少数病人可多次发病。本病又称为火带疮，根据发病部位，名称不同，发于胸胁部的称"缠腰火丹"，发于头面及其他部位者称"蜘蛛疮"。

## 二、病因病机

蛇串疮，发病源于风（毒）邪，若兼有七情内伤，肝气不舒，久而化火，肝经火毒蕴积，夹风邪上窜而发于头面；《疮疡经验全书·火腰带毒》中亦明确提出本病是风毒为患，如"火腰带毒，受在心肝二经，热毒伤心流于膀胱不行，留在皮肤，此是风毒也"。若风邪扰动心肝，波及三焦，内热不散，火热之毒炽盛，则发于躯干。若素体脾虚，湿邪内生，或环境使然，致使风湿博于气血而发，亦可夹杂湿邪下注，发于阴部及下肢。若年老体弱或久病者，常因气血不足，肝火旺盛，湿热内蕴，致使气滞血凝，经络不通，疼痛剧烈且顽固，病程多迁延不愈。本病初期以邪实为主，多为风、湿、热、火邪，后期以正虚为主，兼血瘀夹湿邪为患。现代医学认为是水痘-带状疱疹病毒引起。

## 三、辨证论治及处方

### 1. 疱疹初期

主要证候：发病前局部皮肤或先有灼痛，1~3日后，皮肤陆续出现散在红斑，皮损呈带状分布，继而出现粟米至黄豆大小簇集成群的水疱，聚集一处或数处，疱群间皮肤正常，水疱壁紧张光亮，疱液初澄明，数日后疱液浑浊化脓。

证机概要：火毒蕴积。

治疗原则：清热解毒止痛。

**代表方药**

（1）二味拔毒散

【组成】明雄黄、白矾（各等份）。

【制法】上二味为末，用茶清调化。

【用法】鹅翎蘸扫患处。

来源：（清）吴谦．医宗金鉴．北京：中国医药科技出版社，2011．

（2）外敷玉露膏[1]

【组成】芙蓉叶、凡士林。

【制法】芙蓉叶研呈细末后加凡士林调制。

【用法】患处外涂。

来源：李日庆．中医外科学［M］．中国中医药出版社，2007，7（2）：152．

（3）清凉乳剂[1]

【组成】麻油、石灰水上清液。

【制法】麻油加饱和石灰水上清液充分搅拌成乳状制成。

【用法】可每日3次涂抹。

来源：李日庆．中医外科学［M］．中国中医药出版社，2007，7（2）：152．

**2. 水疱破溃后**

主要证候：疱液浑浊化脓后，部分破裂，重者有出血点、血疱或坏死。

证机概要：湿热毒蕴。

治疗原则：清热解毒，通络止痛。

**代表方药**

（1）黄连膏

【组成】黄连9g、当归尾15g、生地30g、黄柏9g、姜黄9g、香油360g、黄蜡120g。

【制法】用香油360g，将药煤枯，捞去滓；下黄蜡120克溶化尽，用夏布将油滤净，倾入瓷碗内，以柳枝不时搅之，候凝为度。

【用法】外涂。

来源：（清）吴谦．医宗金鉴．北京：中国医药科技出版社，2011．

（2）四黄膏

【组成】黄连、黄芩、土大黄、黄柏、芙蓉叶、泽兰叶各30g、麻油500ml、黄蜡125g。

【制法】共研细末，另用麻油500ml，入锅加温，加入黄蜡125g熔化，离火再加入上述药末调和成膏。

【用法】外涂。

**来源：**中国中医研究院广安门医院. 朱仁康临床经验集. 北京：人民卫生出版社，2005.

3. 若水疱不破或水疱较大者，消毒后可用三棱针或消毒空针挑破，使疱液流出或吸尽疱液，同时亦可拔以火罐或火针，加速愈合。治疗后再敷以黄连膏、四黄膏等。

## 四、古代文献选录

宋·张锐《鸡峰普济方》中云："土蜂窠、露蜂窠、白矾、砂、雄黄（各半两）麝香（一钱）上为细末用醋涂病处日二。"元代·危亦林《世医得效方》云："蛇缠疮，用雄黄为末，醋调涂。仍用酒服。"清·凌奂撰《外科方外奇方》中云："缠腰火丹方，挑瞎蛇头上眼。"

## 五、现代临床报道

### 1. 金黄膏治疗蛇串疮[2]

【药物组成】大黄、黄柏、姜黄、白芷、生天南星、陈皮、苍术、厚朴、天花粉（用量未标）。

【制备方法】制成膏剂。

【操作方法】外用。

【疗效总结】治疗组的疗程较对照组缩短。

### 2. 王不留行调制后治疗带状疱疹后遗神经痛[3]

【药物组成】王不留行50g，鸡蛋1~2个。

【制备方法】将药研成粉末用蛋清调制。

【操作方法】调敷于皮疹消失或疱疹完全吸收结痂处，每天换药1次，连续2周为1个疗程。

【疗效总结】疼痛可明显减轻，疼痛恢复时间可缩短一半。

[参考文献]

[1]李曰庆. 中医外科学［M］. 中国中医药出版社，2007，7（2）：152.

[2]杨窑莉，万盾. 五味消毒饮联合金黄膏治疗带状疱疹临床观察［J］. 光明

中医，2019，34（20）：3146–3147.

　　［3］庾静. 中药外敷治疗带状疱疹后遗神经痛38例疗效观察［J］. 河南中医，2004（1）：36.

# 第六节　黧黑斑（黄褐斑）

## 一、概述

　　黧黑斑是指由于各种原因引起皮肤色素改变而在面部呈现局限性褐色或淡黑色斑片的皮肤病。又称为"面尘"，相当于西医的黄褐斑。其特点是：可对称分布，无自觉症状，边界不规则，日晒后加重。好发于中青年女性，常见于月经不调、妊娠、肝病和焦虑抑郁者，是一种常见的皮肤病，近年来，由于社会压力的增加、环境因素的改变，此病的发生率呈上升趋势。部分患者可伴有其他慢性病，涂擦不适当的化妆品及日光照晒可加重黄褐斑。

## 二、病因病机

　　本病多与肝、脾、肾三脏关系密切，从气血津液方面，气血不能上荣于面为主要病机。肝主疏泄，主藏血，调畅气机，气血运行有序，升降有常，若情志不畅导致肝郁气滞，气郁化热，熏蒸于面，灼伤阴血致使颜面气血失和；或冲任失调，肝肾不足，肾水不能上乘，水火不济，虚火上炎而致病；或慢性疾病，营卫失和，或化妆品使用不当及过度日晒，致使气血运行不畅，气滞血瘀，面失所养而成；或饮食不节，肆食肥腻厚味，损伤脾胃，运化无力，湿热内生，上熏蒸于头面而致病。"肝郁乘脾"，"精血同源"，肝、脾、肾功能互相影响，长期可致肝郁脾虚、肝肾亏虚。

## 三、辨证论治及处方

　　外治法在黧黑斑的治疗中应用广泛，多用白色药物，以白洗黑，治疗"黧黑奸黯"，如玉容散、七白散等。

　　主要证候：斑色为褐，弥漫分布；肝郁者伴有烦躁不安，胸胁胀满；肝肾不足者伴有头晕耳鸣，腰膝酸软；脾虚者伴有疲乏无力。

　　证机概要：气血不足，面失所养。

　　治疗原则：美白祛斑。

### 代表方药

玉容散

【组成】白牵牛子、团粉、白蔹、细辛、甘松、白鸽粪、白及、白莲蕊、白芷、白术、白僵蚕、茯苓、白附子、鹰矢白、白扁豆、白丁香各50g，荆芥、独活、羌活、防风各15g。

【制法】上药为细末。

【用法】每用少许，放手心内，以水调浓搽搓面部，良久再以水洗面，早、晚各一次。

**来源：**（清）吴谦. 医宗金鉴. 北京：中国医药科技出版社，2011.

## 四、古代文献选录

明代陈实功《外科正宗》云："黧黑斑者，水亏不能制火，血弱不能华肉，以致火燥结成斑黑，色枯不泽。朝服肾气丸以滋化源，早晚以玉容丸洗面斑上，日久渐退，兼戒忧思、动火、劳伤等件。"

## 五、现代研究

黧黑斑病程长，疗效较为缓慢，经医家们不断探索，现多参考古方制成膏剂使用，主要有中药面膜和涂抹膏药。

### 1. 中药面膜治疗黄褐斑[1]

【药物组成】白及、白芷、白附子、牵牛子、茯苓、僵蚕、珍珠粉（剂量未标注）。

【制备方法】取上述药材（珍珠粉另外）流动水洗净，烘干粉碎过100目筛，再与珍珠粉混匀。

【操作方法】使用前先清洁面部，用自制中药面膜15g，加适量的水调成糊状，均匀涂于面部，30min后洗去。

【疗效总结】治疗组的疗效明显优于对照组，两组比较差异有统计学意义。

### 2. 中药参白膏治疗黄褐斑[2]

【药物组成】生晒参、积雪草、白芷、白及（剂量未标注）。

【制备方法】将诸药浓煎加入乳膏基质制成膏剂。

【操作方法】外用。

【疗效总结】治疗组的疗效明显优于对照组，两组比较差异有统计学意义。

### 3. 甘草黄酮中药祛斑膏治疗黄褐斑及炎症后色素[3]

【药物组成】白附子、白蒺藜、当归、丹参、旋覆花、川芎、白僵蚕、白茯苓、白及、白术、白芍、黄芪、天花粉、杏仁、桃仁、红花（剂量未标注）。

**【制备方法】**上药煎汁，以甘草黄酮调制。

**【操作方法】**每天2次，3个月为1个疗程。

**【疗效总结】**治疗组的有效率高于对照组，有效率有显著性差异。

[参考文献]

［1］谭志平，张鸥，苏爱琼. 自制中药面膜治疗黄褐斑25例疗效观察［J］. 广东医学院学报，2017，24（4）：104-106.

［2］王东海，董子帅，陈君霞. 中药参白膏外用治疗黄褐斑50例［J］. 中国外治杂志，2016，25（4）：24-25.

［3］刘俐，于颖，李明鑫，等. 甘草黄酮中药祛斑膏对黄褐斑及炎症后色素的治疗［J］. 中华中医药学刊，2018，36（7）：1781-1782.

# 第七节　瘾疹（荨麻疹）

## 一、概述

瘾疹是一种瘙痒性、过敏性皮肤病，皮肤表现为红色或苍白色风团，时隐时现，又称为风团"，相当于西医的荨麻疹。其特点是：皮肤上出现瘙痒性、隆起性风团，发无定处，发病骤然，消退迅速，退后不留痕迹。可发生于任何年龄，任何季节和皮肤任何部位。儿童以急性为主，慢性多发生在成人。

## 二、病因病机

瘾疹的病因多由内因、外因共同所致。先天禀赋不耐，卫外不固，风邪乘虚侵袭所致；或后天脾胃不足，气血生化乏源，表虚不固，风寒、风热外袭，客于肌表，致使营卫失调而发；前有风寒、风热之邪等外风，亦有内生之风邪，"诸风掉眩，皆属于肝"，肝为风脏，若七情不畅，冲任不调，肝肾不足，血虚生内风，阻于肌肤而生。若饮食不节，过食肥甘厚味，或出现肠道寄生虫，使肠胃积热，又复感风邪，使得机体内不得疏泄，外不得透达，郁于皮毛腠理之间而发。对花粉、植物、动物皮毛、食物、生物制品、肠道寄生虫等过敏者亦发作本病。

### 三、辨证论治及处方

#### 1. 热证

主要证候：风团色红，瘙痒剧烈，遇热加重，得冷则减，舌质红，苔黄，脉浮数或滑数。

证机概要：风热外袭，客于肌表，致使营卫失调而发。

治疗原则：清热解毒，祛风止痒，活血凉血。

**代表方药**

（1）紫草膏（油）涂抹

【组成】紫草500g、当归150g、防风150g、地黄150g、白芷150g、乳香150g、没药150g。

【制法】以上六味，除紫草外，乳香、没药粉碎成细粉，过筛；其余当归等四味碎断，另取食用植物油6000g，同置锅内炸枯，去渣；将紫草用水湿润。置锅内炸至油呈紫红色，去渣，滤过。另加蜂蜡适量（每10g植物油加蜂蜡2~4g）熔化，待温，加入上述粉末，搅匀，即得。

【用法】外用，摊于纱布上贴患处，每隔1~2日换药1次。

来源：国家药典委员会. 中华人民共和国药典2015年版（一部）. 北京：中国医药科技出版社，2015.

（2）如意金黄散

【组成】天花粉（上白）5kg，黄柏（色重者）、大黄、姜黄各2.5kg，白芷2.5kg，紫厚朴、陈皮、甘草、苍术、天南星各1kg。

【制法】以上共为咀片，晒极干燥，用大驴磨连磨3次，方用密绢罗筛出，瓷器收贮，勿令泄气。

【用法】调制成膏状涂抹。

来源：（明）陈实功. 外科正宗. 北京：中国医药科技出版社，2018.

#### 2. 血虚风燥证

主要证候：反复发作，迁延日久，午后或夜间加剧；伴心烦易怒，口干，手足心热；舌红少津，脉沉细。

证机概要：肝肾不足，血虚生风生燥，阻于肌肤。

治疗原则：养血祛风，润燥止痒。

**代表方药**

（1）中药敷脐法治疗慢性荨麻疹[1]

【组成】北黄芪30g、防风15g、白术20g、地龙15g、乌梅15g、徐长卿15g、当归15g。

【制法】共研细末,取诸药细末4g(取药前摇匀细末)加入凡士林调成糊膏状。

【用法】敷于患者脐部,以填平为度,消毒纱布块固定,每日1次。

**来源:** 吴晓永,宋勋,周敏等. 中药敷脐法治疗慢性荨麻疹的技术规范化研究 [J]. 中国中医基础医学杂志,2010,16(6):507-508.

(2)中药脱敏散敷脐治疗小儿慢性荨麻疹[2]

【组成】防风25g、地龙25g、蝉蜕15g、柴胡15g、僵蚕10g、冰片3g。

【制法】研成细粉,使用时加入适量蜂蜜调成糊状。

【用法】置于患儿脐窝,厚度以平脐窝为准,上面覆盖新鲜保鲜膜,以防止患儿摩擦脱落,每天换药1次,两次间隔6h,1周为1个疗程,连用4个疗程。

**来源:** 李锦春. 中药敷脐联合氯雷他定治疗小儿慢性荨麻疹43例 [J]. 光明中医,2015,30(4):825-826.

## 四、古代文献选录

荨麻疹的外用药物史最早追溯到《神农本草经·茺蔚子》:"茺蔚子,味辛,微温,主明目,益精,除水气,久服轻身,茎,主瘾疹痒,可作浴汤"。《千金要方集要·瘾疹》:"白疹宜煮矾石汁拭之,或煮蒴藋和少酒以浴之良……或煮石南汁拭之良,或水煮鸡屎汁,或煮枳实汁拭之良"。

[参考文献]

[1]吴晓永,宋勋,周敏等. 中药敷脐法治疗慢性荨麻疹的技术规范化研究 [J]. 中国中医基础医学杂志,2010,16(6):507-508.

[2]李锦春. 中药敷脐联合氯雷他定治疗小儿慢性荨麻疹43例 [J]. 光明中医,2015,30(4):825-826.

# 第八节 风瘙痒(皮肤瘙痒症)

## 一、概述

风瘙痒是一种无明显原发性皮肤损害而以瘙痒为主要症状的皮肤感觉异常的皮肤病,亦称痒风,相当于西医的皮肤瘙痒症。其特点是:皮肤阵发性瘙痒,夜间甚,因不断搔抓,常出现抓痕、血痂、色素沉着和苔藓样变等继发性损害。临床上有局限性、泛发性两种。局限性者发生于身体的某一部位，以阴部、肛门周围及头部最为多见，泛发性者可泛发全身。或可伴随有某些慢性病，如糖尿病、肾病、肝病、肿瘤等，外界因素或与温度、湿度、接触物、蚊虫叮咬等有关，老年人较为常见。

## 二、病因病机

素体禀赋不耐，血热内蕴，外感之邪侵袭，则易血热生风，因而致痒；久病体弱，气血亏虚，风邪乘虚外袭，血虚易生风，肌肤失养，而致本病；饮食不节，过食辛辣、油腻、酒类，损伤脾胃，湿热内生，化热生风，内不得疏泄，外不得透达，怫郁于皮肤腠理，而发本病。

## 三、辨证论治及处方

治疗上，可分为实证（包括热证）和虚证进行治疗。

1. 实证（热证）

主要证候：皮肤瘙痒剧烈，遇热更甚，抓破后或继发感染及湿疹样变，伴心烦口渴，小便色黄，舌质红，苔黄，脉浮数或弦滑数。

证机概要：血热内蕴，外感之邪侵袭，血热生风致痒。

治疗原则：清热解毒，祛风止痒。

代表方药：可外用黄连膏、湿润烧伤膏（成分：黄连、黄柏、黄芩、地龙、罂粟壳，国药准字Z20000004）擦涂。另有多种自制膏药。

2. 虚证（血虚肝旺）

主要证候：一般老年人多见，病程较久，皮肤干燥，抓破后可有少量脱屑，血痕累累，情绪波动可诱发或加重；舌红，苔薄，脉细数或弦数。

治疗原则：益气固表，养血平肝，祛风止痒。

代表方药：可外用肤舒止痒膏（成分：苦参、土茯苓、淫羊藿、人参、天冬、玉竹、麦冬、黑芝麻、冰片，国药准字Z20025619）。

神明膏

【组成】蜀椒150g，吴茱萸50g，前胡15g，芎䓖15g，白芷15g，白术15g，当归30g，细辛30g，附子30枚。

【制法】上以三年大酢渍1宿，以猪脂肪5kg，煎之三上三下，候白芷黄色成。

【用法】外涂。

来源：盛增秀（校）. 医方类聚. 北京：人民卫生出版社，2006.

## 四、古代文献选录

《诸病源候论》："风瘙痒者，是体虚受风，风入腠理与血气相搏而俱往来在于皮肤之间，邪气不能冲击为痛，故但瘙痒也。"《外科证治全书》有关风瘙痒："遍身瘙痒，并无疮疥，搔之不止"。

## 五、现代研究

### 1. 熊珍膏联合口服中药治疗肛门皮肤瘙痒症[1]

【药物组成】熊胆粉、珍珠粉、黄连、黄柏（剂量未标注）。

【制备方法】未详述制备方法。

【操作方法】早晚各1次，2日1剂，连用1周后休息2周，再按上述方法使用1周，如此反复使用5个月，每3周为1个疗程。

【疗效总结】有良好疗效。

### 2. 利肤膏外用治疗慢性透析患者合并皮肤瘙痒症患者[2]

【药物组成】大黄30g、紫草60g、当归60g、蛇床子90g等。

【制备方法】上药水煮取液浓缩，加麻油适量，将研匀的薄荷脑、冰片与上液混匀，加入乳化剂，制成乳剂。

【操作方法】以本药均匀地涂抹在瘙痒处，1天2次，2周1个疗程。

【疗效总结】治疗组疗效优于对照组，两组疗效差异有显著性。

### 3. 参考《外科正宗》调制生肌玉红膏治疗瘙痒性皮肤病[3]

【药物组成】当归60g、紫草10g、甘草40g、血竭12g、白芷15g、白蜡60g、冰片12g、雄黄12g、麻油500ml。

【制备方法】将当归、紫草、白芷、甘草入油内浸24h，慢火熬至微枯，纱布滤清；将油煎滚，入血竭化尽；再入白蜡，微火化开，倒入罐内，待稍凉，放入研极细末的冰片、雄黄，搅匀备用。

【操作方法】外涂患处，1天1次，7天为1个疗程。

【疗效总结】疗效明显。

［参考文献］

［1］黄德铨，徐玲，侯艳梅，等. 加减苦参汤合熊珍膏治疗肛门皮肤瘙痒症130例［J］. 四川中医，2009，27（1）：100.

［2］白彦萍，贾海忠，张立新等. 利肤膏外用治疗慢性透析患者合并皮肤瘙痒症的临床疗效分析［J］. 中国中西医结合杂志，2002，22（4）：301-302.

［3］薛淑娜，杨全慈，于忠辉. 生肌玉红膏治疗瘙痒性皮肤病160例［J］. 中医外治杂志，1999，8（1）：27.

# 第九节 油风（斑秃）

## 一、概述

油风是一种骤然发生的头部毛发局限性斑块状脱落的慢性皮肤病。俗称为"鬼剃头"，相当于西医的斑秃，其特点是：脱发区皮肤或正常，或有变薄，感觉正常，无炎症及自觉症状，常于无意中发现，多呈圆形或椭圆形脱发斑，脱发区边缘的头发较松，易拔出，此病病程缓慢，可持续数月至数年。可发生于任何年龄，但多见于青年，男女均可发病。本病可自行缓解，又常会反复发作。约5%~10%的严重脱发者，在数天内或数月内头发全部脱光而成为全秃，少数严重患者可累及眉毛、胡须、腋毛、阴毛等，全部脱光称普秃。

## 二、病因病机

《内经》"肾藏精，主骨生髓"，"其华在发"，精血相生，精足血旺，毛发繁茂润泽；……肾气实，发长齿更。……肾气衰，发坠齿槁。"《外科正宗·油风》云："油风乃血虚不能随气荣养肌肤，故毛发根空，脱落成片，皮肤光亮，痒如虫行，此皆风热乘虚攻注而然。"

现阶段生活水平较古时明显好转，而情志病增多，若过食辛辣醇甘厚味，血热风燥，或情志抑郁化火，损阴耗血，血热生风，风热窜于巅顶，发根失于阴血濡养，而致风动脱落；或跌仆损伤，瘀血阻络，血不能养发，发脱不生，唐宗海在《血证论·瘀血》中说"瘀血在上焦，或发脱不生"；或久病致气血两虚，肝肾不足，精不化血，血虚不养发，肌腠失润，发无生长之源，毛根空虚而发落成片。

## 三、辨证论治及处方

本病辨证上分实证和虚证，实证以清热通瘀为主，虚证以补摄为主。内治多以此为纲，同时结合多种外治法，如针刺、酊剂等，疗效尚佳，但因油类药物有保护脱发皮肤、药效持久的效果，临床上仍多有应用。

### 代表方药

（1）生发方

【组成】蔓荆子10g，附子二枚生用，并碎之。

【制法】二物以酒3500ml和，内瓷器中，封闭14日药成。

【用法】先以灰汁净洗须发，拭干。取乌鸡脂揩，1日3遍，凡经7日。然后以药涂，日三四遍。40日长1尺，余处则勿涂。

**来源**：（晋）葛洪. 肘后备急方. 北京：中国中医药出版社，2018.

（2）生发白芷膏方

【组成】白芷，蔓荆子，附子，防风，川芎，莽草，细辛，黄芩，当归，蜀椒，各14g，大黄21g，马鬐膏250ml。

【制法】上十二味切，以腊月猪脂1500ml，合诸药微火煎三上下，白芷色黄膏成。

【用法】洗头泽发勿近面。

**来源**：（晋）刘娟子. 刘涓子鬼遗方·卷五. 北京：北京科学技术出版社，2000.

## 四、古代文献选录

《本草经集注》整理了"诸病通用药"，其中有"发秃落通用药"，记载桑上寄生、秦椒、荆子、桑根白皮、桐叶、麻子仁、枣根、松叶、雁肪、马鬐膏、猪脂膏、鸡肪共12种发秃落通用药。

## 五、现代研究

### 1. 紫云膏配合电烘法治疗斑秃病[1]

【药物组成】香油1000ml、当归、紫根10g、黄蜡380g、猪油25g。

【制备方法】先煎香油，再加黄蜡与猪油，使之溶化，次加当归，最后加紫根（慢慢加入，防止油液外溢），煎至膏色呈鲜明之紫红色为度；用3层纱布滤过，冷凝后备用。

【操作方法】将紫云膏外涂秃发区，再用电吹风机5~10分钟，温度以头皮能耐受为度。每天1次，12次为1个疗程。

【疗效总结】疗效很好。

### 2. 中成药东方活血膏治疗[2]

【药物组成】生川乌、生草乌、红花、川芎、乳香（制）、没药（制）、羌活、独活、穿山甲（制）、当归、血竭、全蝎、自然铜、天麻、狗骨、木鳖子、黑木耳、雄黄、白矾、檀香、冰片、金银花、石膏、蘑菇、金针菇、儿茶、细辛。

【操作方法】外用，用少许白酒或酒精搓擦患处至局部有微热感，将膏药加温软化后贴于患处，一贴膏药贴2~7天。

【疗效总结】一个较好、安全、经济实惠、使用方便有效的治疗方法。

油风（斑秃）治疗过程中和治愈后一定时间内，应禁食辛辣炙煿食物及葱、蒜、酒和虾、羊肉等发物，以免助火伤血，防止复发。同时保持头皮清洁透风，避免硬皮帽摩擦刺激；还要嘱患者保持情绪稳定，心情舒畅，不要过度用脑熬夜，早上注意饮足量温开水，注意大便通畅。

［参考文献］

［1］宋兆友，翁国华，哀佩琴，等. 用紫云膏配合电烘法治疗斑秃病17例［J］. 上海中医药杂志，1965，1：29.

［2］孙旭、艾国军、杨森. 东方活血膏治疗斑秃32例［J］. 中国乡村医药，2001，8（4）：31.

# 第十一章　妇科疾病

## 第一节　月经病

### 月经不调

#### 一、概述

月经不调是指月经周期、经期、经量、经色等方面发生异常的一种总称。月经量过多和过少或提前或推后都属月经不调。月经不调在妇科疾病中最为常见，常会伴有腹痛、乳房肿痛、白带增多、恶心呕吐、头晕乏力、腰部酸痛等临床症状，严重时会影响患者的身心健康和生活质量。月经不调易造成患者子宫内膜增殖、子宫肌瘤等病症。

#### 二、病因病机

月经先期：主要是由于气虚不固或热扰冲任。气虚则统摄无权，冲任失固；血热则流行散溢，以致月经提前而致。

月经后期有虚有实。实证或因寒凝血瘀、冲任不畅，或因气郁血滞、冲任受阻，致使经期延后；虚者因气血亏损，或阳气虚衰，以致血源不足，血海不能按时溢满。现代女性月经后期较为普遍，且虚实夹杂的病症常见。

月经先后不定期：这种情况处于更年期的女性较为多见。主要是因冲任气血不调，血海蓄溢失常，多由肝气郁滞或肾气虚衰所致。

总之，月经不调，主要与肝、肾、脾三脏和冲任二脉密切相关。

#### 三、辨证论治

##### 1. 血寒凝滞证

主要证候：经期延后，小腹冷痛，色暗量少，不爽，经色暗红有块，经行小腹冷痛或剧痛难忍，得热则痛减，面色苍白、畏寒，舌淡苔白，脉沉紧或沉迟而微。

证机概要：多因突然受风着凉或淋急雨，寒湿之邪入里，使寒湿凝结于血室，胞宫受扰而经水不畅，并见他症。

治疗原则：温经驱寒。

**代表方药**

（1）边桂膏

【组成】边桂、生川乌、生草乌、生川附子、干姜、川椒、透骨草、防风、乌蛇、川羌活、全蝎各40g，虎骨、龙骨、乳香、没药、血竭花各20g，生马钱子60g。

【制法】用香油5200ml，将上药熬枯去渣，入樟丹2060g共熬成膏，分摊于布上，每贴重9~15g。

【用法】烤贴于小腹。

【按语】本方一派温阳散寒、祛瘀止痛之剂，而且具有较大剂量的马钱子，使本方的通络止痛之力大增。本方大热大毒，非阳虚寒凝者勿用。

来源：王光清.中国膏药学.陕西：陕西科学技术出版社，1981.

（2）附桂紫金膏

【组成】附子、防风、杜仲、白芷、五灵脂、独活、当归、川芎、木瓜、没药、木香、肉桂等。

【制法】本膏药有市售，每张重10g、20g。

【用法】温热化开，贴于小腹部，每次1张。

来源：冷方南.中国基本中成药.北京：人民军医出版社，2011.

【按语】由宫寒而致月经后期、月经量少、痛经、闭经、癥瘕等。忌生冷，避风寒，气血虚弱而无瘀滞者不宜。

（3）甘露膏

【组成】当归、益母草、丹参、白芍、香附、红花、茴香、延胡索、吴茱萸、乌药、艾叶、三棱、莪术、牛膝、胡椒、甘草、没药、附子等。

【制法】中药成药制剂，每张重20g。

【用法】温热化开，贴小腹部，每次1贴。

来源：全国中医理论整理研究会，冷方南.中国基本中成药.北京：人民军医出版社，2011.

**2.气滞血瘀证**

主要证候：月经后期，经行量少不畅，色紫暗，有血块，少腹胀痛拒按，血块排出后疼痛减轻，两肋及乳房胀痛，急躁易怒，舌质紫暗，或有瘀点、瘀斑，苔薄少，脉弦细或细涩。

证机概要：肝主疏泄，喜条达，因情绪激动或精神刺激使肝气郁滞，气机不畅，经脉壅塞。

治疗原则：行气活血，调经止痛。

**代表方药**

（1）调经回春膏

【组成】香附、熟地黄、益母草各60g，当归90g，大黄、川乌、木香各42g，生地黄、肉桂、厚朴、全蝎、白芷、元胡、防风、蓖麻子、杏仁、天花粉、白芍、黄柏、元参、草乌、川芎、乌药、丝瓜络、丹参各30g，穿山甲、桃仁、三棱、莪术、红花、怀牛膝各18g，黄连、猪牙皂、槟榔各24g，细辛、独活、羌活、枳实各15g。

【制法】上药用香油10000ml，炸枯去渣，再熬沸，春入黄丹4140g，秋入黄丹4080g，搅匀成膏。膏成后另兑细料。细料组成：丁香21g，肉桂120g，冰片18g，干姜、乳香、没药、血竭、麝香各6g，阿魏3g。上9味共为细末，每500ml膏油兑药粉24g，搅匀后分摊于布上。

【用法】微火化开后贴脐。

来源：全国中医理论整理研究会，冷方南.中国基本中成药.北京：人民军医出版社，2011.

（2）二皮膏

【组成】大腹皮、生艾叶、生姜、干姜各60g，广陈皮、红花、生茴香、当归各120g，生三棱、生莪术各90g，益母草240g。

【制法】以上药料用香油7500ml，炸枯去渣，滤净，再熬沸，入樟丹2700g搅匀成膏，另兑广木香末120g搅匀即成。

【用法】贴脐部。

来源：冷方南.中国基本中成药.北京：人民军医出版社，2011.

（3）妇女调经膏

【组成】延胡索、益母草、红花、川芎、干姜、苍术、吴茱萸、透骨草、艾叶、薄荷各30g，穿山甲、香附、柴胡、小茴香、荆芥、防风各60g，生地黄90g，巴豆45g，牡丹皮、木香、边桂各15g。

【制法】用香油5000ml浸泡上药，冬七夏三日，熬枯去渣，再熬沸，入炒樟丹2000g，搅熬成膏。

【用法】将适量膏药摊于布上，微火化开，贴于丹田穴。贴膏药前先用姜片擦净皮肤。

**来源：**冷方南. 中国基本中成药. 北京：人民军医出版社，2011.

【**按语**】理气活血，温经通络。适用于以气滞血瘀、下焦虚寒为主要病机之月经不调、带下、痛经等。

### 3. 气血亏虚证

主要证候：月经量少，色淡红、经期时间不固定，可伴有头晕、心悸、乏力等不适症状，查体可见面色干黄、舌苔少且色淡、小腹坠痛、四肢不温及大便稀，甚则溏泻等。

证机概要：脾虚不能统调血脉而月经紊乱或淋漓不尽；脾胃运化失职，不能中焦受气取汁，变化而赤见为血，故血虚而经水清稀质薄，又脾气散精，虚则不能通达四末，故四肢不温及大便稀甚则溏泻。

治疗原则：补气益血。

### 代表方药

（1）四物汤膏

【**组成**】当归、熟地黄、白芍各30g，川芎15g。辅药：生姜、葱白、薤白、蒜头、干艾、侧柏叶各6g，槐枝、柳枝、桑枝、冬青枝、菊花各24g，苍耳草、凤仙草、石菖蒲、白芥子、莱菔子、花椒、大枣、乌梅各3g，发团9g，桃枝24g。

【**制法**】用麻油960g将上药浸泡，上锅熬枯，去滓，熬油至滴水成珠，下丹搅匀，再下炒铅粉30g，金陀僧、松香各12g，赤石脂、木香、砂仁、官桂、丁香、檀香、雄黄、明矾、轻粉、降香、乳香、没药各3g，龟板胶、鹿角胶各6g（酒蒸化），拌匀收膏。

【**用法**】将膏药化开，贴于心俞穴、膈俞穴上。

**来源：**乐依士. 实用中医内科大膏药手册. 上海：上海科学技术出版社，1994.

【**按语**】此膏具有养血调经的功用，是补血的常用膏药，也是治疗月经病的有效膏药，如月经不调、痛经等均可贴用。

（2）八珍膏

【**组成**】当归150g，川芎75g，白芍100g，熟地黄150g，党参、炒白术、茯苓各100g，甘草50g。辅药：生姜、葱白、薤白、韭白、蒜头、干艾、侧柏叶各30g，槐枝、柳枝、桑枝、冬青枝、菊花各120g，苍耳草、凤仙草、石菖蒲、白芥子、莱菔子、花椒、乌梅各15g，发团45g，大枣15g，桃枝120g。

【**制法**】用麻油5760g将上药浸泡，入大锅内加火熬枯，捞去滓，熬油至滴水成珠，下丹搅匀，再下炒铅粉150g，金陀僧、檀香各60g，雄黄、明矾、轻粉、降香、乳香、没药各15g，龟板胶、鹿角胶各30g（酒蒸化），兑入拌匀收膏备用。

【用法】将膏药化开，贴于膻中穴、膈俞穴上。

来源：乐依士. 实用中医内科大膏药手册. 上海：上海科学技术出版社，1994.

（3）百效膏

【组成】白芷、元参、木鳖子、大黄、赤芍各120g，官桂、当归、生地黄各330g。

【制法】用香油7200ml，将上药炸枯去渣，熬沸入黄丹3000g，搅匀收膏，另兑入细料：阿魏、乳香、没药各60g，共研细末，每500g膏药内兑入细料15g，搅匀摊贴，每贴重4.5g左右。

【用法】微火溶开，贴患处及小腹。

来源：王光清. 中国膏药学. 陕西：陕西科学技术出版社，1981.

【按语】养血活血调经，适用于瘀血内阻引起的月经后期、痛经、闭经以及腹内痞块等。

### 4. 肝郁血瘀证

主要证候：月经不畅、量少、颜色暗淡、有血块，可伴两胁、乳房及小腹胀痛，胸闷不适，舌暗苔黄，脉弦涩。

证机概要：肝主疏泄，喜条达，因情绪激动或精神刺激使肝气郁滞，气机不畅，经脉壅塞。

治疗原则：疏肝解郁。

**代表方药**

（1）逍遥丸膏

【组成】柴胡、当归、炒白术、白芍、茯苓各100g，炙甘草80g，薄荷20g，生姜100g。辅药：葱白、薤白、韭白、蒜头、干艾、侧柏叶各6g，槐枝、柳枝、桑枝、冬青枝、菊花各24g，苍耳草、石菖蒲、白芥子、莱菔子、大枣各3g。

【制法】用麻油2710g将上药浸泡后，上锅熬枯，捞去渣，熬油至滴水成珠，下丹搅匀，再入炒铅粉30g，金陀僧、松香各12g，赤石脂、木香、砂仁、官桂、丁香、雄黄、明矾、轻粉、乳香、没药各3g，拌匀收膏备用。

【用法】将膏药化开，贴于两胁或肝俞穴上。

来源：乐依士. 实用中医内科大膏药手册. 上海：上海科学技术出版社，1994.

【按语】疏肝解郁，理气健脾。

（2）柴胡膏

【组成】柴胡、当归、白芍、白术、茯苓、甘草、薄荷各12g，乳香、没药各

6g。

【制法】用香油400ml，将上7味药炸枯去渣，再入乳香、没药，最后用黄丹150g收膏。

【用法】贴丹田穴。

**来源：** 王光清. 中国膏药学［M］. 陕西：陕西科学技术出版社，1981.

**5. 阴阳两虚证**

主要证候：月经量少质稀，色淡红或暗红，头晕耳鸣，腰脊酸软，或小腹冷痛，夜尿增多，舌淡苔薄，脉弱或沉迟。

证机概要：多因先天不足，发育迟缓，或产后失血过多，或久病伤阴，致使阴液不足，精血亏损，阴虚生内热，热灼津伤，日久阴损及阳。

治疗原则：培补真元，滋补肝肾之阴阳。

（1）调经膏

【组成】鲜益母草120g，党参、制丹参、当归、香附、熟地黄、白术、炒五灵脂、生地黄各60g，青皮、陈皮、乌药、柴胡、牡丹皮、地骨皮、川芎、酒芍、半夏、麦冬、黄芩、杜仲、续断、延胡索、红花、川楝子、苍术各30g，没药、炒远志、枳壳、吴茱萸、黄连、厚朴、茴香、木香、木通、肉桂、甘草各15g，炮姜9g，雄乌鸡骨1只（竹刀破腹去毛杂，或用全副骨亦可）。

【制法】麻油5000ml，炸群药至枯，过滤去渣，入黄丹收膏，再将蒸化后牛胶60g搅入即成。

【用法】取膏药10~15g，溶开贴丹田穴。

**来源：**（清）吴师机. 理瀹骈文［M］. 北京：人民卫生出版社，1984.

【按语】本方益气充营、育阴除热，以达到阴阳双调、活血化瘀、理气止痛之效。

（2）百效膏

【组成】白芷、元参、木鳖子、大黄、赤芍各120g，官桂、当归、生地黄各330g。

【制法】用香油7200ml，将上药炸枯去渣，熬沸入黄丹3000g，搅匀收膏，另兑入细料：阿魏、乳香、没药各60g，共研细末，每500g膏药内兑入细料15g，搅匀摊贴，每贴重4.5g左右。

【用法】微火溶开，贴患处及小腹。

**来源：** 王光清. 中国膏药学［M］. 陕西：陕西科学技术出版社，1981.

【按语】本方清热育阴、温经通络，养血活血，适用于内生瘀热引起的月经后期、痛经、闭经以及腹内癥块等。

（3）紫河膏

【组成】紫河车1具，甲鱼1个，白花蛇、乌蛇、阿魏、三棱、莪术、红花、桃仁、肉桂各20g。

【制法】上药用香油3020ml，炸药至枯，去渣再熬，入樟丹720g搅匀即成。摊膏药时兑入少许麝香、冰片为佳。

【用法】将膏药烤后贴脐上。

来源：王光清. 中国膏药学. 陕西：陕西科学技术出版社，1981.

【按语】紫河车、鳖甲等可补益肾精，本膏阴阳双补，适用于先天不足的女子腰腹冷痛，赤白带下，经血不调，子宫寒冷，腰酸腿痛。

## 四、现代研究

月经不调主要是由器质性病变或功能失常导致的，其是引起子宫肌瘤、子宫内膜增殖的主要原因，孕激素、促排卵药物、雄激素等常规西医治疗方法，整体治疗效果并不理想，且用药后易出现不良反应。而中医辨证分型具有针对性、效果显著、毒副作用少等优点，将其应用于妇科月经不调中，可取得显著性成效[1]。

### 1. 中药穴位贴敷联合艾箱灸治疗青春期女性月经不调[2]

【药物组成】莪术、制天南星、冰片、三棱。

【制备方法】研磨成粉，联合入甘油制作成膏药。

【操作方法】敷于患者气海、关元、中极穴，使用医用胶布固定，厚度为2mm，面积为1.5mm×1.5mm。调整患者为仰卧位，将艾条均匀切割为3等份，其中艾条成分有桂枝、艾叶、丹参、高良姜及香附等，将其充分燃烧后放置于贴敷穴位处。在患者经期来临前1周开始贴敷，每日1次，每次6~8h，每次30min。连续治疗3个月。

【疗效总结】青春期女性月经不调患者采用中药穴位贴敷联合艾箱灸治疗效果显著，可有效改善前列腺素和外周血前列腺素指标，值得临床推广。

### 2. 固气调经汤加减配合穴位贴敷治疗月经后期（虚寒证）[3]

【药物组成】吴茱萸、肉桂、淫羊藿、香附（吴茱萸3g/袋、肉桂3g/袋、淫羊藿10g/袋、香附10g/袋，为江阴天江药业有限公司生产的中药免煎颗粒剂）。

【制备方法】姜汁调成膏状备用。

【操作方法】用穴位贴胶布将药膏贴敷于神阙、关元、腰阳关、命门穴上。于月经干净后开始，每日1次，每次贴敷2h，21日为1个疗程，连续使用3个疗程。配合固气调经汤中药内服观察其临床疗效。

【疗效总结】口服固气调经汤加减配合穴位贴敷治疗月经后期（虚寒证）的效

果优于单纯口服固气调经汤。

［参考文献］

［1］龙剑. 妇科月经不调的中医辨证以及临床治疗效果［J］. 双足与保健，2018，27（10）：165-166.

［2］盛清霞，杨雪琴. 中药穴位贴敷联合艾箱灸治疗青春期女性月经不调临床观察［J］. 光明中医，2019，34（15）：2363-2365.

# 闭　经

## 一、概述

闭经是指女子年逾16周岁，月经尚未来潮，或月经周期已建立又中断6个月以上者，不包括器质性病变[1]。早在《内经》中已有记载，称"女子不月"及"月事不来"等，《金匮要略》《诸病源候论》《妇人大全良方》又称"经水断绝""月水不通""经闭"等。

## 二、病因病机

闭经是临床上的常见病和疑难病。导致闭经的病因病机复杂，但约而言之，可为虚、实两端[2]。其发病机理主要是冲任气血失调，虚者由于冲任亏败，源断其流；实者因邪气阻隔冲任，经血不通。导致闭经的病因复杂，有先天因素，也有后天获得，可由月经不调发展而来，也有因他病致闭经者。

## 三、辨证论治

### 1. 肝肾不足证

主要证候：年逾16岁尚未行经，或月经初潮偏迟，时有月经停闭，或月经周期建立后，由月经周期延后，经量减少渐至月经停闭，或体质虚弱全身发育欠佳，第二性征发育不良，或腰腿酸软，头晕耳鸣，倦怠乏力，夜尿频多，舌淡黯，苔薄白，脉沉细。

证机概要：禀赋素弱，肾气不足，天癸未至，冲任未通，故月经迟迟不潮，或天癸虽曾至而不持续，则来潮而又中断，或损伤冲任，故月经逐渐延后量少而至停闭，腰酸、头晕耳鸣，舌淡红，苔少，脉沉细，均为肝肾不足之征。

治疗原则：补肾益气，调理冲任。

### 代表方药

龟板膏

【组成】龟板10个，川牛膝、白术、马钱子、穿山甲、全虫、川乌、草乌、土元、当归、木鳖子、蓖麻子、川附片、阿魏、没药各120g，大黄、秦艽、三棱、莪术、黄柏、槐枝各180g，巴豆末75g，血余60g，蜈蚣1条，乳香10g，麝香36g，蛤蚧1对，香油16000ml。炒黄丹适量（按时令用）。

【制法】木鳖子去壳，秦艽取净，蛤蚧去骨，槐枝、龟板如上述即可。其中除阿魏、麝香、没药研细待膏药熬成晾凉后洒入，麝香研细最后加入外，先将各药先后放入油中炸焦呈黄黑色，龟板先轧成小块，不耐油炸的草药和碎细片宜后加入，不要炸成焦黑。然后滤去药渣，加黄丹熬沸，去火，待稍凉，先后加入阿魏、乳香、没药、麝香，搅匀即成。

【用法】贴小腹。

【来源】张奇文.中国膏敷疗法.北京：中国中医药出版社，2018.

【按语】以油炸药时，勿将药物炸成焦炭，以免影响疗效。本方以益肾阴而通任脉的龟板为君药，并用大队具有攻逐破瘀类药物，是一张通补兼施的膏敷方。

### 2.气血虚弱证

主要证候：月经逐渐后延，量少，经色淡而质薄，继而停闭不行，或头晕眼花，或心悸气短，神疲肢倦，或食欲不振，毛鬓不泽或易脱落，羸瘦萎黄，脉沉缓或虚数，舌淡苔少或薄白。

证机概要：屡伤瘀血，或心脾受损，化源不足，血虚气弱，冲任失养，血海空虚，以致月经停闭，余证均为血虚不荣，气虚不布所致。

治疗原则：益气养血调经。

### 代表方药

（1）八珍膏

【组成】当归150g，川芎75g，白芍100g，熟地黄150g，党参、炒白术、茯苓各100g，甘草50g。辅药：生姜、葱白、薤白、韭白、蒜头、干艾、侧柏叶各30g，槐枝、柳枝、桑枝、冬青枝、菊花各120g，苍耳草、凤仙草、石菖蒲、白芥子、莱菔子、花椒、乌梅各15g，发团45g，大枣15g，桃枝120g。

【制法】用麻油5760g将上药浸泡，入大锅内加火熬枯，捞去滓，熬油至滴水成珠，下丹搅匀，再下炒铅粉150g，金陀僧、檀香各60g，雄黄、明矾、轻粉、降香、乳香、没药各15g，龟板胶、鹿角胶各30g（酒蒸化），兑入拌匀收膏备用。

【用法】将膏药化开，贴于膻中穴、膈俞穴上。

【来源】乐依士.实用中医内科大膏药手册.上海：上海科学技术出版社，1994.

（2）保胎膏

【组成】当归、党参、生地黄、杜仲、续断、桑寄生、地榆、砂仁、阿胶各30g，熟地黄60g，炒蚕沙45g。

【制法】上药用麻油750ml，将药熬枯去渣，下黄丹360g，黄蜡60g搅匀收膏。再入煅紫石英、煅赤石脂、煅龙骨各21g，搅匀后分摊于布上即成。

【用法】贴神阙、关元等穴与腰部。

来源：（清）吴师机．理瀹骈文．北京：人民卫生出版社，1984.

【按语】本膏药除具有防止流产功效外，对血枯经闭与肾虚腰痛等也有疗效。

### 3.阴虚血燥证

主要证候：月经周期延后，经血少而渐至停闭，五心烦热，两颧潮红，交睫盗汗，或骨蒸劳热，或咳嗽唾血，舌红苔少，脉细数。

证机概要：阴虚内热，热燥血亏，血海渐涸，故月经由少以致停闭，并见五心烦热，盗汗颧红等虚热证象。如阴虚日久，精血亏损，虚火内炽，致阴虚劳热，可见形体羸瘦，骨蒸潮热，或咳嗽唾血等证。

治疗原则：养阴清热调经。

**代表方药**

太乙膏

【组成】大黄、玄参、生地、赤芍、当归、白芷、肉桂各100g，麻油600ml，黄丹420g。

【制法】黄丹研细末备用。用麻油浸诸药，文武火熬至药枯黑、去渣，入黄丹，用桃枝不断搅动，煎至滴水成珠，软硬适中，即成膏。

【用法】外贴关元穴或患处，每日1次。

来源：（明）薛己．薛氏医案．北京：中国中医药出版社，2011.

### 4.气滞血瘀证

主要证候：月经数月不行，精神抑郁，烦躁易怒，胸胁胀满，少腹胀痛或拒按，舌边紫黯，或有瘀点，脉沉弦或沉涩。

证机概要：气以宣通为顺，气机郁滞，不能行血，冲任不通，则经闭不行，气滞不宣，则精神郁闷，烦躁易怒，胸胁胀满，瘀血内停，积于血海，冲任受阻，则少腹胀痛拒按，舌紫黯，有瘀点，脉沉或沉涩，为瘀滞之象。

治疗原则：理气活血，祛瘀通经。

**代表方药**

（1）通经膏

【组成】全当归15g，酒川芎、苍术、熟地黄、乌药、半夏、大黄、酒炒白芍、附子、吴茱萸、桂枝、红花各60g，羌活、独活、防风、党参、黄芪、白术、山萸肉、白芷、细辛、荆芥穗、秦艽、制厚朴、醋炒香附、生五灵脂、醋炒青皮、陈皮、枳实、苏木、生香附、炒五灵脂、生延胡索、炒延胡索、生蒲黄、炒蒲黄、醋炒莪术、醋炒三棱、姜黄、威灵仙、草果、山楂、麦芽、神曲、槟榔、南星、杏仁、桃仁、菟丝饼、蛇床子、杜仲、续断、熟牛膝、车前子、泽泻、木通、炙甘草、煨甘遂、葶苈子、炒黑丑、巴豆仁、益智仁、大茴香、川乌、五味子、良姜、炒远志、黄连、炮穿山甲、木鳖子、蓖麻子、柴胡各30g，炒僵蚕、滑石各120g，发团60g，皂角18g，生姜60g，葱白、韭白各500g，大蒜头、桃枝各120g，槐枝、柳枝、桑枝各240g，凤仙全株、菖蒲、干姜、炮姜、白芥子、艾叶、川椒、胡椒、大枣各30g，乌梅15g。

【制法】用麻油12000g浸泡上药，煎熬去渣，黄丹收，再入雄黄、枯矾、肉桂、丁香、木香、降香、乳香、没药、砂仁、轻粉各30g，牛胶120g，搅匀成膏。

【用法】上贴心口，中贴脐眼，下贴脐下，兼贴对脐两腰。

来源：（清）吴师机. 理瀹骈文. 北京：人民卫生出版社，1984.

【按语】本方是妇女瘀血内阻病证的通治方，凡是妇科病证由于瘀血内阻而引起者，都可以贴敷此膏来治疗。

（2）行瘀膏

【组成】大黄120g，芒硝60g，栝楼根、柴胡、桃仁、当归、生地黄、红花、莪术、穿山甲、川芎各30g，乳香、没药、肉桂各21g，川乌9g。

【制法】上药以麻油熬，黄丹收。另兑入花蕊石30g，血竭15g搅匀，即得。

【用法】贴患处。

来源：（清）吴师机. 理瀹骈文. 北京：人民卫生出版社，1984.

（3）通经蜥蜴膏

【组成】蜥蜴1条，威灵仙9g，米双酒少许。

【制法】将前两味烘干，研为细末，入米双酒调和成膏。

【用法】敷脐部，外用纱布固定、每晚睡前贴敷，第2天早上除去，连用5~7天为1个疗程。

来源：苏广洵. 常见病民间传统外治法. 广西：广西民族出版社，1989.

（4）血滞经闭膏

【组成】鲜臭梧桐皮250g，阿魏90g。

【制法】先将臭梧桐皮煎熬去渣取汁，再入阿魏熬成膏，即成。

【用法】每次取膏药10~15g，摊于布上贴小腹。2~3天后可更换。

来源：中医研究院革命委员会. 常见病验方研究参考文献. 北京：人民卫生

出版社，1970.

【按语】本膏熬制不宜过嫩，否则不便于贴敷。一般血瘀经闭用此膏2~3天后即能下血，下血后则停用。

### 5. 痰湿阻滞证

主要证候：月经停闭，形体肥胖，胸胁满闷，呕恶痰多，神疲倦怠，或面浮足肿，或带下量多，色白、苔腻，脉滑。

证机概要：肥胖之体，多痰多湿，痰湿阻滞，气血不畅，冲任壅塞，故月经停闭，痰湿困脾，故胸闷呕恶，神疲倦怠，湿浊下注，则带下量多，色白，脾湿不运，痰湿内阻，故面浮足肿，苔白腻，脉滑。

治疗原则：健脾燥湿化痰，活血调经。

### 代表方药

水蓬膏

【组成】水蓬花、大黄、当归尾、芫花、大戟、穿山甲、三棱、莪术、秦艽、芦荟、血竭、肉桂各15g。

【制法】先将芦荟、肉桂、血竭轧为细粉单放，再将水蓬花等9味药碎断，另取麻油7200ml，置锅内加热，把水蓬花等9味药加入，炸枯去渣，下丹后去火毒，再将膏油加热溶化，待暴音停止，水气去尽，晾温，兑入芦荟、肉桂、血竭细末搅匀。即可将膏油分摊于布褙上，微晾，向内对折即得。每张膏药重15~24g。

【用法】温热化开，贴于小腹或患处。

来源：张奇文. 中国膏敷疗法. 北京：中国中医药出版社，2018.

【按语】本方对血瘀及水湿内停者确有良效。但方中药性峻猛，非体质虚弱者所能耐受，故使用本膏药时要严格把握适应证，切勿妄用。孕妇禁贴。

## 四、现代研究

随着医疗技术的日臻完善，阐明闭经原因、病理机制无疑是寻求预防、治疗闭经的有效方法的关键所在。近年研究发现中医药具有整体调节作用，能够通过多环节发挥其疗效，进而改善患者不适症状，且无明显不良反应，在治疗闭经的研究中也显示了可喜前景。脐疗作为外治的一种，使药物避免经消化道入血，而以此捷径到达肝脏，提高药物利用度，且方法简便易行，避免煎药的麻烦，节约时间，治标又治本。彭祖小续命蒸脐法曰："脐者，肾间之动气也，气通百脉布五脏六腑，内走脏腑经络使百脉合畅，毛窍通达，上至泥丸，下至涌泉。"脐穴又名神阙，属任脉、带脉经，为人身气血交汇之处，敷脐后药物可迅速吸收，调节周身之气血阴阳，其作用柔和，使用安全，功效持久，对闭经妇女，达到虚则补而通之，实则泻而通之。无论虚实，又当补中有通，泻中有养的治疗原则，从而使妇女闭经症状解除。

**1. 叶利萍等应用针刺结合血府逐瘀汤敷脐治疗运动性闭经临床观察**[3]

【药物组成】桃仁12g，红花、当归、生地黄、牛膝各9g，赤芍、枳壳、甘草各6g，川芎、桔梗各4.5g，柴胡3g。

【制备方法】将中药磨成粉末，用生姜汁调和，取1枚硬币大小。

【操作方法】填充脐部（神阙穴），再用一次性敷贴贴于脐部。于每次月经行经前5天至月经行经第2天，24小时换药1次，连续7天，连续治疗3个月经周期。同时配合针刺，处方如下：关元、中极、三阴交、血海、合谷、太冲。操作：华佗牌0.3mm×50mm一次性无菌针灸针直刺，行针至得气，中极深刺强刺激，关元、三阴交温针灸，合谷、太冲泻法。疗程同上。

【疗效总结】临床疗效比较治疗组血府逐瘀汤敷脐治疗运动性闭经，通过中药和脐疗双重作用，能显著提高临床有效率，提高FSH、LH和E2水平，疗效确切，操作方便，副作用小，适合在运动队中推广，总有效率90%，明显优于对照组（P<0.05）。

**2. 刘华春，侯承花，周桐宇应用益母郁香熏洗敷脐治疗继发性闭经35例**[4]

【药物组成】中药益母草40g、郁金18g、香附15g、当归12g、赤芍12g、桃仁9g、吴茱萸5g、小茴香6g

【制备方法】8味中草药同等量两份，一份煎汤，一份烘干研碾成细粉末，过100目筛，装入无毒保鲜袋内保存备用。在室温下将备用煎汤的8味中草药加水至2000ml，浸泡2~3h。用武火煮沸，文火煎熬至30min，去药渣得滤液约800ml左右，药渣再加水500ml，煎熬15min左右，去渣得滤液200ml，共得药汤1000ml放入容器内摇匀加热。

【操作方法】趁热先用蒸汽熏蒸脐下腹部，待药液降温后再淋洗脐下腹部，每次约30min，熏洗后再擦干脐眼脐下腹部，取备用的药粉15g左右，用黄酒调成膏，将膏置入脐眼脐部后，外用1层无毒保鲜膜覆盖，再用敷贴固定，每晚一次，7天为一疗程，休息3天再进行下一疗程，一般应用3~4个疗程。

【疗效总结】应用显效26例，约占74.2%；有效8例，约占22.9%；无效1例，约占2.9%；总有效率为97.1%。

**3. 刘福丽等应用中药妇笑散敷脐治青春期闭经17例**[5]

【药物组成】柴胡15g，当归20g，川芎15g，红花20g，丹参25g，益母草30g。

【制备方法】除益母草外将上述药研成粉末状密封备用。益母草煎成浓汁备用。

【操作方法】用时以75%酒精常规消毒神阙穴（肚脐）。以益母草浓汁将药粉调成糊状。取糊状药饼约5g置于神阙穴内，外用胶布固定以防外溢。3天换药1次。

【疗效总结】经治疗后月经来潮，并观察2个月行经正常为治愈。结果为以1个月治愈15例，2个月治愈2例。

**4. 庞保珍，刘祥英，侯宪良，赵焕云应用信通丹贴脐治疗闭经122例**

【药物组成】鹿茸6g，巴戟天30g，肉苁蓉30g，紫河车30g，熟地30g，益母草30g，黄芪40g，当归30g，人参30g，山楂30g，鸡内金30g，香附30g。

【制备方法】上药共为细末，瓶装备用。

【操作方法】临用时取药末10g，以酒调和成团，纳入脐中，外盖纱布，胶布固定，3d换药1次，10次为1疗程，10个疗程后统计疗效。

【疗效总结】痊愈74例，显效30例，有效10例，无效8例，总有效率93.44%。

[参考文献]

[1] 张玉珍. 中医妇科学 [M]. 北京：中国中医药出版社，2002：114.

[2] 乐杰. 妇产科学 [M]. 6版. 北京：人民卫生出版社，2004：337.

[3] 叶利萍，周超彦，叶平. 针刺结合血府逐瘀汤敷脐治疗运动性闭经临床观察 [J]. 浙江中医杂志，2016，51（10）：754.

[4] 刘华春，侯承花，周桐宇. 益母郁香熏洗敷脐治疗继发性闭经35例 [J]. 齐鲁药事，2010，29（10）：622-623.

[5] 刘福丽，刘丽霞，王欣，董辉，张爱芳. 中药妇笑散敷脐治青春期闭经17例 [J]. 辽宁中医杂志，1996（08）：23.

[6] 庞保珍，刘祥英，侯宪良，赵焕云. 信通丹贴脐治疗闭经122例 [J]. 中医外治杂志，2004（04）：42-43.

# 崩 漏

## 一、概述

崩漏是指经血非时而下或暴下不止或淋漓不尽。崩与漏有出血量多少及病势急缓的不同，前者出血量多而势急，又称崩中、血崩、经崩等，后者出血量少而势缓，又称漏下、血漏、经漏等，两者虽名字不同，但常互相转换，交替出现，故称为"崩漏"，是一种月经经期、经量严重失常的病证[1]。可发生于月经初潮后至绝经间的任何年龄。现代医学认为，崩漏相当于西医学中"无排卵性子宫出血"。

## 二、病因病机

崩漏病位在冲任胞宫，其发病源于肾–天癸–冲任–胞宫轴的失调，虚、热、瘀是其常见病因，致病之根首责于肾，肾为先天之本，藏精，主生殖，如先天禀赋不足或房劳多产致肾气虚衰，封藏失司，冲任失固，子宫藏泄失常，经血失于制约，从而导致崩漏。脾为后天之本，气血生化之源，主统摄血液行于脉中而不溢于脉外。若因劳倦、思虑过度或饮食不节使脾胃虚损较甚，抑或气血生化乏源，脏腑失养，血液失统，经血不循常道，溢于脉外则导致出血发为崩漏。此外，先天不足或病久及肾，阴损及阳，命门火衰失于温煦脾土，亦会导致脾统血功能下降，进而冲任失约，发为崩漏。

## 三、辨证论治

### 1.肾虚兼血热证

主要证候：经血非时妄行，时崩时漏，淋漓不止，经色鲜红或深红，质稠或夹小血块，头晕耳鸣，腰膝酸软，夜尿多，心烦多梦，面赤唇红，口干渴，面部黯斑，眼眶黯。舌质红，苔少，脉细数。

证机概要：经行先期，血虚有热，经行过多，先后不定，经行不止，崩中漏下，五旬后行经（即老妇行经）。

治疗原则：滋肾益阴，止血调经。

**代表方药**

固经膏

【组成】全当归90g，酒炒牡丹皮、柴胡、酒芍、生地黄、黄芩、知母、麦冬、川芎、地骨皮、贝母、黄连各60g，羌活、防风、连翘、薄荷、蔓荆子、紫苏、独活、薰木、细辛、丹参、党参、黄芪、熟地黄、元参、白术、天冬、赤芍、白薇、苍术、山萸肉、山药、枳壳、桔梗、麦芽、郁金、贯众、青皮、陈皮、半夏、胆南星、白芷、升麻、葛根、黄柏、黑山栀子、生甘草、熟牛膝、杜仲、炒续断、桑白皮、椿白皮、樗白皮、秦皮、醋炒元胡、醋炒蒲黄、醋炒香附、黑荆芥、黑五灵脂、地榆炭、炒葵皮、五味子、五倍子、柯子肉、乌贼骨、煅龙骨、煅牡蛎、炮穿山甲、炒黑蚕沙各30g，龟板、鳖甲各60g，炮姜炭15g，生姜60g，葱白、韭白、大蒜各240g，紫地丁、益母草、槐枝、柳枝、桑枝各240g，白茅根、干荷叶、侧柏叶、霜桑叶、薄荷叶各60g，凤仙草半珠，苍耳草（全株）、艾叶、乌梅各30g。

【制法】共用麻油12kg，分熬去渣后，并熬丹收，再入陈壁土、枯矾、百草霜、发灰、赤石脂、煅紫石英各30g，牛胶120g（酒蒸化），搅匀成膏。

**【用法】** 上贴心口，中贴脐眼，下贴丹田，或兼贴对脐两腰。

**来源：**（清）吴师机.理瀹骈文.北京：人民卫生出版社，1984.

### 2. 脾虚证

**主要证候：** 经血非时妄行，崩中与漏下交替反复，经色淡而质稀，可有血块。面色㿠白，气短神疲，甚则两目昏花，面浮肢肿，四肢不温，食欲不振。舌淡胖，苔白，脉细弱。

**证机概要：** 脾主统摄血液行于脉中而不溢于脉外。脾胃虚损较甚，经血不循常道，则溢于脉外则导致出血发为崩漏。面色㿠白、气短神疲、两目昏花、面浮肢肿等为气血两虚之征。

**治疗原则：** 补气摄血，养血调经。

**代表方药**

补土膏

**【组成】** 当归60g，黑荆芥、党参、白术、熟地黄、黄芪、川芎、白芷、炒蒲黄、炒五灵脂各30g，柴胡、升麻、陈皮各15g，乌梅、炮姜各9g。

**【制法】** 麻油熬，黄丹收。

**【用法】** 贴心口、脐下。

**来源：**（清）吴师机.理瀹骈文.北京：人民卫生出版社，1984.

**【按语】** 补土膏系补中益气汤合失笑散加味而成，对中气不足兼见瘀血内阻者尤为适宜。原著中曾指出，方中可加麦冬、五味子、羌活、防风、吴茱萸、水炒黄连、黄柏（炒黑）各6g，伏龙肝、炒蚕沙、阿胶、香附、艾叶各30g，兼白带者加苍术、半夏各30g。

### 3. 血瘀证

**主要证候：** 经血非时而下，时下时止，或淋漓不净；或停闭日久，又突然暴下不止，继而淋漓不断；经色紫黑有块。伴见下腹痛胀不适，或痛则下血有块，块出痛减。舌质紫暗，苔薄白，脉涩。

**证机概要：** 胞宫瘀滞、新血不安，由是经乱无期，离经之血时瘀时流，故经血时来时止。若冲任阻隔则经水不至；蓄极而满，但瘀血不去，新血难安，故血又暴下。血瘀故血色紫黑有块，瘀阻则气血不畅，故作痛。舌质紫暗、苔薄白、脉涩，为有瘀之征。

**治疗原则：** 活血化瘀，止血调经。

**代表方药**

（1）天竺膏

**【组成】** 1组：大枫子12g，蛇床子12g，牛蒡子12g，川羌活10g，独活10g，蓖麻子12g，白楝皮10g，破故纸10g，白及10g，白芷9g，蜂房一枚，桑寄生

10g，防风10g，南星10g，陈皮9g，土茯苓12g，木鳖12g，皂角刺10g，白芍10g，苍耳子12g，红花10g，川乌10g，半夏10g，归身12g，归尾9g，黄柏9g，草乌9g，甘草9g，穿山甲10g，天花粉9g，附子9g，生姜200g，生葱200g，桃枝50g，柳枝50g，桑枝50g，枣枝50g，头发200g（用鸡蛋清洗净）；2组：蚕沙9g，阿魏10g；3组：乳香（炒）9g，没药9g，白豆蔻9g，肉桂9g，雄黄9g，木香9g，丁香7.5g，麝香2g，冰片6g。

【制法】1组各药用麻油2500ml浸泡，三五日后入锅煮至焦黑，捞起诸药、滤渣，入2组诸药，煎至熔化为度。加黄丹1800g搅至滴水成珠，倒在盘内，入苏合油100g，再入药末（3组药物共研细末），并煎药再搅匀，便好。

【用法】将药膏贴三阴交、命门穴。

来源：（清）姚俊经验良方全集. 北京：中国中医药出版社，2020.

【按语】本方具有破血逐瘀，活血止血之功，可治疗血瘀崩漏。

（2）止崩麻仁膏

【组成】红蓖麻仁15g。

【制法】将红蓖麻仁捣成膏状。

【用法】将药膏贴百会穴。

来源：黄月庭，杨医亚. 民间灵验便方. 河北：河北人民出版社，1965.

【按语】以蓖麻仁捣膏贴于百会穴上，在妇产科临床上有广泛的适用范围，以此法治疗妇女血崩，经临床验证确有一定疗效。血止即洗去药膏。

## 四、现代研究

崩漏治疗不及时导致贫血、妇科炎症、严重时出现失血性休克，严重影响了患者身体、生育及生活质量，造成患者极大的心理压力及经济负担。西医常用激素及手术诊刮，虽达到暂时止血的目的，但复发率高，且激素治疗副作用大，且有一定的禁忌证，患者接受性差，中医药与西医治疗手段相比，治疗崩漏有独特的优势，不良反应少，止血、养血速度快[2]，有明显优势。崩漏治疗原则为"急则治其标，缓则治其本"，临床上常常遵循"塞流、澄源、复旧"治崩三法。即经血暴崩时急当塞流止血；血止后澄本清源，辨证求因而治本；病机向愈之时，不忘复旧调理固本。塞流是澄源和复旧的基础和前提。

［参考文献］

［1］罗颂平，刘雁峰. 中医妇科学［M］. 3版. 北京：人民卫生出版社，2016：

82-84.

[2]张靖，闫宏宇. 崩漏中医治疗研究进展［J］. 新疆中医药，2017，35（4）：125-128.

# 痛 经

## 一、概述

痛经，又称"经行腹痛"，多指女性正值经期或经行前后出现周期性小腹疼痛，或痛引腰骶，甚至出现剧痛晕厥，本病以经行小腹疼痛，伴随月经周期性发作为其临床特征，是妇科常见病和多发病。

西医学原发性痛经、子宫内膜异位症、子宫腺肌症、盆腔炎性疾病等引起的继发性痛经可参照本病辨证论治。

## 二、病因病机

痛经部位在子宫和冲任，以"不通则痛"和"不荣则痛"为主要病机。经期前后，血海由满盈而泄溢，气血盛实则骤虚，子宫、冲任气血变化较平时急剧，易受致病因素干扰，加之体质因素影响，导致子宫、冲任气血运行不畅或失于温煦，不通或不荣而痛，经净后子宫、冲任气血渐复而疼痛自止。

## 三、辨证论治

### 1. 气滞血瘀

主要证候：素体抑郁，或情志不舒，经前或经期小腹胀痛，行经不畅，经血紫黯、夹有血块；乳房胀痛，两胁胀满，耳鸣，胸闷不舒；舌紫暗有瘀斑，脉弦。

证机概要：肝郁气滞，血行不畅，冲任经脉受阻，胞中经血壅滞，不通则痛。

治疗原则：理气活血、化瘀止痛。

**代表方药**

（1）妇女调经膏验方

【组成】柴胡100g，香附100g，益母草50g，元胡50g，穿山甲50g，红花50g，巴豆50g，川芎50g，丹皮15g，生地150g，干姜50g，苍术50g，吴茱萸50g，透骨草50g，木香15g，荆芥100g，小茴香100g，艾叶50g，肉桂50g，薄荷15g，防风100g。

【制法】用香油5kg，将21味药物浸在油内（冬7天、夏3天、春秋5天），熬至药焦，去渣再熬至滴水成珠，入炒漳丹2.5g，搅熬成膏。每大张膏药50g，小张膏药15g。

【用法】用时以微火化开膏药，贴于丹田穴，根据疼痛程度选择膏药的大小，贴之前，用姜片擦净皮肤。

来源：济南市卫生局编. 济南市中药成方选辑［M］. 济南：山东人民出版社，1959.

（2）行气通经熨

【组成】香附30g，桃仁30g，元胡15g，当归15g，苏木15g，川椒10g。

【制法】诸药混合研末过筛，瓶储封存备用。

【用法】于每次月经前取药末15~25g，以米酒适量调拌和匀，制成小圆饼贴于脐上，胶带固定。3~5天换药1次。

来源：刘炎. 中华自然疗法. 上海：上海科学技术文献出版社，1994.

（3）加味失笑散

【组成】香附，丹参，天台乌药，蒲黄，五灵脂各等量。

【制法】诸药混合研末过筛，瓶储封存备用。

【用法】于每次月经前取药末15~25g，以黄酒适量调拌和匀成膏状，贴于脐孔上，胶带固定。1天换药1次。

来源：高树中. 中医脐疗大全. 济南：济南出版社，2009.

**2. 寒凝血瘀证**

主要证候：经前或经期小腹冷痛拒按，得温则减；或周期延后，经血量少，色暗有血块；畏寒肢冷，面色青白；舌黯，苔白，脉沉紧。

证机概要：寒邪凝滞，子宫冲任经血不畅，不通则痛，且月经迟至；得温寒化，瘀滞得通，通则不痛，故得温则痛减。

治疗原则：温经散寒，化瘀止痛。

**代表方药**

（1）通经膏

【组成】当归250g，酒川芎100g，苍术100g，熟地100g，乌药100g，半夏100g，大黄100g，酒白芍100g，附子100g，吴茱萸100g，桂枝100g，红花100g，羌活50g，独活50g，防风50g，党参50g，炒白术50g，山萸肉50g，白芷50g，细辛50g，荆芥50g，川椒50g，川厚朴50g，醋青皮50g，陈皮50g，枳实50g，苏木50g，生香附50g，炒香附50g，生灵脂50g，炒灵脂50g，生元胡50g，炒元胡50g，生蒲黄50g，炒蒲黄50g，醋莪术50g，醋三棱50g，姜黄50g，威灵仙50g，草果50g，山楂50g，麦芽50g，神曲50g，槟榔50g，胆南星50g，杏仁50g，菟丝子50g，桃仁50g，蛇床子50g，杜仲50g，川断50g，牛膝50g，车前子50g，泽泻50g，木通50g，炙甘草50g，煨甘遂50g，葶苈子50g，炒黑丑50g，巴仁50g，益智仁50g，大茴香50g，川乌50g，五味子50g，高良姜50g，炒远志50g，川黄连50g，炮山甲50g，木鳖50g，蓖麻仁50g，柴胡50g，炒蚕砂100g，飞滑石100g，发团100g，皂角80g，黄芪200g，生姜100g，葱白500g，韭白500g，蒜头200g，桃枝200g，槐枝400g，柳枝400g，桑枝400g，凤仙全株50g，石菖蒲50g，干姜50g，炮姜50g，白芥子50g，艾叶50g，胡椒50g，秦椒50g，大枣50g，乌梅15g

【制法】上药共用油1.2kg熬丹收，再入雄黄50g，枯矾50g，官桂50g，丁香50g，木香50g，降香50g，乳香50g，没药50g，砂仁50g，轻粉50g，加入黄酒蒸化的黄明胶200g，熬制成膏药，每大张膏药50g，小张膏药15g。

【用法】用时以微火化开膏药，贴于丹田穴，根据疼痛程度选择膏药的大小，根据疼痛部位选择贴敷位置。贴之前，用姜片擦净皮肤。

来源：（清）吴师机．理瀹骈文．北京：人民卫生出版社，1984.

（2）寒瘀痛经膏

【组成】白芷8g，五灵脂15g，炒蒲黄10g，盐5g。

【制法】上药共研成末，以适量凡士林调成膏状。

【用法】于经前5~7天，取药膏3g，纳脐内，上置姜片，用艾柱灸2~3壮，以脐内有热感为度，然后药末用胶带固定，月经结束则停用。

来源：张建德．中医外治法集要．陕西：陕西科学技术出版社，1989.

（3）活血止痛膏

【组成】干姜，山奈，白芷，甘松，大黄，生天南星，生半夏，没药，乳香，冰片，薄荷脑，樟脑，陈皮，当归，丁香，胡椒，香加皮，细辛，荆芥，桂枝，辛夷，川芎，独活，牡丹皮，辣椒，苍术，颠茄流浸膏，水杨酸甲酯等。

【制法】本品为中成药。

【用法】行经前3天贴于神阙、关元等穴或平素疼痛部位。

来源：国家药典委员会．中华人民共和国药典．北京：中国医药科技出版社，2015.

**3. 湿热蕴结证**

主要证候：经前或经期小腹灼热疼痛或不适，痛连腰骶，或平时小腹痛，至经前疼痛加剧，疼痛拒按；经量多或经期延长，色红紫暗，质稠有血块或夹黏液；平素带下量多，黄稠臭秽；或伴低热，小便黄赤，色红；苔黄腻，脉滑数或濡数。

证机概要：经前血海气血充盈，湿热之邪阻遏冲任子宫气血，湿热与血互结，气血失畅，瘀滞不通，故腹痛且有灼热感。

治疗原则：清热除湿，化瘀止痛。

**代表方药**

（1）固经膏

【组成】当归150g，炒丹皮100g，柴胡100g，酒白芍100g，生地100g，黄芩100g，知母100g，麦冬100g，地骨皮100g，川芎100g，浙贝母100g，黄连100g，羌活100g，防风100g，连翘100g，薄荷100g，蔓荆子100g，紫苏100g，独活100g，藁本100g，细辛100g，丹参100g，党参100g，黄芪100g，熟地100g，玄参100g，白术100g，天冬100g，赤芍100g，白薇100g，苍术100g，山萸肉100g，山药100g，炒枳壳100g，桔梗100g，麦芽100g，郁金100g，贯众100g，青皮100g，陈皮100g，半夏100g，胆南星100g，白芷100g，升麻100g，葛根100g，黄柏100g，黑栀100g，生甘草100g，熟牛膝100g，杜仲100g，川断100g，桑白皮100g，椿白皮100g，樗白皮100g，醋炒秦皮100g，醋炒元胡100g，醋炒蒲黄100g，香附100g，炒荆芥100g，五灵脂100g，地榆100g，瓜蒌皮100g，五味子100g，五倍子100g，诃子肉100g，乌贼骨100g，煅龙骨100g，龟板100g，鳖甲100g，炮姜15g，生姜100g，葱白200g，大蒜200g，韭白200g，紫地丁400g，益母草400g，槐枝400g，柳枝400g，桑枝400g，茅根100g，干荷叶100g，侧柏叶100g，桑叶100g，薄荷100g，凤仙草50g，苍耳草50g，艾叶50g，乌梅50g。

【制法】上两药用油1.2kg，分熬去渣后，并熬，丹收。再加入陈壁土50g，枯矾50g，百草霜50g，发灰50g，赤石脂50g，紫石英50g，加入黄酒蒸化的黄明胶200g，熬制成膏药，每大张膏药50g，小张膏药15g。

【用法】用时以微火化开膏药，贴于丹田穴，根据疼痛程度选择膏药的大小，根据疼痛部位选择贴敷位置。

来源：（清）吴师机．理瀹骈文．北京：人民卫生出版社，1984.

【按语】此膏可治月经先期、行经过多、崩漏、湿热带下等，热与血结而导致痛经可参照此膏药加减论治。湿热重者，可去麦冬、龟板、生地等滋腻之品。

（2）芩术痛经贴

【组成】黄芩，炒白术各等份。

【制法】按处方比例称取黄芩粗粉和炒白术粗粉，以15倍量的70%乙醇合并渗漉，得渗漉液，加入聚丙酸钠、单甘酯、十二烷基硫酸钠、甘油、微晶纤维素等制备成巴布贴膏。

【用法】行经前3天、疼痛时贴于神阙、关元等穴。

来源：张晓燕．芩术痛经膏贴的药学研究［D］．武汉：湖北中医学院，2009.

### 4. 肾气亏虚证

主要证候：经期或经后，小腹隐隐作痛，喜按，伴腰骶酸痛；月经量少，色淡质稀；头晕耳鸣，面色晦暗，小便清长；舌淡，苔薄，脉沉细。

证机概要：平素肾气亏虚导致冲任虚损，精血不足，导致月经后期；行经时精血更虚，导致"不荣则痛"，疼痛以绵痛、隐痛为主。

治疗原则：补肾填精，养血止痛。

**代表方药**

益寿膏

【组成】炮附子50g，肉桂50g，法半夏10g，陈皮10g，羊腰子1对，虎骨70g，吴茱萸10g，川椒10g，小茴香10g，白术50g，苍术20g，艾绒10g，当归50g，补骨脂20g，香附15g，川芎15g，杜仲60g，川断20g，巴戟天10g，黄芪15g，党参15g，酒白芍10g，飞天生磺50g，益智仁20g，干鹿尾3g，川楝子10g，桂枝10g，五加皮15g，云茯苓20g，葫芦巴10g，川乌10g，鹿尾120g，白蒺藜15g，川草薢10g，肉豆蔻15g，菟丝子10g，干姜10g，茵陈10g，胡桃仁20g，公丁香10g，生姜50g，五味子10g，枸杞子20g，大葱头50g，砂仁10g，甘草10g。

【制法】用麻油2.5kg，将药熬制滴水成珠，再入飞净黄丹150g成膏。

【用法】用时以微火化开膏药，贴于丹田穴，根据疼痛程度选择膏药的大小，根据疼痛部位选择贴敷位置。

**来源**：陈可冀. 慈禧光绪医方选议. 北京：北京大学医学出版社，2011.

【按语】慈禧太后年轻时即有月经病，中年以后时有"荣行之际"即行经时腰、胯、腿、膝酸沉疼痛，此方以补肾填精为要，其中尤以温补肾阳药物为多，并调和心脾，舒畅肝气，是专为慈禧太后治疗腰痛、腹痛、经带病的膏药。有肾精亏损而痛经者，可以此方加减应用。

### 5. 气血虚弱证

主要证候：经期或经后，小腹隐痛喜按，月经量少，色淡质稀；神疲乏力，气短，头晕心悸，失眠多梦，面色苍白；舌淡，苔白，脉细弱。

证机概要：气血不足导致冲任虚损，行经及行经之后气血更弱，子宫、冲任失于濡养，不荣则痛经，且经量少而色淡。

治疗原则：补益气血，和中止痛。

**代表方药**

（1）调经膏

【组成】鲜益母草200g，党参100g，当归100g，香附100g，丹参100g，熟地100g，白术100g，五灵脂100g，生地100g，陈皮50g，青皮50g，乌药50g，柴胡50g，丹皮50g，地骨皮50g，川芎50g，酒白芍50g，半夏50g，麦冬50g，麦冬50g，黄芩50g，杜仲50g，川断50g，元胡50g，红花50g，川楝子50g，苍术50g，没药15g，远志15g，炒枳壳15g，吴茱萸15g，黄连15g，厚朴15g，茴香15g，木通15g，木香15g，官桂15g，甘草15g，炮姜15g，乌鸡一只（破腹去毛爪内脏）。

【制法】上药以麻油熬，黄丹收，加入黄酒蒸化的黄明胶100g，搅匀制膏药，每大张膏药50g，小张膏药15g。

【用法】用时以微火化开膏药，贴于丹田穴，根据疼痛程度选择膏药的大小，根据疼痛部位选择贴敷位置。

来源：（清）吴师机．理瀹骈文．北京：人民卫生出版社，1984.

（2）补气益气散

【组成】党参12g，白术12g，炙甘草10g，干姜6g，当归6g。

【制法】上药共研为细末，以适量凡士林调成膏状。

【用法】于经前5~7天，取药膏3g，纳脐内，外盖纱布，胶带固定，每日1次。

来源：马汴梁．敷脐妙法治百病．北京：人民军医出版社，2009.

## 四、现代研究

膏剂治疗痛经具有用药途径简便，疗效确切的优势。杨月等[1]总结近10年治疗痛经的中药膏剂认为脐部给药是治疗痛经的常用部位，其他贴敷部位还有关元、中级、气海、肾俞、足三里、三阴交等。其中，脐部屏障作用较差，脐下无脂肪组织，含丰富的血管，渗透性强，吸收快，有利于药物穿透吸收，通过脐部给药，尤其是加入能温经散寒通络的有效成分，可以使药物弥散穿透进入血液循环产生全身效应，从而达到治疗目的。因而，脐部给药治疗痛经将有很大的发展前景，值得推广。随着中药剂型改革发展步伐的加快，治疗痛经的膏贴剂型种类越来越多，常见的膏贴剂型有传统膏药、贴膏、巴布剂等[1]。外用膏剂治疗痛经也经常可与其他治疗手法配合应用，例如针灸、温针灸、穴位按摩、穴位膏摩、循经膏摩等手法，经多项临床研究观察，疗效更佳。

【药物组成】延胡索、川芎、乳香、细辛，配比10：10：5：2。

【制备方法】上述药物共研细末，加黄酒、饴糖为膏，搓成药丸，压成直径约3cm，厚度约3cm的圆形药饼。

【操作方法】应用中医定向透药治疗仪取关元、中极、大赫、命门、腰阳关等穴进行治疗，热疗温度5级，持续时间20分钟。然后将药饼贴于上述热疗穴位上，用穴位贴片固定，贴敷时间4小时。从经前2周开始治疗直至本次痛经症状结束，每周治疗2次。

【疗效总结】经3个月经周期的临床观察，疗效肯定，能明显改善临床症状，降低血清PGF1α、TXB2水平，疗效明显优于对照组（P<0.05）。

**2. 王晓玲等应用穴位按摩加舒经膏敷治疗痛经**[3]

【药物组成】桃仁30g，乳香30g，没药30g，红花20g，川芎20g，肉桂20g，当归60g，川断15g。

【制备方法】将所有药物研磨成粉，以600ml麻油浸泡1周，煎至药枯后以纱布过滤残渣，再次加热并加入血竭粉10g、冰片10g，最后以50g蜂蜡入油收膏，将其装至广口容器中备用。

【操作方法】取1/3张伤湿止痛膏将舒经膏涂抹于其中央。先取阿是穴、命门、肾俞、关元俞、气海、子宫、三阴交、足三里等穴位，以手法按摩10分钟，按摩结束后以舒经膏敷贴于关元穴和阿是穴，1次/天。

【疗效总结】对照组、治疗组各89例，治疗3个月经周期后，治疗组患者VAS评分与每次痛经持续时间明显低于治疗前及对照组治疗后（P<0.05）。

**3. 陈旭军等应用温针灸加膏摩治疗寒凝血瘀型原发性痛经**[4]

【药物组成】吴茱萸300g，桂枝300g，生蒲黄300g，生大黄200g，制乳香300g，制没药300g，乌药200g。

【制备方法】取上述药物饮片加水过药面，浸泡2小时，然后加热煮沸，改文火煮1小时，滤取药液，药渣再加水文火煮1小时，滤取药液，合并此药液，浓缩成流浸膏状，然后加入4倍量95%酒精，3倍量水，充分搅拌后放置冰箱冷藏48小时，再过滤，取滤液浓缩至适量备用，配入凡士林基质中，搅拌均匀，定量分装于药盒内。

【操作方法】将膏摩剂均匀涂抹于腰骶八髎穴及周围，横擦八髎穴大约5分钟，以医者感到手下发热，热度渗透到穴区，以患者感觉舒适为度。同时配合天枢、气海、关元、归来、三阴交等穴位温针灸20分钟。治疗从经前7天开始，隔日1次，至本次月经来潮后5天结束，连续治疗3个月经周期。

【疗效总结】对照组、治疗组各31例，治疗3个月经周期后，治疗组不良反应率以及VAS评分明显低于对照组（P<0.05）。治疗组及对照组治疗有效率分别为87.1%和64.5%，差异有统计学意义（P<0.05）。

**4. 刘照时等应用针灸配合苗药巴布剂地龙膏穴位贴敷治疗气滞血瘀型原发痛经**[5]

【药物组成】地龙、骨碎补、栀子、鬼针草、虎杖、冰片等。

【制备方法】本品为巴布剂，为一种生物利用度高、药物进入体内长效缓释的经皮给药剂型。

【操作方法】取中极、关元、气海、地机等穴针灸，经前3天开始治疗，1次/天，连续治疗7天为1个疗程，治疗3个月经周期；同时在中极、关元、气海、地机等穴位区域使用巴布剂地龙膏贴敷，大小约1.5cm×1.5cm，厚度约2mm，行经前3天开始贴敷，6~8小时/天，每日1次，连续治疗7d为1个疗程，连续治疗3个月经周期。

【疗效总结】针灸配合巴布剂地龙膏穴位贴敷治疗气滞血瘀型原发痛经患者疗效显著，其镇痛效应之一可能是通过调节血浆β-EP水平而发挥作用。

**5. 路遥应用温经消痛循经膏摩治疗寒湿凝滞型原发性痛经**[6]

【药物组成】肉桂、小茴香、艾叶、桂枝、干姜、苍术、茯苓、当归、川芎、香附、五灵脂等。

【制备方法】以上药物共研细末（80-100目），浸泡在75%的酒精中，24小时后再加入适量凡士林，用微火加热，至色变微黄，不要出现焦糊，然后过滤，冷却后备用。

【操作方法】患者仰卧位，取适量温经消痛膏在患者小腹部均匀薄层涂抹，先按顺时针方向按摩3~5分钟，然后循小腹部任脉、脾经、肾经推揉至药膏完全吸收；患者俯卧位，沿背部督脉、膀胱经均匀涂抹温经消痛膏，用掌根擦法从上至下直擦督脉，再循背部膀胱经推揉至药膏完全吸收；医者手部涂少量药膏，横擦肾俞、命门、八髎，透热为度，时间8~10分钟。在经前5天开始治疗，来潮后1~2天后结束治疗，30分钟/次，1次/天，连续治疗7天，3个月经周期为一个疗程。

【疗效总结】对照组、治疗组各36例，治疗组循经膏摩，对照组口服血府逐瘀胶囊，1疗程后治疗组VAS评分、痛经程度量表评分等观察指标均优于对照组（P<0.05）。

[参考文献]

［1］杨月，陈晓，张莉. 治疗痛经的中药外用制剂研究概述［J］. 中医药信息，2010，27（2）：111-113.

［2］陈颖娟，陈旦平. 痛经膏穴位贴敷联合中医定向透药疗法治疗气滞血瘀型原发痛经疗效观察［J］. 河北中医，2020，42（4）：543-546.

［3］王晓玲，宋凤玲. 穴位按摩加舒经膏贴敷治疗痛经的疗效观察及护理［J］. 双足与保健，2019，207（1）：5-6.

［4］陈旭军，王晓钦，王伟强. 温针灸加膏摩治疗原发性痛经（寒凝血瘀型）的疗效观察［J］. 中医药通报，2019，18（6）：54-56.

［5］刘照时，赵苏萍，黄月娜，等．针灸配合巴布剂地龙膏穴位贴敷治疗气滞血瘀型原发性痛经的临床效果［J］．中医妇幼保健，2016，31（5）：1093-1095.

［6］路瑶．循经膏摩治疗寒湿凝滞型原发性痛经的临床观察［D］．山东：山东中医药大学，2015.

# 附：子宫内膜异位症

## 一、概述

子宫内膜异位症是一种妇科常见疑难病，是子宫内膜出现并生长在宫腔外的其他器官而导致的一种疾病[1]，主要表现为痛经、不孕、月经失调及盆腔包块等。顽固性、渐进性痛经是子宫内膜异位症患者最常见的也是最痛苦的症状之一。

## 二、病因病机

中医学中无此病名，一般认为子宫内膜异位症属祖国医学的"痛经""癥瘕"范畴，本病可参考中医古籍文献中"妇人血瘕"论治。纵观历代医家的论述，其病因总不外虚实两种，实者为气滞血瘀或寒湿凝滞，虚者则为气血虚弱或肝肾亏损。结合临床所见，本病瘀证、寒证较多，热证较少，未见单纯虚证，病程较长者可见虚实夹杂证。

## 三、辨证论治

### 1. 寒凝血瘀证

主要证候：经前或经期小腹绞痛、冷痛、坠胀痛、拒按；得热痛减，经量少，色暗红，经血淋沥难净，或见不孕，畏寒肢冷；舌质淡胖而紫黯，苔白，脉沉弦或细。

证机概要：阴寒之邪客于胞宫，邪与血结，阻滞脉络，冲任之气不利，不通则痛。

治疗原则：温经止痛，祛瘀消癥。

**代表方药**

（1）万应灵膏

【组成】木香、川芎、牛膝、生地、白芷、细辛、秦艽、归尾、枳实、独活、枫子、防风、羌活、黄芩、南星、半夏、蓖麻、苍术、浙贝、赤芍、杏仁、白蔹、肉桂、良姜、灵仙、续断、荆芥、藿香、蕲艾、连翘、川乌、藁本、丁香、山甲、红花、乌药、两头尖、白附子、白茅根、甘草节、金银花、清风藤、降真香、苍耳子、川绵纹、白鲜皮、白僵蚕、草乌头、花文蛤、真元参、净蝉蜕各50g，全蝎蚣十条、净蛇蜕一条。

【制法】桃、柳、槐枝手指粗，每样三根捆成一把，搅药用。上药为粗片，用芝麻油7000g浸药，夏3日、春5日、秋7日、冬10日方入锅熬。文武火以药枯油黑为度，用麻布滤去渣，再用秤将油秤准，每净油500g、官粉350g熬膏，滴水成片、拈条不断为度。

【用法】贴敷神阙、关元等穴及疼痛处。

来源：（明）万全.万密斋医学全书.北京：中国中医药出版社，2020.

【按语】本方出自《万氏女科》，具有温阳活血，理气消痰之功，可治疗妇人癥瘕、诸般疼痛、受寒、恶心等。

（2）愈痛贴

【组成】肉桂、乌药、吴茱萸、当归、乳香、没药、香附、五灵脂、血竭等组成。

【制法】上述药物制膏。

【用法】先用盐水清洗脐部，然后将愈痛贴贴于神阙穴，每日1贴，连用7天，连续使用3个月为1个疗程。

来源：宋昌红.愈痛贴治疗寒湿凝滞型痛经临床疗效观察［J］.四川中医，2005，23（7）：82-83.

### 2. 肾虚血瘀证

主要证候：经行腹痛，腰脊酸软，逐渐加重且阴部存在空坠感，月经先后无定期，经量或多或少，不孕；神疲体倦、头晕耳鸣，面色晦暗，性欲减退；盆腔有结节包块；舌质黯淡，苔白，脉沉细。

证机概要：肾阳虚型多因禀赋不足，房劳多产，人工流产所伤，肾阳不足，温煦失职，血行迟缓，瘀血阻滞冲任或胞宫导致此病。肾阴虚型可因素体肾阴亏虚，房劳多产等原因耗伤真阴，阴虚血燥，血行迟滞，瘀血阻滞冲任、胞宫而患此病。肾亏精少则冲任胞脉失于濡养，冲任气血不足，气血易滞而阻，则血不归经而成瘀。

治疗原则：活血化瘀、补肾助孕。

### 代表方药

（1）消异种子丹

【组成】水蛭30g，炒穿山甲30g，蜈蚣4条，延胡索30g，制没药30g，制乳香30g，生大黄35g，炒桃仁30g，红花20g，川芎25g，木香25g，肉桂20g，淫羊藿30g，菟丝子30g。

【制法】上药共为细末，瓶装备用。

【用法】用时取药末10g，以温开水调和成膏，涂在神阙穴，外盖纱布，胶布固定。3d换药1次，30次为1个疗程，4个疗程后统计疗效。

来源：庞保珍，赵焕云. 消异种子丹贴脐治疗盆腔子宫内膜异位症113例［J］. 吉林中医药，2004，24（6）：22-23.

（2）克异种子丹

【组成】水蛭30g，炒穿山甲30g，蜈蚣4条，元胡30g，制没药30g，制乳香30g，大黄35g，炒桃仁30g，川芎25g，木香25g，肉桂20g，淫羊藿30g，菟丝子30g。

【制法】上药共为细末，瓶装备用。

【用法】临用时取药末10g，以温开水调和成膏涂于神阙穴，外盖纱布，胶布固定。3天换药1次，10次为1个疗程。

来源：姚玉荣，路印香. 克异种子丹敷脐治疗盆腔子宫内膜异位症113例［J］. 辽宁中医杂志，2001，16（2）：5.

**3. 气滞血瘀证**

主要证候：经行下腹坠痛，拒按，甚或前后阴坠胀欲便、经血或多或少，经色暗夹有血块，盆腔有结节、包块，胸闷乳胀，口干便结，舌紫暗或有瘀斑，脉弦或涩。

证机概要：因素性精神抑郁，郁怒伤肝，肝郁则气滞，气滞则血也滞，乃滞留成瘀血，或经期、产后、余血内流，离经之血，内蓄于胞中而成瘀。

治疗原则：活血化瘀、行气止痛。

**代表方药**

御验膏

【组成】血余、当归、川芎、赤芍药、生地黄、桃仁、红花、苏木、木香、茅香、丁香、丁皮、藿香、乌药、南星、半夏、贝母、苍术、玄参、苦参、黄芩、黄柏、大黄、山栀、天花粉、枳壳、川乌、草乌、肉桂、良姜、艾叶、防风、荆芥、白芷、细辛、羌活、独活、连翘、藁本、秦艽、麻黄、续断、牛膝、骨碎补、牙皂、五加皮、白鲜皮、白及、白蔹、大枫子、蓖麻子、苍耳子、五倍子、清风藤、威灵仙、甘草节、降真节、僵蚕、全蝎、蝉蜕、蛇蜕、蜈蚣、鳖甲、穿山甲各50g，虾蟆一个，桃枝、柳枝、榆枝、槐枝、桑枝、楝枝、楮枝各63cm，乳香、没药、血竭、麝香、阿魏各15g、抚丹水飞2500g、麻油600ml。

【制法】上各味用油浸十余日方下锅，文武火熬，待药枯黑，用麻布滤去渣，再入锅，却将丹徐徐投入，慢火熬至滴水成珠，取起候温，方入细药搅匀。油纸摊贴。

【用法】摊贴神阙、关元等穴及疼痛部位。

**来源：**（明）洪基. 摄生秘剖. 北京：北京科学技术出版社，2017.

【按语】本方活血行气，祛瘀止痛，可治疗妇人血瘕、胁痛、诸般疼痛等。

## 四、现代研究

目前中西医治疗方案均不能彻底治愈该疾病，西医药多采用激素疗法及手术治疗，存在药物不良反应大、临床复发率高的缺点。中医学从子宫内膜异位症的基本病机"血瘀"角度出发，采用辨证分型施治，治疗方法以口服为主，中药久服亦存在胃肠道反应、依从性差的缺点。中医外治法以其"简、便、廉、验"的治疗优势得到越来越多学者的重视。其中膏敷法是一种节省时间、操作方便、疗效可观的治疗方法，其利用药物发散、走窜的特点，通过外敷于皮肤、穴位、孔窍和病变局部，使药物不间断地向病变组织及血液释放，从而使病变部位保持均衡的药物浓度，而且无肝脏的"首过作用"和胃肠道刺激，且敷贴后一旦感觉不适，可立即揭去，消除不良反应，保证用药安全和有效。治疗子宫内膜异位症的膏贴剂型种类越来越多，也经常可与其他治疗方法配合应用，例如中药内服、针灸、离子导入、定向透药等多途径给药，加强了药物的治疗作用，经多项临床研究观察，疗效可靠，为寻找合理、有效的治疗方案提供依据。

**1. 陈明，张花，李璟等. 针刺配合穴位贴敷治疗子宫内膜异位症痛经[2]**

【药物组成】三棱、莪术、乳香、没药、生蒲黄各15g，全蝎、乌药、干地龙各9g。

【制备方法】研磨成粉，与生姜汁调成湿药末。

【操作方法】将上述药末外敷于关元、中极、子宫等穴，外用透气胶布固定，每次6~8h。先常规针刺，以中极、关元、子宫、三阴交为主穴：气滞血瘀型加太冲、血海；寒凝血瘀型加气海、命门；肾虚血瘀型加太溪、肝俞、肾俞。再贴敷，每日1次，14天为1个疗程，均于经前1周开始治疗（以基础体温测定为准）。治疗期间停止服用其他任何止痛药。治疗3个月经周期。

【疗效总结】针刺加穴贴组对子宫内膜异位症痛经的近期总有效率为91.2%（31/34），优于药物组的83.3%（30/36）（P<0.05）；远期总有效率分别为97.1%（33/34）、69.4%（25/36），两组疗效差异具有统计学意义（P<0.05）。两组疼痛积分均较治疗前降低，且针刺加穴贴组较药物组改善程度显著（P<0.01）；针刺加穴贴组较药物组止痛起效时间快（P<0.05），维持时间长，止痛效果稳定。

**2. 林绍华应用益肾化瘀汤内服配合中药外敷治疗87例子宫内膜异位症观察[3]**

【药物组成】桂枝60g，香附60g，丹参100g，三棱50g，薄荷30g，莪术60g，姜黄60g。

【制备方法】将上述药物辅助应用跌打药酒与翻炒处理的米醋进行外敷。

【操作方法】进行中药外敷时患者取仰卧位，中药敷于患者脐部及以下部位，每次经期过后连用3天，连用3个月。同时每天2次煎服益肾化瘀汤，用药时长为3个月，组方为：丹参15g，三棱15g，莪术10g，血竭5g，肉桂3g，黄芪30g，五灵脂15g，蒲黄10g，元胡15g，川断10g，香附10g，仙灵脾15g。

【疗效总结】经过半年治疗，对两组患者腹痛情况进行了量化评分，其中治疗组显效为52例，有效为26例，总有效率为89.7%，明显高于对照组的76.5%，两组比较有统计学意义（P<0.05）；治疗组患者下腹疼痛情况明显好转，效果优于对照组（P<0.05），有统计学意义；治疗组患者经过治疗妊娠率高达31.4%，患者的生育条件明显改善。

**3. 于婷儿应用中医综合治疗子宫内膜异位症合并不孕症的临床疗效观察[4]**

【药物组成】黄柏、侧柏叶、大黄、泽兰、薄荷各15g。

【制备方法】将上述药物研末，加水：蜜（1：1）共30g调制成膏。

【操作方法】此药膏外敷于双下腹（敷药后保留药物时间大于2个小时），每天1剂，另敷药后需要通过周林频谱仪照射患者下腹部半小时，以上治疗方法在月经期间停止使用，月经结束3天后可以实施，每月连续治疗14天为1个疗程。3个月共治疗3个疗程。同时内服药物处方组成：淫羊藿、莪术、仙茅、三棱、香附各10g，熟地黄、丹参各15g，鸡血藤、山药各20g，每日1剂，以水煎服后，分早晚两次服用。

【疗效总结】观察组患者显效11例，有效7例，总有效率72%，成功妊娠者16例（64%），治疗后无明显不良反应，治疗效果明显优于对照组（P<0.05）。

**4. 王婧等应用麝香贴敷神阙穴治疗重度痛经的临床疗效观察[5]**

【药物组成】人工麝香0.05g等。

【制备方法】经统一加工成膏。

【操作方法】用牙签挑入患者神阙穴，再滴入2滴20%的酒精，并加以艾条温和灸20min，再用麝香止痛膏外贴（皮肤敏感者用肤疾宁外贴），48h更换1次。每次月经前1周开始治疗，隔天1次，连续治疗3次。

【疗效总结】治疗重度子宫内膜异位症继发性痛经患者30例，治疗后疼痛评分及评级，比治疗前明显降低（P<0.05）。

**5. 汪慧敏，王幸儿.应用七厘散穴位敷贴并加艾条灸治疗Ⅰ期子宫内膜异位症**[6]

【药物组成】七厘散1g。

【制备方法】少量黄酒调和。

【操作方法】敷贴于患者神阙穴，用艾条灸20min，用麝香止痛膏外贴（皮肤敏感者用肤疾宁外贴），48h更换1次，3次治疗后让患者自己操作治疗。每次月经干净后第10d开始治疗，到第2次月经干净时结束，治疗2个月为1个疗程，一般治疗需2~4个疗程。

【疗效总结】七厘散敷贴法对痛经、月经不调、肛门坠胀痛、性交痛等症状改善明显，但对盆腔触痛性结节、卵巢囊肿疗效相对较差。

〔参考文献〕

[1] 郎景和.子宫内膜异位症研究的理论和实践、发病、诊断和治疗的"三化"[J].中华妇产科杂志，2011，46（11）：801–802.

[2] 陈明，张花，李璟，等.针刺配合穴位贴敷治疗子宫内膜异位症痛经[J].中国针灸，2010（9）：725–728.

[3] 林绍华.益肾化瘀汤内服配合中药外敷治疗87例子宫内膜异位症观察[J].中国民族民间医药，2013（24）：56.

[4] 于婷儿.中医综合治疗子宫内膜异位症合并不孕症的临床疗效观察[J].内蒙古中医药，2013，32（35）：23–24.

[5] 王婧，汪慧敏.麝香贴敷神阙穴治疗重度痛经的临床疗效观察[J].浙江中医学院学报，2004，28（4）：66.

[6] 汪慧敏，王幸儿.七厘散穴位敷贴治疗Ⅰ期子宫内膜异位症的临床观察[J].浙江中医学院学报，2003，27（2）：62.

# 月经乳房胀痛

## 一、概述

经行乳房胀痛是每于行经前、经后或经行期间出现乳房胀痛，或乳头胀、痒、疼痛，甚至不能触衣，连续2个月经周期以上者，证属中医"月经前后诸证"范畴。

该病属西医现代医学经前期综合征范畴，是指以周期性出现躯体、精神症状为特征，月经来潮后症状自然消失，主要表现为注意力不集中、烦躁易怒、失眠、紧张、乳房胀痛等，严重者可影响妇女的日常生活[1, 2]。

## 二、病因病机

中医认为乳头乃足厥阴肝经支络所属，乳房为足阳明经经络循行之所，故有乳头属肝、乳房属胃所主之说。该病的发生与肝胃二经相关，尤与肝经的关系最为密切，多由肝经气郁，脉络运行不畅所致。有实证与虚中夹实之不同。实证者每因情志不遂，郁怒伤肝，致肝经气郁；虚中夹实者，则因阴血不足，肝失所柔，肝郁益甚，风木太过，克制脾土，脾失运化，肝郁脾虚，痰瘀内阻，乳络欠通，不通则痛。

## 三、辨证论治

### 1.肝郁气滞证

主要证候：经前经期乳房胀痛或乳头疼痛、胸胁胀满、心烦易怒，或精神抑郁、善太息，或少腹胀痛，舌质紫暗，苔薄白，脉弦。

证机概要：性情抑郁、情志不舒或恼怒伤肝，肝失调达冲和，则肝气郁滞。

治疗原则：疏肝理气，活络止痛。

**代表方药**

（1）柴胡膏

【组成】柴胡、当归、白芍、白术、茯苓、甘草、薄荷各12g，乳香、没药各6g。

【制法】用香油400ml，将上7味药炸枯去渣，再入乳香、没药，最后用黄丹150g收膏。

【用法】贴神阙、关元穴。

来源：王光清.中国膏药学.陕西：陕西科学技术出版社，1981.

【按语】阴虚体质忌用。

（2）化坚膏

【组成】夏枯草180g，昆布180g，海藻180g，干姜90g，鹿角90g，五灵脂90g，甘遂90g，大戟90g，牡蛎90g，白芥子90g，雄黄90g，肉桂90g，麝香9g，信石90g。

【制法】将前10味药碎断，加入麻油7500g，置于锅内炸枯，过滤取油，按铅膏药配制大法下丹，去火毒。再将雄黄、肉桂、信石、麝香分别轧为细末混匀，兑入熔化的膏油内，搅匀即成。

【用法】将膏分摊于纸上，用时温热化开，贴于患处。

**来源：**张奇文．中国膏敷疗法．北京：中国中医药出版社，2018.

### 2. 肝郁血虚证

主要证候：经前、经期乳房作胀或胀痛，经行或经净则痛消。头晕目涩，月经量少，色红或淡红，质薄，肌肤不润，面色萎黄，唇舌色淡，苔薄白，脉细弦。

证机概要：因肝体阴而用阳，妇女以血为本，经前阴血下注血海，全身阴血相对不足，易致肝失血养，原来已有肝郁气滞者，更易出现肝郁血虚证。

治疗原则：养血柔肝，活络止痛。

### 代表方药

逍遥丸膏

【组成】柴胡、当归、炒白术、白芍、茯苓各100g，炙甘草80g，薄荷20g，生姜100g。辅药：葱白、薤白、韭白、蒜头、干艾、侧柏叶各6g，槐枝、柳枝、桑枝、冬青枝、菊花各24g，苍耳草、石菖蒲、白芥子、莱菔子、大枣各3g。

【制法】用麻油2710g将上药浸泡后，上锅熬枯，捞去渣，熬油至滴水成珠，下丹搅匀，再入炒铅粉30g，金陀僧、松香各12g，赤石脂、木香、砂仁、官桂、丁香、雄黄、明矾、轻粉、乳香、没药各3g，拌匀收膏备用。

【用法】将膏药化开，贴于两胁或肝俞穴上。

**来源：**乐依士．实用中医内科大膏药手册．上海：上海科学技术出版社，1994.

## 四、现代研究

近年来，随着城市化的进程加快，社会人群躯体和心理压力日益加重，尤其在女性中因情绪压力带来的乳腺疾病日益增多，尤以经前期综合征为多见。目前西医治疗多限于采用消炎止痛、对症及激素治疗，止痛效果欠佳，且激素治疗有副作用，远期疗效也不乐观。中医学认为，经前期综合征病因病机复杂，累及多脏腑，主要病位在肝，肝郁为其主要病机，中药治疗方面以疏肝养肝、通络止痛为大法，有较好的临床效果，但需辨证论治。膏剂敷贴是乳痛症中医外治法中最常用的一种，因此法便捷、有效、无痛苦而为广大患者所接受。其也经常可与其他治疗配合应用，例如乳腺治疗仪、内服中药等手段，经多项临床研究观察，疗效更佳。

### 1. 应用乳腺治疗仪结合中药敷贴治疗经前乳房胀痛效果观察及护理[3]

【药物组成】香附15g，桔核10g，红花10g，乳香、没药各15g、冰片15g。

【制备方法】置75%乙醇5000ml中浸泡1周后备用。

【操作方法】用时先将5cm×5cm左右无菌纱布（3层）浸中药，敷贴于乳房胀痛处，再将乳腺治疗仪治疗罩置于纱布上方约2cm处。采用治疗仪药物渗透疗法，选用01号波形，治疗光强50，每次30min，每日1次，每2周为1个疗程，治疗2~4个疗程。

【疗效总结】49例患者中，治愈34例，好转14例，无效1例，有效率98.0%。

**2. 应用通乳止痛汤配合外敷法治疗经行乳痛56例**[4]

【药物组成】鸡血藤、丝瓜络、路路通、泽兰、红花、香附、川芎、连翘、全瓜蒌、大黄、芒硝各15g。

【制备方法】碾碎布包蒸热，调酒少许。

【操作方法】于月经来潮前1周开始热敷乳房，月经干净后停用，每天2次。同时内服通乳止痛汤药物，其组成如下：柴胡、枳壳、川楝子、香附、当归、桃仁、赤芍各12g，瓜蒌皮、路路通、肉苁蓉、枸杞子各15g。加减：肾虚夹热，加女贞子、旱莲草各15g；痰湿明显加海藻、昆布、川贝母各10g；气血瘀滞加乳香、没药各10g；肾阳虚加补骨脂、鹿角霜各10g；痛剧者加延胡索12g。每日1剂，水煎2次，取汁400ml，分2次温服，每次月经干净后3天开始服药，连服20天。3个月经周期为1个疗程。

【疗效总结】治愈42例，好转11例，无效3例，有效率94.6%。

**3. 应用中药内服外敷治疗乳痛症100例**[5]

【药物组成】木香15g，砂仁10g，生地黄30g。

【制备方法】前二味共研末，贮瓶中密封，以防走散药性，用时同生地黄捣烂，以好醋适量调匀如糊状以备用。

【操作方法】局部外敷，用量按癖块大小而定，外以纱布覆盖全部乳房，胶布固定后，用热水袋在敷药局部热敷，通过局部加温，增强药物渗透力，提高疗效，间隔3日可将敷药取下，再调以适量醋拌匀，如法再敷，每次敷药可连用6天再作更换，但注意勿烫伤皮肤。同时配合中药内服。青年女性患者，乳房出现肿块和疼痛，并随月经周期变化，同时伴经前心烦易怒、胸闷、嗳气、两胁胀痛者，用逍遥散合四物汤加减[6]：柴胡9g，香附9g，八月札12g，青陈皮各6g，当归12g，白芍12g，川芎9g，桔络桔叶各5g，益母草30g，生甘草3g。月经前乳房疼痛甚者加桃仁10g，泽兰10g，肿块质韧偏硬者加三棱9g，莪术12g，海藻12g。中年已婚妇女，以乳房肿块为主症，疼痛稍轻，随月经周期变化小，伴随月经不调、耳鸣、目眩、神疲乏力，用二仙汤合四物汤加减：仙茅9g，淫羊藿9g，南柴胡9g，当归12g，熟地黄12g，酥锁阳12g，鹿角片9g，巴戟天9g，香附子9g，青皮6g。乳头溢液加白花蛇舌草30g，地骨皮15g；腰膝酸软加杜仲12g，续断12g。

【疗效总结】治疗组100例，痊愈52例，显效30例，有效16例，无效2例，总有效率98%；对照组50例，痊愈17例，显效12例，有效10例，无效11例，有效率为78%。2组总有效率比较，治疗组疗效明显优于对照组（P<0.05）。

［参考文献］

［1］王淑贞. 实用妇科学［M］. 北京：人民卫生出版社，1993：806-811.

［2］乐杰. 妇产科学［M］. 6版. 北京：人民卫生出版社，2004：348.

［3］陈劲. 乳房胀痛效果观察及护理［J］. 齐鲁护理杂志，2010，16（18）：83.

［4］王薇华. 通乳止痛汤配合外敷法治疗经行乳痛56例［J］. 山西中医，2009，9（25）：51.

［5］中药内服外敷治疗乳痛症100例［J］. 饶正乔. 中国中医药现代远程教育. 2012（11）.

［6］吴祥德，董守义. 乳腺病诊治［M］. 2版. 北京：人民卫生出版社，2009：164.

## 经断前后诸证

### 一、概述

经断前后诸证，是指妇女绝经前后，围绕肾气渐衰、天癸渐竭而出现的一组症候群。患者往往表现为月经紊乱、烘热汗出、烦躁易怒及心悸失眠、精神倦怠，头晕目眩等与绝经有关的症状，甚至可能出现尿频、尿急、外阴干涩、阴痒等。中医古籍中并无"经断前后诸证"之病名，据其临床表现，应当归属于"脏躁""郁证""老年血崩"等范畴。现代医家多将其归属于"经断前后诸证"。本病相当于西医学的围绝经期综合征（即更年期综合征）。

### 二、病因病机

中医学认为，妇女在绝经前后肾气渐衰，天癸将竭，冲任二脉逐渐亏虚，精血日益不足，人体调节阴阳的能力减退。在此转折时期，妇女由于体质、疾病、营养、劳逸、社会环境、情志等因素的影响，使得人体衰退过快、过早、过于严重，机体不能适应这些生理变化，则会出现肾阴不足、阳失潜藏或肾阳虚弱、经脉失却温养的状况，发生一系列气血紊乱、脏腑功能失调的症状。天癸、任脉、冲脉与肾脏、脾脏、肝脏的关系较为密切，因此与绝经期相关病证的相关脏器主要是肾、肝、脾。本病以肾虚为本，肾的阴阳平衡失调影响到肝、脾、心脏，在心、肝、脾脏功能失调的情况下，又可导致痰浊、血瘀、郁火等病变，形成围绝经期复杂的症状表现。

## 三、辨证论治

### 1. 肾阴虚证

主要证候：头晕耳鸣，失眠多梦，心烦易怒，烘热汗出，颜面潮红，腰膝酸软，五心烦热，骨节酸疼，足跟痛，口渴，大便干燥，小便黄赤，月经先期，量少色红或淋漓不尽，或皮肤有异感，痒如蚁行等。舌红、少苔，脉细数无力，治以滋阴补肾。

证机概要：肾阴亏损，失于滋养，虚热内扰所致。

治疗原则：滋养肾阴，清热除烦。

**代表方药**

固经膏

【组成】当归150g，炒丹皮100g，柴胡100g，酒白芍100g，生地100g，黄芩100g，知母100g，麦冬100g，地骨皮100g，川芎100g，浙贝母100g，黄连100g，羌活100g，防风100g，连翘100g，薄荷100g，蔓荆子100g，紫苏100g，独活100g，藁本100g，细辛100g，丹参100g，党参100g，黄芪100g，熟地100g，玄参100g，白术100g，天冬100g，赤芍100g，白薇100g，苍术100g，山萸肉100g，山药100g，炒枳壳100g，桔梗100g，麦芽100g，郁金100g，贯众100g，青皮100g，陈皮100g，半夏100g，胆南星100g，白芷100g，升麻100g，葛根100g，黄柏100g，黑栀100g，生甘草100g，熟牛膝100g，杜仲100g，川断100g，桑白皮100g，椿白皮100g，樗白皮100g，醋炒秦皮100g，醋炒元胡100g，醋炒蒲黄100g，香附100g，炒荆芥100g，五灵脂100g，地榆100g，瓜蒌皮100g，五味子100g，五倍子100g，诃子肉100g，乌贼骨100g，煅龙骨100g，龟板100g，鳖甲100g，炮姜15g，生姜100g，葱白200g，大蒜200g，韭白200g，紫地丁400g，益母草400g，槐枝400g，柳枝400g，桑枝400g，茅根100g，干荷叶100g，侧柏叶100g，桑叶100g，薄荷100g，凤仙草50g，苍耳草50g，艾叶50g，乌梅50g。

【制法】上两药用油1.2kg，分熬去渣后，并熬，丹收。再加入陈壁土50g，枯矾50g，百草霜50g，发灰50g，赤石脂50g，紫石英50g，加入黄酒蒸化的黄明胶200g，熬制成膏药，每大张膏药50g，小张膏药15g。

【用法】用时以微火化开膏药，贴于丹田穴，根据疼痛程度选择膏药的大小，根据疼痛部位选择贴敷位置。

**来源：**（清）吴师机．理瀹骈文．北京：人民卫生出版社，1984.

【按语】此膏滋阴凉血、清热除烦。可治阴虚有热的月经先期、行经过多、崩漏、湿热带下等，或五旬后或经行者。

### 2. 肾阳虚证

主要证候：症见腰脊冷痛，畏寒肢冷，溲清便溏，或五更泄泻，月经后期，月经数月一行，色淡质稀，或紫黯有块，或带下量多，色白质清稀。舌淡苔白，脉沉迟或沉细无力。

证机概要：肾阳不足，不能温煦脏腑经脉。

治疗原则：温肾扶阳。

**代表方药**

固精保元膏

【组成】1组：党参、黄芪、当归各15g，甘草、五味子、远志、苍术、白芷、白及、红花、紫梢花各9g，肉桂6g，附子3g；2组鹿角胶30g，乳香、丁香各6g，麝香3g，芙蓉膏6g。

【制法】将1组药物择净，以香麻油1000g，熬黄丹收膏，加2组药物搅匀即成。

【用法】贴脐上及丹田。

**来源：**（清）吴师机．理瀹骈文．北京：人民卫生出版社，1984.

【按语】固精保元，暖肾补腰膝，祛寒湿，久贴暖子宫。治妇人赤白带下，经水不调。

## 四、现代研究

西医治疗主要采用性激素替代疗法，短期内可以在一定程度上缓解患者的不适症状，但长期应用存在一定的局限性和副作用，如诱发血栓性疾病、子宫内膜病变、抑郁等。相对于西医来说，中医药对于本病的治疗有其自身的长处，不仅疗效满意，而且无明显不良反应，容易被患者所接受。外用膏剂贴敷疗法，通过药物—腧穴—经络—脏腑这一作用方式，改善患者的自我调节功能，以让患者重新达到阴平阳秘的状态，且贴敷疗法操作简单，能够直接观察、随时掌握等多种优点，容易临床推广。

### 1. 定经汤加穴位贴敷治疗肾虚肝郁型绝经前后诸证临床观察

【药物组成】女贞子、旱莲草、淫羊藿、当归等量。

【制备方法】共研细末，蜂蜜调制。

【操作方法】将女贞子、旱莲草、淫羊藿、当归等量放入无菌药碗，加入少量蜂蜜调制。涂抹于无纺布膏药贴布上，药物面积3cm×3cm，药物厚度约2mm，直径为2mm圆锥状药饼，贴敷于神阙、三阴交、太溪。定经汤药物组成：菟丝子20g、白芍20g、当归20g、熟地15g、山药15g、茯苓10g、柴胡15g、芥穗10g。

【疗效总结】观察组总有效率95.0%，对照组总有效率82.5%。通过两组中医症状积分、kupperman评分对照，经统计学分析定经汤加穴位贴敷治疗肾虚肝郁型绝经前后诸症疗效优于对照组。

### 2. 地归敷贴与蜂针治疗更年期综合征

【药物组成】熟地黄、当归各10g。

【制备方法】研末过筛，把50g新鲜纯蜂胶放入100ml乙醇中，浸泡1周，每日振荡1次，每次15min。倒出蜂胶浸出液，再将过筛的熟地黄与当归粉末调成糊状的蜂胶酊备用。

【操作方法】用温水清洗脐部，以手掌轻揉摩擦脐部及边缘，使其微红发热，再用酒精消毒，用纱布包裹药膏，贴于脐眼上，用胶布固定，昼用夜取。每日1次，7日为1疗程，每1疗程换药1次。

【疗效总结】经治疗100例，治愈95%，显效3%，无效2%。

### 3. 应用穴位敷贴疗法治疗围绝经期综合征的临床观察

【药物组成】逍遥散（柴胡15g，当归15g，白芍15g，白术15g，茯苓15g，生姜15g，薄荷6g，炙甘草6g）甘麦大枣汤（炙甘草9g，小麦30g，大枣10g）。

【制备方法】逍遥散研磨为粉剂备用。甘麦大枣汤加水250ml，煎煮浓缩至100ml。吴茱萸50g研磨成粉状，并用醋调和成糊状，制成3g重的药丸备用。

【操作方法】将甘麦大枣汤加入逍遥散药粉中，调和成糊状药剂备用。用塑料平板压缩制成1.5cm×1.5cm×0.5cm（长×宽×高）大小药块，在药块中间置放一粒吴茱萸药丸，然后取一用空白穴位贴纸将药块贴敷穴位（气海、关元、三阴交（双侧）、肝俞、脾俞、肾俞（背俞穴均取双侧），每个穴位贴3小时。连续贴敷6天，休息1天，每4周为1个疗程。共治疗2个疗程。

【疗效总结】2个疗程后，统计MENQOL评分。对照组患者36.62±6.57，观察A组为32.58±6.82，观察B组为25.89±6.27。三组患者的评分较治疗前均有显著下降，且组内对比数据具有统计学意义（P<0.01）。说明针刺疗法以及穴位贴敷疗法均能有效地改善围绝经期女性患者的临床症状。组间两两比较，两组接受穴位贴敷疗法的患者MENQOL评分比针刺组患者评分降低更为明显（P<0.01）。而接受穴位贴敷疗法的两组患者评分比较，观察B组患者评分较观察A组患者评分降低更显著（P<0.01）。由此说明，针刺和穴位贴敷疗法均能有效改善围绝经期患者的

生存质量，且穴位贴敷疗法优于针刺疗法。而逍遥散合甘麦大枣汤在添加吴茱萸后最能有效改善患者的围绝经期综合征患者生存质量。

**4. 周琰应用滋肾育阴方联合穴位贴敷治疗肾阴虚型绝经综合征的临床疗效观察**

【药物组成】知母6g、菟丝子15g、黄柏10g、地骨皮10g、五味子6g。

【制备方法】将药物打粉过筛调成膏状密封备用。

【操作方法】选取合适的体位，术者双手及施术部位消毒；每次取1g药物置于2cm×2cm医用敷贴粘面正中，厚约0.3mm，再对准腧穴（双侧心俞、肾俞、神门、涌泉）进行粘贴。每次8穴，贴敷6小时，从月经第5天开始用药（绝经者任选1天开始用药），连续用药10天为1个疗程，以30天为一周期，连续用药3个疗程。

【疗效总结】治疗组、对照组在临床总疗效的对比上，治疗组的总有效率是86.67%，其中痊愈13.33%、显效30.00%、有效43.33%、无效13.33%；对照组的总有效率是73.33%，其中痊愈3.33%、显效16.67%、有效53.33%、无效26.67%。治疗结束后两组总有效率有显著差异（P<0.05），提示两组药物在治疗肾阴虚型绝经综合征上都有效，且治疗组疗效优于对照组。

**5. 应用穴位敷贴治疗妇女更年期综合征40例**

【药物组成】白芥子。

【制备方法】研成细泥状，置密闭瓶中备用，用时以75%酒精调捏成黄豆大药丸。

【操作方法】用普通胶布剪成2cm×2cm大小，穴位局部皮肤用75%酒精消毒，待皮肤干燥后将白芥子泥丸置于穴位上，外用胶布贴上固定，敷贴后2~4h。选穴：（1）关元、肾俞；（2）肝俞、太冲；（3）心俞、气海；（4）中极、太溪；（5）三阴交、足三里。每次选一组穴，依次轮替选用，隔日1次，10次为1个疗程。

【疗效总结】本组40例中，痊愈6例，显效12例，有效17例，无效5例，总有效率为87.5%。

［参考文献］

［1］王杰，曲智威，马哲，林艳茹，张琰，雷鸣洋. 定经汤加穴位贴敷治疗肾虚肝郁型绝经前后诸证临床观察［J］. 双足与保健. 2019（14）.

［2］代乾．地归敷贴与蜂针治疗更年期综合征［J］．中国蜂业，2008（05）：33.

［3］张淑钧．穴位敷贴疗法治疗围绝经期综合征的临床观察［D］．广州中医药大学，2018.

［4］周琰．滋肾育阴方联合穴位贴敷治疗肾阴虚型绝经综合征的临床疗效观察［D］．江西中医药大学，2019.

［5］王玲．穴位敷贴治疗妇女更年期综合征40例［J］．江西中医药，1996，27（2）：38.

# 第二节 带下病

## 一、概述

带下病是指女性白带量、色、质、味异常，或伴有全身、局部症状，是女性的常见病，多发病[1]。广义带下是指妇女疾病的总称，泛指女性经、带、胎、产诸病而言。狭义带下是专指女性阴道中的分泌物而言。狭义带下又有生理性带下和病理性带下之分[2]。生理性带下是正常女性从阴道排出的清晰透明黏性液体，其量不多不少，其质不稠不稀，无色透明，无腥臭气味，具有濡养外阴、阴道的作用，提示月经来潮、种子之候，反映阴液的充盛。病理性带下是指带下的量或偏多或偏少、色浑浊不清、质黏稠甚至如豆渣状、气味臭秽的异常改变，并伴有局部或全身症状。在妇科疾病中是一种常见病、多发病，常引发痛经、不孕等并发症。西医学中的女子宫颈炎、阴道炎、盆腔炎、早期宫颈癌等疾病，发生白带异常的均可按照带下病来进行辨证论治。

## 二、病因病机

脾虚湿盛：饮食不节，劳倦过度，或忧思伤脾、损伤脾气，或素体脾虚，或肾虚不能温煦脾土或肝郁乘脾。脾失健运，湿邪内生，湿邪流注下焦，伤及任带，致任脉不固，带脉失约而为带下。

肾阳虚：先天禀赋不足，下元亏损，或房劳多产，伤及肾气，或年高久病，命门火衰，气化失常，水湿内停，下注冲任，损伤带脉，而致带下病。

肾阴虚：素体阴虚，或房劳多产，久病及肾，肾阴亏耗，相火内动，灼伤阴络，血溢于下与津液合，而为赤白带或赤带。

### 三、辨证论治

本病的治疗以祛湿为主。脾虚者，健脾益气，升阳除湿；肾虚者，补肾固涩，佐以健脾除湿；湿热者，清热利湿；湿毒者，清热解毒利湿。治疗原则是健脾、升阳、除湿为主，但应根据湿邪的成因不同而治法各异，可健脾除湿、温肾化湿、清热燥湿、清热解毒、祛邪利湿等。一般治脾宜升、宜燥；治肾宜补、宜涩，湿热和湿毒宜清、宜利。赤带应注意和经间期出血、胎漏相鉴别；白带应与白浊相鉴别。

#### 1. 脾虚证

主要证候：带下量多，色白，质黏稠，无臭气。面色较黄，颜面及足跗浮肿，神疲纳呆，四肢不温或便溏。舌质淡，苔白或腻，脉细弱。

证机概要：脾失健运，湿邪内生，湿邪流注下焦，伤及任带，任脉不固，带脉失约而为带下。

治疗原则：健脾益气，升阳除湿。

#### 代表方药

（1）万灵膏

【组成】香油2400g，槐树枝、柳树枝、桃树枝、榴树枝、椿树枝、杏树枝、杨树枝各2枝，两头尖、白芷、赤芍、大黄、人参、黄连、白芍、草乌、苦参、川芎、生地黄、川椒、胎发、穿山甲、熟地黄、槐子、杏仁、黄柏各40g，当归80g，蓖麻12g，巴豆24g，木鳖10g。

【制法】将上述22味药物切碎如麻豆大，加入香油内浸泡（春季浸泡5天，夏季3天，秋季7天，冬季10天）。阿魏、沉香、丁香、麝香（现用人工麝香）、血竭、木香各320g，乳香、没药各120g，均捣研为细末备用。再将香油同上22味药一起加入铜锅内熬焦，离火，温度适宜时用生绢过滤，再下黄丹320g，用槐树、柳树等7种枝不停搅拌，此时添火宜慢，常常滴药在水中，以成珠不散为度，加入黄香480g，离火，完全冷却后，减小火力，加入阿魏等8味药物，搅拌混合均匀。

【用法】取膏适量，摊开后贴丹田穴，同时用手熨之。

来源：（明）万全. 养生四要. 北京：中国中医药出版社，2016.

【按语】益气温元。可治疗元气虚弱，女人赤白带下，子宫虚冷，血崩。

（2）补脾固元散

【组成】白术20g，川芎15g，苍术15g，柴胡8g，黄芪15g，生姜10g，香附10g，桂枝9g，丁香9g，艾叶9g。

【制法】用姜汁调上药制成散剂并制作成膏状。

【用法】穴位选取带脉、气海、脾俞、关元、建里、足三里、三阴交。穴位贴敷1次/d，每次贴敷4~6h，10d为1个疗程，连续治疗2个疗程。

**来源：** 黄翠琼. 补脾固元散药熨法配合穴位贴敷治疗脾虚型带下病的护理研究 ［J］. 中外医学研究，2013，11（18）：75-76.

### 2. 肾阳虚证

主要证候：带下量多，色白清稀或清冷如水，绵绵而下，甚则滑脱不禁。腰脊酸楚，形寒畏冷，或感腹满，腰溶溶如坐水中。小便清长，夜尿多，大便溏薄。舌质淡黯，苔白，脉沉弱。

证机概要：命门火衰，气化失常，水湿内停，下注冲任，损伤带脉，而致带下病。

治疗原则：温肾培元，固涩止带。

### 代表方药

（1）固精益肾暖脐膏

【组成】韭子、蛇床子、附子、肉桂、硫黄各30g，川椒90g，麻油1000ml。母丁香3g，黄丹（飞净）360g，麝香（另研）9g，独头蒜（捣烂）1枚。

【制法】将前5味用麻油浸泡半月，入锅内熬枯去渣，入黄丹，再熬至滴水成珠，软硬适中搅匀成膏。

【制法】临用时以大红缎摊，膏药面如酒杯口大，将硫黄、丁香、麝香末用蒜捣烂成丸，如豌豆大，按于膏药内，贴脐。

**来源：**（明）洪基. 摄生秘剖. 北京：北京科学技术出版社，2017.

【按语】本方一派温肾助阳之剂，具有温煦丹田、壮肾扶阳功效。

（2）摩腰膏（丹溪心法）

【组成】附子尖、乌头尖、南星各7.5g，雄黄3g，樟脑、丁香、干姜、吴茱萸各4.5g，朱砂3g，麝香3g。

【制法】上药共为细末，炼蜜为丸，如龙眼大。

【用法】每用1丸，姜汁化开如粥厚，火上炖热，置于掌中，摩腰上，候药尽粘腰上，烘棉衣包缚定，随即觉热如火，每日1次。

**来源：**（元）朱丹溪. 丹溪心法. 北京：人民卫生出版社，2005.

【按语】方中药性大热，具有温阳强腰、祛寒止带之功效。凡寒象明显的妇女腰痛、带下、宫寒等，均可以摩腰膏治疗。非属虚寒者勿用，夏季慎用。

（3）摩腰膏（种福堂公选良方）

【组成】附子、川乌、南星各125g，川椒、雄黄、樟脑、丁香各75g，干姜

50g，麝香（现用人工麝香）5g。

【制法】将上药研为细末，加蜜炼丸如弹子大，用生姜自然汁化开，调和为膏。

【用法】取膏适量，烘热，摩腰中痛处。

来源：（清）叶天士. 种福堂公选良方. 北京：人民卫生出版社，1992.

【按语】温经通络。主治老人、虚人腰痛；妇人带下清水不臭者，虚寒者宜之。属实热证者勿用。

### 3. 肾阴虚

主要证候：带下增多，色淡红或赤白相兼，质稠，或感阴道干涩灼热。五心烦热，咽干口燥，腰膝酸软，头昏眼花。舌红，少苔。常见于更年期妇女、老年性阴道炎或卵巢功能早衰者。

证机概要：肾阴亏耗，相火内动，灼伤阴络，血溢于下与津液合，而为赤白带或赤带。

治疗原则：益肾滋阴，清热止带。

**代表方药**

加味太乙膏

【组成】肉桂、白芷、当归、玄参、赤芍、大黄、土木鳖各100g，血余50g，真阿胶6g，乳香、没药各15g，轻粉15g，槐、柳枝各一段，棣丹2000g，麻油5000g。

【制法】将药浸油内春五、夏三、秋七、冬十日。入锅，慢火熬至药枯浮起为度，住火片时，将油滤去渣，将血余投下，慢火煎至血余浮起，以柳条挑看，似膏熔化之象，方真熬熟。净油500g，将飞过黄丹315g徐徐投入，火加大些，夏秋尤热，每油500g多加丹15g，不住手搅，候锅先发青烟，后白烟叠叠旋起，气味香馥者，其膏已成。即便住火，将膏滴入水中，试软硬得所。如老加熟油，若稀加炒丹，每各少许。渐渐加火，务要冬夏老嫩得所为佳。候烟尽，掇下锅来，方下阿魏，切成薄片，散于膏面上化尽，次下乳、没、轻粉搅匀，倾入水中，以柳条搂成一块，再换冷水，浸片时，乘温每膏250g，扯拔百转成块。

【用法】用时，每一块铜勺内复化，摊贴神阙、关元等穴。

来源：艾进伟，杨军. 中医膏方辞典. 山西：山西科学技术出版社，2014.

【按语】本方出自（清）李文炳《仙拈集》，次方滋阴清热、活血养血，可治妇人赤白带下、遗精等症。

### 4. 湿热证

主要证候：带下量多，色深，或黄白相兼，或黄绿有泡沫，或色白如豆渣或凝乳状，或如脓似血。阴痒、阴痛、灼热，阴唇红肿、溃烂，或阴道黏膜充血，有小出血点。可伴有尿频、尿急、尿痛等，口干口苦，便结溺黄。舌红苔黄，脉弦数。带下多有臭气，白带涂片检查常可发现滴虫、念珠菌，或有淋病双球菌，或清洁度3~4度。

证机概要：湿热蕴积，损伤任、带二脉。

治疗原则：清热利湿，解毒杀虫。

**代表方药**

（1）仙方膏经验方

【组成】1组：白芷、紫荆皮、独活、石菖蒲、赤芍各100g，高良姜、蜈蚣、刺猬皮、蛇蜕、蓖麻仁、鳖甲、白僵蚕、甘草、海风藤、连翘、天花粉、白及、牛蒡子、大黄、白蔹、川黄连、当归、千金子、血余、金银花、黄柏、穿山甲、防己、猪牙皂、柴胡、川贝母、桃仁、白附子、巴豆、明天麻、苦参、荆芥穗、红花、黄芪、桔梗、黄芩、牛膝、防风、全蝎、麻黄、草乌、肉桂、乌药、羌活、半夏、大戟、苏木各15g，桃枝、槐枝、桑枝、柳枝各截24段（3cm长）。2组：血竭20g、乳香（去油）、没药（去油）各10g，藿香13g。3组：珍珠、冰片各3g，沉香15g，当门子6g，木香、松香各16g，檀香18g，雄黄16g，五味子9g。

【制法】大磨真香油6500g，将1组药入油内泡7日，入铜锅内煎熬至药枯，滤去渣，仍将油复入锅内熬至滴水成珠，再撇净药脚，下丹。每药油500g下飞过黄丹400g为则，药已成功，入有釉锹缸内，以槐棍搅冷，再入2组药末。搅匀后再入3组药末。

【用法】摊贴神阙、关元等穴。

**来源**：（清）顾世澄. 疡医大全. 北京：中国中医药出版社，1996.

【按语】本方清热解毒、利湿活血，可治妇人赤白带下。

（2）坐药龙盐膏

【组成】丁香、木香、川乌（炮）、全蝎、龙骨、当归尾、香黄盐、酒防己、肉桂、红豆各10g，玄胡索25g，厚朴15g，高良姜、木通、枯矾各5g。

【制法】共以水煎透，去渣再熬浓汁，炼蜜为膏。

【用法】每取少许，捏成长条状，绵裹留丝在外，纳阴户内。

**来源**：（明）王肯堂. 证治准绳. 北京：人民卫生出版社，2014.

【按语】行气活血，除湿止带。主治赤白带下。

（3）大蒜止带坐药

【组成】陈大蒜头9g，苦参6g，蛇床子6g，白糖3g。

【制法】将上药焙干研末，装入胶囊，每粒重0.5g。

【用法】临用前先取葱白8~10根加水煎煮，然后坐浴10分钟，擦干后取胶囊2粒塞入阴道，每晚1次，连用5~10天。

**来源：**张奇文.中国膏敷疗法.北京：中国中医药出版社，2018.

【按语】方中大蒜辟秽解毒杀虫，苦参清热燥湿杀虫，蛇床子燥湿杀虫止痒，诸药协同，药简力专，祛毒燥湿，杀虫止痒，安全有效。方名为张奇文教授所加。

## 四、现代研究

带下病作为妇科常见病，发病率呈增高趋势，影响现代女性的生活质量，严重者可导致不孕。随着医疗水平的提高，患者对疗效和疗法简易程度的要求越来越高，中医外治法相对于西药治疗复发率高且副作用明显等弊端，在治疗带下病上的优势日益凸显。带下病的治疗方法繁多，但不论何种治法都是以病因病机为基础，辨证论治，审病求因，使药效直达病所，减少药物对胃肠道的刺激，降低药物耐受性。现代临床中治疗带下病，除了运用敷贴法，传统医学针灸、中药熏洗、中药等方法外，还融合了现代医学的微波、红外线等，使治愈率进一步得到提高。

**1. 贾海娇应用神阙穴贴敷联合完带汤治疗带下病的临床研究**[4]

【药物组成】白芷3g、肉桂5g、当归5g、丁香2g、苍术2g、蛇床子2g。

【制备方法】研磨后粉末以备用。

【操作方法】贴于神阙穴30min，2次/d。同时给予完带汤（白术30g、山药30g、人参10g、白芍15g、车前子10g、苍术10g、甘草6g、陈皮5g、黑芥穗5g、柴胡5g）50ml/次，早饭前晚饭后，2次/d口服；两组均治疗2周。

【疗效总结】对照组和观察组各30例，治疗2周后对照组与观察组总有效率均为96.67%，差异无统计学意义（P>0.05）；治疗8周后观察组复发率为6.67%，优于对照组的20.00%，差异具有统计学意义（P<0.05）。

**2. 王惠琴应用辨证脐疗配合红外线腹部理疗治疗带下病126例疗效观察**[5]

【药物组成】肾阳虚型：白芷、附子、干姜、菟丝子、桑螵蛸、小茴香、白术、麝香；肾阴虚型：白芷、熟地、山茱萸、杜仲、山药、泽泻、芡实、冰片；脾虚型：白芷、白术、茯苓、山药、金樱子、乳香、蛇床子、冰片；肝胆湿热型：白芷、龙胆草、茵陈、黄柏、赤芍、麝香、香附、芡实、椿根皮；湿热（毒）：白芷、黄芩、黄柏、苍术、金银花、蒲公英、白术、芡实、冰片。

【制备方法】以上各型中药均研细末，用醋和蛋清调匀，用两层纱布固定。

【操作方法】置于患者干净的脐部，然后用纱布垫敷盖固定，1天换药1次，7天为1个疗程。同时配合腹部理疗红光治疗仪，照射神阙穴及腹部30min，1次/天，7天为1个疗程，共治疗3个疗程观察疗效。

【疗效总结】本组126例患者，治愈102例，好转18例，总有效率95.2%，无效6例，无效率4.8%。

[参考文献]

[1] 邢维萱，张文红，李旭京. 中医妇科学 [M]. 山西：山西科学技术出版社，2000：204.

[2] 马宝璋，齐聪. 中医妇科学 [M]. 北京：中国中医药出版社，2012：121.

[3] 黄翠琼. 补脾固元散药熨法配合穴位贴敷治疗脾虚型带下病的护理研究 [J]. 中外医学研究，2013，11（18）：75–76.

[4] 贾海娇. 神阙穴贴敷联合完带汤治疗带下病的临床研究 [J]. 中国实用医药，2015，10（32）：183–184.

[5] 侯荣、王惠琴. 辨证脐疗配合红外线腹部理疗治疗带下病126例疗效观察 [J]. 北方药学，2015，12（3）：59.

# 第三节 妊娠病

## 妊娠恶阻

### 一、概述

恶阻是指消化不良，不思饮食，而妊娠恶阻则特指在妊娠早期出现严重的恶心、呕吐，头晕厌食，甚者食入即吐。

### 二、病因病机

本病病因病机主要是冲气上逆，胃失和降。可由素体肝旺，或肝热气逆，受孕后血聚胞宫养胎，冲脉气盛，冲脉附肝，冲脉之气上逆，冲气夹肝火上犯逆胃，致使胃失和降所致；也可由素体脾胃虚弱，孕后经血不泻，冲脉气盛，冲气犯胃，胃失和降而致。这两种类型未及时治疗，可发展到气阴两虚型。

### 三、辨证论治

#### 1. 脾胃虚弱

主要证候：妊娠早期呕恶不食，脘腹胀满，不思饮食，全身乏力，头晕体倦、怠惰思睡，口淡或呕吐清涎，舌质淡，苔白，脉缓滑无力。

证机概要：孕后血聚于下以养胎元，冲脉之气偏盛而上逆，胃气虚弱，失于和降，冲脉之气挟胃气上逆，所以呕吐不适，或食入即吐；脾胃虚弱，运化失职，因而脘腹胀满，不思饮食；中阳不振，清阳不升，则头晕体倦、怠惰思睡。舌质淡，苔白，脉缓滑无力，为脾胃虚弱之征。

治疗原则：健脾和胃，降逆止呕。

**代表方药**

（1）止呕散

【组成】丁香15g，半夏20g，白术15g，党参15g，生姜30g。

【制法】将前四味药共为细末，与生姜共煎浓汁调为糊状以备用。

【用法】取适量涂于脐部，胶布固定，连敷1~3天。

来源：谭支绍. 中医药物贴脐疗法. 广西：广西科学技术出版社，1989.

（2）吴茱萸鲜姜膏

【组成】吴茱萸15g、鲜姜30g。

【制法】取上两味药，共捣为膏。

【用法】外敷涌泉穴，每日2次。

来源：宋兴. 中医膏丹丸散大典. 四川：四川科学技术出版社，2007.

（3）恶阻膏

【组成】刀豆子5枚，白豆蔻3g，生姜汁、生紫苏叶汁、生萝卜汁各10ml。

【制法】刀豆子、白豆蔻共研细末，再将姜汁、紫苏叶汁、生萝下汁与药末拌和调匀为膏。

【用法】外敷脐部，纱布覆盖，胶布固定，每日3~5次。

来源：马汴梁. 敷脐妙法治百病. 河南：河南科学技术出版社，2017.

【按语】降逆止呕，行气宽中。主治妊娠恶阻，呕吐不休、恶心厌食等症。

#### 2. 肝胃不和

主要证候：妊娠初期，呕吐苦水或酸水，胸满胁痛，嗳气叹息，头晕目眩，烦渴口苦，精神抑郁，舌淡红苔黄，脉弦滑。

证机概要：孕后冲脉之气挟肝火上逆犯胃，故呕吐酸水或苦水；肝郁气滞，气机不利，所以胸胁满闷，嗳气叹息；肝火上逆，因而头晕目眩，口苦咽干；热盛伤津故烦渴；舌淡红，苔黄，脉弦滑均为肝胃不和之征。

治疗原则：疏肝和胃，降逆止呕。

**代表方药**

（1）连萸止呕膏

【组成】黄连12g，吴茱萸6g，紫苏叶汁1小杯，刀豆子5个。

【制法】将黄连、吴茱萸，刀豆子共研细末，再取紫苏叶汁与药末拌合调匀，调成厚膏状，备用。

【用法】用时取药膏适量，将患者脐部洗净，贴敷膏药于脐孔上，外以纱布覆盖，胶布固定。每日换药2~3次，直至病愈为止。

**来源**：马汴梁.敷脐妙法治百病.河南：河南科学技术出版社，2017.

（2）止吐膏

【组成】紫苏梗10g，半夏5g，黄连6g，砂仁6g，姜竹茹10g。

【制法】前四味药研粉过90目筛，姜竹茹煎水取汁，取以上2剂调成膏状，制成2cm×2cm大小，厚约1cm的药垫，备用。

【用法】每日起床前将药垫置于双侧内关穴上，外用弹性绷带固定，用拇指分别按压5min。早晚数次（不少于4次），每12小时更换药垫1次。

**来源**：刘传玲.止吐膏内关穴贴敷治疗妊娠恶阻的临床研究.现代护理，2004，10（7）：647.

**3. 痰湿阻滞**

主要证候：妊娠早期，呕吐痰涎，胸膈满闷，不思饮食，口中黏腻，头晕目眩，心悸气短，舌淡胖，苔白腻，脉滑。

证机概要：痰湿之体，或脾虚停饮，孕后血壅气盛，冲气上逆，挟痰饮上犯，故呕吐痰涎；膈间有痰饮，中阳不运，故胸膈满闷，不思饮食；痰饮中阻，清阳不升，故有头晕目眩；邪饮上凌心肺，则心悸气短。舌淡胖，苔白腻，脉滑为痰湿阻滞之征。

治疗原则：化痰除湿，降逆止呕。

**代表方药**

半夏砂蔻膏

【组成】半夏15g，砂仁、白蔻仁各3g，生姜汁20ml。

【制法】前3味药研细末，入姜汁调匀备用。

【用法】先用生姜片擦脐孔令发热，再取药膏外敷脐部，纱布覆盖，胶布固定，每日3~5次。

**来源**：马汴梁.敷脐妙法治百病.河南：河南科学技术出版社，2017.

【按语】化痰，行气，止呕。主治妊娠恶阻，呕吐痰涎、胸闷纳呆等症。

### 4. 气阴两虚

主要证候：恶心呕吐日久，出现精神萎靡，形体消瘦，眼眶下陷，双目无神，四肢无力，发热口渴，尿少便结，唇舌干燥，呕吐带水样物，舌红，苔薄黄或光剥，脉细数无力。

证机概要：此证型实为以上3型恶阻持续发展的结果。久病劳倦，或损伤脾胃，或屡伤阴液，致木郁土虚或水不涵木，中焦升降失司。呕则伤气，吐则伤阴，呕吐日久，气阴两伤。肝阴不足，则肝气偏盛，甚则火动上逆加重呕吐。肾阴虚则肝愈急，因肝为肾之子，日食母气以舒之。肝气愈急，则呕吐愈甚。胃阴不足，则胃失所润，上逆而呕。如此因果互患，可致津燥液涸，直至无阴而作呕，甚至出现阴液亏损、精气耗散之重证。

治疗原则：益气养阴，和胃止呕。

### 代表方药

（1）安胎膏

【组成】老母鸡（缢死，勿经水，拔尽毛，竹刀破去肠杂，入粳米、糯米半碗，银针穿线缝好，麻油2公斤熬，听用）1只，生地200g，川芎（酒洗）、当归（酒洗）、杜仲、续断、白术、黄芩、制香附、山药各100g，党参、黄芪、熟地、酒白芍、麦冬、知母、苍术、陈皮、枳壳、姜半夏、羌活、防风、白芷、柴胡、苏子（或梗）、藿香、黑山栀、泽泻、甘草（生炙各半）、砂仁各50g，南薄荷、北细辛各25g，葱白500~1000g，益母草200g，生姜、竹茹、忍冬藤、地骨皮、桑叶、菊花、柏叶、艾各50g。（一方加槐、柳、桑枝各200g，元参、黄连、黄柏、贝母、花粉、乌药、醋延胡、醋灵脂、丹皮、青皮、黑地榆各50g，黑蚕沙100g，木香、紫石英、赤石脂各25g。）

【制法】麻油4公斤熬药，并前油炒丹收，入牛胶（酒蒸化）200g，黄蜡100g，再搅千余遍，令匀，愈多愈妙。

【用法】上贴心口，中贴脐眼，下贴丹田，或背心、两腰。

来源：（清）吴师机. 理瀹骈文. 北京：人民卫生出版社，1984.

【按语】本方益气养血，安胎止呕。主妇人胎前诸症，或妊娠之初，头目昏晕，肢体沉重，憎闻食气，好食酸咸，恶心呕吐，或心烦躁闷，或咳嗽，或痢，或泻，或寒热往来，或胎中有水，面目身体脚膝肿胀，足指出水；或痰迷发搐；或胎气不和，逆上痛胀；或胎气壅塞，小便淋痛；或肾虚腰痛，或带下腰酸，或胎漏，或胎动下血；热病护胎；孕妇转脬；或小便不通，大便不通，一切闪挫。

（2）止吐安胎膏

**【组成】**川续断15g、桑寄生15g、菟丝子10g、姜半夏15g、陈皮10g、木香10g、鸡内金15g、墨旱莲15g、甘草3g。

**【制法】**研粉过筛，鲜生姜榨汁调成糊状，制成药饼。

**【用法】**取药饼敷于脐孔上，外以纱布覆盖，胶布固定。

**来源：**刘彦，于胜男. 止吐安胎脐贴治疗脾肾两虚型妊娠剧吐30例［J］. 河南中医，2017，37（1）：133-134.

## 四、现代研究

近年来随着社会及生活节奏的改变，妊娠恶阻的发病率明显上升，由于其西医确切病因尚不明确，可能与妊娠期间HCG增高、性激素水平改变、幽门螺杆菌感染、血清胃动素降低及心理情绪因素等有关，故基于病因的西医治疗主要是对症处理：补液，营养支持，止吐等，多对孕妇及胎儿有影响，不易被患者及家属接受。中医学治疗该病具有独特的优势，尤其是外用膏贴疗法在治疗妊娠剧吐方面，通过皮肤、黏膜及腧穴等部位的直接吸收而起效，无需口服，不会引起胃肠道不适，避免了肝脏的首过效应以及胃肠灭活，提高了血药浓度，增强了药效，降低了毒副作用，可以控制药量并随时移去药源，增加了操作的方便及安全性，使多数病人容易接受此治疗方法，并减少了个体性差异。所以中医治法尤其是中医外治法近年来在治疗妊娠恶阻方面受到了较大的关注。历代医家认为治疗妊娠恶阻的中药膏剂常用的给药部位是脐部（神阙穴），脐属于任脉，是冲脉、任脉、督脉，三经经气交汇之所，并通过经络沟通内外，作用于身体各个部位。脐部敷药后，药性入血，引发经气，疏通经络，调理气血，从而调节脏腑，有助于快速改善胃肠道症状。中医学认为脐为命门，脐带是母亲与胎儿紧密联络的纽带，在人体整个生长发育过程中有重要作用[1]。其他贴敷部位还有膻中穴、内关穴、涌泉穴、中脘穴、足三里穴。外用膏贴治疗妊娠恶阻也常可与其他外治手法包括针灸治疗、穴位贴敷、穴位注射、艾灸、耳穴治疗、推拿及灌肠等配合应用，都被证实其有效性。

**1. 刘氏应用芫荽熏气之法治疗妊娠剧吐**[2]

**【药物组成】**鲜芫荽1把，苏叶、藿香各3g，砂仁、陈皮各6g。

**【制备方法】**上药煮沸后倒在壶内，壶嘴对准患者的鼻孔。

**【操作方法】**用熏气法，令患者吸气，每次数分钟，一天熏数次。

**【疗效总结】**药味芳香怡人，患者闻此香味自感舒适而呕止。总有效率100%。

**2. 陈茗，孙津津应用穴位贴敷联合耳穴压豆治疗妊娠恶阻**[3]

**【药物组成】**肝热型，取黄芩、黄连、梅花、苏梗各3g；胃虚型，取炒白术、砂仁、豆蔻、党参各3g。

【制备方法】将四味颗粒剂各取1包倒入药杯中搅匀，混合少量生理盐水制成糊状膏药作为贴敷剂。

【操作方法】患者取坐位或平卧位，清洁局部皮肤，取适量中药贴敷剂置于胶布上，并贴敷于相应穴位（肝热型取穴中脘、上脘、内关，胃虚型取穴中脘、上脘、足三里）隔天1次，每次24h，如有不慎掉落，随时更换。过敏体质、穴位周围皮肤有破溃、感染者不宜治疗。贴敷过程中也需要观察皮肤变化，如有皮肤红痒、破溃应及时停止贴敷。

【疗效总结】治疗组治疗后痊愈率、总有效率均优于对照组，差异有统计学意义（P<0.05）。1个月后随访，治疗组复发率低于对照组（P<0.05）。

### 3. 施春芳，甘丰妹，姚小燕应用维生素B1内关穴注射联合穴位贴敷[4]

【药物组成】丁香、陈皮各50g，生姜、黄芪各100g。

【制备方法】上四味药加入凡士林、甘油隔水加热至溶化，搅拌均匀呈膏状，每穴取药5g，放于胶贴上，直接可贴敷于穴位之上。

【操作方法】穴位注射：患者取平卧位，取穴内关穴，常规消毒待干后进行注射。注射方法：100mg维生素$B_1$分别抽取于2ml注射器2副，每副注射器抽取药物50mg，对准穴位垂直快速刺入内关穴，当针头刺入皮肤1cm后上下提插，不可捻转，患者感酸胀明显时回抽无回血，即注入维生素$B_1$注射液50mg（1ml），对侧内关穴同法注入。穴位贴敷：取穴神阙、中脘、双侧足三里，清洁皮肤，每穴位顺时针按摩1min，以疏通经络。敷药于穴位上，敷药4~6h后取下。中药贴敷采用本院自制和胃膏将药研磨成粉，穴位注射联合穴位贴敷3天为1个疗程。

【疗效总结】治疗组治愈率、总有效率均优于对照组（P<0.05）。1个月后随访，治疗组复发率低于对照组（P<0.05）。

### 4. 张菊应用丁姜和胃膏贴敷神阙穴配合艾灸内关穴治疗妊娠恶阻[5]

【药物组成】鲜生姜汁30g，半夏和丁香各15g。

【制备方法】将半夏和丁香碾成粉末采用鲜生姜汁调和。

【操作方法】选取艾条将一端点燃与患者的穴位对齐，间距3cm左右进行熏烤，20min/次，1次/d；丁姜和胃膏贴敷神阙穴：鲜生姜汁30g，半夏和丁香各15g，将半夏和丁香碾成粉末采用鲜生姜汁调和敷在患者神阙穴处，1次/d。

【疗效总结】治疗后对照组患者总疗效显著低于观察组患者，P<0.05，差异具有统计学意义。

[参考文献]

[1] 魏星，裘华森，张琪，等．参黄膏敷神阙穴治疗后气滞血瘀型胃肠功能不全的临床观察 [J]．中国中西医结合杂志，2014，34（6）：661-665.

[2] 刘慧芝．中西医结合治疗妊娠剧吐40例疗效观察．辽宁中医杂志，2005，32（4）：341.

[3] 陈茗，孙津津．穴位贴敷联合耳穴压豆治疗妊娠恶阻疗效观察 [J]．浙江中西医结合杂志，2014，24（11）：994-995.

[4] 施春芳，甘丰妹，姚小燕．维生素$B_1$内关穴注射联合穴位贴敷治疗妊娠恶阻疗效观察 [J]．浙江中西医结合杂志，2017，27（12）：1072-1074.

[5] 张菊．丁姜和胃膏贴敷神阙穴配合艾灸内关穴治疗妊娠恶阻疗效观察 [J]．智慧健康，2019，5（26）：163-164.

# 妊娠腹痛

## 一、概述

妊娠腹痛又称胞阻，是妊娠期间因胞脉阻滞或失养，气血运行不畅而出现的以小腹疼痛为主要症状的病证，是妇科常见的疼痛性疾病之一。本病相当于西医学的先兆流产。

## 二、病因病机

中医认为妊娠腹痛多因阳虚失煦，冲任虚寒，肝脾失调，导致胞脉阻滞或失养而腹痛，治疗上重视调和阴阳，开利气血，脏腑调理上注重肝脾，遵"有故无殒，有的放矢"之大法，非常注重护胎，谨防伤胎。

## 三、辨证论治

### 1. 血虚证

主要证候：素日气血偏弱，妊娠小腹部疼痛绵绵，面色萎黄甚或无华，或失眠，或精神萎靡不振，舌淡苔白，脉滑细弱。

证机概要：妊娠期阴血下注胞宫，为胎儿生长发育提供物质营养，以致孕妇阴血虚弱，若无及时治疗，则母体血虚，妊养胞胎无以为继，母病及子胞脉失养，导致妊娠腹痛。

治疗原则：养血益气，止痛安胎。

### 代表方药

千金保胎膏

【组成】桑寄生50g，当归50g，砂壳50g，熟地50g，白芍50g，蕲艾50g，蒲黄50g，黄芪50g，甘草50g，川芎50g，阿胶50g，益母草50g，条芩50g。

【制法】用香油2000g，熬药枯色去渣，入黄丹900g，成膏。

【用法】每贴数日1换，贴丹田穴。

【按语】治妊娠脾胃虚弱，气血不足，诸虚百损，子宫虚冷，腿腰酸痛，胁肋胀郁，面色萎黄，四肢浮肿，腹疼痛时常见血，三四月内血不能养胎，屡经小产；并经后失期，行经作痛，赤白带下，崩漏不止，气逆血块，白浊白淫，久不孕育者，皆可贴之。此膏保固本元，充实血海，温暖子宫，安胎种子，大有生生化育之功，永无坠堕之患。功效异常，不能尽述。

**来源：** 陈可冀. 清宫配方集成. 北京：北京大学医学出版社，2013.

### 2. 肾虚宫寒

主要证候：小腹冷痛，绵绵不休，喜温喜按，得热而痛缓，腰膝酸软，四肢欠温，小便清长，舌淡苔白，脉沉迟略滑。

证机概要：下焦肾阳火衰，阳虚内寒，浊阴凝聚，子脏失于温养而致腹痛。

治疗原则：补肾益气，暖宫止痛。

### 代表方药

保胎膏

【组成】党参、当归、生地、杜仲、续断、桑寄生、生地、地榆、砂仁、阿胶各50g，熟地50g，炒蚕沙45g，麻油450ml，黄丹360g，黄蜡60g，煅紫石英、煅赤石脂、煅龙骨各21g。

【制法】麻油热前12味药，去渣，加黄丹、黄蜡收膏，再下后3味药混匀，摊膏。

【用法】外贴胁腰部，前3月，3日1次、第4月至第10月，5日1次。

**来源：**（清）吴师机. 理瀹骈文. 北京：人民卫生出版社，1984.

【按语】益气养血，补肾固精。可用于妊娠肾虚所致腹痛。

## 四、现代研究

现代止痛药因其毒副作用对胎儿的不利影响，故临床往往以传统中医治疗为主。

### 1. 徐春霞等应用安胎方配合穴位贴敷治疗肾虚血亏型妊娠腹痛的疗效分析 [1]

【药物组成】艾叶10g，补骨脂、杜仲、苎麻根、阿胶各15g。

【制备方法】共研细末以备用。

【操作方法】贴敷时，使患者取平卧位，以便取主要穴，清洁局部皮肤后，取研好的中药保胎粉以适量姜汁和2ml蜂蜜调和，制成1cm×1cm×0.2cm的药饼置于透气胶贴上，敷于神阙穴、关元穴、双子宫穴、双肾俞穴，1剂连续贴敷4~6h，接连贴敷7剂为1个疗程，连续应用2个疗程后观察其效果。同时内服安胎方：安胎方主要以固肾安胎、补肝肾、益气血原则所配制，组方：菟丝子（盐）20g、续断子15g、桑寄生15g、当归6g、白芍15g、黄芪20g、党参20g、覆盆子20g、桑椹30g、紫河车颗粒3袋、山药颗粒2袋。1剂/d，每天2次，水煎分服，7剂为1个疗程，服用疗程根据实际治疗情况而决定。

【疗效总结】临床治愈32例（86.49%），好转4例（10.81%），保胎失败1例（2.70%），治疗总有效率为97.30%。

**2. 安胎方配合穴位贴敷治疗肾虚血亏型妊娠腹痛疗效观察**[2]

【药物组成】胶艾散

【制备方法】广西中医药大学第三附属医院中药房提供

【操作方法】贴敷神阙穴，每日两次，4周为1疗程，观察2个疗程。同时内服安胎方：桑寄生、菟丝子、覆盆子、续断、杜仲、黄芪、山药各15g，白芍、当归、阿胶各10g；若气滞加砂仁6g，紫苏梗12g；若血热加黄芩12g，焦山栀10g；若阴道出血加仙鹤草、藕节、旱莲草各30g，地榆12g。

【疗效总结】治愈49例，好转9例，总有效率为96%；保胎失败者2例。

[参考文献]

[1]徐春霞，李琳.安胎方配合穴位贴敷治疗肾虚血亏型妊娠腹痛的疗效分析[J].现代诊断与治疗，2018，29（19）：3046-3048.

[2]生淑亭，覃妍，陈艺方.安胎方配合穴位贴敷治疗肾虚血亏型妊娠腹痛疗效观察[J].陕西中医，2013，34（12）：1636-1637.

# 胎 漏

## 一、概述

小产是指妊娠28周前，先有少量阴道流血，常为暗红色或血性白带，无妊娠物排出，相继出现阵发性下腹痛或腰背痛，属中医"胎漏"、"胎动不安"范畴，其发生在妊娠12周的先兆流产称为早期先兆流产，是妊娠常见病。

## 二、病因病机

导致胎漏、胎动不安的原因，有母体和胎元两方面原因，"其母有疾以动胎"和"胎有不牢固以病母"。①肾为冲任之本，胞胎主于任而系于肾，如禀赋素弱，先天不足，肾气虚弱；或孕后不慎房事，损伤肾气，肾虚冲任不固，胎失所系，以至胎元不固，而成胎漏、胎动不安。②气血虚弱，清代傅山《傅青主女科》"盖脾统血，肺主气，胎非血不荫，非气不生，脾健则血旺而荫胎，肺清则气旺而生子。"气以载胎，血以养胎，气虚不摄，血虚失养，胎气不固，以致胎漏、胎动不安。③血热妄行。外感热邪，素体阳盛，七情郁结化热或阴虚发热，热扰冲任，损伤胎气，以致胎漏、胎动不安。四是跌打损伤，冲任受损，气血失和，致伤动胎气。

## 三、辨证论治

### 1. 肾虚证

主要证候：妊娠期阴道少量下血，色黯淡，腰酸，腹痛下坠，头晕耳鸣，小便频数，甚至失禁，眼眶暗黑或面有色斑，舌淡苔白，脉细滑，尺脉弱。

证机概要：肾虚冲任不固，胎失所系而发为胎漏、胎动不安。

治疗原则：补肾固冲，益气安胎。

**代表方药**

（1）保胎膏

【组成】当归、党参、生地黄、杜仲、续断、桑寄生、地榆、砂仁、阿胶各30g，熟地黄60g，炒蚕砂45g。

【制法】上药用麻油750ml，将药熬枯去渣，下黄丹360g，黄蜡60g搅匀收膏。再入煅紫石英、煅赤石脂、煅龙骨各21g，搅匀后分摊于布上即成。

【用法】头1月贴腰眼，7日换1次，过3个月后每隔半月换1次，10个月满为止。

来源：（清）吴师机．理瀹骈文．北京：人民卫生出版社，1984．

【按语】本膏药只适用于预防流产，对于已发生流产征兆者，需配合使用其他治疗方法。

（2）毓麟膏

【组成】人参、桑寄生、生地黄、杜仲、续断、阿胶、砂仁各30g，蚕沙45g，地榆15g，当归、熟地黄各60g。

【制法】上药用麻油750ml浸泡，春五、夏三、秋七、冬十日，慢火熬至药枯去渣，加黄丹60g，飞过红丹360g，搅匀后下紫石英（火煅、醉淬）、煅赤石脂各21g，煅龙骨9g（共为末）。入膏内搅匀，瓷器收贮。

【用法】如习惯于3个月堕胎者，先1个月预贴腰眼，7日换药1次，保胎过3个月后，半个月换药1次，至10个月满而止。若为治疗淋证、带下病、经闭等，贴肾俞、关元。

**来源**：（清）陶承熹．惠直堂经验方．北京：中国古籍出版社，1999.

【按语】本膏药只适用于预防流产，对于已发生流产征兆者，需配合使用其他治疗方法。

### 2. 气血虚弱证

主要证候：妊娠期见阴道流血量少，色淡红，质稀薄，小腹下坠，伴有神疲倦怠，面色㿠白，心悸气短，或腰酸腹胀，舌质淡，苔薄白，脉细滑，重按无力。

证机概要：脾虚气血生化乏源，气虚不能载胎，血虚不能养胎，以致胎漏、胎动不安。

治疗原则：健脾补肾，益气养血安胎。

### 代表方药

（1）治久惯小产膏药神效方

【组成】生地400g，白术、川续断各30g，当归、条芩（酒炒）、益母草各50g，白芍（酒炒）、黄芪、肉苁蓉各25g，生甘草15g。

【制法】将上药切碎，入麻油1000g中浸7日，慢火熬至药物焦枯，纱布滤去药渣，再将所滤药油加热，入白蜡50g，熔尽后下黄丹375g，不停搅拌，再入龙骨50g，搅拌均匀，冷凝即成。

【用法】贴丹田上。

**来源**：（清）姚俊．经验良方全集．北京：中国中医药出版社，2020.

【按语】益气养血，补肾固胎。治疗习惯性流产。已发生流产征兆者，应配合其他保胎措施，以备不虞。

（2）安胎膏

【组成】老母鸡（绝死，勿经水，拔尽毛，竹刀破去肠杂，入粳米、糯米半碗，银针穿线缝好，麻油2kg熬，听用）1只，生地200g，川芎（酒洗）、当归（酒洗）、杜仲、续断、白术、黄芩、制香附、山药各100g，党参、黄芪、熟地、酒白芍、麦冬、知母、苍术、陈皮、枳壳、姜半夏、羌活、防风、白芷、柴胡、苏子（或梗）、藿香、黑山栀、泽泻、甘草（生炙各半）、砂仁各50g，南薄荷、北细辛各25g，葱白500~1000g，益母草200g，生姜、竹茹、忍冬藤、地骨皮、桑叶、菊花、柏叶、艾各50g。(一方加槐、柳、桑枝各200g,元参、黄连、黄柏、贝母、花粉、乌药、醋延胡、醋灵脂、丹皮、青皮、黑地榆各50g,黑蚕沙100g,木香、紫石英、赤石脂各25g)

【制法】麻油4公斤熬药,并前油炒丹收,入牛胶(酒蒸化)200g、黄蜡100g,再搅千余遍,令匀,愈多愈妙。

【用法】上贴心口,中贴脐眼,下贴丹田,或背心、两腰。

来源:(清)吴师机.理瀹骈文.北京:人民卫生出版社,1984.

【按语】本方益气养血,安胎保胎。主妇人胎前诸症。凡感受风寒暑湿,或妊娠之初,头目昏晕,肢体沉重,憎闻食气,好食酸咸,恶心呕吐,或心烦躁闷,或咳嗽,或痢,或泻,或寒热往来,或胎中有水,面目身体脚膝肿胀,足趾出水;或痰迷发搐;或胎气不和,逆上痛胀;或胎气壅塞,小便淋痛;或肾虚腰痛,或带下腰酸,或胎漏,或胎动下血;热病护胎;孕妇转脬;或小便不通,大便不通,一切闪挫。已发生流产征兆者,应配合其他保胎措施,以备不虞。

(3)千金保胎膏

【组成】当归、黄芩、益母草各300g,白芍、黄芪、肉苁蓉各150g,地黄240g,甘草、龙骨各90g,续断、白术各180g,木香30g。

【制法】将龙骨轧成细粉单放,余药酌于碎断,以麻油7200ml将药料炸枯去渣,取油过滤,以黄丹收膏,兑入龙骨细粉搅匀,分摊于布褙上,微晾,向内对折,每张膏药重15g。

【用法】温热化开,贴于脐部。自受孕后开始贴用,每周换药1次。

来源:北京市公共卫生局编.北京市中药成方选集(1961).北京:人民卫生出版社,2000.

【按语】由妊娠虚弱,气血不足引起的胎元不固、屡经小产。已发生流产征兆者,应配合其他保胎措施,以备不虞。

3. 血热证

主要证候:妊娠期阴道少量流血,色鲜红或深红,或心烦不安,口干咽燥,或有潮热,小便短黄,大便秘结,舌质红,苔黄干,脉滑数或弦滑。

证机概要:热扰冲任,热迫血行,胎元不固而发为胎漏,胎动不安。

治疗原则:滋阴清热,凉血安胎。

代表方药

(1)水火膏

【组成】井底泥、灶心土各适量,青黛少许。

【制法】和匀后即成。

【用法】敷脐下。

来源：（清）吴师机．理瀹骈文．北京：人民卫生出版社，1984.

【按语】已发生流产征兆者，应配合其他保胎措施，以备不虞。

（2）专保小产膏

【组成】生地黄240g，当归、炒黄芩、益母草各30g，白术、续断各18g，酒芍、黄芪各15g，甘草9g。

【制法】上药用麻油1000ml浸泡7日，熬枯去渣，入白蜡30g，熬3~4沸，加黄丹420g，并搅入煅龙骨末30g，膏成后分摊于红缎上。

【用法】贴丹田穴，14日换1次，将产时每日换1次。

来源：（清）吴师机．理瀹骈文．北京：人民卫生出版社，1984.

【按语】本膏药中生地黄用量最大，为方中主药。生地黄功主清热凉血，滋阴降火，故适用于阴虚血热型流产的防治。已发生流产征兆者，应配合其他保胎措施，以备不虞。

### 4. 血瘀证

主要证候：妊娠期阴道不时流血，色黯红，或有块，腰酸腹痛，小腹下坠，或遇跌仆闪挫，继之腹痛或少量流血。舌暗红，或有瘀斑，脉弦滑。

证机概要：瘀血阻滞，胎元失养；瘀血阻滞，迫血妄行，遂至胎漏、胎动不安

治疗原则：活血化瘀止血，固肾安胎。

### 代表方药

葆元异验膏

【组成】当归、黄芩（酒炒）、益母草各30g，生地黄24g，川芎18g，白芍（酒炒）、黄芪、肉苁蓉各15g，甘草9g。

【制法】用麻油1000ml，将上药浸泡7日，上锅熬枯去渣，浓缩成膏，加白芷30g，再熬3~4沸，酌量加入飞东丹收膏，再加飞龙骨30g，搅匀，退火10余日，用大红布缎摊涂，如碗口大。

【用法】贴丹田穴，半月换1次。过8个月，臻于太和。

来源：（清）年希尧．集验良方．北京：中国古籍出版社，1999.

【按语】本方加入川芎后，即以四物汤为基础方，且川芎味薄气雄，性最流通，走而不守，恐有动血损胎之虞，故体质过度虚弱者应慎用。已发生流产征兆者，应配合其他保胎措施，以备不虞。

## 四、现代研究

穴位贴敷是一种古老的中医护理特色疗法，是以中医理论为基础，以整体观

念和辨证论治为原则，根据经络学说，在病体相应的腧穴上，选用适当的药物制成药饼或膏等剂型直接贴敷于穴位，利用穴位与药物相互作用而达到治疗疾病的目的[1]。其作用于人体，既有药物对穴位的刺激作用，又有药物本身的作用，而且在一般情况下往往是几种治疗因素之间相互影响、相互作用和相互补充，共同发挥整体叠加的治疗作用。因其操作简单可行，无嗅觉刺激，易被患者接受，是先兆流产中运用最常见的中医适宜技术。外用膏剂治疗小产也经常可与其他治疗方法配合应用，经多项临床研究验证，疗效更佳。

### 1. 应用脐疗法配合胎元饮治疗先兆流产30例[2]

【药物组成】菟丝子、续断、杜仲、阿胶、艾叶各等份。

【制备方法】研为细末混匀，每次取10g，加蜂蜜适量调成糊状。

【操作方法】外敷脐部，日1次，7d为1个疗程。血热者加黄芩；纳差者加白术、陈皮；恶心呕吐者加生姜、制半夏。内服药采用胎元饮加减，人参10g，黄芪20g，桑寄生15g，白术15g，白芍12g，熟地黄10g，陈皮10g，炙甘草6g。出血多者加黄芩炭10g。日1剂，水煎分2次温服。嘱患者卧床休息，调畅情志，加强营养。

【疗效总结】30例中临床治愈27例，均为用药2~6个疗程后血止胎安，兼症消失。B超检查提示：胚胎发育良好，可以继续妊娠。无效3例均为既往有先兆流产史者，阴道出血量多，腹痛加重，B超检查提示胚胎停止发育。

### 2. 应用胶艾四物汤药膏穴位贴敷治疗胎漏的疗效观察及护理[3]

【药物组成】菟丝子10g、桑寄生10g、当归10g、阿胶珠10g、杜仲10g、白术10g、续断10g、艾叶10g、白芍10g、甘草3g，二甲基亚砜（适量），蜂蜡50g，麻油250ml。

【制备方法】将上述中药干燥、粉碎成80目粉末，备用；麻油盛于不锈钢锅内，直火烧热至开，将蜂蜡加入油内熔化，搅拌，然后倒入搪瓷缸内，待冷却至凝固状，再将上述中药粉末加入另一较大敞口容器内，加入适量熬好的蜂蜡，并滴入数滴二甲基亚砜（透皮吸收剂），调成膏状，即为"胶艾四物汤药膏"。

【操作方法】取穴神阙、脾俞、肾俞、足三里，将贴敷胶布撕开，用小勺挖取适量上述药膏放入贴敷胶布中心，找准穴位轻轻贴下后固定胶布，每天1次，贴敷留置6~8小时；同时辅以肌肉注射黄体酮注射液20mg，每天1次。7天为1个疗程，共治疗2个疗程。

【疗效总结】观察组和对照组各60例，观察组给予黄体酮注射液加胶艾四物汤药膏穴位贴敷，对照组仅给予黄体酮注射液，观察组总有效率为96.7%，对照组为71.7%，差异有统计学意义（P<0.05）；观察组不良反应发生率显著低于对照

组（P<0.05）。

### 3. 应用补杜安胎膏外敷治疗先兆流产50例[4]

【药物组成】杜仲18g，补骨脂20g，阿胶50g，艾叶15g，苎麻根30g。

【制备方法】将阿胶烊化，其他药物研细末后加入阿胶中调匀，制成药膏备用。

【操作方法】将适量药膏敷于患者至阴穴、神阙穴，用敷料和胶布固定，每日更换1次。10天为1个疗程。

【疗效总结】有效46例，无效4例（均为习惯性流产患者），总有效率为92%。

### 4. 应用中药内服外敷治疗先兆流产260例[5]

【药物组成】阿胶、艾叶各等份。

【制备方法】上药研为细末备用。

【操作方法】每次取药末10g，加蜂蜜适量调匀成膏糊状，外敷神阙穴，每日2次。另可配合内服中药寿胎饮加减：菟丝子15g，桑寄生15g，杜仲15g，续断15g，黄芪5g，白芍15g，黄芩9g，苏梗12g。每日1剂，水煎分2次温服，妊娠反应剧烈者则分多次温服。

【疗效总结】共治疗260例，有效243例，服药后血止胎安，兼症消失，观察2~4周后，复查患者继续妊娠，B超复查提示宫内活胎，胚胎发育好，有效率达93.46%。无效17例，服药后阴道流血未止或继续增多，甚至经阴道排出胎物，B超检查提示胎死腹中而行手术终止妊娠者，无效率为6.54%。本组病例服药最短5天，最长65天，平均35天。

［参考文献］

［1］朱晓龙. 穴位贴敷疗法的历史沿革及现代研究［J］. 贵阳中医学院学报，2010，32（2）：1.

［2］赵伟. 脐疗法配合胎元饮治疗先兆流产30例［J］. 河南中医，2007，27（9）：52-53.

［3］郜怡，潘小梅. 四物汤药膏穴位贴敷治疗胎漏的疗效观察及护理［J］. 按摩与康复医学，2019，10（12），86-87.

［4］宋强，杨白玫. 补杜安胎膏治疗先兆流产50例. 山西中医，2002，18（3）：46.

［5］朱惠云. 中药内服外敷治疗先兆流产260例. 广西中医药，2001，24（4）：43.

# 难 产

## 一、概述

"难产"是指妊娠足月临产时,胎儿不能顺利娩出者,古称"产难"。与西医学产力异常、产道异常、胎位异常和胎儿异常的难产是一致的。其中气血失调难产,基本相当于西医学的产力异常的难产。

## 二、病因病机

难产一证,有虚有实。虚者阵痛微弱,坠胀不甚;实者阵痛剧烈,腹痛不已。中医认为,虚者多因孕妇先天不足,早婚多产,或房事不节,损伤肾气,冲任不足,胞宫无力运胎,以致难产;或孕妇素体虚弱,气血不足,产时用力汗出,或用力过早,耗气伤津,气血大伤,冲任不足,胞宫无力运胎,以致难产。实者多因孕妇素多忧郁,或安逸过度,气血运行不畅,或临产忧虑紧张,气结血滞,或产时感寒,寒凝血滞,气机不利,或孕后胎体渐大,阻碍气机升降,皆使冲任失畅,胞宫瘀滞,不能运胎,以致难产。

## 三、辨证论治

### 1. 气血虚弱证

主要证候:产时阵痛微弱,宫缩不强,产程过长,或用力过早,努责无力,面色苍白,神倦乏力,心悸气短,舌淡,苔薄,脉虚大或细弱。

证机概要:气血虚弱,且又用力过早,冲任不足,故使阵痛微弱,努责无力;胞宫无力运胎,故使宫缩不强,产程过长;气血两虚,不能上荣,故面色苍白;气虚中阳不振,则神倦乏力,气短;血虚心失所养,则心悸。舌淡,苔薄,脉虚大或细弱,为气血虚弱之征。

治疗原则:补气养血,润胎催产。

**代表方药**

(1)催生膏

【组成】大龟1个(以黑板为佳,约重1000g,越多越好)。

【制法】用麻油浸泡数日,熬枯去渣,再将油炼老,下炒黄丹收膏,加炒铅粉120g搅匀成膏。又方:大龟板500g,全蛇蜕2条,全蝉蜕21个,生穿山甲7片,发团60g。麻油熬,黄丹、铅粉收,入寒水石(半生半熟)60g,朱砂15g。

【用法】临产用以9g膏药摊于纸上，令产妇平卧安睡，贴脐上，外加敷药。敷药方组成：车前子60g，当归、川芎各30g，冬葵子21g，枳壳、白芷、半夏、白薇各12g。共研细末，入榆面90g，益元散（由滑石6份，甘草1份，朱砂少许组成）60g。和匀，每用30g，以姜汁、葱汁、陈酒、醋调敷。

来源：（清）吴师机. 理瀹骈文. 北京：人民卫生出版社，1984.

【按语】此方可安神息力，贴药后应令产妇平卧，一般睡醒则能自生。产力过弱者应配合使用相应的其他治疗措施。

（2）龟板催生膏

【组成】生龟板240g，麻油500g，黄丹、铅粉各60g，车前子12g，川芎10g，当归10g，半夏6g，冬葵子12g，枳壳、白芷、白蔹各5g，葱汁20ml。

【制法】先将龟板放入麻油内浸3~5天，倒入锅内加热，炸枯去渣，过滤沉淀，再将油熬至滴水成珠时，徐徐投入黄丹、铅粉，搅拌收膏。然后将余药烘干，研为细末，加入葱汁，麻油调为膏状备用。

【用法】先将药糊涂在膏药上面，敷神阙穴上，覆盖固定。

来源：张奇文. 中国膏敷疗法. 北京：中国中医药出版社，2018.

【按语】本方与《理瀹骈文》之"催生膏"大体相同，可互相参照。

**2. 气滞血瘀证**

主要证候：产时腰腹持续胀痛，疼痛剧烈，宫缩虽强，但无规律、无推力，久产不下，或下血暗红、量少，精神紧张，烦躁不安，胸闷脘胀，时欲呕恶，面色紫黯，舌黯红，苔薄白，脉弦大或至数不匀。

证机概要：气机不利，冲任失畅，瘀滞胞宫，故使产时腰腹持续胀痛，疼痛剧烈；胞宫瘀滞，故宫缩虽强，但无规律、无推力，久产不下；素多忧郁，气机不利，故使精神紧张，烦躁不安，胸闷脘胀；气机逆乱，升降失调，则时欲呕恶。面色紫黯，舌黯红，苔薄白，脉弦大或至数不匀，为气机逆乱，气滞血瘀之征。

治疗原则：行气活血，化瘀催产。

**代表方药**

（1）蓖麻巴豆膏

【组成】蓖麻子2粒，巴豆1粒，麝香0.3g。

【制法】上药共捣为膏状，即得。

【用法】贴脐中并脚心。

来源：张奇文. 中国膏敷疗法. 北京：中国中医药出版社，2018.

【按语】滞产是指胎位正常，羊水已破，产程超过24小时者。多因初产妇精神过度紧张，或因产程过长，产妇过度疲劳所致。本方法在古医籍中早有记载，是一张安全有效的传统处方。胎下随即取下。

（2）催衣膏

【组成】附子15g，牡丹皮、干漆、大黄各30g。

【制法】以醋适量熬膏。

【用法】贴关元穴。

**来源：**张奇文. 中国膏敷疗法. 北京：中国中医药出版社，2018.

【按语】本方行血祛瘀之力甚强，贴敷时间不宜过久，以防增加出血量。出血过多者慎用。

（3）大麻子膏

【组成】大麻子适量。

【制法】将大麻子剥去皮，捣成膏状，摊涂于白布上。

【用法】贴敷产妇涌泉穴，产后即取下，每穴可用大麻子膏9g、15g或30g不等。

**来源：**张奇文. 中国膏敷疗法. 北京：中国中医药出版社，2018.

【注意事项】产后应立即将膏药取下。

【按语】原著者谓："一般在敷药后10~30分钟，可引起规律性的收缩，经3~4小时后效力减弱。"

（4）难产仙方

【组成】蓖麻子仁（白仁者佳）7粒，麝香0.1g。

【制法】共捣烂如泥成膏状，备用。

【用法】取药膏用绢布包裹，纳入脐中，胶布固定。

**来源：**（清）赵学敏. 串雅内外编. 北京：人民卫生出版社，2007.

【按语】通常用药后约1小时左右即可生产。产后即取下药膏。

（5）如圣膏

【组成】巴豆肉、蓖麻子肉各5g，麝香0.3g。

【制法】先将前两味药捣烂如泥，做成药饼，指按饼中心，再将麝香放入饼凹中，摊在绢帛上（凹向上）即成，备用。

【用法】患者仰卧床上，取药饼，将凹面对准脐孔贴敷，按紧，外用纱布敷盖，胶布固定。如无效，再贴敷1次，并加敷关元穴。

**来源：**（清）沈金鳌. 沈氏尊生书. 北京：中国医药科技出版社，2011.

【按语】死胎不下。用药后嘱患者闭目静卧1小时，死胎方可下。

## 四、现代研究

由于现代医学的进步，很多难产都能以手术方法解决，中医在此就显得缓不济急，但对于一些体质差，分娩时产力不好的产妇，予口服中药，穴位注射、外用膏贴的方法仍能取得立竿见影的效果。中医在难产方面的认识和防治经验，对我们当今强调正常分娩，减少人为因素过多干预，降低宫产率有一定的现实意义。

# 第四节　产后病

## 产后大便难

## 一、概述

产后大便难是产后三病之一。是指妇女产后饮食如常，大便数日不解或艰涩难以解出，又称产后便秘，是临床上一种常见的功能性便秘，是困扰产妇分娩之后的另一种病症。

## 二、病因病机

本病多因产后分娩失血，津液亏耗，不能濡润肠道；或阴虚火旺，内灼津液，肠道失于滋润，传导不利；或素体气虚，又因产时耗气，大肠无力传送；或产后伤食，热结肠道，腑气不通所致。产后气血亏虚是大便不通的基本病机。综合众多医家所言，产后大便不通之病因病机可简要概括为以下三点：一为津液减耗，胃热肠燥；二为营血亏虚，肠失所润；三为虚热内扰，灼伤胃津。

## 三、辨证论治

### 1. 血虚便秘

主要证候：大便失于润泽而便难，其症状除便难外，尚有面色萎黄，心悸失眠，皮肤不润，舌淡苔白，脉细涩等血虚的特点。

证机概要：产后阴血津液亏耗，不能濡润肠道。

治疗原则：养血润燥。

### 代表方药

润下膏

【组成】一组：火麻仁、郁李仁、松子仁各45g，黑芝麻45g，望江南75g。二组：蜂蜜10g，大胡麻30g，槐枝、柳枝、桃枝、桑枝各24g，石菖蒲6g。

【制法】将以上两组药物浸泡于410g芝麻油内，冬十、秋七、春五、夏三日，置锅内慢火熬至药枯去渣，熬药油成，下黄丹收存，再入雄黄、枯矾、官桂、丁香、乳香、没药、砂仁、轻粉各3g，后入牛胶（酒蒸化）12g，拌匀制成膏，分摊于红布上，折叠备用。

【用法】将膏药加温变软，揭开待稍温，贴于大肠俞穴、天枢穴、支沟穴、足三里穴处。

**来源：** 乐依士. 实用中医内科大膏药手册. 上海：上海科学技术出版社，1994.

【按语】体虚便秘证，诸如年老津枯、产后血虚、病后津液未复，肠津亏而致排便困难。孕妇禁贴，慢性泄泻慎贴。

**2. 气虚便秘**

主要证候：产后大便数日不解，时有便意，临厕无力努责，汗出气短，便后倦怠疲惫，舌质淡、苔薄，脉虚缓。

证机概要：素体气虚，又因产时耗气，气虚则大肠传送无力，虽有便意而排便困难。

治疗原则：益气润肠通便。

### 代表方药

（1）卫产膏

【组成】醋蒸红花200g，酒川芎、酒当归、醋大黄各150g，台乌药、吴萸、苏木、香附（生炒各半）、蒲黄（生炒各半）、灵脂（生炒各半）、延胡（生炒各半）、桂枝各100g，党参、熟地、白术、黄芪、萸肉、川乌、草乌、苍术、羌活、独活、防风、细辛、炒赤芍、炒白芍、炒丹皮、南星、半夏、制厚朴、陈皮、醋青皮、醋三棱、醋莪术、木瓜、苏梗、香白芷、炒山楂、炒神曲、炒麦芽、杜仲、川续断、熟牛膝、秦艽、荆穗、肉苁蓉、炒枳壳、桔梗、槟榔、鳖血炒柴胡、杏仁、桃仁、大茴、良姜、炙甘草、菟丝子、蛇床子、黑远志、柏子仁、熟枣仁、五味子、灵仙、草果仁、益智仁、白附子、马鞭草、辰砂拌麦冬、车前子、泽泻、木通、木鳖仁各50g，山甲50g。生姜、大蒜头各100g，葱白（全用）、韭（全用）各400g，黑小豆、艾、干荷叶各200g，凤仙（鲜者500g，干者100g）、胡椒、川椒、干姜、炮姜炭各50g，大枣7个，乌梅3个，槐枝、桑枝、桃枝、柳枝各

200g，发团60g。

【制法】共用油10kg，分熬丹收，再加广木香、丁香、檀香、炙乳香、炙没药、砂仁末、官桂、百草霜各50g，牛胶200g（酒蒸化），俟丹收后，搅至温温，以1滴试之不爆，方下，再搅千余遍令匀。

【用法】贴心口、脐上、背心及患处。

来源：（清）吴师机. 理瀹骈文. 北京：人民卫生出版社，1984.

【按语】本方可培补元气，治妇人产后诸症，可治疗产后食积、瘀滞、便秘等。可以肉苁蓉、熟地适量研末，用本膏贴敷，加强润肠通便作用。

（2）脐疗散

【组成】黄芪250g，白术200g，厚朴150g，吴茱萸100g，炒莱菔子200g。

【制法】将上药烘干、粉碎、过80目细筛，分30份，备用。

【用法】先用生理盐水清洁脐部，揩干表面水分，取敷脐散1份（约30g），用香油3ml调成糊状，敷于脐部，敷药范围以脐中心为圆心，直径约4cm，外以透气小敷贴固定，每24小时更换1次，连用1个月。

来源：朱建红，李伟君，汪金华，等. 中药脐疗治疗气虚型便秘的应用［J］. 甘肃中医，2010，23（01）：22-23.

**3. 实热便秘**

主要证候：大便不畅或秘结不通，脘腹胀满，口中秽臭，心烦易怒，舌红、苔黄或黄燥，脉弦或弦数。

证机概要：产后伤食，热结肠道，腑气不通所致。

治疗原则：清热导滞通便。

**代表方药**

通治实火膏

【组成】大黄、当归、生地各50g，黄柏、黄芩、黄连、川芎、柴胡、干葛、薄荷、连翘、赤芍、栀子、知母、黑丑各50g，犀角片、羚羊片各9g。

【制法】用麻油熬，黄丹收，入石膏、滑石各200g搅匀收膏。

【用法】贴敷神阙、关元等穴。

来源：（清）吴师机. 理瀹骈文. 北京：人民卫生出版社，1984.

【按语】本方可通治实热证。

## 四、现代研究

临床采用中药膏敷外治法治疗便秘，既不伤胃，又有良效，并且操作简便易行，易被患者接受，可提高患者的依从性，目前这一中医特色已作为常规护理技术进行实施，在临床上得到了广泛的应用，大大减轻了患者的痛苦与对打针吃药的恐惧，取得了良好的临床效应。也可与其他治疗手法配合应用，例如耳穴埋豆等手法，经多项临床研究观察，疗效更佳。

**1. 应用穴位贴敷联合耳穴埋豆预防产后便秘效果观察[1]**

【药物组成】大黄粉、黄芪粉

【制备方法】调制成膏状

【操作方法】以神阙穴为中心贴敷，每天更换1次。先仰卧，暴露脐部，用75%乙醇消毒后将药物贴敷在神阙穴，并用穴位敷贴进行覆盖。同时配合耳穴埋豆：使用75%乙醇消毒耳穴部位，并根据证型选取单侧耳穴的胃、直肠、脾、肾、肝、内分泌等反射区进行王不留行籽贴压，每次取5个穴位，可保留3~5d，每天按压3次，每次每穴按压1min，按压强度以产妇能耐受为度。

【疗效总结】联合组产妇满意度为95.54%高于常规组的76.43%（$\chi^2$=7.688，P=0.001）；干预后，2组大便性状、排便困难程度积分均降低（P<0.01），生活质量评分均升高（P<0.01），且联合组改善幅度大于常规组（P<0.01）；联合组产后排气时间和排便时间均短于常规组（P<0.01）；联合组产后便秘发生率为3.18%（5/157），低于常规组的15.92%（25/157）（$\chi^2$=5.979，P<0.05）。

**2. 用穴位贴敷法和耳穴埋籽法对产妇进行预防产后便秘护理的效果探究[2]**

【药物组成】大黄粉5mg

【制备方法】用石蜡油将其调成糊状。将此药糊加热至38℃。

【操作方法】用酒精棉签清洁产妇的肚脐（神阙穴），然后将加热好的药糊填入产妇的肚脐，再用一块6cm×6cm大小的透明膜覆盖产妇的肚脐，用胶布进行固定。此疗法可每天进行1次，共治疗1周。同时耳穴埋籽，对产妇的耳朵进行消毒。将王不留行籽压在产妇耳朵的胃反射区、大肠反射区、小肠反射区、直肠反射区、内分泌反射区、肾反射区、脾反射区、肝反射区、肾上腺反射区和耳尖等部位，用胶布固定。此疗法可每天进行1次，双耳交替进行，共治疗1周。

【疗效总结】观察组产妇产后便秘的发生率为12.50%。对照组产妇产后便秘的发生率为29.69%。观察组产妇产后便秘的发生率低于对照组产妇，差异具有统计学意义（P<0.05）。

**3. 李正梅应用穴位敷贴在预防产后便秘中的应用[3]**

【药物组成】大黄、厚朴、枳实、芒硝。

【制备方法】将上药研细末用凡士林调成糊状，做成直径为2cm的药饼以备用。

【操作方法】将药饼固定在穴位上，穴位可选：大肠俞、中脘穴、天枢穴、肾俞穴。产后两小时开始敷贴，每日1次，每次3~4小时，可根据贴药后的感觉而缩短或延长贴药时间，敷后局部有蚁走感或皮肤出现发红、灼热、疼痛可提前取下。反之如贴后皮肤微痒舒适者可酌情延长贴药时间。

【疗效总结】治疗组产后首次排便时间明显早于对照组，对照组发生便秘率为24%，治疗组发生便秘率为6%。差异有统计学意义（P<0.01）。

**4. 彭凤应用小承气汤穴位贴敷治疗产后便秘临床研究[4]**

【药物组成】生大黄10g、厚朴10g、枳壳10g。

【制备方法】上药用打药机磨成细粉，加少量醋调成糊状。

【操作方法】先消毒脐部及周围皮肤，然后将药糊取适量敷在神阙穴，予3M切口敷贴覆盖固定，每次贴敷4~6h，如出现皮肤瘙痒、破溃，应及时撕下，待局部皮肤恢复正常再用。中药贴敷在产后第1天开始，连续10天。

【疗效总结】总有效率：治疗组94.0%，对照组74.0%，两组比较差异有统计学意义（P<0.05）。

［参考文献］

［1］曹六秀. 穴位贴敷联合耳穴埋豆预防产后便秘效果观察［J］. 临床合理用药杂志，2020（13）.

［2］陶嘉丽. 穴位贴敷法和耳穴埋籽法对产妇进行预防产后便秘护理的效果探究［J］. 当代医药论丛，2017，15（18），201-203.

［3］李正梅. 穴位敷贴在预防产后便秘中的应用［J］. 科学咨询（科技·管理），2017（4）：55.

［4］彭凤. 小承气汤穴位贴敷治疗产后便秘临床研究［J］. 实用中医药杂志，2018（08）.

# 产后恶露不绝

## 一、概述

产后恶露不绝是指产后血性恶露持续10天以上仍淋漓不尽，又称"恶露不尽"、"恶露不止"，是妇产科多发病、常见病，该病相当于现代医学所指的子宫复旧不良、子宫轻度感染、胎盘、胎膜残留、剖宫产切口愈合欠佳等。恶露颜色变化需经历暗红色–红色–不含血色的白色的过程，一般血性恶露的持续时间在3天左右，若超过10天依然未干净，则可确诊为恶露不绝。

## 二、病因病机

中医学认为，本病的发生与患者素体及妊娠、分娩、产后的特殊生理环境有关，并有情志所伤，起居不慎或六淫为害等不同病因，发病的机理主要是冲任为病，气血运行失常所致。因冲为血海，任主胞宫，恶露为血所生，而血源于脏腑，注之于冲任，若脏腑受损，冲任不固，则导致恶露不绝。在本病病机中气虚、血热、血瘀三者的病理机制常常是相互影响、互为因果，如产后气虚，气虚则运行无力，血行不畅，瘀血留滞，而形成气虚血瘀之虚实夹杂证，或瘀血久留，遏蕴化热，则为瘀热内阻，或产后失血伤阴，阴血亏损，阴虚生内热，煎熬阴液而成瘀等。故治疗本病从补气摄血固冲，活血化瘀止血，养阴清热止血入手。

## 三、辨证论治

### 1.气虚型

主要证候：产后恶露过期不止而量多，色淡，质清稀，无臭气，亦可见到夹有小血块，小腹空坠，神疲懒言，面色苍白或萎黄，舌淡苔白，脉缓弱。

证机概要：气虚冲任不固，血失统摄所致。

治疗原则：补中益气，固冲摄血。

**代表方药**

（1）卫产膏

【组成】醋蒸红花200g，酒川芎、酒当归、醋大黄各150g，台乌药、吴萸、苏木、香附（生炒各半）、蒲黄（生炒各半）、灵脂（生炒各半）、延胡（生炒各半）、桂枝各100g，党参、熟地、白术、黄芪、黄肉、川乌、草乌、苍术、羌活、独活、防风、细辛、炒赤芍、炒白芍、炒丹皮、南星、半夏、制厚朴、陈皮、醋青皮、醋三棱、醋莪术、木瓜、苏梗、香白芷、炒山楂、炒神曲、炒麦芽、杜仲、川续断、熟牛膝、秦艽、荆穗、肉苁蓉、炒枳壳、桔梗、槟榔、鳖血炒柴胡、杏仁、桃仁、大茴、良姜、炙甘草、菟丝子、蛇床子、黑远志、柏子仁、熟枣仁、五味子、灵仙、草果仁、益智仁、白附子、马鞭草、辰砂拌麦冬、车前子、泽泻、木通、木鳖仁各50g，山甲50g。生姜、大蒜头各100g，葱白（全用）、韭（全用）各400g，黑小豆、艾、干荷叶各200g，凤仙（鲜者500g，干者100g）、胡椒、川椒、干姜、炮姜炭各50g，大枣7个，乌梅3个，槐枝、桑枝、桃枝、柳枝各200g，发团60g。

【制法】共用油10kg，分熬丹收，再加广木香、丁香、檀香、炙乳香、炙没药、砂仁末、官桂、百草霜各50g，牛胶200g（酒蒸化），俟丹收后，搅至温温，以1滴试之不爆，方下，再搅千余遍令匀。

【用法】贴心口、脐上、背心及患处。

【按语】本方可培补元气，宣通恶露。治妇人产后诸症，凡中风感寒及一切血虚发热，或食积瘀滞、疟疾、泻痢、肿胀、疼痛之症；又恶露不行，变生怪病。

来源：（清）吴师机.理瀹骈文.北京：人民卫生出版社，1984.

2. 血瘀型

主要证候：产后恶露过期不止，量或多或少，胸胁胀痛，小腹痛剧，拒按，血块排出后疼痛减轻，舌紫黯或边尖有瘀点瘀斑，脉弦涩。

证机概要：瘀血阻滞冲任，新血难安所致。

治疗原则：益气活血，逐瘀止血。

**代表方药**

（1）蓖麻雄黄膏

【组成】蓖麻子100g，雄黄10g。

【制法】将上药捣碎成膏状。

【用法】每用少许，涂于足下涌泉穴处。

来源：（清）傅山.傅青主女科.北京：人民卫生出版社，2006.

【按语】通经活络，导滞下胞。产妇生产后胞衣不下、恶露不尽。

（2）下胞膏

【组成】蓖麻子（去壳）14粒。

【制法】捣融如膏。

【用法】将药膏分摊于双涌泉穴上，覆盖固定。

来源：胡献国.中国膏药配方配制全书.沈阳：辽宁科学技术出版社，2014.

【按语】产后胞衣不下、恶露不尽。贴药后少顷胞衣即下，胞衣下后，立即将药膏拭去。

3. 热毒型

主要证候：产后恶露过期不止，量多，色紫暗，质如败酱，味臭秽，多伴发热，下腹刺痛。舌紫黯或有瘀点，苔薄白，脉弦涩或沉而有力。妇科检查时子宫甚至波及双附件有压痛。血常规中白细胞、中性粒细胞可有升高。

证机概要：热毒内侵，与余血搏结所致。

治疗原则：清热解毒，凉血止血。

感应膏

【组成】大黄56g，香附21g，三棱50g，羌活24g，白芷24g，芫花21g，蜈蚣十条，桃仁（研）21g，生地50g，厚朴21g，槟榔21g，黄柏24g，蓖麻子（研）

100g，大戟21g，蛇蜕15g，杏仁21g，皂角24g，巴豆（研末）24g，肉桂24g，麻黄24g，细辛21g，黄连15g，木鳖（研末）50g，甘遂100g，川乌50g，山甲21g，莪术50g，枳实24g，独活21g，防风21g，全蝎75个，五倍子21g，当归75g，草乌50g，元参21g，天花粉21g。

【制法】用麻油3kg，将各药入油春浸五日、夏三日、秋七日、冬十日，煎透去渣，熬至滴水成球，加密陀僧200g，黄丹（炒）过1200g，熬至不老不嫩。入丹宜徐徐投入，用柳枝不住手搅，直至成膏。

【用法】贴敷神阙、关元等穴。

来源：艾进伟，杨军. 中医膏方辞典. 山西：山西科学技术出版社，2014.

【按语】本方来自（清）屠道和《普济良方》，具有清热解毒、活血化瘀的功效，可治疗内外妇儿多种疾病。

## 四、现代研究

产后恶露西医多采用缩宫剂对症治疗，不能从根本上解决问题，而且西药存在副作用，产后哺乳期妇女因担心口服药物经乳汁影响婴儿健康，常拒绝口服药物，因此延误病情。而中医外治法则无此忧虑，临床治疗患者满意度较高。中药外敷透皮吸收，直达病所，可直接改善盆腔血液流变学和微循环，软坚散结消瘀，促进炎性渗出的吸收和组织修复。

**1. 应用中药穴位贴敷对产后子宫复原及产后恶露的影响**[1]

【药物组成】当归24g，川芎9g，桃仁6g，炮姜、炙甘草各2g。

【制备方法】将以上中药研磨成末，充分混合，再加入醋均匀混合成糊状。

【操作方法】产妇分娩后2h，取平卧位，选取气海、关元、中极、子宫穴（左右各一），取适量糊状药物贴敷，外用3M透明胶布固定，按摩5min。每日2次，贴敷4~6h。持续3日。

【疗效总结】产后5天，治疗组子宫复原情况优于对照组（P<0.05）；治疗组血性恶露持续时间短于对照组（P<0.05）。

**2. 基于"下病上治、上中下同治"理论的中医外治三联法治疗产妇恶露不绝的临床观察**[2]

【药物组成】当归、川芎、炮姜、益母草等量。

【制备方法】研成细末备用。

【操作方法】治疗时将适量药末调成膏状填于肚脐即神阙穴中，然后在药上进行艾炷灸，告知患者当艾炷燃烧至有烧灼感时，通知医师更换艾炷，继续艾灸脐部。每次施灸约为30min，每2d治疗1次，每周治疗3d。同时配合（1）耳穴贴压；（2）中药熏蒸。上述三联疗法持续7d。

【疗效总结】治疗前两组患者的恶露量比较无显著差异，具有可比性；干预后第4、6日，两组比较差异均有统计学意义（P<0.05）。治疗后，研究组疗效优于对照组（z=-6.865，P<0.05）。满意度比较：研究组满意度为97.73%，对照组治疗满意度为75.00%，差异有统计学意义（P<0.05）。

［参考文献］

［1］郭兰中，张玫桦，王俏玲．中药穴位贴敷对产后子宫复原及产后恶露的影响［J］．山西中医，2019，（01）：47-48.

［2］李焱明．基于"下病上治、上中下同治"理论的中医外治三联法治疗产妇恶露不绝的临床观察［J］．中国民间疗法，2018，（05）：106-108.

# 产后发热

## 一、概述

产后发热是指产褥期内以发热为主症，出现发热持续不退，或突然高热寒战，并伴有其他症状的一种妇产科常见病。首见于《金匮要略》。相当于现代医学的产褥感染或产后功能性发热。

## 二、病因病机

中医认为，本病的病因病机，与产后多虚多瘀有关。产后百脉空虚，血室正开，热毒之邪乘虚而入，直犯胞中，漫延全身，正邪交争，致令发热；产后失血伤气，腠理不密，卫外不固，风、寒、暑、热之邪乘虚而入，营卫不和，导致外感发热；素体阴虚，复因产时、产后失血过多，阴血骤虚，阳无所附，浮越于外而致血虚发热；或产后恶露排出不畅，瘀血停滞，阻碍气机，营卫失调，故令血瘀发热。上述四种原因所致的产后发热，尤以感染邪毒发热最急最重，因热毒炽盛，直犯胞中，传变迅速，症情危重，治不及时，可致热入营血、热陷心包或虚脱等危候，要及时治疗。产后发热的治疗，应以调气血，和营卫为主。产后多虚证，不宜过于发表攻里，但又不可不问证情，片面强调补虚，而忽视外感和里实之证。

### 三、辨证论治

**1. 气虚证**

主要证候：发热自汗，动则加重，肢乏神疲，头晕，舌质淡，脉虚弱。

证机概要：产后气血受损，及至脏腑，脾胃受损首当其冲，以致脾胃气虚，清阳下陷，抑遏下焦阳气，使之郁而生热。

治疗原则：升阳举陷，补中益气。

**代表方药**

（1）益气膏

【组成】党参、白术各30g，当归15g、川芎、柴胡、升麻各10g。

【制法】上药加水煎熬，去渣，浓缩成膏备用。

【用法】取药膏适量摊于纱布上，外贴脐孔及气海穴，胶布固定，2日1次。

**来源**：宋兴. 中医膏丹丸散大典. 四川：四川科学技术出版社，2007.

【按语】益气养血，升阳举陷。

（2）产后诸风膏

【组成】当归24g，黑荆芥15g，防风9g，川芎12g，发灰3g，炮姜15g，黑豆一撮，葱白3个。

【制法】麻油熬，黄丹收，加入适量牛胶搅匀亦可。

【用法】贴心口、肚脐，2日1次。

**来源**：孟宪武. 中国膏药药膏掺药全书. 辽宁：辽宁科学技术出版社，1998.

【按语】益气养血，升阳举陷。

**2. 血虚证**

主要证候：发热，体倦，面色无华，唇甲色淡，舌淡，苔薄，脉濡缓。

证机概要：产后营血骤虚，阳气浮散，易感外邪，而致血虚发热。

治疗原则：养血祛风退热。

**代表方药**

（1）卫产膏

【组成】醋蒸红花200g，酒川芎、酒当归、醋大黄各150g，台乌药、吴萸、苏木、香附（生炒各半）、蒲黄（生炒各半）、灵脂（生炒各半）、延胡（生炒各半）、桂枝各100g，党参、熟地、白术、黄芪、萸肉、川乌、草乌、苍术、羌活、独活、防风、细辛、炒赤芍、炒白芍、炒丹皮、南星、半夏、制厚朴、陈皮、醋青皮、醋三棱、醋莪术、木瓜、苏梗、香白芷、炒山楂、炒神曲、炒麦芽、杜仲、川续断、熟牛膝、秦艽、荆穗、肉苁蓉、炒枳壳、桔梗、槟榔、鳖血炒柴胡、杏仁、桃仁、大茴、良姜、炙甘草、菟丝子、蛇床子、黑远志、柏子仁、熟枣仁、五味子、灵仙、草果仁、益智仁、白附子、马鞭草、辰砂拌麦冬、车前子、泽泻、木通、木鳖仁各50g，山甲50g。生姜、大蒜头各100g，葱白（全用）、韭（全用）各400g，黑小豆、艾、干荷叶各200g，凤仙（鲜者500g，干者100g）、胡椒、川椒、干姜、炮姜炭各50g，大枣7个，乌梅3个，槐枝、桑枝、桃枝、柳枝各200g，发团60g。

【制法】共用油10kg，分熬丹收，再加广木香、丁香、檀香、炙乳香、炙没药、砂仁末、官桂、百草霜各50g，牛胶200g（酒蒸化），等丹收后，搅至温温，以1滴试之不爆，方下，再搅千余遍令匀。

【用法】贴心口、脐上、背心及患处。

【按语】本方可培补元气，治妇人产后诸症，凡中风感寒及一切血虚发热，或食积瘀滞、疟疾、泻痢、肿胀、疼痛之症；又恶露不行，变生怪病。

**来源：**（清）吴师机. 理瀹骈文. 北京：人民卫生出版社，1984.

### 3. 血瘀证

主要证候：发热持续不退，或突然高热寒战，口渴尿少，少腹疼痛拒按，恶露下之甚少，色紫暗有血块，舌紫暗有瘀点，脉细涩。

证机概要：新产之后，气血骤虚，胞宫阻滞，瘀血停留，气机不畅，枢机不利所致。

治疗原则：活血化瘀。

**代表方药**

乌金膏

【组成】红花60g，熟地、赤芍、煨莪术、当归、炒蒲黄、陈黑豆、干姜、肉桂各30g，麻油400ml，黄丹280g。

【制法】麻油熬诸药，去渣，黄丹收膏。

【用法】外贴丹田，每日1次。

**来源：**（清）吴师机. 理瀹骈文. 北京：人民卫生出版社，1984.

【按语】本方活血祛瘀，温经理气，可治疗产后败血为患诸证。

### 4. 感染邪毒证

主要证候：产后寒战高热，热势不退，小腹拒按，心烦口渴，恶露色如败酱，气臭秽，大便燥结，尿少色黄，舌红苔黄，脉数有力。

证机概要：外感邪毒则乘虚而入，侵犯胞宫，正邪交争而致发热，热邪灼耗阴津。

治疗原则：清营解毒，养阴退热。

### 代表方药

（1）木防己膏

【组成】木防己1000g，茵芋1000g。

【制法】将上2味药碎成小块，用醋浸1夜，放入猪油中煎3沸，冷凝即成。

【用法】取适量药膏，用手摩于病发处多遍。

来源：（唐）孙思邈．千金要方校释．北京：人民卫生出版社，2014.

【按语】本方来自《千金要方·卷三·妇人方中·中风》。具有祛风胜湿，缓急止痉。可治疗妇女产后感受外邪之风邪而引起的疾患。轻者头痛恶寒，时见发热，心下闷，干呕汗出等；重者发热面赤，喘而头痛，甚则牙关紧闭，角弓反张，不省人事等。

（2）茵芋膏

【组成】茵芋200g，木防己320g，醋9000ml，猪脂2560g。

【制法】先用醋浸渍茵芋及木防己1晚，再与猪脂合煎，反复煎煮浓缩，直至膏成。

【用法】先将手烤热再取膏适量，摩患处千遍。

来源：（明）李时珍．本草纲目．北京：人民卫生出版社，2004.

【按语】本方来自《本草纲目·十七·草之六·茵芋》与《千金要方》中记载类似，可祛风通络。

# 产后腹痛

## 一、概述

产后腹痛，又称为"儿枕痛"、"产后腹中痛"，产妇在产褥期内，发生与分娩或产褥有关的下腹疼痛，本病多见于新产后，好发于经产妇。孕妇分娩后，由于子宫缩复作用，小腹阵阵作痛，于产后1~2日出现，持续2~3日自然消失，属于生理现象，一般不需要治疗，当腹痛剧烈，难以忍受，或腹痛绵绵，疼痛不已，则为病态，应给予治疗。与西医学产后宫缩痛对应。

## 二、病因病机

中医认为，产后腹痛的病因病机大致可归纳为血虚和血瘀两种。产后腹痛可因血虚体质，或产时失血过多，冲任空虚，胞脉失养，或气血虚弱，运血无力，血流不畅，迟滞而痛；亦可因产后起居不慎，寒邪乘虚而入，或饮食生冷，血为寒凝，或产后情怀不畅，肝气郁结，气滞血瘀，或产后恶露排泄不畅而致。

### 三、辨证论治

#### 1. 血虚证

主要证候：产后小腹隐隐作痛，喜按，恶露，量少色淡，头晕耳鸣，便燥，舌质淡红、苔薄，脉虚细。

证机概要：血虚胞脉失养，气弱不行。

治疗原则：补血益气。

**代表方药**

宝金膏

【组方】当归120g，党参、香附、川芎、延胡索、苏木、白术、蒲黄、桃仁、醋大黄、红花、熟地黄、茯苓、乌药、川乌各30g，牛膝、地榆炭、山茱萸、金毛狗脊、苍术、首乌、酒炒白芍、炒五灵脂、醋三棱、羌活、橘红、木香、高良姜、青皮、木瓜、乳香、没药、草乌、大茴香、血竭、桔梗、防风、天麻、黑荆穗、白芷、细辛各15g，黑豆、艾叶、牛皮胶各45g。

【制法】将上药择净，香麻油熬枯，黄丹收膏即成。每次适量，或贴心口，或贴脐下，每日1换。

**来源：**（清）吴师机. 理瀹骈文. 北京：人民卫生出版社，1984.

【按语】益气养血，通经活血。适用于产后诸症。

#### 2. 血瘀证

主要证候：产后小腹疼痛，拒按，或得热症稍减，恶露量少，涩滞不畅，色紫黯有块，或胸胁胀痛，面色青白，四肢不温，舌质黯、苔白滑，脉沉紧或弦涩。

证机概要：血瘀，胞脉受阻，导致气血运行不畅。

治疗原则：活血祛瘀，散寒止痛。

**代表方药**

（1）生化汤膏

【组成】当归96g，川芎36g，桃仁24g，炮姜8g，甘草8g。辅药：生姜、葱白、薤白、韭白、蒜头、干艾、侧柏叶各6g，槐枝、柳枝、桑枝、冬青枝、菊花各24g，苍耳草、凤仙草、石菖蒲、白芥子、莱菔子各3g，桃枝24g，发团9g，胡椒、乌梅各3g。

【制法】用麻油1170g将上药浸泡，上锅炸枯，捞去渣，熬油至滴水成珠，下丹搅匀，再下炒铅粉30g，金陀僧、松香各12g，赤石脂、木香、砂仁、官桂、丁香、檀香、雄黄、明矾、轻粉、降香、乳香、没药各3g，龟板胶、鹿角胶各6g（酒蒸化、兑入）拌匀，收膏备用。

【用法】将膏药贴于关元穴、三阴交穴上。

来源：乐依士. 实用中医内科大膏药手册. 上海：上海科学技术出版社，1994.

【按语】此膏具有活血化瘀、温经止痛的功用，故可治疗产后的儿枕痛，且对产后有一定的调理作用。现代研究认为，此膏不但能促进乳汁分泌，加速子宫复旧，制止宫缩腹痛，而且有预防产褥感染的作用。在我国许多地区，都有产后贴生化汤膏的习俗，把此膏视为产后必用药。

（3）金仙膏

【组成】苍术250g，上白术200g，羌活、川乌、姜黄、生半夏（姜制）、乌药、川芎、青皮、生大黄各150g，生香附、炒香附、生灵脂、炒灵脂、生延胡、炒延胡、枳实、黄连、姜制厚朴、当归、灵仙、黑丑头（半生半炒）、巴仁各100g，枯黄芩、黄柏、生蒲黄、黑山栀、川郁金、莪术、三棱、槟榔、陈皮、山楂、麦芽、神曲、南星、白丑头、苦葶苈、苏梗、藿梗、南薄荷、草乌、独活、柴胡、前胡、细辛、白芷、荆芥穗、防风、连翘、干葛、苦桔梗、知母、大贝母、甘遂、大戟、芫花、防己、瓜蒌仁、腹皮、天花粉、赤芍、白芍、枳壳、茵陈、川楝子、木通、泽泻、车前子、猪苓、宣木瓜、皂角、苦杏仁、桃仁、苏子、益智仁、良姜、草果、吴萸、红花、木鳖仁、蓖麻仁、僵蚕、全蝎、蜈蚣、蝉蜕、生山甲、生甘草各50g，发团100g，飞滑石200g。生姜、葱白、韭白、薤白、大蒜头、红凤仙、白凤仙全、槐枝、柳枝、桑枝各500g，凤仙干者或用200g，榆枝、桃枝（俱连叶）各40g，石菖蒲、莱菔子、干姜各100g，陈佛手干、小茴、艾各50g。

【制法】共用油20kg，分熬丹收。再入净松香、生石膏各200g。陈壁土、明矾各100g，雄黄、轻粉、砂仁、白芥子、川椒、广木香、檀香、官桂、制乳香、制没药各50g，牛胶200g酒蒸化，如前下法。或加苏合油。临用加沉、麝适量。

【用法】贴神阙、关元处。

来源：（清）吴师机. 理瀹骈文. 北京：人民卫生出版社，1984.

【按语】治疗妇人产后儿枕痛。此膏力量亦大，非重症不可轻用大张，亦不可轻加重药。若有加药，必审症明白再加，且由渐而增，不骤加也。无瘀血者忌用，出血过多者慎用。

（3）失笑膏

【组成】蒲黄、五灵脂各60g。

【制法】以醋适量，熬膏。

【用法】每次取膏药10~15g，温化贴小腹。

来源：张奇文. 中国膏敷疗法. 北京：中国中医药出版社，2018.

【注意事项】无瘀血内阻者禁用，出血量多者慎用。

【按语】此方即为失笑散改外用。方中五灵脂、蒲黄均有祛瘀止痛作用，适用于瘀血内阻之产后腹痛。

（4）牙皂膏

【组成】牙皂2.5g，细辛1.5g，葱白3根，生姜3g。

【制法】将牙皂与细辛研为细末和入葱、姜捣烂如泥，以醋或酒调膏。

【用法】贴敷印堂穴。

来源：张奇文. 中国膏敷疗法. 北京：中国中医药出版社，2018.

【按语】调膏不宜过稀，以免膏汁渗流入目。

（5）消行膏

【组成】当归60g，川芎30g，桃仁、姜炭、甘草、红花、元胡、肉桂、五灵脂、香附各15g。

【制法】麻油熬，黄丹收。

【用法】每取膏药15g，温化后贴丹田处。

来源：宋兴. 中医膏丹丸散大典. 四川：四川科学技术出版社，2007.

【按语】此方有养血活血，温经止痛、消积行瘀之功，凡由瘀阻寒凝所致的产后病证，均可斟酌贴敷此膏，产后腹痛仅是本膏敷方的适应证之一。

## 四、现代研究

目前西医学认为本病的发生多与神经内分泌及免疫等因素有关，治疗上主要是给予止痛药对症治疗以缓解疼痛或给予心理疏导，治法较为单一，疗效不明显，且副作用较多，中医通过对产后腹痛的辨证治疗研究，将明显提高临床治疗该病的有效性及针对性，尤其是膏贴疗法以经络学说为基本理论依据，根据治疗需要将药物调制成相应的膏剂或糊状制剂，贴敷于患处或穴位上，通过药物腧穴及经络双重的作用而起到温补经脉、调和营卫、沟通表里、平衡阴阳的作用，以达到治疗疾病的目的。外用膏剂治疗产后腹痛也经常可与其他治疗配合应用，例如常规产科护理及治疗、局部热敷、按摩等，经多项临床研究观察，具有充分的理论依据和丰富的实践经验，临床疗效确切。

1. 应用双柏散瘀膏外敷治疗瘀滞子宫型产后腹痛23例[1]

【药物组成】大黄、侧柏叶、黄柏、三棱、莪术、姜黄、泽兰、桂枝、羌活、牛膝、千斤拔等。

【制备方法】将上述药物粉碎，研成细末，制备成外用药膏。

【操作方法】直接贴敷下腹部，1片/次，1次/d，每次贴敷8h，连续贴敷5d。5d为1个疗程，共治疗1个疗程。每日记录宫底下降高度，恶露情况。

【疗效总结】治疗组显效12例，好转10例，无效1例，有效率为95.65%；对照组显效5例，好转12例，无效6例，有效率为73.91%。两组疗效对比，差别有统计学意义（P<0.01）。

### 2. 王俊彦应用中药贴敷神阙穴治疗产后宫缩痛的疗效观察[2]

【药物组成】艾叶、白芥子、细辛、元胡、川芎、甘遂6种中药。

【制备方法】按1:1:1:1:1:1比例粉碎，研成细末，用姜汁调成糊状，装袋密封备用。

【操作方法】用时先清洁产妇脐部及周围皮肤，取适量糊状药膏，制成直径约1.5cm药饼，置于3cm×5cm大小的医用敷贴上，贴于产妇神阙穴。持续贴敷4~6h，每日2次，3d为1个疗程。

【疗效总结】观察组和对照组各60例，对照组给予传统护理，包括改变体位、局部热敷、按摩等，观察组在对照组的基础上于产后2h开始进行神阙穴中药贴敷治疗，采用疼痛视觉模拟评分法（VAS）评价宫缩痛程度，发现观察组产妇产后24h、48h、72h宫缩痛程度明显低于对照组（P<0.05）。

### 3. 王玲珑应用神阙穴中药贴敷治疗产后腹痛40例疗效分析[3]

【药物组成】丹参12g、当归10g、红花10g、土鳖虫6g、三七8g、白芷10g、大黄10g、生薏仁15g、白术15g、川续断15g、淫羊藿10g、木香6g、冰片2g。

【制备方法】上述药材共为细末，每次取适量兑入温水及陈醋调至糊状以备用。

【操作方法】将药膏贴敷于产妇脐部并固定。2次/d，3d为1个疗程。同时辅以常规产科护理及治疗，并对阴道自然分娩者予以缩宫素20μl肌肉注射，对行剖宫产者加用营养支持以及抗生素控制感染等对症治疗。

【疗效总结】在产后腹痛发生率及腹痛程度方面，实验组均明显低于对照组（P<0.05）。

### 4. 胡莉娜等应用中药穴位贴敷缓解经产妇产后宫缩痛56例[4]

【药物组成】当归、川芎、炮姜、吴茱萸、三七。

【制备方法】当归、川芎、吴茱萸各等份，三七取前药量的1/2，炮姜取前药量的1/3，研成细末，用陈醋调成糊状以备用。

【操作方法】用时制成直径约1.5cm药饼，置入3cm×5cm大小的医用敷贴中。贴敷时室温保持在25℃~28℃，指导产妇取仰卧位，肌肉放松，呼吸自然，责任护士坐于产妇右侧，用按摩法顺时针按摩其小腹部，时间为5分钟，然后清洁皮肤及脐孔，将上述中药贴敷贴于产妇神阙穴、关元穴、气海穴及双侧子宫穴。根据个人情况外敷4~6小时。中间如出现不适随时取下，每天1次，疗程3天。

【疗效总结】用视觉模拟评分法作为评价方法，结果干预组在治疗后腹痛程度显著轻于对照组。

〔参考文献〕

［1］马丽娜．双柏散瘀膏外敷治疗瘀滞子宫型产后腹痛23例［J］．中医研究，2014，27（11），15-17.

［2］王俊彦．中药贴敷神阙穴治疗产后宫缩痛的疗效观察［J］．全科护理，2016，14（23）2417-2418.

［3］王玲珑．神阙穴中药贴敷治疗产后腹痛40例疗效分析［J］．中外医疗，2012，31（10）：101.

［4］胡莉娜，钱敏，陈亚青．中药穴位贴敷缓解经产妇产后宫缩痛56例［J］．中国中医药科技，2013，20（3）：326-327.

# 第五节　妇科杂病

## 不孕症

### 一、概述

不孕症指凡育龄期男女，有正常性生活、同居1年而未受孕者，可称为不孕症。其中从未妊娠者，古称"全不产"，现代医学称之原发性不孕；有过妊娠而后不孕者，古称"断续"，现代医学称之继发性不孕。《周易》记载"妇三岁不孕"，首先提出了不孕病名。不孕症的发病率与社会因素有关，受社会文化、民族习惯等因素的影响，越发达的国家不孕症的发病率越高，在美国，发病率为10%~15%，在中国发病率为10%~12%。

### 二、病因病机

不孕症的中医病因病机包括：①先天禀赋不足，肾虚：肾气虚弱，或久病，或房事不节等耗伤肾气，则冲任不调，不能摄精成孕；素体肾阳虚或寒湿伤肾，肾阳亏虚，则命门火衰，阳虚气弱，生化失期，不能温化肾精以生天癸，通达冲任，温养胞宫，不能触发氤氲孕育之气，肾、天癸、冲任、胞宫的功能低下，导致不孕；素体肾阴亏虚，或房劳、久病失血，耗损真阴，或阴虚生内热，热扰冲任血海等均可致肾阴不足，精血亏少，冲任血虚，致天癸不足，冲脉精血亏虚，任脉之气衰竭，胞宫胞脉失养，不能摄精成孕。②肝气郁结：情志抑郁或愤怒伤肝，或因久不受孕，继发肝气不舒，以致疏泄失司，气血失调，血海蓄溢失常，导致月经稀少或闭经、不孕。二者互为因果，肝气郁结益甚，以致冲任不能相资，则卵子发育不良或无排卵，导致胎孕不受。③气滞血瘀，所愿不随，肝气郁结，气滞则血瘀，冲任气机不畅，以致经脉瘀阻，瘀血稽留胞宫胞脉，或经期产时血室正开，风冷寒邪客于胞宫，或经期涉水，或过食生冷等以致血为寒凝，胞脉阻隔，经水不得下行导致闭经、不孕。④痰瘀阻滞：肥胖之人，嗜食膏粱厚味，或饮食失节，或思虑劳倦，损伤脾胃，脾虚痰湿内生，痰阻气机，经脉受阻，冲任失调而致不孕。

## 三、辨证论治

不孕症的中医证候诊断标准，女性不孕症证候可分为肾阳虚证、肾阴虚证、肝郁证、血瘀证、痰湿证5类。

### 1. 肾阳虚证

主要证候：婚久不孕，月经后期、量少、色淡或闭经，头晕耳鸣、腰腿酸软、性欲淡漠、小便清长、大便稀薄、舌质淡、苔白，脉沉细。

证机概要：肾中真阳被损伤，命门火衰，不能温煦胞脉，致使肾气虚寒，无法摄精成孕。

治疗原则：温补肾阳、调经助孕。

### 代表方药

（1）比天助阳补精膏

【组成】1组：甘草80g；2组：天冬、生地黄、熟地黄、远志、麦门冬、肉苁蓉、蛇床子、牛膝、鹿茸、续断、虎胫骨、木鳖、紫梢花、谷精草、附子、杏仁、肉桂、菟丝子、肉蔻、川楝子各6g；3组：黄丹300g、黄蜡200g；4组：雄黄、白龙骨、倭硫黄、赤石脂各4g；5组：乳香、没药、丁香、沉香、木香各4g；6组麝香、蟾酥、阳起石、蛤芙蓉各4g。

【制法】真麻油760g（取干净铁锅一口，用砖架定三足，取白炭15公斤，慢慢煎煮，不可太急，恐损其药），取槐树枝、柳树枝、桃树枝、榴树枝、椿树枝、杏树枝、杨树枝各2枝，以搅拌药物。①下1组药物，煎煮至没有响声为止。②下2组药物。先将上述药物锉碎，再加水煎煮成炭，离火，用布过滤去渣，务必过滤干净，再置于砖架上固定，取如拇指大、长约50厘米嫩桑条1根搅油。③下3组药物，将油烧开后，用茶匙抄黄丹慢慢加入油中，用桑枝不停搅拌，以滴水成珠不散为度，离火，摊开，待其变温，又置于砖架上。④下4组药物，将上述药物捣研为细末，先将油加热，勿使其沸腾过盛，只需稍温即可，小火煎煮，不停手搅拌，离火，摊开，待其变温，又置于砖架上。⑤下5组药物，将上述药物捣研为细末，加入膏内，不停搅拌，小火煎煮至微温。⑥下6组药物，将上述药物捣研为细末，加入膏内，不停搅拌。用小火煎熬，务必软硬适宜，以贴时不移动，揭之无痕迹为度。将膏取起，贮存于瓷罐中，密封其口，埋在土中3天3夜，去其火毒。

**来源：**（明）万全. 养生四要. 北京：中国中医药出版社，2016.

**【用法】**取膏20g，摊涂在厚红素缎绢上，贴脐下关元穴及背后肾俞穴。

**【按语】**①本方出自《养生四要·卷四·却疾》，可疗下焦虚冷，五劳七伤，半身不遂，腰膝酸软无力，女子下元虚冷，经水不调，崩中带下而无子，贴之可以暖子宫、和气血。②虎胫骨是国家法律规定禁用药物，可用羊胫骨替代或去掉不用。

**【说明】**用膏时避孕，待症状缓解停药1个月后再考虑受孕。

（2）煨脐种子膏

**【组成】**当归、川芎、白芍、川牛膝、川巴戟、杜仲、肉苁蓉、熟地、菟丝子、蛇床子、虎胫骨（现用羊胫骨）、细辛、补骨脂各25g，真麻油700g，甘草200g，硫黄15g，乳香、没药、儿茶、血竭各15g，麝香6g。

**【制法】**将麻油熬滚，下甘草，熬滚后下入前13味药，慢火熬至药物焦枯，纱布滤去药渣，再熬至滴水不散，入硫黄，离火，再入余药，搅拌均匀，冷凝即成。

**来源：**（清）程鹏程. 急救广生集. 北京：中国中医药出版社，2017.

**【按语】**来自《急救广生集·卷五·妇科·求嗣》，温补肝肾，通经活络。可治疗女子不孕，兼治漏肩风、女子赤白带下。

**【说明】**用膏时避孕，待症状缓解停药1个月后再考虑受孕。

（3）乾坤一气膏

**【组成】**当归、赤芍药、白附子、白芍药、白芷、生地黄、熟地黄、穿山甲、木鳖子、巴豆仁、蓖麻子、三棱、莪术、五灵脂、续断、肉桂、元参各30g，乳香、没药各36g，麝香9g，阿魏（切薄片）60g。

【制法】除后4味药外，余药为粗末，用香油2500ml浸（春3日，夏5日，秋7日，冬10日），桑柴火熬至药枯，滤去渣，每净油500ml，入黄丹（水飞）360g，置锅内熬，槐枝搅拌，候膏成撤火，放入阿魏至化尽，再下乳香、没药、麝香搅匀，趁热倾入瓷罐内，备用。

【用法】临用时以热汤炖化，以缎绫摊成膏药，贴丹田穴。

来源：（明）陈实功.外科正宗.北京：人民卫生出版社，2007.

【按语】本方具有温阳散寒、益肾通经之功效，对以肾虚宫寒，瘀血内阻为主要病机之经久不孕最为适宜。

【说明】用膏时避孕，待症状缓解停药1个月后再考虑受孕。

（4）调经种子膏

【组成】炮附子、巳载天、肉苁蓉、当归、穿山甲、山萸肉、芦巴子、川芎、干姜、细辛、黄芪、肉桂、红花、延胡索、石莲子、白术、党参、熟地黄、牡丹皮、补骨脂、木鳖子、菟丝子、血竭、龙骨、鳖甲各60g，麝香0.6g，铅丹适量，香油250ml。

【制法】上药除血竭、麝香外，共入油内浸泡3~5日，然后置火上炸群药至枯去渣，入铅丹收膏，再将血竭、麝香研细搅入即成。

【用法】将膏药分摊3张，经期过后2~3天分别贴于肚脐和双肾俞穴（第2腰椎旁开1.5寸），以宽布带束之，直至下次月经来潮前1~2天揭下待经期过后，去旧更新再敷。

来源：《河北中医》1987年第5期.

【按语】阴虚有热，经量过多者忌用。

【说明】用膏时避孕，待症状缓解停药1个月后再考虑受孕。

2.肾阴虚证

主要证候：婚久不孕，月经先期、量少、色红，头晕心悸、腰腿酸软、五心烦热、咽干口渴、舌质红、苔少，脉细数。

证机概要：素体肾阴亏虚，或房事不节，精亏血耗，冲任无法充盈，不能凝精成孕；或阴血不足，虚热内生，热邪伏于冲任，扰动血海，不能凝精成孕。

治疗原则：滋阴补肾、调经助孕。

代表方药

【组成】元参200g，生地、天冬各150g，丹参、熟地、萸肉、黄柏、知母、麦冬、当归、白芍、丹皮、地骨皮各100g，党参、白术、生黄芪、川芎、柴胡、连翘、桑白皮、杜仲（炒断丝）、熟牛膝、南薄荷、川郁金、羌活、防风、香附、蒲黄、秦艽、枳壳、杏仁、贝母、青皮、橘皮、半夏、胆星、黑荆穗、桔梗、天花粉、远志肉（炒）、女贞子、柏子仁、熟枣仁、紫菀、菟丝饼、钗石斛、淮山药、续断、巴戟天、黑山栀、茜草、红花、黄芩、黄连、泽泻、车前子、木通、生甘遂、红芽大戟、生大黄、五味子（炒）、五倍子、金樱子、炒延胡、炒灵脂、生甘草、木鳖仁、蓖麻仁、炮山甲、羚羊角、镑犀角、生龙骨、生牡蛎、吴萸各50g，飞滑石200g。生姜、干姜（炒）各50g，葱白、韭白、大蒜头各100g，槐枝、柳枝、桑枝、枸杞根、冬青枝各400g，凤仙草、旱莲草、益母草各1株，冬霜叶、白菊花、侧柏叶各200g，菖蒲、小茴香、川椒各50g，发团100g。

【制法】用油12kg，分熬去渣，合龟板油并熬丹收。再加铅粉炒500g，生石膏200g，青黛、轻粉各50g，灵磁石（醋煅）100g，官桂、砂仁、木香各50g，牛胶（酒蒸化）200g，如清阳膏下法（俟丹收后，搅至温温，以一滴试之，不爆，方下，再搅千余遍，令匀，愈多愈妙），朱砂15g。

【用法】贴敷神阙、关元、腰俞等穴。

来源：（清）吴师机. 理瀹骈文. 北京：人民卫生出版社，1984.

【按语】本方原用于治妇人骨蒸潮热，或经水不调，或少腹热痛及一切阴虚有火之症。无心神不安等症可去朱砂。

【说明】用膏时避孕，待症状缓解停药1个月后再考虑受孕。

### 3. 肝郁证

主要证候：婚久不孕，经期先后不定、量或多或少、经行不畅、色紫有块，经前乳房作胀，或胸闷急躁，或情志失畅，经行少腹胀痛，舌质黯红或正常，苔薄白或薄黄，脉弦。

证机概要：情怀不畅，肝气郁结，致疏泄失常，气血不和，冲任不调，无以摄精成孕。

治疗原则：疏肝理气，活血调经。

### 代表方药

助孕膏

【组成】柴胡、当归、小茴香、川芎各20g，牛膝、茯苓、炒白芍各30g，香附25g，附子10g，郁金、青皮、益母草各15g，熟地35g。

【制法】将上诸药烘干粉碎成粉状，用麻油调成膏状备用。

【用法】用前，先将脐部洗干净，用手指重按摩约10min，使局部充血，以促进药物吸收弥散。每次用膏剂量以填满肚脐为准，一般均用5g左右，随即用医用胶布严封，3d更换1次，10次为1个疗程，一般连用3个疗程，治疗期不得中断，不得与其他同类药配用。

来源：陈耀华，任应波. 助孕膏敷脐治疗不孕症25例［J］. 陕西中医，1994，

15（5）：225.

【说明】用膏时避孕，待症状缓解停药1个月后再考虑受孕。

**4. 痰湿证**

主要证候：婚久不孕，经行延期，或量少，或闭经，带多黏稠，形体肥胖、胸闷泛恶、舌苔白腻，脉滑。

证机概要：素体肥胖，或恣食膏粱厚味，脾失健运，痰湿内盛，阻滞气机，闭塞冲任胞宫；或素体脾脏亏虚，或饮食不节，疲劳过度，损伤脾气，脾的运化功能受到阻碍，积聚形成痰湿，痰湿流注于下焦，滞涩冲任，壅堵胞脉。

治疗原则：化痰燥湿、健脾调经。

## 代表方药

（1）姜椒膏

【组成】鲜姜100g，花椒500g，贯筋250g，生草乌、生川乌、三棱、莪术各60g，牙皂、桂楠、广木香、母丁香、生马前各30g，阿魏15g，麝香3g。

【制法】用香油5000ml，将上药熬枯去渣，入樟丹2500g，共熬成膏后搅入麝香，摊于布上。

【用法】贴脐部。

**来源：** 王光清. 中国膏药学. 陕西：陕西科学技术出版社，1981.

【按语】湿热内蕴者忌用。忌生冷，寒凉。

【说明】用膏时避孕，待症状缓解停药1个月后再考虑受孕。

（2）健脾膏

【组成】苍术200g，白术、川乌各150g，益智仁、姜半夏、南星、当归、厚朴、陈皮、乌药、姜黄、甘草半生半炙、枳实各100g，黄芪、党参、川芎、白芍、赤芍、羌活、香白芷、细辛、防风、香附、灵脂、苏梗、苏子、延胡索、山楂、麦芽、神曲、木瓜、青皮、槟榔、枳壳、桔梗、灵仙、腹皮、醋三棱、醋莪术、杏仁、柴胡、升麻、远志肉、吴萸、五味、草蔻仁、肉蔻仁、巴戟天、补骨脂、良姜、荜茇、大茴、红花、黄连、黄芩、大黄、甘遂、苦葶苈、红芽大戟、巴仁、黑丑头、茵陈、木通、泽泻、车前子、皂角、木鳖仁、蓖麻仁、全蝎、炮山甲、白附子、附子各50g，滑石200g。生姜、薤白、韭白、葱白、大蒜头各200g，鲜槐枝、柳枝、桑枝各400g，菜菔子、干姜、川椒各100g，石菖蒲、艾、白芥子、胡椒、佛手干各50g，凤仙草全株，枣七枚。

【制法】两共用油11kg，分熬丹收。再入官桂、木香、丁香、砂仁、檀香各50g，牛胶200g酒蒸化，如清阳膏下法（俟丹收后，搅至温温，以一滴试之，不爆，方下，再搅千余遍，令匀，愈多愈妙）。

【用法】贴脐部。

来源：（清）吴师机. 理瀹骈文. 北京：人民卫生出版社，1984.

【说明】用膏时避孕，待症状缓解停药1个月后再考虑受孕。

**5. 血瘀证**

主要证候：婚久不孕，月经后期，经量多少不一、色紫有块，少腹疼痛拒按，临经尤甚，舌黯有瘀点，脉弦或涩。

证机概要：经期、产后余血未净，不禁房事，又复感寒邪，邪与血相结，瘀血阻滞胞宫；或郁怒伤及肝脏，气滞血瘀，瘀血停留，冲任受阻，瘀滞胞宫胞脉。

治疗原则：活血化瘀、逐瘀止痛。

**代表方药**

化寒通络膏

【组成】生水蛭、石菖蒲、当归、浙贝各60g，路路通30g，地龙、生半夏、生附子、细辛、桂枝各20g，生马钱子10g。

【制法】用纯香油3000ml浸泡1周，炸透去渣，熬至滴水成珠，下黄丹适量成膏，倒入水中3天拔火毒后，摊布上备用，每帖膏药重约20g。

【用法】将化寒通络膏外贴子宫穴（位于脐下4寸，旁开3寸，左右各1个，穴位深层正是输卵管与卵巢），每穴每周1帖，连用4周为1个疗程（经期停用）。

【疗效】用药1个疗程后治愈23例；用药2个疗程后治愈57例，用药3个疗程后治愈81例；显效13例，无效者8例。

【说明】用膏时避孕，待症状缓解停药1个月后再考虑受孕。

来源：申学永，申光华. 化寒通络膏治疗输卵管阻塞性不孕症的疗效观察 [J]. 中医外治杂志，2004，13（2）：5.

## 四、现代研究

随着二胎政策放开，社会经济的发展，在近几年来，不孕症的发病率在逐年增高，已经成为继癌症和心血管疾病后女性第三大疾病[1]。临床研究表明，影响女性患者不孕的相关因素异常复杂，主要可以分为遗传缺陷、解剖异常、内分泌紊乱、全身性疾病、环境因素、生活方式等。女性患者不孕症的治疗，需要正确分析发病原因，对症治疗；否则很难取得良好的临床治疗效果。作为中医特色治疗方法的中医外治法近几年在不孕症的临床治疗中越来越普遍，其具有安全、临床疗效显著、便捷等优点。该方法包括：中药灌肠、针灸、中药宫腔注药、穴位埋线、穴位注射、推拿、中医情志疗法、中药离子导入等。尤其是外用膏贴能更好地与中医内治法互补，更好地与西医治疗相配合，从而扩大了治疗该病的手段。不孕症外治法讲究辨证施治，但在临床用药上也有自己的特点，总结如下：（1）经皮吸收给药，多配伍通经走络、开窍透骨、拔毒外出之品为引，以促进药物的吸收。（2）经官窍给药，多用辛温发散、气味芳香的药物，有利于药物的吸收和促进气血流通，"外治者，气血流通即是补"。（3）多选用气味巨厚之品，或力猛有毒之药，常不避畏反，且多用生品。如雄黄、川乌、草乌、细辛、附子、吴茱萸等。因其药力从外而入，气味清淡之品不易收效。

**1. 应用中药外敷灌肠配合腹腔镜治疗输卵管阻塞性不孕症疗效观察[2]**

【药物组成】白花蛇舌草、蒲公英各40g，赤芍、黄柏各30g，侧柏叶、生大黄各25g，白芷、薄荷、两面针各20g。

【制备方法】将以上药物混合粉碎成中粉，过筛，搅匀，装袋即得，每袋250g。

【操作方法】取上述药粉250g用蜜糖调或水调加热，趁热外敷下腹部，配合红外线照射下腹部30min，待药降至肤温后，药上覆盖一层保鲜膜及毛巾，予腹带固定在下腹，至完全凉却。

【疗效总结】两组临床疗效比较，总有效率治疗组为55.4%，对照组为25.0%，两组比较，差异有统计学意义（P<0.01）。两组妊娠情况比较，正常妊娠率治疗组为31.3%，对照组为8.3%，两组比较，差异有统计学意义（P<0.01）。

**2. 自拟丹仙七子散外敷相应穴位，结合辨证内服中药治疗46例[3]**

【药物组成】丹参、仙茅、淫羊藿、菟丝子、覆盆子、王不留行、车前子、茺蔚子、女贞子、五味子各等份（不孕症各型均敷）。

【制备方法】碾成粉末，过120目筛，以氮唑酮拌和，药糊1mm厚，摊涂直径1cm圆形塑料薄膜上。

【操作方法】贴敷期门（双）、关元、中极、子宫（双）、足三里（双）、三阴交（双）、太冲（双）之穴位上，胶布固定，24小时更换1次，于经净后连续10日。

【疗效总结】肾阳虚痊愈10例，好转2例；肾阴虚痊愈3例，好转1例；痰湿证痊愈7列，好转1例，无效1例，肝郁型痊愈13例；血瘀证痊愈6例，好转1例，无效1例。结果是痊愈39例，好转5例，无效2例，总有效率95.6%。

**3. 应用中西医结合（输卵管通液术+中药保留灌肠+中药妇炎散外敷加微波理疗）治疗输卵管性不孕症64例[4]**

【药物组成】妇炎散（自制中药散剂）：红藤15g，银花15g，当归15g，赤芍15g，败酱草20g，香附10g，枳壳15g，川芎15g，三棱10g，莪术10g，元胡20g，紫花地丁15g，红花15g，川楝10g，丹参15g等。

【制备方法】上药研为细末，100g为1剂，用温水调成糊状。

【操作方法】输卵管通液术方法：于月经干净后3~7d进行输卵管通液术，隔日1次，连续3次。通液药物：庆大霉素8万U+地塞米松5mg+2%利多卡因3ml+生理盐水注射液20ml，药物注入速度为5ml/min，受阻时压力不宜超过33.3kPa，结束后阴道流血干净行保留灌肠治疗，灌肠方为自拟方，方药组成：王不留行10g、路路通10g、皂刺15g、制乳没各10g、川芎15g、赤芍15g、桃仁15g、三棱10g、莪术10g、天仙藤20g、银花15g、连翘20g浓煎成100ml，温度在37℃~40℃为宜，用一次性输液导管经肛门插入深度10cm以上，将中药完全滴入直肠后嘱患者采取膝胸卧位15分钟以上，以使药物在肠道保留时间长。灌肠结束后取平卧位行妇炎散外敷及微波理疗，妇炎散用温热水调匀，放置在两层纱布间，外敷下腹部，同时配以微波理疗，采用KJ-6200微波理疗仪调至功率为40~50w照射，治疗探头放在敷药处照射，以病人感到温热为准，每日1次，每次30~40分钟，以加速妇炎散药物渗透吸收及促进血液循环。保留灌肠治疗、中药外敷及微波理疗每日1次，连用10天。

【疗效总结】中西医结合组和西医组疗效比较：西医组总有效率为46.9%，其中妊娠有7例，妊娠率为21.9%，中西医结合组总有效率为78.1%，其中妊娠有13人，妊娠率为40.6%，可见治疗后中西医结合组有效率、妊娠率均明显高于西医对照组，两组比较有显著性差异（P<0.05）。

［参考文献］

［1］石月，孙莉莉，丁昕，等. 徐州地区女性不孕症影响因素的病例对照研究［J］. 现代预防医学，2016，43（10）：1778-1781.

［2］黄少雅，谭茗丹. 中药外敷灌肠配合腹腔镜治疗输卵管阻塞性不孕症疗效观察［J］. 新中医，2015，47（12）：149-150.

［3］孙昌茂. 丹仙七子散结合辨证治疗不孕症46例. 河北中医，1997，19（1）：19-20.

［4］刘小纯，郑文兰. 中西医结合治疗输卵管性不孕症64例的分析［J］. 贵阳中医学院学报，2010，32（6）：78-80.

# 阴 挺

## 一、概述

阴挺，又名阴菌、阴脱，西医称"子宫脱垂"，是指妇女子宫从正常解剖位置向下移位，甚至完全脱垂于阴道口外的病证。因多发生在产后，故又称"产肠不收"。诊断标准是以患者平卧用力向下屏气时，子宫下降最低点为分度标准，将子宫脱垂分为3度。对于Ⅱ度重型、Ⅲ度子宫脱垂，西医以手术治疗为主，效果较好，但手术有创伤、费用高昂，且此型子宫脱垂临床少见。对于Ⅰ度、Ⅱ度轻者，临床较多见。本病中医治疗效果良好，外敷膏剂同时配合中药内服效果更佳。

## 二、病因病机

中医认为，机体气虚以致精血化生不畅，中气不足，当升不升，脾气虚弱，固摄不利，胞宫提系无力，发为下陷；或是肾虚导致肾气不足，冲任血脉不得滋养，任带不固，胞宫不循常位，发为下脱，肾为先天之本，脾为后天之本，相互滋养、固纳、升提，与阴挺的发生有着重要关系，治疗时应以滋阴补肾，健脾益气，固摄收纳为治疗原则。

## 三、辨证论治

### 1. 脾虚气陷

主要证候：子宫脱垂，劳则加剧，卧则消失，小腹坠胀，面色少华，四肢乏力，少气懒言，带下量多。色白质稀。舌淡，苔薄，脉细弱。

证机概要：中气不足，当升不升，脾气虚弱，固摄不利，胞宫提系无力，发为下陷。

治疗原则：补中益气，升阳举陷。

**代表方药**

（1）黄芪升麻膏

【组成】黄芪注射液1~2支，升麻5g。

【制法】将升麻研为细末，用黄芪注射液调匀成膏状。

【用法】敷于肚脐处，外用敷料包扎，胶布固定，每日1换，连续7~10日。

**来源：** 胡献国. 百病中药外治法. 北京：金盾出版社，2009.

（2）升陷膏

【组成】麝香1.5g，升麻、黄芪、柴胡、党参、枳壳各15g。

【制法】除麝香以外的药物研为细末以醋调如膏。

【用法】麝香1.5g纳入脐孔中央，将膏敷于脐窝上固定，3天换药1次，配以艾灸在关元、气海、三阴交，足三里及腹股沟处烘熏，每日2次，可达补气升提作用。

**来源：** 凌映桃. 子宫脱垂的中医辨证施护体会［J］. 内蒙古中医药，2015，

35（9）：131–132.

### 2. 肾阳亏虚

主要证候：子宫脱垂，腰酸腿软，小腹下垂，头晕耳鸣，小便频数，夜间尤甚，舌淡红，脉沉弱。

证机概要：肾气不足，冲任血脉不得滋养，任带不固，胞宫不循常位，发为下脱。

治疗原则：补肾固脱，益气升提。

**代表方药**

四子膏

【组成】五味子、菟丝子、韭菜子、蛇床子各10g。

【制法】将上药研为细末，加米醋调为稀糊。

【用法】外敷于肚脐处，敷料包扎，胶布固定，每日一换，连续2~3日。

**来源：** 胡献国. 百病中药外治法. 北京：金盾出版社，2009.

### 3. 湿热下注

主要证候：子宫脱出日久，表面溃烂，黄水淋漓或小便灼热，或口干口苦，舌质红，苔黄或黄腻，脉滑数。

证机概要：小便灼热，或口干口苦，舌质红，苔黄或黄腻，脉滑数均为湿热之像。

治疗原则：清热利湿，兼以固脱。

**代表方药**

藜芦膏

【组成】藜芦适量。

【制法】将藜芦研为细末，用猪油脂调膏。

【用法】涂患处，每日1次。

**来源：**（清）沈金鳌. 沈氏尊生书. 北京：人民卫生出版社，2006.

## 四、现代研究

流行病学调查研究显示，我国子宫脱垂的发病率为26%左右，且随着国家二胎政策开放及老龄化社会到来，其发病率呈现逐年增加趋势，严重影响患者生活质量，故子宫脱垂应更加受到重视。本病目前西医支持疗法时间长，疗效不十分明显，且手术花费较大。子宫托疗法维持病情，对子宫、阴道壁自行回纳作用不大。重者应采用手术治疗，而应用中医药治疗Ⅰ度、Ⅱ度子宫脱垂，多可取得较好疗效。中医自古以来在这一领域有着不可替代的优势，加上现代医学日新月异的发展，子宫脱垂的治愈率显著提高。相较西医的手术方法，中医具有医疗费用低、损伤性小、安全性高、疗效佳等特点。其中中医药治疗包括传统的中药内服外洗等，如果再辅以其他针灸治疗方法，效果更佳，明显减少手术的副作用。

### 1. 用针灸配合神阙穴敷药治疗子宫脱垂20例[1]

【药物组成】蓖麻子、食盐。

【制备方法】蓖麻子研面后与食盐等比例混合。

【操作方法】毫针刺法：取百会、人中、合谷、委中。灸法：悬灸百会穴，采用艾柱法重灸腰眼穴，配合神阙穴敷药。神阙穴填入蓖麻子与食盐的混合物，再用艾条悬灸可升提胞宫，益气固本。每日1次，10次为1个疗程，治疗3个疗程。

【疗效总结】疗效满意，有效率95.0%。

### 2. 用针刺加穴位敷贴治疗子宫脱垂[2]

【药物组成】升麻20g，枳壳25g，黄芪、柴胡、党参各20g，麝香0.6g。

【制备方法】除麝香外，诸药研成细末，以醋调和成糊状。

【操作方法】针刺取穴：肾俞、次髎、环中、百会，与提托穴、气海、关元、太溪、足三里、三阴交、公孙，两组穴交替使用。取麝香0.15g纳入神阙穴处，再将调和好的膏药纳入神阙穴处。

【疗效总结】经2~4个疗程后，总有效率为86.7%。

［参考文献］

［1］刘娟.针灸配合神阙穴敷药治疗子宫脱垂20例［J］.中国中医急症，2010，19（10）：1806-1807.

［2］赵海艳，张晓东.针刺加穴位敷贴治疗子宫脱垂［J］.辽宁中医杂志，2002，29（8）：488.

# 第十二章　儿科疾病

## 第一节　肺系疾病

### 感　冒

#### 一、概述

感冒是小儿时期常见的外感性疾病之一，又称伤风。临床以恶寒发热、头痛鼻塞、流涕咳嗽、喷嚏为特征。感冒可分为两种，普通感冒为冒受风邪所致，一般病邪轻浅，以肺系症状为主，不造成流行；时行感冒为感受时邪病毒所致，病邪较重，具有流行特征。

西医学将感冒分为普通感冒和流行性感冒，后者即相当于中医学时行感冒。

#### 二、病因病机

小儿感冒的病因有外感因素和正虚因素。主要病因为感受外邪，以风邪为主，常兼杂寒、热、暑、湿、燥等，亦有感受时行疫毒所致。外邪侵犯人体，是否发病，还与正气之强弱有关，当小儿卫外功能减弱时遭遇外邪侵袭，则易于感邪发病。

#### 三、辨证论治

##### 1. 风寒感冒

主要证候：恶寒发热，无汗，头痛，鼻塞流涕，喷嚏，咳嗽，喉痒，舌偏淡，苔薄白，脉浮紧。

证机概要：风寒外束，卫表不和。肌表为寒邪所束，经气不得宣畅，故发热无汗，恶寒头痛；风邪犯肺，肺气失宣，故喉痒，喷嚏咳嗽；苔薄白，脉浮紧为风寒征象。

治疗原则：辛温解表。

### 代表方药

（1）木香膏

【组成】木香15g、零陵香15g、细辛1g、醍醐100g。

【制法】上药共研细末，与醍醐文火煎熬成膏，去渣，贮于瓷器中。

【用法】外涂头与鼻部，每日3次。

来源：（明）朱橚. 普济方. 北京：人民卫生出版社，1999.

（2）白芷膏

【组成】白芷15g、细辛15g、木通15g、当归15g、羊髓120g。

【制法】上药研细末，和羊髓文火煎，以白芷色黄为度，去渣，贮于瓷器中。

【用法】外敷囟门兼纳于鼻内，每日1~2次。

来源：（明）朱橚. 普济方. 北京：人民卫生出版社，1999.

（3）丹参膏

【组成】丹参30g、细辛30g、川芎30g、当归30g、肉桂30g、防风30g、川椒15g、干姜15g、猪脂150g、羊髓150g。

【制法】上药研细末，和猪脂、羊髓文火煎为膏状，以色黄为度，去渣，贮于瓷器中。

【用法】取药膏约3g，纳鼻中，每日3次。

来源：（明）朱橚. 普济方. 北京：人民卫生出版社，1999.

（4）杏仁膏

【组成】杏仁15g、川椒30g、制附子30g、细辛30g、醋100ml、猪脂240g。

【制法】杏仁汤浸去皮，炒；川椒去目炒出汗。将上药研细末，醋浸12小时，又以猪脂与药文火煎煮，以附子为黄色为度，去渣，贮于瓷器中。

【用法】外涂于头顶上，每日3~5次。

来源：（宋）赵佶. 圣济总录. 北京：人民卫生出版社，2013.

（5）细辛膏

【组成】细辛15g、木通15g、辛夷15g、杏仁1g、羊髓50g、猪脂50g。

【制法】杏仁汤浸去皮尖，上药共研细末，与羊髓、猪脂于文火上煎煮，以药色黄为度，去渣，贮于瓷器中。

【用法】外涂于囟门或鼻内，每日3~5次。

来源：（明）朱橚. 普济方. 北京：人民卫生出版社，1999.

（6）香膏

【组成】当归0.5g、木香0.5g、细辛0.5g、薏仁0.5g、川芎15g、白芷15g、羊髓120g。

【制法】讲前7味药共研细末，纳入羊髓中合煎。文火熬至白芷色黄，膏成。去渣，贮于瓷器中备用。

【用法】以香膏适量摩顶，每日2~3次。

来源：（唐）孙思邈.千金翼方校释.北京：人民卫生出版社，2014.

（7）摩顶膏

【组成】当归1g、细辛1g、白芷1g、木通1g、羊髓90g、猪脂90g。

【制法】上药共研细末，先下脂髓于锅中，入诸药，以慢火煎，等白芷色黄，膏成。去渣，贮于瓷器中备用。

【用法】以膏适量摩顶，并少许膏纳入鼻中，每日2~3次。

来源：（宋）王怀隐.太平圣惠方.北京：人民卫生出版社，2016.

**2. 风热感冒**

主要证候：发热重，恶风，有汗或无汗，头痛，鼻塞流脓涕，喷嚏，咳嗽，痰黄黏，咽红或肿，口干而渴，舌质红，苔薄白或黄，脉浮数。

证机概要：风热外袭，肺卫不利。感受风热或寒从热化，腠理开泄，发热重而有汗出；风热上乘，肺气失宣故咳嗽流涕，痰黏，咽红或肿；热易伤津，口干而渴；舌红苔薄黄，脉浮数皆风热征象。

治疗原则：辛凉解表。

**代表方药**

（1）退热膏

【组成】薄荷30g、大黄15g、当归15g、赤芍15g、生甘草15g、炒僵蚕3g、黄丹80g、六一散50g、麻油150ml。

【制法】黄丹、六一散研细末混匀备用。麻油煎熬诸药，去渣，加入黄丹、六一散混匀备药，摊膏冷却。

【用法】外贴胸口，每日1~2次。

来源：（清）吴师机.理瀹骈文.北京：人民卫生出版社，1984.

（2）豆角膏

【组成】赤小豆、炙皂角各等份，葱白、麻油各适量。

【制法】赤小豆、皂角共研细末，葱、麻油调膏备用。

【用法】外涂于囟门或鼻内，每日3~5次。

【功效】宣肺开窍。主治小儿伤风鼻塞。

来源：（明）朱橚.普济方.北京：人民卫生出版社，1999.

（3）泻火退热泥

【组成】生石膏12g、金银花9g、板蓝根9g、鲜西瓜皮15g。

【制法】将上药共捣烂如泥，拌匀。

【用法】填于脐上，每日换药2~3次，连续填脐2~3日。

**来源：**苏广洵.常见病民间传统外治法.广西：广西民族出版社，1989.

### 3. 暑邪感冒

主要证候：发热无汗，头痛鼻塞，身重困倦，咳嗽不剧，胸闷泛恶，食欲不振，或有呕吐泄泻，舌质红，苔黄腻，脉数。

证机概要：暑邪夹湿，束表困脾。暑邪外袭，卫表失宣则见高热、无汗；湿遏肌表则身重困倦；暑湿困于中焦，故胸闷泛恶，食欲不振，或呕吐泄泻；舌红苔腻为暑湿之征象。

治疗原则：清暑解表。

**代表方药**

（1）绿豆膏

【组成】绿豆、鸡蛋清各适量。

【制法】绿豆研细粉，以鸡蛋清调匀。

【用法】敷于胸口，每日换药2~3次。

**来源：**（清）吴师机.理瀹骈文.北京：人民卫生出版社，1984.

（2）香薷膏

【组成】香薷50g、白茯神25g、木瓜50g、紫苏50g、丁香25g、藿香叶25g、炙甘草25g、檀香25g。

【制法】上药共研细末，炼蜜合膏。

【用法】填于脐上，每日换药2~3次，连续填脐2~3日。

**来源：**（明）朱橚.普济方.北京：人民卫生出版社，1999.

## 四、现代研究

### 1. 膏摩法预防小儿感冒在社区中的应用[1]

【药物组成】桔梗、防风、雷丸、白术、甘草。

【制备方法】上述药物共研细末，加辅料制膏。

【操作方法】取五物甘草生摩膏，在患儿天门穴、囟门穴、推坎宫穴、双足心穴、揉太阳穴以及双手心穴进行推拿。1天1次，每次大约为10~15min。

【疗效总结】观察组患儿发病率均显著比对照组低，差异具有统计学意义（P<0.05），对照组患儿咳嗽、咽痛、鼻塞以及肌肉酸痛感冒症状率明显比观察组患儿高，差异具有统计学意义（P<0.05）。

[ 参考文献 ]

[1] 李春悦. 膏摩法预防小儿感冒在社区中的应用 [J]. 齐齐哈尔医学院学报，2019，40（5）：656-658.

# 咳 嗽

## 一、概述

凡因感受外邪或脏腑功能失调，影响肺的正常宣肃功能，造成肺气上逆作咳，咯吐痰涎的，即称"咳嗽"。本证相当于西医学所称的气管炎、支气管炎。目前咳嗽在临床上发病率较高，冬春季节及寒温不调之时尤为多见，多发生于幼儿。咳嗽作为一个症状，可见于诸多疾病中，当咳嗽以突出主症出现时，方可称谓咳嗽，若是其他外感，内伤疾病中出现咳嗽症状，则不属于本病证。

## 二、病因病机

形成咳嗽的病因主要是感受外邪，以风邪为主，肺脾虚弱是其内因。病位主要在肺脾。

感受外邪：主要为感受风邪。小儿冷暖不知自调，风邪致病，首犯肺卫。肺主气，司呼吸，肺为邪侵，壅阻肺络，气机不宣，肃降失司，肺气上逆，则为咳嗽。风为百病之长，常夹寒夹热，而致临床有风寒、风热之区别。

内伤病因：小儿脾虚生痰，上贮于肺，致肺之清肃失司而发为咳嗽。或禀赋不足，素体虚弱，若外感咳嗽日久不愈，进一步耗伤气阴，发展为内伤咳嗽。

小儿咳嗽病因虽多，但其发病机理皆为肺脏受累，宣肃失司而成。外感咳嗽病起于肺，内伤咳嗽可因肺病迁延，也可由它脏先病累及于肺所致。其病理因素主要为痰。外感咳嗽为六淫之邪，侵袭肺系，致肺气壅遏不宣；清肃之令失常，痰液滋生。内伤多为脾虚生痰，痰阻气道，影响肺气出入，致气逆作咳。若小儿肺脾两虚，气不化津则痰湿更易滋生。若痰湿蕴肺，遇感引触，转从热化，则可出现痰热咳嗽。小儿禀赋不足，素体虚弱，若外感咳嗽日久不愈，可耗伤气阴，发展为肺阴耗伤或肺脾气虚之证。

## 三、辨证论治

### （一）外感咳嗽

#### 1.风寒咳嗽

主要证候：咳嗽频作，咽痒声重，痰白清稀，鼻塞流涕，恶寒少汗，或有发热头痛，全身酸痛，舌苔薄白，脉浮紧，指纹浮红。

证机概要：风寒束肺，肺气失宣。肺主卫表，司开合，风寒犯肺，肺气失宣，则见咳嗽频作，喉痒声重；风寒外束，腠理闭塞，故而发热恶寒；风寒外袭，经气不畅，见全身酸痛；舌苔薄白、指纹浮红为邪在表之象。

治疗原则：散寒宣肺止咳。

#### 代表方药

（1）麻黄细辛膏

【组成】麻黄10g、细辛5g。

【制法】上药共研细末，用米醋调为膏状，贮于瓷罐中备用。

【用法】外敷双足心涌泉穴，敷料包扎固定，每日1换，连续3~5日。

**来源：** 胡献国.百病足疗900方.北京：中国中医药出版社，2004.

（2）南星膏

【组成】天南星50g、葱汁适量。

【制法】上药共研细末，用葱汁调为膏状，贮于瓷罐中备用。

【用法】外涂前额，每日2次，每次2.5g。

**来源：** 中医研究革命委员会.常见病验方研究参考文献.北京：人民卫生出版社，1970.

（3）熨背膏

【组成】萝卜250g、生姜30g、葱50g、白酒适量。

【制法】上药共捣烂，炒热后加酒调为膏状，纱布包裹备用。

【用法】热熨前胸后背，每日1~3次。

**来源：** 宋兴.中医膏丹丸散大典.四川：四川科学技术出版社，2007.

（4）苏前膏

【组成】苏叶12g、前胡12g、炒枳壳12g、法半夏12g、陈皮12g、桔梗12g、茯苓12g、葛根12g、木香12g、生甘草12g、党参12g。

【制法】上药加入麻油熬煮，滤去药渣取药油，加入黄丹收膏，装瓶备用。

【用法】取药膏摊于油纸上，贴于膻中穴上，盖上纱布，胶布固定，每天1

次，连续3~5天。

**来源：**张奇文.中国膏敷疗法.北京：中国中医药出版社，2018.

**2. 风热犯肺**

主要证候：咳嗽不爽，痰黄黏稠，不易咯出，口渴咽痛，鼻流浊涕，伴有发热头痛，恶风，微汗出，舌质红，苔薄黄，脉浮数，指纹红紫。

证机概要：风热犯肺，肺失清肃。肺开窍于鼻，风热犯肺，肺失清肃，气机不宣，故咳嗽不爽，鼻流浊涕；肺主皮毛，风热束表，客于皮毛，疏泄失司，故发热头痛，恶风微汗出；肺热上熏于咽，则咽痛；舌苔薄黄、脉浮数，为风热邪在肺卫之象。

治疗原则：疏风肃肺。

**代表方药**

（1）清肺止咳散

【组成】栀子、黄芩、桑白皮、大黄各9g，百部、天冬各10g。

【制法】上药共为细末，贮于瓷罐内备用。

【用法】凉开水调成糊状敷于脐部，外盖纱布，胶布固定，每天换药1次，至病愈。

**来源：**马汴梁.敷脐妙法治百病.河南：河南科学技术出版社，2017.

（2）麻黄胆星膏

【组成】麻黄10g、胆星10g。

【制法】上药共研细末，以米醋调为稀膏备用。

【用法】外敷双足心涌泉穴，敷料包扎，胶布固定，每日1换，连续3~5日。

**来源：**胡献国.百病足疗900方.北京：中国中医药出版社，2004.

**（二）内伤咳嗽**

**1. 痰热咳嗽**

主要证候：咳嗽痰黄，稠黏难咯，面赤唇红，口苦作渴，或有发热、烦躁不宁，尿少色黄，舌红，苔黄腻，脉滑数，指纹色紫。

证机概要：痰热内蕴，肺失清肃。外感风热化火入里，炼液成痰，痰随气逆，故咳嗽痰多，稠黏难咯；气火上升，里热熏蒸故面红唇赤，口苦作渴，烦躁不宁；舌红苔黄、脉滑数，指纹紫是痰热之象。

治疗原则：清肺化痰。

**代表方药**

（1）乌金膏

【组成】通草30g、青皮30g、大黄30g、猪胆汁适量。

【制法】上药烧后研末，以猪胆汁调匀为膏，贮于瓷器中。

【用法】外涂于胸口及肺俞，每日3~5次。

来源：宋兴. 中医膏丹丸散大典. 四川：四川科学技术出版社，2007.

（2）慢支贴穴膏

【组成】炙麻黄、杏仁、生半夏、桑白皮各30g，生石膏、黄芩各50g，虎杖、白芥子各40g，桔梗、甘遂各20g，罂粟壳15g，冰片20g。

【制法】将上药前11味共研为细末，过6号筛，再与冰片配研均匀。

【用法】用姜汁调成膏状。摊1寸见方的胶布上，贴于中府、定喘、肺俞（均为双侧）、天突穴，每穴贴6~12小时，每6日1次，急性者连贴2次，慢性者3~4次。

来源：梁勇才. 中国外治妙方. 北京：科学技术文献出版社，2005.

**2. 痰湿咳嗽**

主要证候：咳嗽重浊，痰多壅盛，色白而稀，胸闷纳呆，苔白腻，脉濡。

证机概要：痰湿中阻，肺失宣降。脾胃滋生痰湿，上贮于肺，则咳嗽痰壅，色白而稀；痰湿中阻，气机失畅，则胸闷纳呆；苔白腻，脉濡为痰湿内停之象。

治疗原则：化痰燥湿。

**代表方药**

（1）二陈膏

【组成】紫苏20g、防风20g、法半夏20g、茯苓20g、陈皮15g、甘草10g、杏仁10g、白芥子5g。

【制法】上药共研细末。

【用法】清水调为稀膏状，外敷于肚脐处，敷料包扎，胶布固定，每日1换，连续5~7日。

来源：胡献国. 百病中药外治法. 北京：金盾出版社，2009.

（2）祛痰降气平喘膏

【组成】法半夏12g、陈皮10g、茯苓15g、苏子10g、白芥子10g、莱菔子15g、厚朴10g、苍术10g、麻黄6g、桂枝6g、干姜5g、细辛5g、五味子12g、紫菀12g、炙甘草10g、生姜36g、乌梅10g、葱白36g、川椒3g、胡椒3g、核桃仁3g、石菖蒲3g、白果仁3g、大枣3g、罂粟壳3g。

【制法】用麻油750g将上药熬枯去渣，下丹搅匀，再入肉桂9g、丁香9g、木香9g、沉香9g、白豆蔻9g、黄明胶36g（酒蒸化），搅匀收膏。

【用法】将膏药化开，摊贴于定喘、中府、丰隆等穴位上。

来源：乐依士. 实用中医内科大膏药手册. 上海：上海科学技术出版社，1994.

## 四、现代研究

### 1. 小儿清热宣肺膏贴治疗小儿急性支气管炎[1]

【**药物组成**】栀子、杏仁、桃仁、红花。

【**制备方法**】由陕西摩美得制药有限公司生产，国药准字Z20040021。

【**操作方法**】6cm×8cm，2贴，贴于膻中及双侧肺俞穴，6个月至5岁每次前后各1贴；5岁以上每次膻中贴1贴，两侧肺俞各贴1贴。1次/d，每晚睡前贴敷，12h后取下。6天为1个疗程，1个疗程后统计疗效。

【**疗效总结**】治疗组总治愈率92.50%，对照组总治愈率80.76%，两组比较有统计学意义（P<0.05）；结论认为以桑菊饮加减方口服并外贴小儿清热宣肺贴膏治疗急性支气管炎外感风热型有较好疗效。

### 2. 加味三拗汤纳米贴膏穴位贴敷治疗儿童支气管肺炎[2]

【**药物组成**】僵蚕、百部、前胡、桔梗、甘草、杏仁、麻黄各5g，全瓜蒌10g。

【**制备方法**】经厂家制作为纳米贴膏。

【**操作方法**】贴敷在患儿定喘穴、膻中穴以及肺俞穴，每次贴敷持续11h左右，每天贴敷1次，持续贴敷1周。

【**疗效总结**】观察组治疗后总有效率为90.48%，对照组为71.43%，差异有统计学意义（P<0.05）；观察组患者治疗后，肺部啰音、咳嗽消失时间均短于对照组，差异有统计学意义（P<0.05）；观察组治疗后肿瘤坏死因子、血清白三烯测定结果均低于对照组，差异有统计学意义（P<0.05）。结论认为加味三拗汤纳米贴膏穴位贴敷治疗儿童支气管肺炎能够明显改善儿童支气管肺炎患者的临床症状、体征指标，疗效显著，值得广泛应用。

### 3. 刘世琼教授"冬病夏治"治疗小儿咳嗽[3]

【**药物组成**】白芥子、甘遂、延胡索、生姜。

【**制备方法**】以上诸药混匀研成细末，加入生姜汁，调和做成直径1cm、厚0.5cm的圆形药饼，备用。

【**操作方法**】患儿取俯卧位或仰卧位。术者先取准穴位，用拇指指腹在所选穴位上进行点压，致局部出现潮红，然后将药饼放置在该穴位上，用胶布固定。药饼留置6~8h，自行取下。如果贴药后患儿感觉局部烧灼不适，可以提前取下。主穴：肺俞（双侧）、心俞（双侧）、膈俞（双侧）。随症加减：反复感冒者，配合脾俞（双侧）、膏肓、关元；咳嗽较甚者，配合中府（双侧）、膻中；咳嗽痰多者，配合中脘、膻中；出现喘息者，配合肾俞（双侧）、定喘（双侧）；咽喉疼痛者，配合璇玑、上廉泉。每次6穴，交替使用。

**【疗效总结】**经治疗，取得明显疗效，总有效率85.42%。结论认为"咳喘宁"贴膏具有止咳、祛痰、清肺、平喘作用，可提高患儿机体正气，从而达到治疗小儿咳嗽之目的。

[参考文献]

[1] 罗世杰，韩勤学. 小儿清热宣肺贴膏治疗急性支气管炎80例 [J]. 现代中医药，2013，33（6）：42-43.

[2] 苟晓俊. 加味三拗汤纳米贴膏穴位贴敷治疗儿童支气管肺炎的康复研究 [J]. 双足与保健，2017，178（10）：16-19.

[3] 陈淑彦，司小兵，张文宙. 刘世琼教授"冬病夏治"治疗小儿咳嗽48例 [J]. 中医儿科杂志，2006，2（3）：36-41.

# 哮 喘

## 一、概述

哮喘是小儿时期的常见肺系疾病，以发作性喉间哮鸣气促，呼气延长为特征，严重者不能平卧。哮指声响，喘指气息，临床上哮常兼喘。本病包括了西医学所称喘息性支气管炎、支气管哮喘。本病发作有明显的季节性，以冬季及气温多变季节发作为主，年龄以1~6岁多见。95%的发病诱因为呼吸道感染，发病有明显的遗传倾向，起病越早遗传倾向愈明显。

## 二、病因病机

本病的发病原因既有内因，又有外因。内因责之于痰饮内伏，与肺脾肾三脏有关，小儿肺脏娇嫩，脾常不足，肾常虚。肺虚则卫外失固，腠理不密，易为外邪所侵，邪阻肺络，气机不利，津液凝聚为痰；脾主运化水谷精微，脾虚不运，生湿酿痰，上贮于肺；肾气虚弱，不能蒸化水液而为清津，上泛为痰，聚液成饮。痰饮留伏与肺脾肾三脏功能失常引起本病，尤其责之于肺脾两脏。外因主要为感受外邪，接触异气。外因以外感六淫为主，六淫之邪，冬春多为风寒、风热，或秋季乍冷乍热，外邪乘虚入侵而诱发。邪入肺经，引动伏痰，痰阻气道，肺失肃降，气逆痰动而为哮喘。此外，若接触异气，如异味、花粉、煤烟、羽毛等，或嗜食酸咸甜腻，也能刺激气道，影响肺的通降功能而诱发哮喘。精神失调和过度疲劳也是小儿哮喘的重要诱因。

哮喘的病位主要在肺，其主要发病机理为痰饮内伏，遇外来因素感触而发，反复不已。发作时，痰随气升，气因痰阻，相互搏结，阻塞气道，气机升降不利，以致呼气不畅，气息喘促，咽喉哮吼痰鸣。邪蕴肺络，肺气壅塞不畅，胸部窒闷。肺气不宣，致心血瘀阻，可致肢端、颜面出现紫绀。邪盛正衰，阳气外脱，可见额汗、肢冷、面色白、脉微等喘脱危候。由于感邪的不同，体质的差异，所以又有病性上寒热的区别及转化。哮喘反复发作，肺气耗散，寒痰伤及脾肾之阳，痰热耗灼肺肾二阴，则可由实转虚。在平时表现肺、脾、肾等脏气虚弱之候，如正气来复，内饮蠲化，病有转机，发作可渐减少而趋康复。若痰饮不除，脏气虚弱未复，哮有夙根，触遇诱因又可引起哮喘再次发作，反复发作，致使正气衰减，疾病迁延，缠绵难愈。

## 三、辨证论治

### （一）发作期

#### 1. 寒性哮喘

主要证候：咳嗽气喘，喉间有痰鸣音，痰多白沫，形寒肢冷，鼻流清涕，面色淡白，恶寒无汗，舌淡红，苔白滑，脉浮滑。

证机概要：风寒外束，痰湿阻肺。风寒在表，故恶寒无汗，鼻流清涕；痰湿内阻，阳气不能宣畅，故面色淡白；湿痰阻络，气道受阻，故咳嗽气喘，吐白沫痰；痰气相搏，喉间可闻哮鸣音。

治疗原则：温肺散寒，化痰定喘。

**代表方药**

（1）温肺膏

【组成】姜半夏90g，杏仁、苏子、桑白皮、五味子、麻黄、细辛、干姜、陈皮、官桂、炒葶苈、白蒺藜各60g，党参、白术、苍术、黄芪、炙甘草、川芎、白芷、荆芥、独活、枳壳、青皮、威灵仙、砂仁、沙苑子、旋覆花、香附、乌药、大腹皮、巴戟天、大茴、破故纸、吴茱萸、荜茇、良姜、款冬花、芫花、紫菀、川朴、黑丑、泽泻、车前子、白附子、巴豆仁、诃子肉、川乌、白及、白蔹、皂角、木瓜、木鳖仁、蓖麻仁、炮山甲各30g。辅药：生姜、葱白、槐枝、柳枝、桑枝各120g，全株凤仙草60g，白芥子、川椒、胡椒、核桃仁、石菖蒲、白果仁、大枣、乌梅、粟壳、莱菔子各30g。

【制法】用麻油8000g将上药熬枯去渣，熬油成下丹频搅，再入肉桂、丁香、木香、降香（沉香尤佳）、白蔻各30g，牛胶90g（酒蒸化）搅匀收膏。

【用法】将膏药化开贴心口（胸骨柄、剑突处）。

来源：（清）吴师机.理瀹骈文.北京：人民卫生出版社，1984.

（2）水菖蒲膏

【组成】水菖蒲根200g，松香500g，洋金花20g，干姜20g，樟脑150g。

【制法】先将松香加热熔化后即停止加温，加入樟脑搅拌，再将水菖蒲根、洋金花、干姜研末后加热入，文火煎熬，搅拌均匀即可。

【用法】取药膏分别敷贴前胸部（即鸠尾、巨阙、上脘穴处）；后胸背部（即肝、胆、脾、胃俞穴处）。贴药后需在膏药上热敷20~40分钟，以助药物的渗透吸收，一般3~5天换膏药1次，3~5次为1个疗程。

【按语】本膏贴具有芳香开窍、化湿健脾、温肺化痰、止咳平喘的作用。适用于哮喘发作期，寒邪束肺，痰多清稀，舌胖质润，苔白而腻，脉象弦滑者。

来源：曹春林.中药制剂汇编.北京：人民卫生出版社，1983.

（3）小青龙汤膏药

【组成】一组：麻黄、桂枝、白芍、干姜、炙甘草、制半夏、五味子各18g，细辛6g。二组：香薷、胡荽各9g，生姜、韭白、蒜头各24g，柳枝、桑枝、石菖蒲各6g，葱白12g。

【制法】将以上两组药物浸泡于710g芝麻油内，冬十、秋七、春五、夏三日，置锅内慢火熬至药枯去渣，熬药油成，下黄丹收存，再入炒铅粉、生石膏各24g，雄黄、明矾、硼砂、青黛、轻粉、乳香、没药各3g，后入牛胶（酒蒸化）12g，拌匀制成膏，分摊于红布上，折叠备用。

【用法】将膏药加温变软，揭开贴于风门穴、合谷穴处。

来源：乐依士.实用中医内科大膏药手册.上海：上海科学技术出版社，1994.

**2. 热性哮喘**

主要证候：咳嗽哮喘，声高息涌，咯痰稠黄，喉间哮吼痰鸣，胸膈满闷，身热，面赤，口干，咽红，尿黄，便秘，舌质红，苔黄腻，脉滑数。

证机概要：外感风热，引动伏痰。痰热蕴阻，肺气失肃，故咳嗽哮喘，声高息涌，咯痰稠黄；外感风热，故身热面赤，咽红口干。

治疗原则：清肺化痰，止咳平喘。

**代表方药**

（1）清肺膏

【组成】黄芩90g，薄荷、桑白皮、地骨皮、知母、贝母、天冬、麦冬、连翘、苏子、花粉、葶苈子、芫花各60g，桔梗、橘红、郁金、香附、荆芥、枳壳、牛蒡子、山豆根、瓜蒌、旋覆花、杏仁、川芎、白芷、兜铃、前胡、蒲黄、防风、苏梗、青皮、胆星、防己、射干、白前、槟榔、白丑、款冬花、五倍子、元参、生地黄、生甘草、忍冬藤、当归尾、白芍、赤芍、牡丹皮、木通、车前子、枳实、黄连、黄柏、黑山栀、白及、白蔹、大黄、芒硝、木鳖子、蓖麻子、穿山甲各30g，滑石120g。辅药：生姜、葱白各60g，桑叶、连根白菊花、槐枝、柳枝、桑枝各24g，枇杷叶120g，竹叶、柏叶、橘叶各60g，全株凤仙、百合、莱菔子各30g，花椒、乌梅各15g。

【制法】用麻油1000g将上药熬枯去渣，熬油成下丹频搅，再入生石膏120g，青黛、海浮石、蛤粉、硼砂、明矾、轻粉各30g，牛胶120g（酒蒸化），搅匀收膏。

【用法】将膏药化开，贴胸背或肺俞穴位上。

来源：（清）吴师机. 理瀹骈文. 北京：人民卫生出版社，1984.

### 3. 外寒内热

主要证候：恶寒发热，鼻塞喷嚏，流清涕，咯痰黏稠色黄，口渴引饮，大便干结，舌红，苔薄白，脉滑数。

证机概要：表寒未清，内已化热。风寒在表故见恶寒发热，打喷嚏，流清涕；口渴引饮，吐痰黏稠色黄，便秘为里有痰热之象。

治疗原则：解表清里，定喘止咳。

**代表方药**

（1）温肺寒膏

【组成】麻黄、桂枝、杏仁、桔梗、生石膏、黄芩、天浆壳、荆芥、防风、紫苏、橘红、款冬花、白芥子各30g，细辛、干姜、甘草各1g。辅药：生姜、葱白各36g，川椒、胡椒、核桃仁、石菖蒲、白果仁、大枣、粟壳、莱菔子各9g。

【制法】用麻油1580g将上药熬枯去渣，熬油成下丹频搅，再入肉桂、丁香、木香、降香（沉香尤佳）、白蔻仁各9g，牛胶36g（酒蒸化），搅匀收膏。

【用法】将膏药化开，摊贴于肺俞、中府、外关穴位上。

来源：乐依士. 实用中医内科大膏药手册. 上海：上海科学技术出版社，1994.

### （二）缓解期

### 1. 肺脾气虚

主要证候：气短多汗，咳嗽无力，常见感冒，神疲乏力，形瘦纳差，面色苍白，便溏，舌淡，苔薄白，脉细软。

证机概要：肺卫不固，脾运失调。肺主表，卫表不固故多汗，易感冒。肺主气，肺虚则气短，咳嗽无力。脾主运化，脾虚运化失健故纳差，便溏，失于充养则形瘦。

治疗原则：健脾益气，补肺固表。

### 代表方药

（1）补肺气大膏药

【组成】人参、党参、蛤蚧、棉根皮、胡桃（连皮）各15g，太子参30g，黄芪、熟地黄各20g，炙甘草、蜂蜜、饴糖、五味子、紫菀、桑白皮各10g，紫河车12g，生姜、葱白、槐枝、柳枝、桑枝各36g，白芥子、石菖蒲、白果仁、大枣、乌梅、粟壳、莱菔子各9g。

【制法】将以上药物浸泡于1380g芝麻油内，冬十、秋七、春五、夏三日，置锅内慢火熬至药枯去滓，熬药油成，下黄丹收存，再入肉桂、丁香、降香、白蔻仁各9g，后入牛胶（酒蒸化）36g，拌匀制成膏，分摊于红布上，折叠备用。

【用法】将膏药加温变软，揭开待稍温，贴于肺俞穴、中府穴、膻中穴处。

**来源：** 乐依士. 实用中医内科大膏药手册. 上海：上海科学技术出版社，1994.

### 2. 脾肾阳虚

主要证候：面色㿠白，形寒肢冷，脚软无力，动则气短心悸，腹胀纳差，大便溏泻，舌淡，苔薄白，脉细弱。

证机概要：脾肾两虚，摄纳无权。脾虚失运则见腹胀纳差，大便溏泻。肾虚失纳，见面色㿠白，形寒肢冷，脚软无力，动则气短。

治疗原则：健脾温肾，固摄纳气。

### 代表方药

（1）温肾纳气膏

【组成】附子20g，肉桂12g，熟地黄30g，山茱萸20g，山药30g，牡丹皮24g，茯苓24g，泽泻20g，人参20g，胡桃肉30g，蛤蚧、五味子、补骨脂、脐带各20g。辅药：生姜、葱白、干姜、薤白、韭白、艾叶、侧柏叶各6g，石菖蒲、白芥子、莱菔子、花椒、大枣、乌梅各8g，发团9g，桃枝24g。

【制法】用麻油1300g，将以上药物熬枯去渣，熬油成下丹搅匀，再入铅粉30g，金陀僧、松香各12g，赤石脂、木香、砂仁、官桂、丁香、檀香、雄黄、明矾、轻粉、降香、乳香、没药各3g，龟胶、鹿胶各6g（酒蒸化），搅匀收膏。

【用法】将膏药化开，摊贴于肾俞、俞府、复溜穴上。

**来源：** 乐依士. 实用中医内科大膏药手册. 上海：上海科学技术出版社，

1994.

（2）菟丝子膏

【组成】菟丝子120g，杜仲100g，白芥子、僵蚕、元胡各30g，甘遂、细辛各10g，芝麻油、红丹各适量。

【制法】将上述7味中药浸芝麻油中，春五、夏三、秋七、冬十日，置锅内文火熬至药枯去渣，熬药油成，下丹收膏，去火毒备用。

【用法】将药膏摊于2cm×2cm之牛皮纸上，贴于肺俞、膏肓、大椎3个穴位。若发病季节比较明显，在发作前1个月开始贴敷；若没有明显的季节性，可贴2个月为1个疗程。治疗期间停服一切中西药及停用其他疗法。

**来源：**张奇文.中国膏敷疗法.北京：中国中医药出版社，2018.

### 3.肺肾阴虚

主要证候：面色潮红，咳嗽时作，甚而咯血，夜间盗汗，消瘦气短，手足心热，夜尿多，舌红，苔花剥，脉细数。

证机概要：肺肾两亏，阴虚内热。久病肺肾两亏，故消瘦气短，咳嗽时作，夜尿多。阴虚内热，故面色潮红，夜间盗汗，手足心热。

治疗原则：养阴清热，补益肺肾。

### 代表方药

（1）养肺阴膏

【组成】百合12g，麦冬、天冬、南沙参、玉竹、生地黄、熟地黄各15g，黄精12g，阿胶、当归、羊乳根、冬虫夏草、桔梗、贝母各10g，甘草6g，石斛12g，蜂蜜10g，山药15g。葱白、槐枝、柳枝、桑枝各36g，全株干凤仙草18g，白芥子、核桃仁、石菖蒲、白果仁、大枣、乌梅、粟壳、莱菔子各9g。

【制法】用麻油1350g，将上药熬枯去渣，熬油成下丹搅匀，再入肉桂、丁香、木香、降香（沉香尤佳）、白蔻仁各9g，牛胶36g（酒蒸化），搅匀收膏。

【用法】将膏药化开，摊贴于肺俞、天突、鱼际穴上。

**来源：**张奇文.中国膏敷疗法.北京：中国中医药出版社，2018.

### 四、现代研究

#### 1.鲍一笑等应用小儿止咳贴辅助治疗儿童支气管哮喘[1]

【药物组成】葶苈子、麻黄、紫苏子、莱菔子、白芥子。

【制备方法】选用葶苈子、麻黄、紫苏子、莱菔子、白芥子等药物研末后，用麻油调制成膏，使用3cm×3cm的胶布盛放，将膏体置于胶布中央直径约1cm的垫环中。

【操作方法】先选取膻中、天突两穴，待清洁患儿穴位皮肤后，予以敷贴，每日1次，2岁以下小儿连续敷贴2~3小时，2~5岁小儿连续敷贴3~4小时，5岁以上小儿连续敷贴4~6小时，若敷贴部位局部皮肤出现红肿瘙痒，应随时揭下。

【疗效总结】治疗组和对照组总有效率分别为87.50%和65.39%，组间比较差异具有统计学意义（P<0.05）。结论：小儿止咳贴有确切疗效，且副作用小。

### 2. 芥子防哮膏穴位贴敷联合平喘方治疗小儿哮喘[2]

【药物组成】炙麻黄5g、苦杏仁5g、紫苏子5g、炒莱菔子5g、桃仁5g、黄芩10g。

【制备方法】白芥子、细辛、地龙、麻黄等7味药磨成细粉按比例混合后用生姜汁煮沸，经冷却后加入适量蛋清搅拌成糊状。

【操作方法】贴敷于肺俞穴、定喘穴等穴位上，用无菌敷料及胶布进行固定，选择三伏天即阳气最旺盛时令进行贴敷，分别在头伏前3d；二伏前3d及二伏的第11、12、13天；末伏的前3d进行贴敷，0.5~2h/次，共计12d。

【疗效总结】芥子防哮膏穴位贴敷联合平喘方治疗小儿哮喘临床疗效明显，可以显著改善患者中医证候积分、肺功能及免疫功能。

### 3. 止咳平喘膏穴位敷贴用于治疗小儿支气管哮喘[3]

【药物组成】地龙、白芥子、川芎、细辛、椒目、延胡索。

【制备方法】将其研制成粉末后用蜂蜜、姜汁等调成膏状备用。

【操作方法】用橡皮膏进行敷贴时点稍许麝香，分别在患儿的双侧肺俞、双侧膈俞、天突、定喘、膻中穴等部位进行敷贴，时间为1~5h，以3d为1个疗程，共2~3个疗程。

【疗效总结】试验组的总有效率显著高于对照组，组间比较有统计学意义（P<0.05）。止咳平喘膏穴位敷贴治疗小儿支气管哮喘疾病效果显著，能有效缓解患儿的临床症状，临床上值得推广。

[参考文献]

[1]鲍一笑，陈爱欢，符州，等. 儿童支气管哮喘诊断与防治指南（2016年版）[A]. 西安：第二十次全国儿科中西医结合学术会议资料汇编，2016：16.

[2]任宇哲，于宙，陈宏，等. 芥子防哮膏穴位贴敷联合平喘方治疗小儿哮喘的临床效果 [J]. 世界中医药，2020，15（21）：3327-3330.

[3]张良兵. 止咳平喘膏穴位敷贴用于治疗小儿支气管哮喘的临床观察探讨 [J]. 现代诊断与治疗，2014，25（10）：2198.

# 第二节 脾胃系疾病

## 口 疮

### 一、概述

口疮是指以口腔内黏膜、舌、唇、齿龈、上腭等处发生溃疡为特征的一种小儿常见的口腔疾患。口疮发生于口唇两侧者，又称燕口疮；满口糜烂，色红作痛者，又称口糜。本病相当于西医学口炎。任何年龄均可发生，以2~4岁的小儿多见；一年四季均可发病。可单独发生，也常伴发于其他疾病之中。小儿口疮一般预后良好；若失治、误治，体质虚弱，可导致重症，或反复发作，迁延难愈。

### 二、病因病机

小儿口疮，多由风热乘脾，心脾积热，虚火上炎所致。主要病变在脾与心，虚证常涉及于肾。风热乘脾者，因外感风热之邪，外袭于肌表，内乘于脾胃。脾开窍于口，胃络于齿龈，风热毒邪侵袭，引动脾胃内热，上攻于口，使口腔黏膜破溃，发为口疮。若夹湿热，则兼见口腔糜烂。

心脾积热者，因调护失宜，喂养不当，恣食肥甘厚腻，蕴积生热；或喜吃煎炒炙食物，内火偏盛，邪热内积心脾，循经上炎口腔，发为口疮。虚火上炎者，因小儿"肾常虚"，若久患热病，或久泻不止，津液亏耗，肾阴不足，水不制火，虚火上浮，熏灼口舌，发生口疮。

### 三、辨证论治

#### 1. 风热乘脾

主要证候：以口颊、上腭、齿龈、口角溃疡为主，甚则满口糜烂，或为疱疹转为溃疡，周围焮红，疼痛拒食，烦躁不安，口臭，涎多，小便短黄，大便秘结，或伴发热，咽红，舌红，苔薄黄，脉浮数。

证机概要：本证多为外感引起，外感风热邪毒，内引脾胃之热，上熏口舌，故发为口疮。火热熏灼，故疼痛拒食，烦躁不安。热灼肠胃，津液受劫，故大便秘结、小便短黄。兼有风热表证，故发热、咽红、舌红、苔薄黄、脉浮数。

治疗原则：疏风清热解毒。

**代表方药**

（1）口疮膏

【组成】吴萸、黄连、黄芩、连翘以2∶1∶2∶2比例称药。

【制法】上药共研极细末混合备用。

【用法】每天临睡前取药粉20g左右，用醋适量调成稠膏糊状，外敷于双足心涌泉穴处，再贴以肤疾宁固定，于次晨起取下。每天1次，3天为1个疗程，可连用2个疗程。若体温高于38℃者，配合退热对症处理。

**来源：**张奇文.中国膏敷疗法.北京：中国中医药出版社，2018.

**2. 心火上炎**

主要证候：舌上、舌边溃疡较多，色红疼痛，心烦不安，口干欲饮，小便短黄，舌尖红，苔薄黄，脉数。

证机概要：舌乃心之苗，手少阴之经通于舌。心火炽盛，热毒循经上炎，故发为口疮，色红疼痛。心火内盛，津液受劫，故心烦不安，口干欲饮，小便短黄。舌尖红，苔薄黄，脉数，均为心火炽盛之象。

治疗原则：清心泻火。

**代表方药**

（1）黄柏膏

【组方】黄柏8g，绿豆30g。

【制法】将上药择净，研为粗末，加水适量煎沸，煎至半时，滤净，再煎如膏，加冰片1g调匀即成。

【用法】每次适量，涂敷患处，每日3次。

【按语】清心泻火。适用于小儿口疮。

**来源：**（宋）赵佶.圣济总录.北京：人民卫生出版社，2013.

（2）木舌金丝膏

【组方】吴茱萸适量。

【制法】将上药择净，研细，瓷罐中贮藏。

【用法】用米醋适量调成膏状，涂脚心，包扎固定，每日1换。同时取药膏适量外涂口内舌上，每日3次。

【按语】引热下行。适用于小儿心脾受热，唇口生疮，鹅口疮、重舌（舌下硬）、舌肿硬等。

**来源：**（元）演山省翁.活幼口议.北京：中国中医药出版社，2015.

## 四、现代研究

### 1. 孙钢美等中药贴敷配合点刺治疗儿童口炎[1]

【药物组成】紫草20g、细辛10g、大黄15g、当归20g、陈醋15ml。

【制备方法】4味药研成细粉，用醋调匀，配以适量凡士林制备成"紫细黄"软膏。

【操作方法】涂布于敷料贴患儿脐部，用纱布固定，每日1次。另外选少商、曲池行点刺放血。

【疗效总结】80例中痊愈42例，有效36例，无效2例，总有效率98%。

### 2. 叶玉珍等中药外敷治疗儿童口炎[2]

【药物组成】吴茱萸、胆南星。

【制备方法】吴茱萸、胆南星各等份，研末，白醋调成膏状。

【操作方法】外敷患儿两足心涌泉穴，每次持续1小时左右。每日1~2次，3天为1个疗程。

【疗效总结】经1个疗程治愈98例，两个疗程治愈23例，占85%；好转9例，占15%。未愈0例。

### 3. 穴位贴敷配合开喉剑喷剂治疗婴幼儿口腔溃疡

【药物组成】胆南星、生大黄、吴茱萸。

【制备方法】将胆南星、生大黄、吴茱萸研末，白醋调成膏状。

【操作方法】采用端坐或仰卧跷足的姿势取涌泉穴。用温水将局部洗净，避免使用肥皂等擦洗，取适量中药糊剂置于垫圈内，外敷于患儿双足底涌泉穴，用3M透明敷贴固定，必要时用绷带固定，再套上袜子，不影响患儿下地走路。每日更换1次，3天为1个疗程。同时，口腔局部配合使用开喉剑喷剂，每2~3h喷涂患处。

【疗效总结】两组总有效率比较有显著性差异。结论认为穴位贴敷配合开喉剑喷剂治疗婴幼儿口腔溃疡是一种操作简单，治疗效果满意，可减少患儿的痛苦，缩短住院天数，家属及患儿容易接受配合的治疗方法。

［参考文献］

［1］孙钢美，王戈. 中药结合点刺放血治疗儿童疱疹性口炎的体会［J］. 现代中西医结合杂志，2008，17（2）：4177.

［2］叶玉珍. 中药外敷涌泉穴治疗小儿口疮200例临床观察［J］. 北方药学，2013，10（1）：896.

［3］周红燕，陈婷婷．穴位贴敷配合开喉剑喷剂治疗婴幼儿口腔溃疡的护理［J］.临床护理杂志，2015，14（6）：61-62.

# 泄 泻

## 一、概述

泄泻是以大便次数增多，粪质稀薄或如水样为特征的一种小儿常见病。西医称泄泻为腹泻，发于婴幼儿者称婴幼儿腹泻。本病以2岁以下的小儿最为多见。虽一年四季均可发生，但以夏秋季节发病率为高，秋冬季节发生的泄泻，容易引起流行。轻者治疗得当，预后良好。重者泄下过度，易见气阴两伤。久泻迁延不愈者，则易转为疳证或出现慢惊风。

## 二、病因病机

小儿泄泻发生的原因，以感受外邪，内伤饮食，脾胃虚弱为多见。其主要病变在脾胃，因胃主受纳腐熟水谷，脾主运化水谷精微，若脾胃受病，则饮食入胃，水谷不化，精微不布，清浊不分，合污而下，致成泄泻。

感受外邪，小儿脏腑娇嫩，肌肤薄弱，冷暖不知自调，易为外邪侵袭而发病。外邪常与湿邪相合而致泻。由于气候的因素，一般冬春多为风寒（湿）致泻，夏秋多为暑湿（热）致泻。小儿暴泻以湿热泻最为多见。

内伤饮食，小儿脾常不足，运化力弱，饮食不知自节，若调护失宜，乳哺不当，饮食失节或不洁，过食生冷瓜果或不消化食物，皆能损伤脾胃，而发生泄泻。伤食泻既可单独发生，更多与其他泄泻证候中兼见。

脾胃虚弱，先天禀赋不足，后天调护失宜，或久病迁延不愈，皆可导致脾胃虚弱。胃弱则腐熟失职，脾虚则运化失常，因而水反为湿，谷反为滞，清浊不分，合污而下，而成脾虚泻。亦有暴泻实证，失治误治，迁延不愈，损伤脾胃，而由实证转为虚证泄泻者。

脾肾阳虚，脾虚致泻者，一般先耗脾气，继伤脾阳，日久则脾损及肾，造成脾肾阳虚。肾阳不足，火不暖土，阴寒内盛，水谷不化，并走肠间，而致澄澈清冷，洞泄而下。

## 三、辨证论治

### 1. 伤食泻

主要证候：大便稀溏，夹有乳凝块或食物残渣，气味酸臭，或如败卵，脘腹胀满，便前腹痛，泻后痛减，腹痛拒按，嗳气酸馊，或有呕吐，不思乳食，夜卧不安，舌苔厚腻，或微黄。

证机概要：本证常有乳食不节史。乳食不节，损伤脾胃，运化失常，故泻下稀便夹有不消化的乳凝块或食物残渣。食滞中焦，气机不利则腹胀腹痛；泻后积滞见减，气机一时得畅，故见泻后腹痛暂时减缓。乳食内腐，浊气上冲，胃失和降，嗳气酸馊，或有呕吐。舌苔厚腻或微黄，大便酸臭，或如败卵，不思乳食，夜卧不安，皆为乳食积滞之证。

治疗原则：消食导滞。

**代表方药**

（1）消化膏

【组成】炒神曲10g，炒麦芽10g，焦山楂10g，炒莱菔子6g，陈皮6g，炒鸡内金6g，炒枳壳5g（或延胡索5g）。

【制法】散剂。上药共研极细末，和匀，贮瓶备用。

【用法】外用。用时每取此散10~15g，加入淀粉少许，和匀，用白开水、陈醋各半调和成软膏状，外敷于肚脐上，外用纱布包扎固定，晚敷晨取。每日1次，5次为1个疗程。

【按语】本方可消食化积、理气导滞。主治小儿饮食停滞所致脘腹胀满、呕吐或泄泻等。

来源：程爵棠，程功文. 中国丸散膏丹方药全书·儿科病卷. 北京：学苑出版社，2010.

**2. 风寒泻**

主要证候：大便清稀，中多泡沫，臭气不甚，肠鸣腹痛，或伴恶寒发热，鼻流清涕，咳嗽，舌淡，苔薄白。

证机概要：调护失宜，感受风寒，寒邪客于肠胃，寒凝气滞，中阳被困，运化失职，故见大便清稀，粪多泡沫，臭气不甚。风寒郁阻，气机不得畅通，故见肠鸣腹痛。恶寒发热，鼻流清涕，咳嗽，舌淡，苔薄白，均为风寒外袭之象。

治疗原则：疏风散寒，化湿和中。

**代表方药**

（1）川椒膏

【组成】川椒10g，麝香膏1张。

【制法】川椒研细末。

【用法】将药末填满肚脐，外贴麝香膏，并用胶布固定，每日1次。

【功效主治】温中止痛，暖脾止泻。主治小儿素体脾虚，外感风寒后便溏、脘腹冷痛等症。

**来源：** 刘炎. 古今脐疗良方集解. 广西：广西民族出版社，2010药物组成.

### 3. 湿热泻

主要证候：大便水样，或如蛋花汤样，泻下急迫，量多次频，气味秽臭，或见少许黏液，腹痛时作，食欲不振，或伴呕恶，神疲乏力，或发热烦闹，口渴，小便短黄，舌红，苔黄腻，脉滑数。

证机概要：湿热之邪，蕴结脾胃，下注肠道，传化失司，故泻下稀薄如水样，量多次频。湿性黏腻，热性急迫，湿热交蒸，壅阻胃肠气机，故泻下急迫，色黄而臭，或见少许黏液，腹痛时作，烦闹不安；湿困脾胃，故食欲不振，甚或呕恶，神疲之力。若伴外感，则发热；热重于湿，则口渴；湿热下注，故小便短黄；舌红，苔黄腻，脉滑数，均为湿热之征。

治疗原则：清热利湿。

**代表方药**

（1）仙人掌膏

【组成】仙人掌根60g。

【制法】洗净，捣烂，炒热备。

【用法】用炒热的仙人掌膏外敷脐周，纱布包缠固定，每日1~2次。

【按语】清热止泻。主治小儿急性胃肠炎，吐泻不休。现制现用。勿令烫伤皮肤。

**来源：** 中医研究院革命委员会. 常见病验方研究参考文献. 北京：人民卫生出版社，1970.

### 4. 脾虚泻

主要证候：大便稀溏，色淡不臭，多于食后作泻，时轻时重，面色萎黄，形体消瘦，神疲倦怠，舌淡苔白，脉缓弱。

证机概要：脾胃虚弱，清阳不升，运化失职，故大便稀溏，色淡不臭，时轻时重。脾胃虚弱，运纳无权，故多于食后作泻。泄泻较久，脾虚不运，精微不布，生化乏源，气血不足，故面色萎黄、形体消瘦、神疲倦怠、舌淡苔白、脉缓弱。

治疗原则：健脾益气，助运止泻。

**代表方药**

（1）小儿腹泻膏

【组成】五倍子10g，干姜10g，吴茱萸5g，公丁香5g，白酒适量。

【制法】上药共研细末，加酒制成直径5cm，厚度2mm的药膏备用。

【用法】外敷脐部，纱布、胶布固定，每日1次。

【按语】温中止泻。主治小儿脾胃虚寒，泄泻如水样。

　来源：宋兴．中医膏丹丸散大典．四川：四川科学技术出版社，2007.

（2）止泻膏

【组成】炒苍术、炒白术、车前子、茯苓、煨诃子、炒薏米各10g，吴茱萸、丁香、胡椒、炒山楂各6g，香油适量。

【制法】上药共研细末，香油调膏备用。

【用法】外敷脐部，纱布、胶布固定，每日1次。

【按语】健脾消食，化湿止泻。主治小儿脾虚湿困所致的慢性腹泻。

　来源：刘炎．古今脐疗良方集解．广西：广西民族出版社，2010.

（3）绿豆膏

【组成】绿豆粉9g，母丁香6g，白胡椒6g，枯矾9g，淡吴茱萸3g。

【制法】上药共研极细末，和匀，加太乙膏120g熔化搅匀即得。收贮备用。

【用法】外用。用时取膏适量，贴敷肚脐上。上盖敷料，胶布固定。

【按语】温中散寒、健脾止泻。主治肠胃虚寒、肠胃机能不振、消化不良、吞酸嗳气、便稀肠鸣、慢性肠炎。

　来源：王光清．中国膏药学．陕西：陕西科学技术出版社，1981.

**5. 脾肾阳虚泻**

主要症候：久泻不止，大便清稀，完谷不化，或见脱肛，形寒肢冷，面色㿠白，精神萎靡，睡时露睛，舌淡苔白，脉细弱。

证机概要：久泻不止，脾肾阳虚，命门火衰，不能温煦脾土，故大便清稀，完谷不化。脾虚气陷，则见脱肛。肾阳不足，阴寒内生，故形寒肢冷，面色㿠白，精神萎靡，睡时露睛，舌淡苔白，脉细弱。

治疗原则：补脾温肾，固涩止泻。

**代表方药**

（1）吴茱萸肉桂膏

【组成】吴茱萸、肉桂、花椒、细辛各等份。

【制法】将诸药择净，共研细末加羊脂调成膏状。

【用法】外敷双足心涌泉穴及肚脐，敷料包扎，胶布固定，每日1换，天寒或寒象明显则将药末加热后外敷。

　来源：胡献国．中国膏药配方配制全书．沈阳：辽宁科学技术出版社，2014.

（2）五倍枯矾膏

【组成】五倍子1.5g，枯矾10g，黄蜡30g。

【制法】前2味药共研细末，黄蜡置小锅内加温熔化，入药末调匀成膏待凉备用。

【用法】外敷脐部，纱布、胶布固定，每日1次。同时热敷双脚，每次30~60分钟，每日2~3次。

【按语】涩肠止泻。主治小儿久泻不止。

来源：刘炎.古今脐疗良方集解.广西：广西民族出版社，2010.

（3）石榴皮膏

【组成】鲜石榴皮30g。

【制法】上药捣泥成膏状。

【用法】外敷脐部，纱布、胶布固定，每日1次。同时热敷双脚，每次30~60分钟，每日2~3次。

【按语】涩肠止泻。主治小儿久泻不止。

来源：刘炎.古今脐疗良方集解.广西：广西民族出版社，2010.

## 四、现代研究

### 1.腹泻膏贴敷辅助治疗婴幼儿腹泻脾肾阳虚型[1]

【药物组成】补骨脂10g、肉豆蔻10g、附片6g、苍术7g、厚朴5g、陈皮5g、山楂炭5g、五味子6g、白术5g、吴茱萸5g。

【制备方法】研成细末，过80目筛，取药粉3~4g，用1~2g清水调成糊状，置于4cm×4cm的药贴上。

【操作方法】清洁患儿神阙穴部位皮肤，将药贴贴敷于神阙穴，用胶布固定，贴敷8h后取下，每日1次。

【疗效总结】腹泻膏贴敷神阙穴辅助治疗婴幼儿腹泻脾肾阳虚型，能明显改善患儿的临床症状、体征，疗效显著，且操作方法简便，患儿和家长易于接受，安全性高。

### 2.健脾固元膏穴位敷贴治疗腹泻患儿[2]

【药物组成】党参、黄芪、白术。

【制备方法】全部药物按照2：2：1配方比例混匀打成粉末，随后使用蜂蜜将其调成膏状，置于专用的穴位贴敷胶布上。

【操作方法】在患儿的中脘穴、双侧天枢穴、双侧足三里、双侧大横穴等穴位上进行贴敷。每个穴位贴保留6~8h，1次/d，连续治疗1周。

【疗效总结】健脾固元膏穴位敷贴联合复合乳酸菌治疗腹泻能够显著提高治疗效果，缩短腹泻时间，有利于患儿恢复，安全性能可靠，值得临床推广应用。

**3. 裴氏健脾固元膏穴位敷贴联合复合乳酸菌治疗小儿腹泻**

【药物组成】太子参5g，党参5g，人参须5g，熟地黄5g，山萸肉10g，黄芪10g，吴茱萸3g，肉桂2g。

【制备方法】所有药材粉碎过20目筛，随后使用蜂蜜将其调成膏状。

【操作方法】清洁患儿神阙、中脘、天枢、足三里4个穴位敷贴部位皮肤，取裴氏健脾固元膏适量，填满脐部为度，天枢、中脘及足三里穴按脐部剂量敷贴，外用纱布固定，保持约12小时，换药1次/d，治疗3天随访1次，期间进食不含脂肪及糖类食物。

【疗效总结】健脾固元膏穴位敷贴联合复合乳酸菌治疗腹泻能够显著提高治疗效果，缩短腹泻时间，有利于患儿恢复，安全可靠，值得临床推广应用。

[参考文献]

［1］祝真妮. 腹泻膏贴敷辅助治疗婴幼儿腹泻脾肾阳虚型40例临床观察［J］. 中医儿科杂志，2019，15（4）：47-49.

［2］林慈升，李惠君，邱会. 健脾固元膏穴位敷贴治疗腹泻患儿的效果分析［J］. 中医药研究，2019，16（5）：80-83.

［3］李新茹，张九云，何莉等. 裴氏健脾固元膏穴位敷贴联合复合乳酸菌治疗小儿腹泻疗效观察［J］. 西部中医药，2018，31（7）：86-88.

# 厌　食

## 一、概述

厌食是指以厌恶摄食为主症的一种小儿脾胃病证，若是其他外感、内伤疾病中出现厌食症状，则不属于本病。目前，本病在儿科临床上发病率较高，尤在城市儿童中多见，尤其好发于1~6岁的小儿。

## 二、病因病机

本病多由于饮食不节、喂养不当而致病，其他病因还有他病失调脾胃受损、先天不足、后天失养、暑湿熏蒸、脾阳失展、情志不畅、思虑伤脾等，均可以引起本病。

病位在脾胃，主要病机为脾运胃纳功能失常。胃司受纳，脾主运化，脾胃调和，则口能知五谷饮食之味。脾为阴土，喜燥而恶湿，得阳则运；胃为阳土，喜润而恶燥，以阴为用。故凡脾气、胃阴不足，皆能导致受纳、运化失职而厌食。

## 三、辨证论治

### 1. 脾运失健

主要证候：厌恶进食，饮食乏味，食量减少，或有胸脘痞闷、嗳气泛恶，偶尔多食后脘腹饱胀，大便不调，精神如常，舌苔薄白或白腻。

证机概要：脾胃不和，运化失健。脾气通于口，脾胃不和则口不知味，因而食欲减退，饮食乏味，厌恶进食，食量较同龄正常儿童显著减少。脾失健运，中焦气滞则胸脘痞闷，胃气上逆则嗳气泛恶，运化不健则偶尔多食便脘腹饱胀，脾失升清则大便偏稀，胃失降浊则大便偏秘结。患儿饮食数量虽少而质量常较高，所以一般精神如常，形体尚可。舌苔白腻者为湿困脾阳之象。

治疗原则：调和脾胃，运脾开胃。

### 代表方药

（1）敷脐膏

【组成】炒麦芽10g，焦山楂10g，炒神曲10g，炒鸡内金5g，炒莱菔6g。

【制法】上药共研细末，和匀，贮瓶备用。

【用法】上药为1次量。取上药粉，加面粉和水适量调成膏状，于睡前敷患儿肚脐上。外用纱布固定。次晨取下，每日1次，5次为1个疗。

来源：程爵棠，程功文. 中国丸散膏丹方药全书·儿科病卷. 北京：学苑出版社，2010.

（2）杏仙膏

【组成】杏仁（去皮）15g，栀子15g，砂仁15g，小红枣15g，焦三仙30g，黍米1撮，藿香10g。

【制法】将上药中小红枣、黍米放入碗中，加适量水，上锅蒸20分钟取出，待凉后，将枣核去掉，其余五味药共研细末，与前二味药共捣烂如泥，调成软膏状。贮瓶备用。

【用法】外用。用时每取此膏30g，外敷于两手心劳宫穴和肚脐上。上盖敷料，胶布固定。每日换药1次。

来源：程爵棠，程功文. 中国丸散膏丹方药全书·儿科病卷. 北京：学苑出版社，2010.

（3）小儿闪癖膏

【组成】灯笼草1500g。

【制法】将上述药物捣研为膏。

【用法】取膏适量，敷患处。

【按语】可疗小儿闪癖、食积。

来源：（明）李时珍. 本草纲目. 北京：人民卫生出版社，2004.

（4）林檎膏

【组成】林檎。

【制法】将上述药物捣研成末，加醋调为膏。

【用法】取膏适量，敷患处。

【按语】可疗小儿闪癖、食积。

来源：（明）李时珍. 本草纲目. 北京：人民卫生出版社，2004.

### 2. 脾胃气虚

主要证候：不思进食，食不知味，食量减少，形体偏瘦，面色少华，精神欠振，或有大便溏薄夹不消化物，舌质淡，苔薄白。

证机概要：脾胃气虚，运化力弱。脾虚运化乏力，胃纳不开，故不思进食、食不知味、食量减少；精微转输不足，气虚失养，故形体偏瘦、面色少华、精神欠振。脾弱清气不升，清浊相混，致大便溏薄夹不消化物。舌质淡，苔薄白，为脾胃气虚之症。

治疗原则：健脾益气，佐以助运。

**代表方药**

（1）和胃膏

【组成】党参30g，白术30g，茯苓30g，佩兰叶50g，焦三仙100g，砂仁15g，枳壳15g。

【制法】上药共研极细末，和匀，以生姜汁调和成糊状，贮瓶备用。

【用法】外用。用时取此膏30g，外敷于双足心涌泉穴和肚脐上。上盖敷料，胶布固定，每日换药1次，10次为1个疗程。

来源：程爵棠，程功文. 中国丸散膏丹方药全书·儿科病卷. 北京：学苑出版社，2010.

（2）消化膏

【组成】炒神曲10g，炒麦芽10g，焦山楂10g，炒莱菔子6g，陈皮6g，炒鸡内金6g，炒枳壳5g（或延胡索5g）。

【制法】上药共研极细末，和匀，贮瓶备用。

【用法】外用。用时每取此散10~15g，加入淀粉少许，和匀，用白开水、陈醋各半调和成软膏状，外敷于肚脐上，外用纱布包扎固定，晚敷晨取。每日1次，5次为1个疗程。

**来源：**程爵棠，程功文. 中国丸散膏丹方药全书·儿科病卷. 北京：学苑出版社，2010.

## 四、现代研究

### 1. 田霞采用敷贴疗法治疗小儿厌食症[1]

【**药物组成**】玄明粉6g、丁香3g、鸡内金10g、山楂30g、桃仁10g、砂仁10g、莱菔子10g、木香10g。

【**制备方法**】用米醋调成膏状。

【**操作方法**】敷神阙穴，胶布固定24小时，休息24小时。10次为1个疗程。

【**疗效总结**】痊愈25例、显效22例、有效6例、无效2例，总有效率96.36%。

### 2. 强脊补脾法配合消食膏穴位贴敷治疗小儿厌食症（脾虚湿热型）[2]

【**药物组成**】党参、山药、砂仁、陈皮、茯苓、鸡内金、白术、山楂、炙甘草。

【**制备方法**】以上药物研制成细末，浸泡于75%酒精中，24h后加入适量的凡士林微火加热至颜色变为微黄，冷却成膏后做成直径约1cm的药饼。

【**操作方法**】选取膈俞、肺俞、膻中、神阙等穴位，3岁以下贴敷8h，3~6岁贴敷10h。每次连续贴敷3d，停1d，12d为1个疗程。

【**疗效总结**】治疗组治疗后食欲症状积分、食量症状积分、厌食消失时间、腹胀消失时间、便秘消失时间及总有效率均优于对照组（$P<0.05$），治疗2个月后两组患儿血锌（$Zn^{2+}$）、血钙（$Ca^{2+}$）水平均较治疗前升高，且治疗组优于对照组（$P<0.05$）。

### 3. 消导膏穴位贴敷治疗小儿厌食症40例疗效观察[3]

【**药物组成**】苍术、白术、山楂、神曲、麦芽、枳实。

【**制备方法**】以上药材各取50g，混匀粉碎为极细末，装瓶密封备用，临用前用蜂蜜调和，做成直径约1cm、厚度0.1cm的药饼。

【**操作方法**】将药饼贴敷在神阙穴及中脘穴，贴敷8h/次，换药1次d，贴敷10d为1个疗程。

【**疗效总结**】1个疗程后治疗组总有效率95.0%，高于对照组75.0%，差异有统计学意义（$P<0.05$）。治疗组疗效优于对照组。

［**参考文献**］

［1］田霞. 中药敷贴疗法治疗小儿厌食症55例［J］. 中国民间疗法，2007，15

（7）：15-16.

［2］郭晶，张斌，赵娜. 强脊补脾法配合消食膏穴位贴敷治疗小儿厌食症（脾虚湿热型）的临床研究［J］. 世界中西医结合杂志，2017，12（12）：1738-1741.

［3］刘丽平. 消导膏穴位贴敷治疗小儿厌食症40例疗效观察［J］. 中医临床研究，2017，12（12）：1738-1741.

# 积 滞

## 一、概述

食积是因小儿喂养不当，内伤乳食，停积胃肠，脾运失司所引起的一种小儿常见的脾胃病证。临床以不思乳食，腹胀嗳腐，大便酸臭或便秘为特征，又称积滞。西医消化不良可按本病论治。本病一年四季皆可发生，夏秋季节，暑湿易于困遏脾气，发病率较高。小儿各年龄组皆可发病，但以婴幼儿多见。常在感冒、泄泻、疳证中合并出现。脾胃虚弱，先天不足以及人工喂养的婴幼儿容易反复发病。少数患儿食积日久，迁延失治，脾胃功能严重受损，导致小儿营养和生长发育障碍，形体日渐羸瘦，可转化成疳。

## 二、病因病机

本病的病因主要是乳食内积，损伤脾胃。病机为乳食不化，停积胃肠，脾运失常，气滞不行。食积可分为伤乳和伤食。伤于乳者，多因乳哺不节，食乳过量或乳液变质，冷热不调，皆能停积脾胃，壅而不化，成为乳积。伤于食者，多因饮食喂养不当，偏食嗜食，饱食无度，杂食乱投，生冷不节；食物不化；或过食肥甘厚腻、柿子、大枣等不易消化之物，停聚中焦而发病。正所谓"饮食自倍，肠胃乃伤"。

乳食停积中焦，胃失和降，则呕吐不消化之物；脾失运化，升降失常，气机不利，出现脘腹胀痛，大便不利，臭如败卵；或积滞壅塞，腑气不通，而见腹胀腹痛，大便秘结之症。此属乳食内积之实证。食积日久，损伤脾胃，脾胃虚弱，运纳失常，复又生积，此乃因积致虚；亦有先天不足，病后失调，脾胃虚弱，胃不腐熟，脾失运化，而致乳食停滞为积，此乃因虚致积。二者均为脾虚夹积、虚中夹实之候。

## 三、辨证论治

### 1. 乳食内积

主要证候：乳食不思，食欲不振或拒食，脘腹胀满，疼痛拒按；或有嗳腐恶心，呕吐酸馊乳食，烦躁哭闹，夜卧不安，低热，肚腹热甚，大便秽臭，舌红苔腻。

证机概要：乳食内积，气机郁滞，故脘腹胀满，疼痛拒按。胃肠不适，则夜卧不安，烦躁哭闹。中焦积滞，胃失和降，气逆于上，则乳食不思，食欲不振或拒食，嗳腐恶心，呕吐酸馊乳食；腐秽壅积，脾失运化，则大便秽臭。中焦郁积化热，则有低热，肚腹热甚。舌红苔腻为乳食内积实证之象。

治疗原则：消乳消食，化积导滞。

## 代表方药

（1）二龙膏

【组成】活甲鱼480g，鲜苋菜480g，莪术30g，三棱30g，乳香93g，肉桂16.5g，没药93g，沉香16.5g，麝香7.5g。

【制法】先将三棱、莪术酌予捣成碎块，另取麻油7200ml，置铁锅内加热，将活甲鱼同鲜苋菜共入锅内，炸至将焦时，将甲鱼取出切碎，再置入锅中，同时三棱、莪术入锅内共炸，至全部炸枯，捞出残渣，取油过滤。根据下丹方式，依法炼油，下丹搅匀，按常法去火毒。再取油置锅内加热微火至熔化，待爆音停止水汽去净，离火，研兑细料，将乳香、没药、沉香、肉桂等四味共轧为细粉，和匀过80~100目筛。再将麝香置乳钵内研细，与乳香等细粉陆续配研，和匀过筛，即成"细料"，晾温，兑入细料搅匀，摊膏，向内对折，收贮备用。分垛摊，一次不宜过多。

【用法】外用。用时取膏药温热化开，贴于脐上。

【按语】消积化痞。可用于气滞血瘀的消化不良、积聚痞块、腹胀面黄。

来源：（清）吴师机. 理瀹骈文. 北京：人民卫生出版社，1984.

（2）灵宝化积膏

【组成】巴豆仁100粒，蓖麻仁100粒，五灵脂200g，阿魏（醋煮化）50g，当归50g，两头尖25g，穿山甲25g，乳香25g，没药25g，麝香3g，松香750g，芝麻油250ml。

【制法】上药除乳香、没药、麝香、松香、阿魏外，余药俱切片浸油内3日，用砂锅熬药至焦黑色，去渣，入松香煎一饭时再入乳香面、没药面、麝香末、阿魏，搅匀，入水中抽洗，以金黄色为度。煎时以桃柳枝搅匀，勿令花，摊膏备用。或用时摊膏。

【用法】外用。摊贴患处，每日须热熨，令药气深入为妙。

【按语】消滞化积。可治小儿积滞。

来源：（清）赵学敏. 串雅内外编. 北京：人民卫生出版社，2007.

（3）三积散

【组成】阿魏（炒）、没药（去油）、乳香（去油）、桂心、苦楝根皮各6g，焦三仙12g，丁香2g，槟榔2g。

【制法】上药共研极细末，和匀，贮瓶备用。

【用法】外用。用时每取药面适量，以麻油调成膏状，填脐，并以纱布包扎固定。每2日换药1次，至愈为度。

【按语】治疗食积、奶积、虫积等诸积症。

来源：程爵棠，程功文. 中国丸散膏丹方药全书·儿科病卷. 北京：学苑出版社，2010.

（4）胡砂散

【组成】延胡索粉3g，砂仁粉3g，胡椒粉0.8g。

【制法】散剂。将上药和匀，贮瓶备用。

【用法】外用。用时每取本散1.5g，分作3份，以麻油调成膏状，分别敷于双手心和肚脐上。上盖敷料，胶布固定。每日换药1次，5次为1个疗程。

【按语】消积除胀。主治小儿积滞。

来源：程爵棠，程功文. 中国丸散膏丹方药全书·儿科病卷. 北京：学苑出版社，2010.

**2. 脾虚夹积**

主要证候：神倦乏力，面色萎黄，形体消瘦，夜寐不安，不思乳食，食则饱胀，腹满喜按，呕吐酸馊乳食，大便溏薄、夹有乳凝块或食物残渣，舌淡红，苔白腻，脉沉细而滑。

证机概要：脾胃虚弱，中气不运，不能化生精微变为气血，濡养机体，则见神倦乏力，面色萎黄，形体消瘦，唇舌色淡。脾胃虚弱，运纳失职，乳食积滞，气机不畅，故不思乳食，食则饱胀，腹满喜按，上则呕吐酸馊乳食，下则大便溏薄酸臭夹不消化物。胃不和则卧不安。苔白腻，脉沉细而滑，皆为脾虚夹积之所致。

治疗原则：健脾助运，消补兼施。

**代表方药**

（1）健脾膏

【组成】牛精肉500g，牛肚200g（用小磨麻油1500g浸熬，听用），益智仁、姜半夏、南星、当归、厚朴、陈皮、乌药、姜黄、甘草（半生半炙）、枳实、白术、川乌、莱菔子、干姜、川椒各100g，黄芪、党参、川芎、白芍、赤芍、羌活、香白芷、细辛、防风、香附、灵脂、苏梗、苏子、延胡索、山楂、麦芽、神曲、木瓜、青皮、槟榔、枳壳、桔梗、灵仙、腹皮、醋三棱、醋莪术、杏仁、柴胡、升麻、远志肉、吴萸、五味、草蔻仁、肉蔻仁、巴戟天、补骨脂、良姜、荜茇、大茴、红花、黄连、黄芩、大黄、甘遂、苦葶苈、红芽大戟、巴仁、黑丑头、茵陈、木通、泽泻、车前子、皂角、木鳖仁、蓖麻仁、全蝎、炮山甲、白附子、附子各50g, 苍术、滑石、生姜、薤白、韭白、葱白、大蒜各200g, 鲜槐枝、柳枝、桑枝各400g, 石菖蒲、艾、白芥子、胡椒、佛手（干）各50g, 凤仙草（全株）1棵，枣7枚。

【制法】共用油11kg, 分熬丹收，再入官桂、木香、丁香、砂仁、檀香各50g, 牛胶（酒蒸化）200g, 俟丹收后，搅至温温，以1滴试之，不爆，方下，再搅千余遍，愈多愈妙，勿炒珠，炒珠无力，且不黏也。

【用法】外用。用时每取此膏适量，搓成药饼，贴胸、肚脐上。

【按语】本方主治脾阳不运，饮食不化，或噎塞饱满，或泄痢腹痛，或为湿痰，水肿，黄疸，臌胀，积聚，小儿慢脾风。

来源：（清）吴师机. 理瀹骈文. 北京：人民卫生出版社，1984.

（2）肥儿膏

【组成】黄芪、茯苓、白术、炙甘草、制厚朴、槟榔、山楂、麦芽、神曲、陈皮、益智仁、木香、砂仁、山药、莪术、使君子、川楝子肉、胡黄连、芜荑各15g。

【制法】上药用麻油熬，黄丹收，朱砂3g搅拌，备用。

【用法】外用。用时每取此膏适量，搓成药饼，贴肚脐上。

【按语】行气健脾、消积化食。可用于虚中有积、疳病、肿胀泄泻及疹后将成疳者。

来源：（清）吴师机. 理瀹骈文. 北京：人民卫生出版社，1984.

（3）五积六聚膏

【组成】文术9g, 阿魏9g, 木鳖子15g, 三棱9g, 桃仁9g, 红花9g, 赤芍药9g, 丹参9g, 乳香9g, 没药9g, 香油500ml。

【制法】将上药投入香油中炸焦，滤油去渣，再炼油至沸，再加樟丹180g研细搅匀熬成膏，备用。

【用法】外用。每用30~60g, 摊白布上，再以寸香0.15g, 梅片0.15g, 研细放入膏药中搅匀，贴患处。

【按语】活血化瘀、消积化滞。可以治疗食积（消化不良）。

来源：王光清. 中国膏药学. 陕西：陕西科学技术出版社，1981.

**3. 食积化热**

主要证候：不思乳食，口干，脘腹胀满，腹部灼热，手足心热，心烦易怒，夜寐不安，小便黄，大便臭秽或秘结，舌质红，苔黄腻，脉滑数，指纹紫。

证机概要：乳食积滞日久，化热伤津。饮食积滞，脾失健运，气机不畅，故不思乳食，脘腹胀满；食积化热，耗伤津液，则口干，腹部灼热，手足心热，小便黄，大便臭秽或秘结；内扰心神故心烦易怒，夜寐不安；舌质红，苔黄腻，脉滑数，指纹紫均为食积化热之征。

治疗原则：清热导滞，消积和中。

**代表方药**

（1）千金膏

【组成】千金子120g，大黄120g，生山甲120g，生三棱120g，甘遂120g，秦艽120g，草蔻120g，莪术120g，芫花120g，炙鳖甲120g，鸡内金120g，莱菔子120g，白芥子120g，大戟45g，槟榔45g，胡黄连30g，芫荽30g，吴茱萸30g。

【制法】上药用香油7500ml炸枯，滤油去渣，炼油至滴水成珠，加官粉1300g成膏，离火，另用阿魏30g，木香7.5g，乳香15g，丁香15g，肉桂15g，共研细面。每500g油膏，兑上药细面15g搅匀即可。摊膏备用。

【用法】外用。用时取膏温热化开，贴于肚脐上。

【按语】消食导滞、逐水破积。主治小儿积郁化热、腹中痞块、胸胁胀满。

来源：程爵棠，程功文. 中国丸散膏丹方药全书·儿科病卷. 北京：学苑出版社，2010.

（2）喷疳膏

【组成】芦荟3g，川黄连3g，瓜蒂15g，猪牙皂角15g，虾蟆（灰）15g，麝香少许。

【制法】上药共研极细末，和匀，贮瓶备用，勿令泄气。

【用法】外用。每取本散少许，以麻油调为膏状，涂抹鼻中。每日3次。

【按语】可清热解毒、通窍消积。主治小儿疳积。

来源：（明）鲁伯嗣. 婴童百问. 上海：上海第二军医大学出版社，2005.

（3）珠荟膏

【组成】真芦荟1.5g，龙脑薄荷叶1.5g，珍珠1.2g，真青黛0.3g，官硼砂0.6g，大冰片0.15g，儿茶1.5g。

【制法】上药共研极细末，研至无声，和匀，贮瓶备用，勿令泄气。

【用法】外用。每取本散少许，以麻油调为膏状，涂抹鼻中。每日3次。

【按语】可治小儿五疳积发热、牙疳、并花后牙疳。

来源：（清）叶天士. 种福堂公选良方. 北京：人民卫生出版社，1992.

## 四、现代研究

### 1. 李锡久等治疗小儿积滞 93 例[1]

【药物组成】白术、桃仁、杏仁、山栀、枳实、砂仁、樟脑、冰片。

【制备方法】以上药材混匀粉碎为极细末，装瓶密封备用，取药 2~3g 加入蛋清调成膏状。

【操作方法】分别敷在双侧内关穴上，用直径约 1cm 泡沫塑料圈固定，外用宽 2cm×2cm 橡胶膏固定 24 小时后取下，间隔 72 小时用药 1 次。

【疗效总结】治疗组显效 40 例、有效 5 例、无效 2 例，总有效率 95.8%，明显优于对照组（80.4%）。

### 2. 消积化滞膏贴敷治疗小儿积滞乳食内积证[2]

【药物组成】六神曲、陈皮、木香、槟榔、胡椒粉。

【制备方法】按比例研磨成细粉，过 100 目筛，由生姜汁调成糊，制成 1 分硬币大小的饼状。

【操作方法】根据不同年龄选择敷药时间：3 月~1 岁每次贴敷 2~4h；1~3 岁每次贴敷 4~8h；3~6 岁每次贴敷 8~12h。每日 1 次，敷贴 3 次为 1 个疗程，共治疗 2 个疗程。6 天后对比两组患儿病情变化情况。

【疗效总结】治疗组总有效率 82.5%，明显优于对照组（55.0%）。

[参考文献]

[1] 李锡久，梁虹，马翔等. 消积灵治疗小儿积滞 [J]. 中国中西医结合脾胃杂志，1997，5（4）：246.

[2] 褚珺琼，戴桂芬，葛如花. 消积化滞膏贴敷治疗小儿积滞乳食内积证临床观察 [J]. 浙江中医杂志，2018，53（9）：669-670.

# 疳　证

## 一、概述

疳证是由喂养不当或多种疾病影响，导致脾胃受损，气液耗伤，不能濡养脏腑、经脉、筋骨、肌肤而形成的一种慢性消耗性疾病，临床以形体消瘦、面色无华，毛发干枯，精神萎靡或烦躁，饮食异常，大便不调为特征。本病包含西医学的蛋白质–能量营养不良症、维生素营养障碍、微量元素缺乏等疾病。本病发病无明显季节性，各年龄段均可罹患，临床多见于5岁以下小儿。因其起病缓慢，病程迁延，不同程度地影响小儿的生长发育，严重者还可发展至阴竭阳脱，猝然变险，因而被古人视为恶候，列为儿科四大要证之一。近30多年来，本病的发病率已明显下降，特别是重症患儿显著减少。本病经恰当治疗，绝大多数患儿均可治愈，仅少数重症或有严重兼证者，预后较差。

## 二、病因病机

引起疳证的病因较多，临床以饮食不节，喂养不当，营养失调，疾病影响以及先天禀赋不足为常见，其病变部位主要在脾胃，可涉及五脏。

病机关键为脾胃亏损，津液耗伤。①喂养不当：小儿"脾常不足"，乳食不知自节，若喂养不当，辅食添加失宜，乳食太过或不及，均可损伤脾胃，以致食积内停，积久成疳。②疾病影响：因小儿久病吐泻，或反复外感，罹患时行热病、肺痨诸虫，失于调治或误用攻伐，致脾胃受损，津液耗伤，气血亏损，肌肉失养，形体羸瘦，而成疳证。③禀赋不足：先天胎禀不足，或早产、多胎，或孕期久病、药物损伤胎元，致元气虚惫。脾胃功能薄弱，纳化不健，水谷精微摄取不足，气血亏耗，脏腑肌肤失于濡养，形体羸瘦，形成疳证。干疳及疳积重证阶段，因脾胃虚衰，生化乏源，气血亏耗，诸脏失养，必累及他脏，易出现各种兼证。

## 三、辨证论治

### 1. 疳气

主要证候：形体略瘦，或体重不增，面色萎黄少华，毛发稀疏，不思饮食，腹胀，精神欠佳，性急易怒，大便干稀不调，舌质略淡，苔薄微腻，脉细有力，指纹淡。

证机概要：本证多为病之初起，脾虚健运失司则不思饮食，大便干稀不调；气机不畅则腹胀，性急易怒；脾虚失于濡养则精神欠佳，形体略瘦，或体重不增，面色萎黄少华，毛发稀疏；舌质略淡，苔薄微腻，脉细有力，指纹淡均为疳气之征。

治疗原则：调和脾胃，益气助运。

**代表方药**

（1）经验化癖千捶膏

【组成】皮硝、川椒、蓖麻仁各360g，黄香1920g，绿豆600g。

【制法】先将绿豆、川椒加水煎熬成浓汁，过滤去渣，再熬30分钟；入黄香，再熬1个小时，离火；入皮硝，搅拌均匀后取出，置于石臼内；下蓖麻子仁，捣烂成膏。

【用法】根据积块之大小，将膏用热水泡软，捏成一饼。先用麝香（现用人工麝香）少许擦拭皮肤，使引气透，再敷药，仍以狗皮贴上，用火熨之3~5次，绢帛系紧，3天一换，可除病根。

【按语】理气消积化痞。可治疗小儿、成人内有积块，发热口臭。

来源：（明）龚延贤. 鲁府禁方. 北京：中国中医药出版社，2018.

### 2. 疳积

主要证候：形体明显消瘦，面色萎黄少华或面白无华，肚腹膨胀，甚则青筋暴露，毛发稀疏结穗，精神烦躁，夜卧不宁，或见揉眉挖鼻，吮指磨牙，动作异常，食欲不振，或善食易饥，或嗜食异物，舌质淡，苔白腻，脉沉细而滑，指纹紫滞。

证机概要：本证多由疳气发展而来，为疳证病情较重者。积滞内停，壅塞气机，故肚腹膨胀，甚则青筋暴露；病久脾虚生化乏源，故形体明显消瘦，面色萎黄少华或面白无华，毛发稀疏结穗；胃有伏热、脾失健运则食欲不振善食易饥，或嗜食异物；心肝之火内扰则精神烦躁，夜卧不宁，或见揉眉挖鼻，吮指磨牙，动作异常；舌质淡，苔白腻，脉沉细而滑，指纹紫滞均为疳积之征。

治疗原则：消积理脾，和中清热。

### 代表方药

（1）将军百战百胜膏

【组成】大黄、白芷各60g，三棱、莪术各30g，木鳖子10枚，蜈蚣10条，穿山甲15片，巴豆、蓖麻子各150枚，栀子5枚，黄连15g，杨柳条300g，香油1000ml，黄丹500g，血竭、芦荟、天竹黄、轻粉、阿魏各15g，麝香1.5g，黄连、硼砂末各6g。

【制法】前13味共熬至色黑，去渣，加黄丹，再加余药，搅拌均匀候冷收膏。

【用法】外贴脐部，2日1次。

【按语】本方可软坚散结，泻热消癖。主治小儿胃肠积痞，食痰停聚，肚腹作痛、面黄肌瘦、食欲不振等。

来源：（明）龚延贤. 寿世保元. 北京：中国医药科技出版社，2011.

（2）黄阁化癖膏

【组成】秦艽、三棱、莪术、蜈蚣各30g，当归、大黄各18g，香油1440g，黄丹720g，穿山甲150g，全蝎50g，木鳖子20g。

【制法】将上述药物加入油内，以煎熬成黄色为度，过滤去渣，渣捣烂待用。

待油冷却后入黄丹，置于火上煎熬，同时用槐柳条不住手搅，待黑烟起，滴水成珠，手试其软硬适宜，离火。最后将阿魏60g、乳香30g、没药30g、麝香（现用人工麝香）6g、皮硝18g捣研为细末，同所得粗渣一起捣烂，加入膏内，搅拌均匀，瓷器盛之备用。

【用法】取膏适量，摊贴在狗皮上，每个重约42g，贴患处，一般贴3天就会停止发热，贴7天就会感觉腹部微疼，10天大便下脓血，此为起效的表现，不必惊慌。使用时先置于水中溶化，不可置于火上熔化。

【按语】活血破瘀，消肿散结。主治癖积气块，身体发热，口内生疳。

**来源：**（明）龚延贤.鲁府禁方.北京：中国中医药出版社，2018.

（3）青金膏

【组成】青黛、朱砂、芦荟、蟾酥各10g，麝香5g，蜣螂1枚，蛇蜕20g。

【制法】上述药物打成粉状，然后用清水将蟾酥化开倒入药粉中搅拌为膏状即可。

【按语】清热解毒，杀虫除疳。可治小儿腹生疳虫。

【用法】每次2汤匙，用温开水化开服用，然后用棉签蘸膏药涂于鼻孔内。

**来源：**（明）王肯堂.证治准绳.北京：人民卫生出版社，2014.

（4）贴癖神应膏

【组成】皮砂、山栀子、蜂蜜、酒糟、猪脂、水萝卜皮各180g，硇砂18g，鸡子清80g，大葱20g，水红花子24g，阿魏6g。

【制法】先将上述药物捣研为细末，再将葱与鸡子清一起捣研，最后与诸药一起调和成膏。

【用法】取适量，平摊于布上，贴患处；或者用油纸裹住，频繁润之。如果今日午时贴膏，到次日午时去之再贴。

【按语】化痞消积清热。可用于癖积化热。

**来源：**（明）龚延贤.鲁府禁方.北京：中国中医药出版社，2018.

3. 干疳

主要证候：形体极度消瘦，皮肤干瘪起皱，大肉已脱，皮包骨头，貌似老人，毛发干枯，面色白，精神萎靡，懒言少动，啼哭无力，表情冷漠呆滞，夜寐不安，腹凹如舟，杳不思食，大便稀溏或便秘，舌质淡嫩，苔花剥或无，脉沉细弱，指纹色淡隐伏。

证机概要：干疳为疳之重证，多进入病证后期，气血俱虚，脾胃衰败。气阴衰竭，气血精微化源欲绝，无以滋养，故形体极度消瘦，皮肤干瘪起皱，大肉已脱，皮包骨头，貌似老人，毛发干枯，面色白；脾虚气衰，故精神萎靡，懒言少动，啼哭无力，表情冷漠呆滞，夜寐不安；舌质淡嫩，苔花剥或无，脉沉细弱，指纹色淡隐伏均为干疳之征。

治疗原则：补脾益气，养血活血。

（1）儿疳膏

【组成】党参、白术、当归、生地、胡黄连、枳实、青黛、芦荟、青皮、陈皮、胆南星、三棱、莪术、大黄、巴豆、黑牵牛子、白牵牛子、苦楝根、木香、槟榔、木鳖子、全蝎、龙胆草、山楂、神曲、五灵脂、僵蚕、雄黄、炮穿山甲、蟾皮、皂角、柴胡、地骨皮、黑山栀、轻粉、玄参、羚羊角各30g，朱砂6g，石膏、滑石各120g，麻油2000ml，黄丹1200g。

【制法】朱砂、石膏、滑石研细末备用。麻油熬余药，去渣，黄丹收膏，再入前备用药混匀。

【用法】外贴脐部，2日1次。

【按语】补气活血，理气消积。主治小儿肚大青筋、身热肉瘦、牙疳口臭、腹痛虫积。

来源：（清）吴师机．理瀹骈文．北京：人民卫生出版社，1984.

（2）化癖膏

【组成】黄狗脑子900g，皮硝300g，麝香（现用人工麝香）1g，珍珠4g。

【制法】将上述药物捣研成饼，分作6次用。

【用法】先让患者吃饱，令其仰卧，用笔圈定癖块之大小，以箩作圈围住。另用面作圈，放于箩圈里，用草纸贴块上，将药摊贴于纸上，用火慢慢熨之，以熨尽药枯为妙。第2天重复，3次熨尽。同时服用桃仁承气汤1剂。

【按语】活血化瘀，化痞消积。可治疗癖积。

来源：（明）龚延贤．鲁府禁方．北京：中国中医药出版社，2018.

# 腹　痛

## 一、概述

腹痛为小儿常见的症候，可见于任何年龄与季节。婴幼儿不能诉说，腹痛常表现为啼哭，无故啼哭不已或夜间啼哭之甚，多是腹痛之故。小儿西医学腹痛主要为功能性腹痛，多为再发性腹痛，约占腹痛患儿总数的50%~70%。

## 二、病因病机

引起小儿腹痛的原因主要有感受寒邪、伤于乳食、脾胃虚寒、情志不畅、外伤损络等。

病位主要在脾、胃、小肠、大肠，亦有的与肝有关，病机关键为脾胃肠腑气滞，不通则痛。小儿脾胃薄弱，经脉未盛，易为各种病邪所干扰。六腑以通降为顺，经脉以流通为畅，凡外邪内侵，或乳食积累滞，或脾胃虚寒，或情志内伤，或外邪损络，而致脾胃纳化失司，肠腑壅滞不通者，皆可发生腹痛。

## 三、辨证论治

### 1. 腹部中寒

主要证候：腹部疼痛，阵阵发作，痛处喜暖，得温则舒，遇寒通甚，肠鸣辘辘，面色苍白，痛甚者，额冷汗出，唇色紫暗，肢冷，或兼吐泻，小便清长，舌淡红，苔白腻，脉沉弦紧，指纹红。

证机概要：有外感寒邪或饮食生冷病史。寒主收引，故其腹痛特点为拘急疼痛，肠鸣彻痛，得温则缓，遇冷痛甚。患儿以往常有类似发作病史。

治疗原则：温中散寒，理气止痛。

**代表方药**

（1）川椒膏

【组成】川椒10g，麝香膏1张。

【制法】川椒研细末。

【用法】将药末填满肚脐，外贴麝香膏，并用胶布固定，每日1次。

【按语】温中止痛，暖脾止泻。主治小儿素体脾虚，便溏、脘腹冷痛等症。

**来源**：刘炎. 古今脐疗良方集解. 广西：广西民族出版社，2010.

### 2. 乳食积滞

主要证候：脘腹胀满，疼痛拒按，不思乳食，嗳腐吞酸，或腹痛欲泻，泻后痛减，或时有呕吐，吐物酸馊，矢气频作，粪便秽臭，夜啼不安，时时啼哭，舌淡红，苔厚腻，脉象沉滑，指纹紫滞。

证机概要：有伤乳伤食病史。脘腹胀满，疼痛拒按，不思乳食是本病的特征。本证可与腹部中寒、脾胃虚寒、胃热气逆症候并见。

治疗原则：消食导滞，行气止痛。

**代表方药**

（1）健脾膏

【组成】牛精肉500g，牛肚200g（用小磨麻油1500g浸熬，听用），益智仁、姜半夏、南星、当归、厚朴、陈皮、乌药、姜黄、甘草（半生半炙）、枳实、白术、川乌、菜菔子、干姜、川椒各100g，黄芪、党参、川芎、白芍、赤芍、羌活、香白芷、细辛、防风、香附、灵脂、苏梗、苏子、延胡索、山楂、麦芽、神曲、木瓜、青皮、槟榔、枳壳、桔梗、灵仙、腹皮、醋三棱、醋莪术、杏仁、柴胡、升麻、远志肉、吴萸、五味、草蔻仁、肉蔻仁、巴戟天、补骨脂、良姜、荜茇、大茴、红花、黄连、黄芩、大黄、甘遂、苦葶苈、红芽大戟、巴仁、黑丑头、茵陈、木通、泽泻、车前子、皂角、木鳖仁、蓖麻仁、全蝎、炮山甲、白附子、附子各50g，苍术、滑石、生姜、薤白、韭白、葱白、大蒜各200g，鲜槐枝、柳枝、桑枝各400g，石菖蒲、艾、白芥子、胡椒、佛手（干）各50g，凤仙草（全株）1棵，枣7枚。

【制法】共用油11kg，分熬丹收，再入官桂、木香、丁香、砂仁、檀香各50g，牛胶（酒蒸化）200g，俟丹收后，搅至温温，以1滴试之，不爆，方下，再搅千余遍，愈多愈妙，勿炒珠，炒珠无力，且不黏也。

【用法】外用。用时每取此膏适量，搓成药饼，贴胸、肚脐上。

【按语】本方主治脾阳不运，饮食不化，或噎塞饱满，或泄痢腹痛，或为湿痰，水肿，黄疸，臌胀，积聚，小儿慢脾风。

来源：（清）吴师机. 理瀹骈文. 北京：人民卫生出版社，1984.

## 四、现代研究

### 1. 中药穴位贴敷治疗小儿腹痛[1]

【药物组成】肉桂、高良姜、小茴香、白芍、木香。

【制备方法】上述药物共研细末，加醋和匀调成膏状。

【操作方法】敷于神阙穴，配合热水袋保暖，每次敷贴4~6小时。

【疗效总结】中药穴位贴敷治疗小儿腹痛疗效肯定，安全可靠，依从性高。

### 2. 腹痛贴治疗小儿腹痛

【药物组成】藿香、白芷、紫苏叶、延胡索、厚朴、木香、小茴香。

【制备方法】烘干共研细末，装入容器内备用。

【操作方法】取药少许，以甘油调和制成直径为1.5cm左右，厚0.6cm左右的薄饼敷于患儿神阙穴，外用圆形胶布固定，每天换药1次，5天为1个疗程。

【疗效总结】痊愈252例，好转84例，无效14例。总有效率96%，起效最快30分钟，痊愈者中90%患者在2天内痊愈，95%患者在3~5天内痊愈。

[ 参考文献 ]

[1] 王莉. 中药穴位贴敷治疗小儿腹痛40例临床疗效观察 [J]. 内蒙古中医药，

2015, 56（4）: 98.

　　[2] 张民肃. 腹痛贴治疗小儿腹痛350例 [J]. 新中医, 2002, 34（8）: 265-267.

# 第三节　心肝系疾病

## 夜　啼

### 一、概述

　　婴儿白天能安静入睡，入夜则啼哭不安，时哭时止，或每夜定时啼哭，甚则通宵达旦，称为夜啼。多见于新生儿及6个月内的小婴儿。夜啼即是小婴儿夜间不明原因的反复啼哭，由于伤乳、发热或因其他疾病而引起的啼哭，则不属本证范围。

### 二、病因病机

　　本病主要因脾寒、心热、惊恐所致。脾寒腹痛是导致夜啼的常见原因。

　　孕母素体虚寒、恣食生冷，胎禀不足，脾寒内生。或因护理不当，腹部中寒，或用冷乳哺食，中阳不振，以致寒邪内侵，凝滞气机，不通则痛，因痛而啼。由于夜间属阴，脾为至阴，阴盛则脾寒愈甚，腹中有寒，故入夜腹中作痛而啼。

　　孕母脾气急躁，或平素恣食香燥炙烤之物，或过服温热药物，蕴蓄之热遗于胎儿。出生后将养过温，受火热之气熏灼，心火上炎，积热上扰，则心神不安而啼哭不止。由于心火过亢，阴不能潜阳，故夜间不寐而啼哭不宁。彻夜啼哭之后，阳气耗损，无力抗争，故白天入寐；正气未复，入夜又啼。周而复始，循环不已。

　　心主惊而藏神，小儿神气怯弱，智慧未充，若见异常之物，或闻特异声响，而致惊恐。惊则伤神，恐则伤志，致使心神不宁，神志不安，寐中惊惕，因惊而啼。

### 三、辨证论治

#### 1. 脾寒气滞

　　主要证候：啼哭时哭声低弱，时哭时止，睡喜蜷曲，腹喜摩按。四肢欠温，吮乳无力，胃纳欠佳，大便溏薄，小便较清，面色青白，唇色淡红，舌苔薄白，指纹多淡红。

证机概要：夜则阴盛阳衰，脾寒愈甚，寒邪凝滞，腹中作痛而夜啼不安。因痛而啼，痛解而寐，故时哭时止。脾脏虚寒，运化失司，故吮乳无力，胃纳欠佳，大便溏薄。虚寒内盛，故睡喜蜷曲，腹喜摩按。小便较清，面色青白，唇色淡红，舌苔薄白，指纹淡红均为脾寒所致。

治疗原则：温脾散寒，行气止痛。

**代表方药**

（1）和胃膏

【组成】党参30g，白术30g，茯苓30g，佩兰叶50g，焦三仙100g，砂仁15g，枳壳15g。

【制法】上药共研极细末，和匀，以生姜汁调和成糊状，贮瓶备用。

【用法】外用。用时取此膏30g，外敷于双足心涌泉穴和肚脐上。上盖敷料，胶布固定，每日换药1次，10次为1个疗程。

来源：程爵棠，程功文．中国丸散膏丹方药全书·儿科病卷．北京：学苑出版社，2010.

**2. 心经积热**

主要证候：啼哭时哭声较响，见灯尤甚，哭时面赤唇红，烦躁不宁，身腹俱暖，大便秘结，小便短赤，舌尖红，苔薄黄，指纹多紫。

证机概要：心主火，热伏于内，扰动神明，故入夜心烦而啼。此证为受热所致，故哭声响亮，面赤唇红，身腹俱暖，大便秘结。苔黄，指纹紫均为热象。小便短赤，舌尖红为心经有热之象。

治疗原则：清心导赤，泻火安神。

**代表方药**

（1）泻心导赤膏

【组成】木通3.5g，生地黄4.5g，黄连1.5g，甘草1.5g，灯心草1.5g。

【制法】上药共研细末，和匀，用白蜜滚水调和成软膏状，备用。

【用法】外用。用时取药膏适量，分别敷于两手心劳宫穴上。

【按语】清心泻火。可治疗小儿心有积热所致之夜啼或擦舌、弄舌或二便不通等症。非实热证不用。

来源：程爵棠，程功文．中国丸散膏丹方药全书·儿科病卷．北京：学苑出版社，2010.

（2）解热安神膏

【组成】羌活10g，防风10g，天麻10g，薄荷10g，黄连10g，甘草10g，全蝎

10g，僵蚕10g，胆南星10g，犀角片6g（可用水牛角15g代，切片）。

【制法】麻油熬，黄丹收。摊膏备用。

【用法】外用。用时取膏药温热化开，贴胸口和肚脐上。

【按语】镇心解热、熄风镇静、退惊安神。可治疗小儿热、惊、躁、啼等症。

来源：（清）吴师机. 理瀹骈文. 北京：人民卫生出版社，1984.

### 3. 惊恐伤神

主要证候：夜间突然啼哭，似见异物状，神情不安，时作惊惕，紧偎母怀，面色乍青乍白，哭声时高时低，时急时缓，舌苔正常，指纹色紫，脉数。

证机概要：小儿神气怯弱，复因暴受惊恐，则心神受惊，故睡中惊悸而突然啼哭，神情不安，时作惊惕，紧偎母怀以求安全。暴受惊恐，神志不安，心虚胆怯，故面色乍青乍白，指纹色紫，脉数。

治疗原则：定惊安神，补气养心。

### 代表方药

（1）花火膏

【组成】灯火花3颗。

【制法】将灯火花用乳汁调，备用。

【用法】外用。用时取此膏抹儿口，或抹母乳上，令儿吮之。

【按语】清心安神。可治疗邪热相乘、焦躁夜啼。

来源：（明）龚延贤. 万病回春. 北京：人民卫生出版社，2007.

（2）龙砂膏

【组成】生龙骨5g，绿豆5g，朱砂2g。

【制法】上药研极细末，和匀，贮瓶备用。

【用法】外用。用时取此膏10g，以鸡蛋清（1枚）调和为糊状，外敷于双手心劳宫穴和肚脐上，上以敷料覆盖，胶布固定。24小时后取下。若疗效不佳，可如法再敷1次。

【按语】镇惊安神。可治疗小儿夜惊而啼。

来源：程爵棠，程功文. 中国丸散膏丹方药全书·儿科病卷. 北京：学苑出版社，2010.

## 四、现代研究

### 1. 乌药蝉衣散敷脐治疗小儿夜啼[1]

【药物组成】乌药、僵蚕各10s，蝉蜕15g，琥珀3g，青木香6g，雄黄5g。

【制备方法】烘干共研细末，装入容器内备用。

【操作方法】用时取药10g，用热米酒将药末调成糊状，涂在敷料上，敷脐。每晚换1次，7天为1疗程。一般1个疗程治愈。

【疗效总结】痊愈252例，好转84例，无效14例。总有效率96%，起效最快30分钟，痊愈者中90%患者在2天内痊愈，95%患者在3~5天内痊愈。

## 2. 中药涌泉穴位敷贴治疗小儿夜啼[2]

【药物组成】茯神，远志。

【制备方法】1∶1比例研极细粉混合备用。

【操作方法】每天临睡前取药粉20g左右用醋适量调和，捏成小饼状，外敷于双足心涌泉穴处，再贴以无纺布固定，于次晨起取下。每天1次，3天为1个疗程，可连用2个疗程。

【疗效总结】经治疗39例中，22例痊愈，10例好转，4例无效，总有效率88.9%。

［参考文献］

［1］黄炳初. 乌药蝉衣散敷脐治疗小儿夜啼［J］. 四川中医，1994，56（5）：39.

［2］郑玲玲，周正，刘科. 中药涌泉穴位敷贴治疗小儿夜啼36例［J］. 医学信息，2010，23（10）：178-180.

# 急惊风

## 一、概述

惊风是小儿时期常见的一种急重病证，以临床出现抽搐、昏迷为主要特征。又称"惊厥"，俗名"抽风"。任何季节均可发生，一般以1~5岁的小儿为多见，年龄越小，发病率越高。其证情往往比较凶险，变化迅速，威胁小儿生命。所以，古代医家认为惊风是一种恶候。惊风的症状，临床上可归纳为八候。所谓八候，即搐、搦、颤、掣、反、引、窜、视。八候的出现，表示惊风已在发作。但惊风发作时，不一定八候全部出现。由于惊风的发病有急有缓，症候表现有虚有实，有寒有热，故临证常将惊风分为急惊风和慢惊风。凡起病急暴，属阳属实者，统称急惊风。

本病西医学称小儿惊厥。其中伴有发热者，多为感染性疾病所致，颅内感染性疾病常见有脑膜炎、脑脓肿、脑炎、脑寄生虫病等；颅外感染性疾病常见有高热惊厥、各种严重感染（如中毒性菌痢、中毒性肺炎、败血症等）。不伴有发热者，多为非感染性疾病所致，除常见的癫痫外，还有水及电解质紊乱、低血糖、药物中毒、食物中毒、遗传代谢性疾病、脑外伤、脑瘤等。临证要详细询问病史，细致体格检查，并作相应实验室检查，以明确诊断，及时进行针对性治疗。

## 二、病因病机

急惊风病因以外感六淫、疫毒之邪为主，偶有暴受惊恐所致。

急惊风的主要病机是热、痰、惊、风的相互影响，互为因果。其主要病位在心肝两经。小儿外感时邪，易从热化，热盛生痰，热极生风，痰盛发惊，惊盛生风，则发为急惊风。①外感六淫皆能致痉，尤以风邪、暑邪、湿热疫疠之气为主。小儿肌肤薄弱，腠理不密，极易感受时邪，由表入里，邪气嚣张而壮热，热极化火，火盛生痰，甚则入营入血，内陷心包，引动肝风，出现高热神昏、抽风惊厥、发斑吐衄，或见正不胜邪，内闭外脱。②饮食不节，或误食污染有毒之食物，郁结肠胃，痰热内伏，壅塞不消，气机不利，郁而化火。痰火湿浊，蒙蔽心包，引动肝风，则可见高热昏厥，抽风不止，呕吐腹痛，痢下秽臭。③小儿神气怯弱，元气未充，不耐意外刺激，若目触异物，耳闻巨声，或不慎跌仆，暴受惊恐，使神明受扰，肝风内动，出现惊叫惊跳，抽搐神昏。

## 三、辨证论治

### 1. 风热动风

主要证候：发热骤起，头痛身痛，咳嗽流涕，烦躁不宁，四肢拘急，目睛上视，牙关紧闭，舌红苔白，脉浮数或弦数。

证机概要：风热之邪郁于肌表，正邪相争则发热身痛；风邪上扰清空则头痛；风邪犯肺则咳嗽流涕；风热之邪扰于心包则烦躁不宁；热盛扰动肝风则四肢拘急，目睛上视，牙关紧闭。风热在表则舌红苔白，脉浮数；犯于心肝则脉弦数。

治疗原则：疏风清热，熄风止痉。

**代表方药**

（1）解热安神膏

【组成】羌活10g，防风10g，天麻10g，薄荷10g，黄连10g，甘草10g，全蝎10g，僵蚕10g，胆南星10g，犀角片6g（可用水牛角15g代，切片）。

【制法】麻油熬，黄丹收。摊膏备用。

【用法】外用。用时取膏药温热化开，贴胸口和肚脐上。

【按语】镇心解热、熄风镇静、退惊安神。可治疗小儿热、惊、躁、啼等症。

来源：（清）吴师机. 理瀹骈文. 北京：人民卫生出版社，1984.

（2）镇惊熄风膏

【组成】薄荷3g，牛黄3g，羚羊角3g，黄连3g，白芍药3g，青蒿6g，石菖蒲20g，地龙20g，全蝎12g。

【制法】上药烘干，共研细末，和匀，与凡士林或麻油调和成软膏状，贮罐备用。

【用法】外用。用时取药膏适量外敷于小儿肚脐和囟门上。上盖敷料，胶布固定。每日换药1次。

【按语】镇惊熄风。可治疗小儿惊风。

来源：刘光瑞，刘少林. 中国民间敷药疗法. 四川：四川科学技术出版社，2007.

（3）熄风膏

【组成】生栀子20g，鲜芙蓉花20g，明雄黄5g，冰片1g，白颈蚯蚓1条，鸡蛋清1个。

【制法】药膏。将雄黄、冰片共研细末，与生栀子、芙蓉花、蚯蚓共捣烂如泥，入鸡蛋清调和成糊状，收贮备用。

【用法】外用。用时先取麝香末0.2g，填入脐孔上，再取药糊（适量），盖于麝香上；另取药糊适量，外敷于百会、关元穴上。均外以纱布包扎固定。敷至24小时后用温热水洗掉药物即可。

【按语】清热解毒、熄风止痉。可治疗小儿高热、急惊风。

来源：程爵棠，程功文. 中国丸散膏丹方药全书·儿科病卷. 北京：学苑出版社，2010.

**2.气营两燔**

主要证候：起病急骤，高热烦躁，口渴欲饮，神昏惊厥，舌苔黄糙，舌质深红或绛，脉数有力。

证机概要：感受疫疬之邪，邪毒传变迅速，故起病急骤；邪在气分，则高热烦渴欲饮；热迫心营，则神昏惊厥。舌绛苔糙，脉数有力为气营两燔之象。

治疗原则：清热解毒、开窍醒神。

**代表方药**

（1）麝香膏

【组成】麝香3g，瓜蒂3g，龙脑冰片3g，牛黄3g，龙胆草15g。

【制法】上药共研细末，和匀，用猪胆汁调和为丸，如梧桐子大，阴干，贮瓶备用。

【用法】每取2丸，用麻油调成膏状，1丸涂抹鼻中，1丸封贴肚脐中，胶布固定。每日2次。

【按语】清热解毒、芳香开窍、熄风定惊。可治疗惊风抽搐、两眼上窜。

来源：（明）王肯堂.证治准绳.北京：人民卫生出版社，2014.

（2）急惊膏

【组成】栀子7g，雄黄1.5g，冰片0.3g，麝香0.1g，鸡蛋清1枚。

【制法】上药研细末，蛋清调匀备用。

【用法】外敷脐部，纱布、胶布固定，每日1次。

【按语】清心解毒，开窍醒神。主治小儿高热、昏迷、惊风抽搐。

来源：刘炎.古今脐疗良方集解.广西：广西民族出版社，2010.

（3）栀黄熄风膏

【组成】栀子20g，明雄黄5g，冰片1g，蜈蚣1条，白颈蚯蚓1条，鸡蛋清1枚，麝香（另研）0.4g。

【制法】先将前4味共研为细末，与蚯蚓同捣烂。再与鸡蛋清调和成糊状。收贮备用。

【用法】外用。先取麝香粉填入脐窝，再取药糊膏盖于麝香上，同时另以药糊敷于百会穴、关元穴，外以纱布固定。敷24小时后用温热水洗掉药物。

【按语】清热泻火、熄风止痉。可治疗小儿高热、急惊风。

来源：程爵棠，程功文.中国丸散膏丹方药全书·儿科病卷.北京：学苑出版社，2010.

### 3.痰热内陷

主要证候：高热烦躁，手足躁动，反复抽搐，项背强直，四肢拘急，口眼相引，神识昏迷，舌质红绛，脉弦滑。

证机概要：邪热炽盛，故高热不退；热扰心神，则烦躁不安；内陷心包则神识昏迷；邪陷肝经，肝风内动则项背强直，四肢拘急，口眼相引。舌质红绛，脉弦滑为痰热内陷心肝之象。

治疗原则：化痰开窍，平肝熄风。

**代表方药**

（1）急惊秘方膏

【组成】胆南星32g，全蝎32g，牛蒡子15g，朱砂12g，巴豆仁10g，大黄48g，黑丑24g，半夏15g，枳实15g，猪牙皂10g。

【制法】上药用麻油熬，黄丹收，摊膏备用。

【用法】外用。用时取膏药温热化开，贴肺俞穴处。

【按语】泻火豁痰、熄风止痉。可治疗小儿急惊风症、咳嗽、惊痫、发痛、发热、痰喘、痰涎上逆、痰壅跌倒。

来源：（清）吴师机. 理瀹骈文. 北京：人民卫生出版社，1984.

（2）回生丹

【组成】真青礞石（焰硝煅）15g，冰片3g，藜芦汁、猪胆汁各适量。

【制法】先将青礞石用焰硝煅之，再用藜芦汁淬数次，然后用猪胆汁熬，加入冰片粉拌匀成膏状即成，备用。

【用法】外用。每取本膏适量，水磨取汁滴入双鼻孔中，各数滴，每日滴3次。

【按语】清火化痰、熄风止抽。可治疗惊风抽搐（症属痰火所致者）。

来源：（清）吴师机. 理瀹骈文. 北京：人民卫生出版社，1984.

# 慢惊风

## 一、概述

惊风是小儿时期常见的一种急重病证，以临床出现抽搐、昏迷为主要特征。又称"惊厥"，俗名"抽风"。任何季节均可发生，一般以1~5岁的小儿为多见，年龄越小，发病率越高。其证情往往比较凶险，变化迅速，威胁小儿生命。所以，古代医家认为惊风是一种恶候。凡病势缓慢，属阴属虚者，统称慢惊风。

## 二、病因病机

慢惊风多见于大病久病之后，气血阴阳俱伤；或因急惊未愈，正虚邪恋，虚风内动；或先天不足，后天失调，脾肾两虚，筋脉失养，风邪入络。

慢惊风病位在肝、脾、肾，病理性质以虚为主。多系脾胃受损，土虚木旺化风；或脾肾阳虚，虚极生风；或肝肾阴虚，筋脉失养生风。①暴吐暴泻，久吐久泻，或因急惊风反复发作，过用峻利之品，以及它病误汗误下，以致脾阳不振，木旺生风。②禀赋不足，脾肾素亏，长期腹泻，阳气外泄，先则脾阳受损，继则伤及肾阳，而致脾肾阳虚，虚极生风，即所谓"纯阴无阳"之慢脾风证。③急惊风或温热病后，迁延未愈，耗伤阴津，肾阴亏损，肝木失于滋养，肝血不足，筋失濡养，可致水不涵木，阴虚风动。

### 三、辨证论治

#### 1. 土虚木亢

主要证候：形神疲惫，面色萎黄，嗜睡露睛，四肢不温，足跗及面部轻度浮肿，神志不清，阵阵抽搐，大便稀薄，色带青绿，时有肠鸣，舌淡苔白，脉细弱。

证机概要：久泻伤阳，脾阳伤则形神疲惫，面色萎黄；阳衰则寒湿内生，故大便稀薄，色见青绿，腹中鸣响，甚则肢冷浮肿；土弱木乘，木旺化风，故时作抽搐，嗜睡露睛。舌淡苔白，脉细弱为脾阳虚弱之象。

治疗原则：温运脾阳，扶土抑木。

**代表方药**

（1）甘草摩膏

【组成】炙甘草、防风各40g，白术、桔梗各30g，雷丸100g，猪脂640g。

【制法】上药研粗末。猪脂放火上熬化，入药同煎，去渣，冷却为膏。

【用法】外涂囟门及手脚心，每日1~2次。

【按语】固表祛风。主治小儿肌肤嫩弱，风邪所中，手脚惊掣。

来源：（宋）赵佶. 圣济总录. 北京：人民卫生出版社，2013.

（2）熄风镇惊膏

【组成】全蝎8只，蜈蚣2条，守宫2条，飞朱砂3g，樟脑3g。

【制法】上药共研极细末，和匀，用蜂蜜适量调成糊膏状，备用。

【用法】外用，用时取药膏适量，敷于囟门及肚脐处。上盖纱布，胶布固定。每日换药1次，至愈为度。

【按语】熄风、镇惊、开窍。可治疗慢惊风（呈昏迷状态者）。

来源：朱良春. 虫类药的应用. 北京：人民卫生出版社，2011.

#### 2. 脾肾阳虚

主要证候：面色苍白或灰滞，囟门低陷，精神极度萎靡，沉睡昏迷，口鼻气冷，额汗涔涔，四肢厥冷，手足蠕蠕震颤，大便澄澈清冷，舌质淡，苔薄白，脉沉细无力。

证机概要：脾肾阳虚，寒水上泛，则面色苍白或灰滞，囟门低陷，精神极度萎靡；阳气不运，阴寒内盛，故口鼻气冷，四肢厥冷，额汗涔涔，大便澄澈清冷，甚至沉睡昏迷，阳气衰微，虚极生风，则手足蠕蠕震颤。舌淡苔白，脉沉细无力为脾肾阳衰之象。此证即所谓"纯阴无阳"的慢脾风证。其实质是阴盛阳衰，属于慢惊风后期，气阳衰竭的危重阶段。

治疗原则：温补脾肾，回阳救逆。

### 代表方药

（1）慢风膏

【组成】炙黄芪32g，党参32g，炮附子32g，白术64g，煨肉豆蔻仁15g，白芍药（酒炒）15g，甘草（炙）15g，丁香10g，炮姜炭6g。

【制法】膏药。上药用麻油熬，黄丹收。摊膏备用。

【用法】外用。用时取膏药温热化开，掺肉桂末少许，贴脐上，再以黄米熬汤调灶心土敷膏上。

【按语】温中健脾。可治疗慢脾风。

来源：（清）吴师机．理瀹骈文．北京：人民卫生出版社，1984.

（2）涂顶膏

【组成】生乌头、油菜籽各20g。

【制法】将生乌头与油菜籽一起捣烂为膏。

【用法】以清水调开摩于头顶。

【按语】行气祛瘀，散寒通络。可治疗小儿高热抽搐所致的目睛上视。

来源：（明）王肯堂．证治准绳．北京：人民卫生出版社，2014.

（2）吕祖一枝梅

【组成】雄黄、巴豆仁各50g（不去油），朱砂3g，五灵脂30g，银朱25g，蓖麻仁5g，麝香3g。

【制法】上各研细，加油、胭脂为膏，瓷盒收藏。

【用法】临用豆大1团，捏饼贴印堂之上。

【按语】止痉止痢，主治小儿急慢惊风。

来源：陈可冀．清宫配方集成．北京：北京大学医学出版社，2013.

（3）雄黄解痉膏

【组成】雄黄30g，细辛30g，白芷15g，白附子15g，南星15g，乳香15g，蓖麻仁500g。

【制法】先将前六味药共研细末，与蓖麻仁共捣如泥，加适量开水调匀，成软膏状，贮罐备用。

【用法】外用。用时取药膏适量，处敷于颈颌部。每日1次。

【按语】祛风、解毒、镇痉。可治疗惊风、脐风。

来源：张奇文．幼科条辨．北京：中国医药科技出版社，2016.

**3. 阴虚风动**

主要证候：虚烦疲惫，面色潮红、低热消瘦、震颤瘛疭，或肢体拘挛，手足心热，大便干结，舌光无苔，质绛少津，脉细数。

证机概要：肝肾之阴亏损，阴虚生内热，则虚烦疲惫，面色潮红，低热消瘦，手足心热，大便干结；水不涵木，筋脉失养，则震颤瘛疭，肢体拘挛。舌红绛，无苔少津，脉细数为肝肾阴虚之象。

治疗原则：育阴潜阳，滋水涵木。

**代表方药**

（1）五通膏

【组成】生地黄、生姜、葱白、莱菔子、田螺肉各300g。

【制法】将上述药物一起捣烂，调和成膏。

【按语】祛风散邪，凉血息风。可治疗小儿惊风、脐风。

【用法】取膏适量，在脐周敷一指厚，将小儿抱住，勿使其脱落，若有屁下、泄则愈。

来源：（明）龚延贤. 万病回春. 北京：人民卫生出版社，2007.

# 癫　痫

## 一、概述

癫痫又称痫证，是小儿常见的一种发作性神志异常的疾病。临床以突然仆倒，昏不知人，口吐涎沫，两目上视，四肢抽搐，发过即苏，醒后一如常人为特征。任何年龄均可发生，但以4~5岁以上年长儿较为多见。患儿平时可无异常，但易反复发作。呈持续状态者预后不良，部分患儿可有智能落后。本病西医学亦称癫痫，多数原因不明，称原发性癫痫；继发于外伤、感染、中毒、肿瘤、代谢紊乱和先天畸形者为症状性癫痫。

## 二、病因病机

本病的发病因素很多，先天因素常因胎元不实，元阴不足，或孕期失养，胎中受惊，致气血逆乱。后天因素包括颅脑损伤，积瘀伤络，时疫温毒，凌心犯脑；虫积脑瘤，寄居脑窍；窒息厥脱，药物毒物，损伤心脑；惊恐伤肝，气逆风动；食滞伤脾，湿聚成痰，瘀阻脑络；以及各种原因造成的心脾肝肾亏损。

癫痫病在脑窍，涉及心、肝、脾、肾四脏。病理性质为邪实正虚，邪实者，顽痰阻窍为主，肝风、瘀血、郁火为之助虐；正虚者，因反复发作，或素体虚弱，致心、肝、脾、肾内亏，气血耗伤，痰浊内生隐伏。因痰有聚散，风有动静，气有顺逆，故时发时止。发作期风痰上涌，邪阻心窍，内扰神明，外闭经络；休止期脏腑气阴亏虚，痰浊内生。久发不愈，脏腑愈虚，痰结愈深，反复发作，乃成痼疾。

## 三、辨证论治

### 1. 惊痫

主要证候：起病前多有受惊恐史，发作前心中惊恐，发作时吐舌惊叫大啼，恍惚失魂，惊惕不安，面色时红时白，原地转圈，舌苔薄白，脉弦滑。

证机概要：神气怯弱，暴受惊恐，致神气愤乱，心神失守，因而出现惊叫大啼，恍惚不安，面色时红时白，原地转圈等异常动作。舌为心之苗，心经积热则吐舌。

治疗原则：镇惊安神。

**代表方药**

（1）丹参摩膏

【组成】丹参、雷丸各25g，猪膏100g。

【制法】将丹参、雷丸切碎后入猪膏中，慢火煎至药物焦枯后，纱布滤去药渣，冷凝即成。

【用法】每取适量，摩小儿身上，每日3次。

【按语】定痫除热。可治疗小儿惊痫发热。

来源：（明）李时珍. 本草纲目. 北京：人民卫生出版社，2004.

（2）大黄膏

【组方】川大黄22g，雄黄15g，丹参、黄芩各7g，商陆30g，雷丸15g，猪脂500g，附子15g。

【制法】将上药择净，研细备用。猪脂先入锅中，熬熔，再下诸药，熬枯，滤净，下雄黄，搅匀，收贮。每次适量，热手后，摩患儿囟门、掌中、背、胁等处，每日2次。

【按语】清热解毒，镇痉除痫。适用于小儿诸痫。

来源：（宋）赵佶. 圣济总录. 北京：人民卫生出版社，2013.

### 2. 痰痫

主要证候：发作时突然跌仆，神志模糊，痰涎壅盛，喉间痰鸣，口吐痰沫，抽搐不甚，或精神恍惚而无抽搐，瞪目直视，呆木无知，舌苔白腻，脉弦滑。

证机概要：脾为生痰之源，脾失健运，停湿生痰，则痰涎壅盛，喉间痰鸣，口吐痰沫；肝开窍于目，肝气被郁，故瞪目直视，抽搐不甚，或无抽搐；气郁痰结，阻蔽心窍，则神志模糊，精神恍惚，呆木无知；痰湿内盛，故舌苔白腻，脉弦滑。

治疗原则：涤痰开窍。

**代表方药**

（1）雷丸膏

【组成】雷丸0.5g，甘草、芥草、升麻、防风各30g，桔梗、白术各15g，猪膏500g。

【制法】上药共研细末。猪膏文火煎熔，下诸药末，共熬为膏，贮于瓷盒中。

【用法】取膏适量外摩头顶与肩背胸腹处，每日2次。

【按语】疏风散寒，豁痰定痫。可治疗小儿痰痫。

来源：（明）朱橚．普济方．北京：人民卫生出版社，1999.

（2）急惊秘方膏

【组成】胆南星32g，全蝎32g，牛蒡子15g，朱砂12g，巴豆仁10g，大黄48g，黑丑24g，半夏15g，枳实15g，猪牙皂10g。

【制法】上药用麻油熬，黄丹收，摊膏备用。

【用法】外用，用时取膏药温热化开，贴肺俞穴处。

【按语】泻火豁痰、息风止痉。可治疗小儿急惊风症、咳嗽、惊痫、发痛、发热、痰喘、痰涎上逆、痰壅跌倒。

来源：（清）吴师机．理瀹骈文．北京：人民卫生出版社，1984.

**3. 风痫**

主要证候：发作前头昏眩晕，发作时昏仆倒地，人事不知，四肢抽动明显，颈项强直扭转，两目上视或斜视，牙关紧闭，面色红赤，脉弦滑，苔白腻。

证机概要：肝阳上扰，心神被蒙，则头昏眩晕，人事不知；肝风内动，走窜筋脉，则四肢抽动，颈项强直扭转，两目上视或斜视，牙关紧闭；肝火炽盛，故面色红赤；风痰上壅，故脉弦滑，苔白腻。

治疗原则：熄风定痫。

**代表方药**

（1）生南星膏

【组成】制天南星、白附子、白花蛇各100g，全蝎、天麻、朱砂各50g，米酒500g，腻粉25g，牛黄、麝香、冰片各5g。

【制法】先将米酒放入锅中煮沸，然后将除朱砂、腻粉、牛黄、麝香、冰片外的药物打成粉状，放入锅中煎煮，最后加入猪脂500g制成膏状。

【功用】化痰息风，安神定惊。可以小儿内有风痰、胎痫反复发作。

来源：（明）王肯堂．证治准绳．北京：人民卫生出版社，2014.

**4. 瘀痫**

主要证候：多有外伤及产伤史，发作时头晕眩仆，昏不知人，四肢抽搐，头部刺痛，痛处固定，面唇青紫，形体消瘦，肌肤枯燥色暗，大便干结，舌暗有瘀斑，脉细涩。

证机概要：外伤产伤，络脉受损，瘀停脑内，故头部刺痛，痛处固定；血滞心窍，则头晕眩仆，昏不知人；血瘀气结，肝脉不舒，则四肢抽搐；瘀血内停，肌肤失于润泽，则面唇青紫，肌肤枯燥色暗；痫证时发，耗伤正气，则形体消瘦；血瘀不行，肠失濡润，故大便干结；舌暗有瘀斑，脉细涩为瘀阻血行不畅之象。

治疗原则：化瘀通窍。

**代表方药**

（1）辟邪膏

【组成】真降香、白胶香、沉香、虎头骨、兔肉、龙胆草、人参、白茯苓（去皮）各10g。

【制法】上为细末，入雄黄15g，麝香3g。炼蜜为膏，贮于瓷盒内。

【用法】取膏适量涂鼻内、口唇上，并取膏适量按摩囟门。

【按语】活血化瘀通窍。本膏原为内服膏方，昏不知人时，可按上述方法外用。原方中有虎骨，现已禁用。

**来源：**（明）龚延贤. 寿世保元. 北京：中国医药科技出版社，2011.

# 第四节　肾系疾病

## 遗　尿

## 一、概述

遗尿是指3岁以上的小儿不能自主控制排尿，经常睡中小便自遗，醒后方觉的一种病证。婴幼儿时期，由于形体发育未全，脏腑娇嫩，智力未全，排尿的自控能力尚未形成；学龄儿童也常因白天游戏玩耍过度，夜晚熟睡不醒，偶然发生遗尿者，均非病态。年龄超过3岁，特别是5岁以上的儿童，睡中经常遗尿，轻者数日1次，重者可一夜数次，则为病态，称遗尿症。本病发病男孩高于女孩，部分有明显的家族史。病程较长，或反复发作，重症病例白天睡眠也会发生遗尿，严重者产生自卑感，影响身心健康和生长发育。

## 二、病因病机

肾气不固是遗尿的主要病因，多由先天禀赋不足引起，如早产、双胎、胎怯等，使元气失充，肾阳不足，下元虚冷，不能温养膀胱，膀胱气化功能失调，闭藏失职，不能制约尿液，而为遗尿。

脾肺气虚，素体虚弱，屡患咳喘泻利，或大病之后，脾肺俱虚。脾虚运化失职，不能转输精微，肺虚治节不行，通调水道失职，三焦气化失司，则膀胱失约，津液不藏，而成遗尿。若脾虚失养，心气不足，或痰浊内蕴，困蒙心神，亦可使小儿夜间困寐不醒而遗尿。

肝经湿热，平素性情急躁，所欲不遂，肝经郁热，或肥胖痰湿之体，肝经湿热蕴结，疏泄失常，且肝之经络环阴器，肝失疏泄，影响三焦水道的正常通利，湿热迫注膀胱而致遗尿。

此外，亦有小儿自幼缺少教育，没有养成夜间主动起床排尿的习惯，任其自遗，久而久之，形成习惯性遗尿。

## 三、辨证论治

### 1. 肾气不固

主要证候：睡中经常遗尿，甚者一夜数次，尿清而长，醒后方觉，神疲乏力，面白肢冷，腰腿酸软，智力较差，舌质淡，苔薄白，脉沉细无力。

证机概要：肾气虚弱，膀胱虚冷，不能制约，故睡中经常遗尿，且尿量多而清长。肾虚真阳不足，命门火衰，故神疲乏力，面白肢冷。腰为肾之府，骨为肾所主，肾虚故腰腿酸软。肾主髓，脑为髓之海，肾虚脑髓不足，故智力较差。舌质淡，苔薄白，脉沉细无力，均为肾气不足、下元虚寒之象。

治疗原则：温补肾阳，固涩小便。

**代表方药**

（1）五乌膏

【组成】五倍子、何首乌各等份。

【制法】上药共研极细末，和匀，贮瓶备用。

【用法】用时每次取6g，用食醋适量调匀成糊状，敷于肚脐、足底涌泉穴上。上盖敷料、胶布固定。每晚1次，连用3~5天。

【按语】养血、固涩、止遗。可治疗小儿遗尿症。

来源：程爵棠，程功文．中国丸散膏丹方药全书·儿科病卷．北京：学苑出版社，2010.

（2）温肾止遗膏

【组成】五倍子30g，五味子30g，益智仁30g，桑螵蛸30g，吴茱萸30g，石菖蒲10g。

【制法】上药共研细末，和匀，用米醋适量调和为稀糊状备用。

【用法】用时取药膏20~30g，外敷于双手心劳宫穴和肚脐上，外加包扎固定。每日换药1次，10次为1个疗程。

【按语】温肾缩尿、收敛止遗。可治疗小儿遗尿。

来源：程爵棠，程功文. 中国丸散膏丹方药全书·儿科病卷. 北京：学苑出版社，2010.

（3）缩尿膏

【组成】炮附子6g，补骨脂12g，生姜30g。

【制法】前2味药共研细末，生姜捣烂为泥，共调为膏。

【用法】外敷脐部，纱布、胶布固定，隔日1次。

【按语】温肾缩尿。主治小儿遗尿。

来源：刘炎. 古今脐疗良方集解. 广西：广西民族出版社，2010.

**2. 脾肺气虚**

主要证候：睡中遗尿，少气懒言，神倦乏力，面色少华，常自汗出，食欲不振，大便溏薄，舌淡，苔薄，脉细少力。

证机概要：脾肺气虚，三焦气化不利，膀胱失约，故睡中遗尿。脾肺气虚，输化无权，气血不足，不能上荣于面，故面色少华；不能荣；不能养神濡养肢体，故神倦乏力。肺气虚则少气懒言，常自汗出；脾气虚则食欲不振，大便溏薄。舌淡苔薄，脉细少气，均为气虚之象。

治疗原则：益气健脾，培元固涩。

**代表方药**

（1）遗尿膏

【组成】白术50g，甘草20g，白矾10g，五倍子10g，硫黄粉50g。

【制法】先将前二味药水煎取浓汁，后三味药共研细末，二者混合均匀烘干，共研细末，贮瓶备用。

【用法】用时取药粉5g，用大蒜盐水调成膏状，敷于肚脐上外以纱布盖上，胶布固定。2~5天换药1次。

【按语】温补脾肾、收敛固涩。可治疗小儿遗尿症。

来源：程爵棠，程功文. 中国丸散膏丹方药全书·儿科病卷. 北京：学苑出版社，2010.

（2）八味麝香膏

【组成】麝香3g，蟾酥5g，桂枝5g，麻黄5g，雄黄5g，乳香5g，没药5g，皂角刺5g。

【制法】上药共研细末，和匀，以乙醇调制成膏状。或用时调制。

【用法】用时取药粉适量，以乙醇调成膏状（为增强粉的吸附力，可加入少许阿拉伯胶）。再取药膏少许（如火柴头大小），置于2cm大小的方块胶布上，贴于所选穴位上（主穴：内关（双）、气海、中极、三阴交（双），配穴：肾俞、膀胱俞、复溜）。3~4天换药1次，3次为1个疗程。若未愈，可停3天再贴敷。

【按语】调气血、复功能。可治疗遗尿。无论小儿或成人均可用之。

**来源：**程爵棠，程功文．中国丸散膏丹方药全书·儿科病卷．北京：学苑出版社，2010.

## 四、现代研究

### 1. 遗尿膏按摩治疗小儿遗尿[1]

【药物组成】黄芪50g，人参20g，菟丝子20g，补骨脂20g，桑螵蛸30g，覆盆子20g，五味子15g，益智仁20g，金樱子20g，乌梅20g，芡实20g，煅牡蛎30g。

【制备方法】共研细末后浸泡于75%酒精中，24h后再加入适量的凡士林，用微火加热至色变微黄，然后过滤，冷却后成膏。

【操作方法】取膏按摩补肾经，推三关，揉外劳宫、丹田、肾俞、命门，擦腰骶部各200次，按揉百会100次。约30min。每日1次，15天为1个疗程，治疗3个疗程。

【疗效总结】经治疗40例中，36例痊愈，3例好转，1例无效，明显优于对照组。

### 2. 遗尿膏外敷脐部治疗小儿遗尿45例[2]

【药物组成】益智仁、山药、五味子、桑螵蛸、山茱萸各20g。

【制备方法】共研细末，加少许食醋调匀冷却后成膏。

【操作方法】外敷于患儿脐部（神阙穴），外用纱布覆盖，以胶布固定，每晚临睡前外敷，次日晨起取下，10d为1个疗程。

【疗效总结】经治疗45例中，痊愈19例，显效14例，有效7例，1例无效，总有效率88.9%，明显优于对照组。

［参考文献］

［1］苗成凤，季远，张双祺等．遗尿膏按摩治疗小儿遗尿40例观察［J］．实用中医药杂志，2016，32（7）：720-721.

［2］董丹. 遗尿膏外敷脐部治疗小儿遗尿45例［J］. 吉林中医药，2010，30（1）：41.

# 第五节　传染病

## 水　痘

### 一、概述

水痘是由外感时行邪毒引起的急性发疹性时行疾病。以发热，皮肤分批出现丘疹、疱疹、结痂为特征。因其疱疹内含水液，形态椭圆，状如豆粒，故称水痘。也称水花、水疮、水疱。西医亦称水痘。本病一年四季都有发生，但多见于冬春两季。任何年龄都可发病，而以1~4岁小儿为多见。本病传染性强，容易造成流行。预后一般良好，愈后皮肤不留瘢痕。患病后可获终身免疫。若是接受肾上腺皮质激素或免疫抑制剂治疗的患者罹患本病，症状严重，甚至可危及生命。

### 二、病因病机

水痘病因为外感时行邪毒，上犯于肺，下郁于脾而发病，其病在肺脾两经。时行邪毒由口鼻而入，蕴郁于肺，故见发热、流涕、咳嗽等肺卫症状。病邪郁于肺脾，肺主皮毛，脾主肌肉，时邪与内湿相搏，外透于肌表，则发为水痘。若毒邪尚轻，病在卫表者，则疱疹稀疏，点粒分明，全身症状轻浅；少数患儿素体虚弱，感邪较重，邪毒炽盛，内犯气营，可见疱疹稠密，色呈紫红，多伴有壮热口渴。甚者毒热化火，内陷心肝，出现神昏、抽搐。也有邪毒内犯，闭阻于肺，宣肃失司，可见咳嗽、气喘、鼻煽等重症。

### 三、辨证论治

#### 1. 邪伤肺卫

主要证候：发热轻微，或无发热，鼻塞流涕，伴有喷嚏及咳嗽，1~2日皮肤出疹，疹色红润，疱浆清亮，根盘红晕不明显，点粒稀疏，此起彼伏，以躯干为多，舌苔薄白，脉浮数。

证机概要：时行邪毒，伤于肺卫。邪毒由口鼻而入，郁于肺卫，故发热、咳嗽、流涕、喷嚏等；肺主皮毛，脾主肌肉，正气抗邪外出，时邪夹湿透于肌表，正盛邪轻，故水痘疱浆清亮，根盘红晕不明显，点粒稀疏。舌苔薄白，脉浮数，为病在卫表之象。

治疗原则：疏风清热，利湿解毒。

**代表方药**

（1）蒲公英膏

【组成】蒲公英5000g。

【制法】将蒲公英切碎，水浸后煎煮，纱布滤取药汁，如此3遍，再将所滤药汁混合，入香油100ml，慢火熬成膏。

【按语】清热解毒，消肿散结。可治疗痘疮、疔疮等症，兼疗诸毒瘰疬。

【用法】外涂患处。

来源：（清）陶承熹. 惠直堂经验方. 北京：中国古籍出版社，1999.

（2）豆膏

【组成】绿豆、赤小豆、黑大豆各100g。

【制法】将上药研为细末，醋调为膏。

【用法】外涂患处。

【按语】清热解毒。可治疗痘后痈毒初起。

来源：（明）李时珍. 本草纲目. 北京：人民卫生出版社，2004.

（3）黄柏膏

【组成】黄柏、新绿豆、红花10g，生甘草50g。

【制法】将上药研为细末，麻油调为膏。

【按语】清热解毒，预防疮疹。

【用法】薄涂眼眶四周，频用为妙。可治疗疮疹初萌，急以此护眼。

来源：（宋）杨士瀛. 仁斋小儿方论. 福建：福建科学技术出版社，1986.

（4）黄柏膏

【组成】黄柏50g，绿豆75g，甘草200g。

【制法】将上3味药研为细末，香油调如膏状。

【用法】每取适量，外涂面部。

【按语】清热解毒。可治疗疮疹已出。

来源：（元）王好古. 海藏癍论萃英. 北京：中华书局，1985.

（5）钱氏黄柏膏

【组成】黄柏10g，绿豆末20g，生甘草30g，麻油80g。

【制法】将黄柏、绿豆、生甘草打成粉，然后加入麻油，调制成膏状备用。

【用法】将药膏涂于耳前、眼角及目下即可。

【按语】清热解毒。可治疗热毒所致的痘疹。

**来源**：（明）张介宾.景岳全书.北京：人民卫生出版社，2007.

（6）玉颜膏

【组成】黄柏（去皮）50g，绿豆粉、生甘草各200g，红花100g。

【制法】上为极细末，香油调成膏。

【用法】从耳前眼唇面上并涂之，日3~5次。

【按语】清热解毒，活血化瘀。可治疗小儿痘疮之症。

**来源**：（明）龚延贤.寿世保元.北京：中国医药科技出版社，2011玉颜膏.

（7）神应膏

【组成】黄柏180g，绿粉、甘草各720g，红花360g。

【制法】将上述药物捣研为细末，备用。

【按语】清热解毒，活血疗疮。可治疗痘疮。

【用法】取适量，用胭脂水和蜜水调涂两眼四周之疮痘上。

**来源**：（明）聂尚恒.痘疹活幼心法.北京：中国中医药出版社，2016.

（8）绵茧膏

【组成】绵茧、白矾各适量。

【制法】每个绵茧中纳入白矾1g，放在炭火上煅烧，待研汁尽后，取出研细末，贮瓶备用。

【用法】取此散适量，以麻油调成膏状，涂抹于患处。

【按语】收敛燥湿。可治疗水痘疮疹溃破。

**来源**：（明）王肯堂.证治准绳.北京：人民卫生出版社，2014.

**2. 毒炽气营**

主要证候：壮热不退，烦躁不安，口渴欲饮，面红目赤，水痘分布较密，根盘红晕显著，疹色紫暗，疱浆浑浊，大便干结，小便黄赤。舌红或舌绛，苔黄糙而干，脉洪数。

证机概要：热毒炽盛，燔灼气营。邪毒内传气营，气分热盛，故壮热不退，烦躁、口渴，面红目赤等；毒传营分，与内湿相搏外透肌表，故见水痘密集，根盘色红，疹色紫暗，疱浆混浊；热伤津液，故大便干结，小便黄赤；舌苔黄糙而干、质红绛，脉洪数，均为热毒之象。

治疗原则：清热凉营，解毒渗湿。

**代表方药**

（1）四圣膏

【组成】绿豆49粒，豌豆（俱烧灰存性）49粒，珍珠（煅）0.3g，头发灰（烧）

0.3g。

【制法】上药共研为末，调和成膏状，贮罐备用。

【用法】外用。先用银针刺破疱头，以泄毒血，刺后取药膏敷患处，每日涂敷数次。

【按语】解毒瘟、除痘疗。可治疗小儿痘疗。

来源：（清）吴谦. 医宗金鉴. 北京：人民卫生出版社，2005.

（2）拔毒膏

【组成】马齿苋500g，猪膏脂300g，石蜜、生绿豆末、赤小豆末各200g。

【制法】将上述药物一起煎煮，共熬为膏。

【用法】取适量，涂肿处，如变干则用水润之。

【按语】清热解毒消痈。可治疗痘痈。

来源：（明）聂尚恒. 痘疹活幼心法. 北京：中国中医药出版社，2016.

（3）马齿苋膏

【组成】马齿苋汁200ml，绿豆沫、赤小豆末、石膏各25g，猪脂15g。

【制法】将上药混匀，慢火熬成膏。

【用法】外涂患处。

【按语】清热解毒。可治疗痘后余毒未消。

来源：（清）程鹏程. 急救广生集. 北京：中国中医药出版社，2017.

（4）痘毒膏

【组成】红花160g，紫草40g，板猪油640g。

【制法】将猪板油烊化，入药煎枯去渣，下净黄蜡、白蜡各40g，候冷摊贴为膏。

【用法】取膏适量，摊贴患处。

【按语】清热解毒，去腐生肌。可治疗痘毒烂腐破溃者。

来源：王绪前. 中医膏方大全. 北京：中国中医药出版社，2016.

（5）硝胆膏

【组成】猪胆、芒硝各100g。

【制法】上为极细末，香油调成膏。

【用法】涂擦患处。

【主治】疮口不收，疮瘢臭烂血流脓。可治疗小儿疮破流脓不收口之症。

来源：（明）龚延贤. 寿世保元. 北京：中国医药出版社，2011.

（6）黑膏

【组成】生地黄26g，淡豆豉16g，猪油50g，雄黄5g，麝香2g。

【制法】将猪油放入铜锅中，先用大火将药液煮沸，然后放入生地、淡豆豉，再用小火煎煮，保持微沸，煎煮时应及时搅拌，待到锅中药物变为焦黄色时滤去药渣，然后继续用小火煎煮，放入雄黄、麝香，搅拌和匀收膏。

【功效主治】透疹发斑。可治疗瘟毒发斑，呕逆。

【用法】上述药膏为1天用量，分3次温水送服。

来源：（明）李中梓. 医宗必读. 北京：中国中医药出版社，2020.

### 3. 变证

邪炽气营阶段，因体虚邪毒化火，正不胜邪，易内陷转为变证，若出现高热、咳嗽气喘，鼻扇，口唇青紫等症，为邪毒闭肺之变证，治以清热解毒，开肺化痰。若突然出现高热，神志模糊，甚至昏迷、抽搐等症，为邪毒内陷心肝之变证，治以清热解毒，镇惊开窍。

（1）珍珠膏

【组成】珍珠、豌豆、血余炭各25g。

【制法】共沫，以胭脂汁调成膏。

【用法】拔疔点之，黑疔即变红活矣。

【按语】消肿止痛。可治痘不发，必有痘疹黑而大臭者，宜急点之。

来源：（明）申斗垣. 外科启玄. 北京：人民卫生出版社，1956.

（2）水痘膏

【组成】大黄、生石膏、防风、全蝎、青黛各15g。

【制法】上药研细末，蛋清调膏备用。

【用法】外敷脐部，纱布、胶布固定，每日2次，连敷3~4小时。

【按语】清热泻火。主治小儿水痘，高热抽搐、尿黄便秘、水痘分布较密、根盘红晕较著等。

来源：宋兴. 中医膏丹丸散大典. 四川：四川科学技术出版社，2007.

（3）补元回阳膏

【组成】附子12g，干姜12g，丁香10g，淡豆豉10g，小雄鸡（未啼鸣的）1只。

【制法】上药或先研，共捣烂，再用酒略炒温，备用。

【用法】用时趁热取上药以麻油调膏，敷肚脐及两足心涌泉穴上。冷则再炒，连敷数次，至愈为度。

【按语】补元回阳。可治疗小儿体弱、痘出不畅。

来源：（元）危亦林. 世医得效方. 北京：人民卫生出版社，2006.